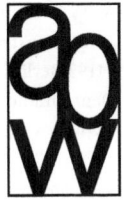

Herbert A. Neumann

Die Entstehung der Virologie

ABW · Wissenschaftsverlag

ABW Wissenschaftsverlag GmbH
Altensteinstraße 42
14195 Berlin
Deutschland
www.abw-verlag.de

Prof. Dr. med. Herbert A. Neumann
St. Josef-Hospital
Gudrunstraße 56
44791 Bochum

Bibliografische Information der Deutschen Bibliothek
Die Deutsche Bibliothek verzeichnet diese Publikation in der Deutschen Nationalbibliografie; detaillierte bibliografische Daten sind im Internet über http://d-nb.de abrufbar.

Dieses Werk ist urheberrechtlich geschützt. Die dadurch begründeten Rechte, insbesondere die der Übersetzung, des Nachdrucks, des Vortrags, der Entnahme von Abbildungen und Tabellen, der Funksendung, der Mikroverfilmung oder der Vervielfältigung auf anderen Wegen und der Speicherung in Datenverarbeitungsanlagen, bleiben, auch bei nur auszugsweiser Verwertung, vorbehalten. Eine Vervielfältigung dieses Werkes oder von Teilen dieses Werkes ist auch im Einzelfall nur in den Grenzen der gesetzlichen Bestimmungen des Urheberrechtsgesetzes der Bundesrepublik Deutschland vom 9. September 1965 in der jeweils geltenden Fassung zulässig. Sie ist grundsätzlich vergütungspflichtig. Zuwiderhandlungen unterliegen den Strafbestimmungen des Urheberrechtsgesetzes.

© 2019 ABW Wissenschaftsverlag GmbH

Die Wiedergabe von Gebrauchsnamen, Handelsnamen, Warenbezeichnungen usw. in diesem Werk berechtigt auch ohne besondere Kennzeichnung nicht zu der Annahme, dass solche Namen im Sinne der Warenzeichen- und Markenschutz-Gesetzgebung als frei zu betrachten wären und daher von jedermann benutzt werden dürften.

Produkthaftung: Der Verlag und der Autor/Herausgeber/Bearbeiter/Übersetzer haben sich um Vollständigkeit, Richtigkeit und sonstige Fehlerfreiheit des Werkes und der in ihm enthaltenen Angaben, Hinweise und Empfehlungen nach Maßgabe des derzeitigen wissenschaftlichen/medizinischen/technischen Kenntnisstands gewissenhaft bemüht. Gleichwohl kann eine absolute Freiheit von derartigen Unvollkommenheiten und Unrichtigkeiten nicht garantiert werden. Eine Haftung für eventuelle Körper-, Sach- oder Vermögensschäden, die auf einer unsachgemäßen Handhabung des Buches oder auf einer ungeprüften praktischen Anwendung der in ihm enthaltenen Angaben, Hinweise und Empfehlungen adäquat ursächlich beruhen, über die durch das deutsche Schadensersatz- und Produkthaftungsrecht gesetzlich gezogenen Grenzen hinaus wird weder vom Verlag noch vom Autor usw. übernommen.
Der Verlag empfiehlt, Dosierungsanweisungen und Applikationsformen im Einzelfall anhand der Produktinformation der jeweiligen Hersteller und anderer Literaturstellen auf ihre Richtigkeit zu überprüfen.

Einbandgestaltung: Frauke Schön, Hamburg
Titelabbildung: iStock.com/sitox
Satz und Layout: L42 AG, Berlin
Printed in Germany

ISBN 978-3-940615-59-6

Inhaltsverzeichnis

Vorwort VII
Einleitung 1

1	Die Pocken	8
2	Die Tollwut	18
3	Die Tabakmosaik-Krankheit	21
4	Das erste säugetierpathogene Virus – das Maul- und Klauenseuche-Virus	30
5	Die Filter	34
6	Die Diskussion über die Natur der Viren	38
7	Das erste menschenpathogene Virus – das Gelbfiebervirus	42
8	Die Gelbfieberimpfung	58
9	Die Hühnerpest (1901)	61
10	Die Schafspocken (1902)	64
11	Die Rinderpest (1902)	65
12	Das Tollwutvirus (1903)	70
13	Die Schweinepest – Hog Cholera (1903)	72
14	Die Pockenviren (1905)	76
15	Molluscum contagiosum (1905)	79
16	Die Hundestaupe (1905)	81
17	Das Dengue-Fieber (1907)	83
18	Das Pappataci-Fieber (1908)	88
19	Die Arboviren	90
20	Die Poliomyelitis (1909)	92
21	Die Myxomatose (1911)	118
22	Die Masern (1911)	120
23	Erkältungskrankheiten – Common Cold (1914)	129
24	Rift Valley Fever oder Rifttal-Fieber (1931)	131
25	Mumps (1916)	132
26	Influenza (1919)	135
27	Newcastle Disease (1926)	144
28	Herpes (1912)	145
29	Die lymphozytäre Choriomeningitis (1934)	147
30	Die Röteln (1938)	148

31	Der moderne Impfstoff gegen Tollwut	155
32	Die Zentrifugation	158
33	Die Einschlusskörperchen	160
34	Versuche zur Größenbestimmung der Viren – die Ultrafiltration	163
35	Die Viruszüchtung	167
36	Die Allantois-Kulturen	174
37	Die Bakteriophagen	179
38	Wendell M. Stanley	192
39	Die Tumorviren	201
40	Das Mammakarzinom der Mäuse	207
41	Die Mäuseleukämien	209
42	Die Adenoviren	217
43	Das Burkitt-Lymphom	219
44	Harald zur Hausen	226
45	Die Elektronenmikroskopie	234
46	Die Hepatitis	239
47	Die Impfung gegen Hepatitis B	249
48	Die Biotechnologie	253
49	Das Hepatitis-A-Virus	256
50	Die Retroviren	259
51	Bakteriophagen II	267
52	Virologie in Deutschland	282

Schlusswort 297
Literatur 299
Danksagung 353
Stichwortverzeichnis 354
Personenverzeichnis 360

Vorwort

Die Entwicklung der Virologie gehört zu den interessantesten Kapiteln der Geschichte der Medizin und der Biologie. In einer Zeit, in der man Bakterien, Pilze und Parasiten als Krankheitserreger erkannt hatte, brachte die Entdeckung der Viren eine immense Erweiterung unseres Wissens zur Entstehung von Krankheiten.

Dieses Buch versucht den Weg nachzuzeichnen, den eine Entdeckung in der Agronomie Ende des 19. Jahrhunderts genommen hat. Es soll kein Lehrbuch der Virologie sein. Die Molekularbiologie, die Genetik, die Taxonomie, die Morphologie, die Infektionsmodi, die klinischen Symptome und die Entwicklung einer Chemotherapie der Viren sind in den großen Lehr- und Handbüchern unübertrefflich dargestellt. Ziel dieser Chronik sollte sein, die Entdeckung und die Entwicklung der Virologie nachzuvollziehen und die Männer und Frauen, die die Virologie entwickelt haben, deren Entdeckungen und die Folgen für die Medizin zu würdigen. Eine Vollständigkeit kann angesichts der Komplexität nicht erreicht werden.

Diese Studie sollte nicht als Geschichte der überholten Erkenntnisse oder als Geschichte der bestätigten Erkenntnisse dargestellt werden. Es sollte vielmehr gezeigt werden, wie viele großartige Forscher mit unvorstellbarem Fleiß, großer Kreativität und Energie und einer unerschütterlichen Beständigkeit unser Wissen um die Virologie entwickelt und erkämpft haben.

Ziel dieses Buches sollte es auch sein zu versuchen, wie es Rheinberger formuliert hat, „die historischen Bedingungen darzustellen, unter denen und die Mittel, mit denen Dinge zu Objekten des Wissens gemacht werden, an denen der Prozess der wissenschaftlichen Erkenntnisgewinnung in Gang gesetzt sowie in Gang gehalten wird. [844 S. 11]

Einleitung

Infektionskrankheiten haben die Menschen seit Jahrhunderten begleitet und in vielen Epidemien Millionen von Menschen den Tod gebracht. Über die Ursachen war man sich bis weit ins 19. Jahrhundert nicht im Klaren. Klinische Beobachtungen legten es den Ärzten nahe, dass von außen kommende Erreger oder irgendwelche Ansteckungsstoffe, ein Contagium animatum, die Ursache dieser Infektionskrankheiten seien. Andere Forscher hatten die Vorstellung, dass krankmachende Dämpfe, sogenannte Miasmen, für die Entstehung von Krankheiten verantwortlich sind.

Einen Beitrag zu dieser Diskussion lieferte Athanasius Kircher (1602–1680), der einer der vielseitigsten Gelehrten seiner Zeit war. Er hat über alle Bereiche der Wissenschaft insgesamt 44 Bücher veröffentlicht. 1664 berichtete er, dass er unter dem Mikroskop kleine Würmer beobachtet habe, die er für Krankheitserreger hielt. Ob dies Bakterien im heutigen Sinne waren, lässt sich nicht mehr nachvollziehen, aber immerhin hat er den Gedanken einer Ansteckung durch lebendige Organismen postuliert. Bereits vor ihm hatte Girolamo Fracastoro (1478–1553) in seinem Werk „De contagione et contagiosis morbis et eorum curatione, libri III" die Theorie aufgestellt, dass kleine lebende Körperchen existieren, die jeweils immer die gleichen Krankheiten auslösen würden. Fracastoro hatte die erste große Monographie über die Syphilis geschrieben und in diesem Buch bereits den Begriff Ansteckungskeime benutzt. Der Forscher, der wahrschlich in der Frühzeit der Mikroskopie tatsächlich Bakterien beschreiben konnte, war Antonius van Leeuwenhoek (1632–1723). Leeuwenhoek war Tuchhändler in Delft und ein Meister der frühen Mikroskopie. Seine selbst hergestellten Mikroskope erzielten eine 280-fache Vergrößerung. 1683 beschrieb er Kokken, Stäbchen und Spirillen, einen Zusammenhang mit Krankheiten konnte man jedoch mit diesen Beobachtungen nicht herstellen. Leeuwenhoek hat seine Beobachtungen in regelmäßigen Berichten an die Royal Society in London gesandt. Seine Schriften sind das Umfangreichste, was je an wissenschaftlichen Beobachtungen von einem einzigen Forscher geliefert wurde.

Im 17. Jahrhundert haben die Ärzte Robert Boyle und Thomas Sydenham die Theorie aufgestellt, dass die Luft kleine anorganische Teilchen enthalte, die aus dem Boden aufsteigen und Krankheiten auslösen.

Aus klinischen Beobachtungen und bei der Analyse von Epidemien war schnell klar, dass viele dieser Erkrankungen von Mensch zu Mensch übertragen werden.

Auch waren die typischen Symptome der einzelnen Krankheitsbilder und die Verläufe schon früh klinisch sehr genau beschrieben und voneinander abgegrenzt. Eine wichtige Beobachtung wurde von dem schottischen Arzt William Cullen gemacht. Er stellte fest, dass die Infektionskrankheiten, die durch ein kontagiöses Agens verursacht sind, von Mensch zu Mensch übertragen werden. Eine weitere wichtige Beobachtung Cullens war, dass die Krankheiten, die übertragen wurden, bei dem Erkrankten dann genauso verliefen, wie bei dem, der die Krankheit übertragen hat. Damit hat er zum ersten Mal die Vorstellung der spezifischen Krankheit durch eine spezifische Ursache formuliert. [184, 185]

Entscheidende Fortschritte ließen sich erst mit der Weiterentwicklung der Mikroskopie erzielen. Ein Meilenstein waren die Untersuchungen von Swayne und Snow (1813–1898), die Abwasser in der Themse mikroskopisch untersuchten und dabei kommaförmige Mikroorganismen beschrieben. [328, 1004]

Snow konnte nachweisen, dass eine Choleraepidemie im Jahre 1854 in Soho in London durch Trinkwasser ausgelöst wurde, nachdem verschmutztes Wasser aus öffentlichen Pumpen an die Bevölkerung abgegeben worden war. Nachdem Snow die Pumpen entfernt hatte, kam es zu einem Stillstand der Erkrankungen. [462]

Aufgegriffen wurde diese Beobachtung von dem englischen Arzt Wiliam Budd, der eine Praxis in Bristol betrieb. Er griff John Snows Publikation aus dem Jahr 1849 auf und konnte durchsetzen, dass das Trinkwasser in Bristol vor Verunreinigungen geschützt wurde. Zeitgenössische Quellen berichteten, dass die Zahl der Todesfälle durch Cholera von 2000 im Jahr 1849 auf 29 Fälle im Jahr 1866 zurückging. [725]

Die Aussagen Snows wurden von den meisten Kollegen seiner Zeit nicht anerkannt, sodass sich aus dieser eminent wichtigen Beobachtung keine weitere Entwicklung ergab. [847]

Auch die Beobachtungen des Italieners Filippo Pacini (1812–1883) aus dem Jahre 1854, der ebenfalls den Cholerabazillus beschrieb, hatten keine weiteren Konsequenzen. Pacini hatte diesen kommaförmigen Bazillus im Stuhl von Cholerapatienten gefunden, aber nicht im Stuhl von Gesunden. Man argumentierte gegen Pacini, dass die von ihm beschriebenen Keime nicht mehr als sekundäre Produkte von verfaulendem Gewebe seien. Es sei unklar, ob die Fäulnis von den Bakterien herkomme oder die Bakterien auftreten, wenn Fäulnis stattfindet. Damit wurden auch Pacinis Vorstellungen zurückgewiesen und hatten keine weiteren Konsequenzen. [59]

Ein weiterer grundlegender Schritt erfolgte durch die Forschungen von Louis Pasteur, der die Theorie der Urzeugung als die Entstehung von Lebewesen aus Materie widerlegen konnte.

Eine wichtige Entdeckung wurde 1837 von Agostino Maria Bassi (1773–1856) gemacht. Der Mediziner und Rechtsanwalt stellte fest, dass bestimmte Erkrankungen durch einen pflanzlichen Parasiten ausgelöst wurden, und konnte mit diesem

Pilzkrankheiten auslösen. Er stellte die Hypothese auf, dass auch Krankheiten des Menschen durch lebende Kontagien übertragen werden könnten. Einen schlüssigen Beweis konnte er jedoch nicht liefern. [639 S. 71 f.]

1839 gelang Robert Remak (1815–1865) ein wichtiger Beitrag. Er hatte 1835 mikroskopisch die Strukturen des Favuspilzes in Hautborken gesehen. Er konnte diesen Erreger auf Apfelscheiben zum Wachstum bringen. Mit dieser Pilzkultur hat er zwar keine Reinkultur züchten können, konnte aber nachweisen, dass mit diesem Pilz die entsprechende Erkrankung ausgelöst wird. Diesen Erreger nannte er Achorion und zu Ehren seines Lehrers Lukas Schönlein Achorion schoenleinii. [834, 835, 928]

Viele Wissenschaftler in dieser Zeit haben intensiv nach Krankheitserregern gesucht. Einer, der über viele Jahre hinweg Mikroben gesucht hat, war Jakob Henle (1809–1885), der Lehrer von Robert Koch. Im Jahre 1840 veröffentlichte er eine Schrift mit dem Titel „Von den Miasmen und Kontagien". Henle kritisierte den Begriff Miasma, er definierte die Bedingungen, die erfüllt sein müssen, damit man nachweisen könne, ob eine Mikrobe tatsächlich ein Krankheitserreger ist: Er forderte einen konstanten Befund, nämlich, dass der Erreger von fremden Beimengungen isoliert werden müsse, das Krankheitsbild müsse reproduzierbar mit den isolierten Mikroben induziert werden können. [469]

Diese Kriterien hat Robert Koch übernommen und umgesetzt. Sie werden heute als die Koch'schen Postulate bezeichnet. Von Henle stammt der Begriff der infizierenden Materie. Er blieb aber der Mikrobiologe ohne Mikroben. Immerhin hat er durch die Definition dieser später nach Koch benannten Kriterien die methodischen Standards vorgegeben. [639]

Der Begründer der modernen Mikrobiologie war schließlich Robert Koch. Ihm gelang nicht nur die Entdeckung von Erregern, sondern er entwickelte Methoden zur Züchtung von Bakterien. Ausgangspunkt der Forschung von Robert Koch waren seine Untersuchungen zum Milzbrand der Schafe.

Koch machte seine Untersuchungen in seiner Landpraxis in Wollstein im Kreis Bomst in Posen. Er untersuchte Material aus den Milzen verstorbener Schafe, indem er es auf Mäuse überimpfte. Es gelang ihm, mikroskopisch Milzbrandstäbchen und die Reproduktionsfähigkeit der Bakterien durch Querteilung nachzuweisen. Schließlich gelang es ihm, die Anthrax-Bakterien im Rinderserum zu züchten. Er entwickelte auch andere Nährflüssigkeiten und konnte damit alle an den gleichen Problemen arbeitenden Mikrobiologen überflügeln. Er präsentierte seine Ergebnisse dem Botaniker und Bakteriologen Ferdinand Julius Cohn (1828–1898) und dem Pathologen Julius Cohnheim (1839–1884), die Professoren an der Universität Breslau waren. Beide erkannten die Bedeutung dieser Untersuchungen sofort. Kochs Ergebnisse wurden durch Vermittlung von Cohn 1876 in „Cohns Beiträge zur Biologie der Pflanzen" veröffentlicht. 1880 erfolgte die Berufung an das Kaiserliche Gesundheitsamt in Berlin, wo er dann adäquate Forschungsmöglichkeiten zur weiteren Entwicklung seiner Ideen vorfand. Assistenten zu dieser Zeit waren anfangs Friedrich Löffler und Georg Gaffky. In dieser Zeit entwickelte sich das Kaiserliche Gesundheitsamt zu einer zentralen Forschungs- und Ausbildungsstätte. Hierdurch wurden die Hygiene, die Immunologie und die Mikrobiologie durch die Entwicklung der Methoden zur Kultivierung und Isolierung begründet.

Mit der Technik zur Züchtung und Reindarstellung von Bakterien wurde dann bald eine ganze Reihe von Bakterien beschrieben und den jeweiligen Krankheitsbildern zugeordnet. [916]

Robert Koch war nicht der erste, der das Anthrax-Bakterium mikroskopisch beobachtet hatte. Vor ihm sah bereits der Franzose Casimir Davaine (1812–1882) die Anthrax-Stäbchen und wies nach, dass er mit dem Blut eines an Milzbrand erkrankten Schafes ein gesundes Schaf infizieren konnte. Er war jedoch von der Miasmentheorie überzeugt und glaubte, dass die Krankheit aus Dämpfen aus dem Boden und durch die künstliche Bewässerung induziert werde. Davaines Beobachtungen wurden jedoch von mehreren Ärzten heftig kritisiert, sie glaubten, dass die stabförmigen Körperchen, die Davaine beschreiben konnte, unwesentliche Nebenerscheinungen seien.

Ähnliche Beobachtungen wurden 1857 von Brandt gemacht, er konnte aber keine weiteren Schlüsse ziehen. [303]

Casimir Davaine wurde 1812 in Saint-Amand-les-Eaux geboren. Er studierte ab 1830 Medizin in Paris, war von 1835 bis 1837 Medizinalassistent am Hôpital de la Charité, wo er 1837 sein Examen ablegte. Er ließ sich anschließend in freier Praxis nieder und wurde einer der angesehensten und begehrtesten Ärzte. Unter anderem wurde er beratender Arzt des Kaisers und vieler Prominenter. Davaine beschäftigte sich mit Parasitologie, Pflanzenphysiologie und Zoologie. Sein wichtigster Beitrag war die Entdeckung des Anthrax-Bakteriums. [1022]

Er machte diese Beobachtungen 1850 als Begleiter seines Lehrers Rayer, der in der Region Beauce bei Chartres an Milzbrand verstorbene Schafe untersuchte. Sie konnten mit dem Blut erkrankter Schafe gesunde Schafe infizieren. Mikroskopisch beobachteten Rayer und Davaine, dass sich fadenförmige Partikel im Blut fanden. [202, 203, 204, 825]

Rayer brachte diese Beobachtungen jedoch nicht mit der Krankheit in Verbindung. Davaine setzte 1863 seine Untersuchungen fort und konnte Kaninchen und Ratten mit Blut eines an Milzbrand verstorbenen Schafes infizieren und den Zusammenhang mit den von ihm beobachteten Stäbchen feststellen. Diese Beobachtungen wurden heftig angegriffen und nicht akzeptiert. In weiteren Untersuchungen bekräftige er seine Beobachtungen und konnte die Inkubationszeit des Milzbrandes bei Meerschweinchen festlegen. Es gelang jedoch nicht, das Bakterium zu isolieren oder zu kultivieren. [1022]

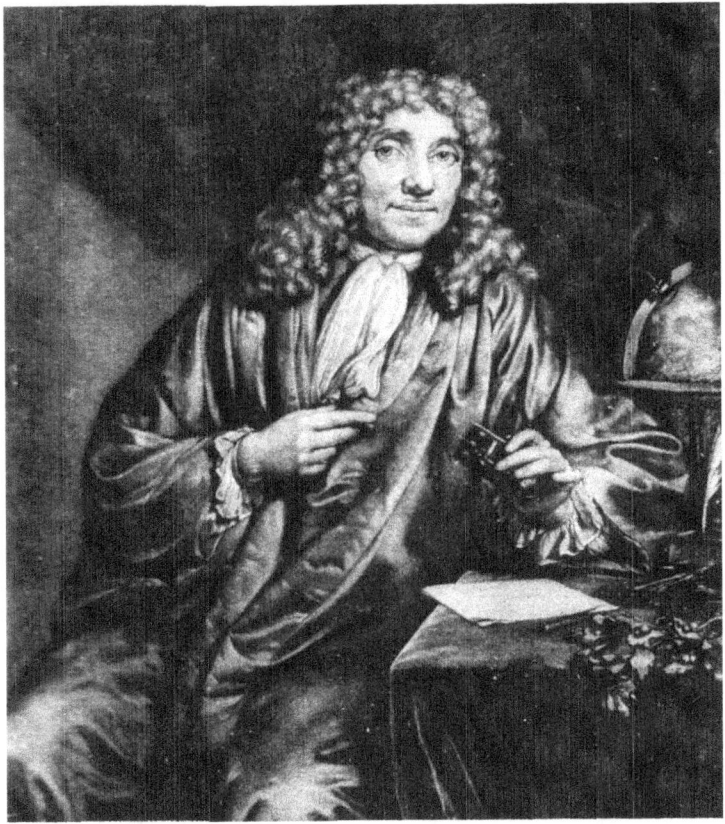

Antoni van Leeuwenhoek

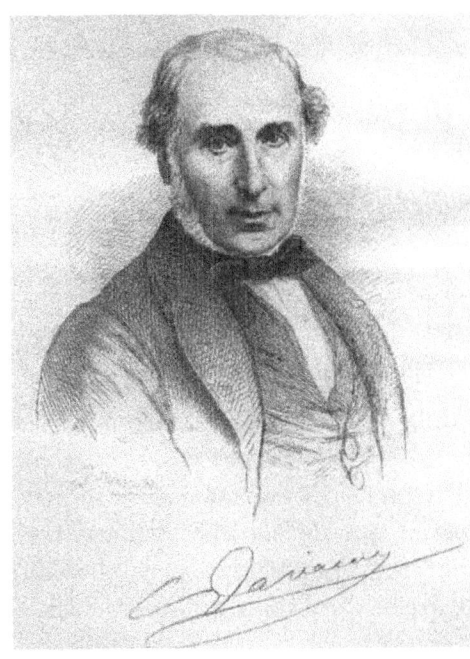

Casimir Davaine

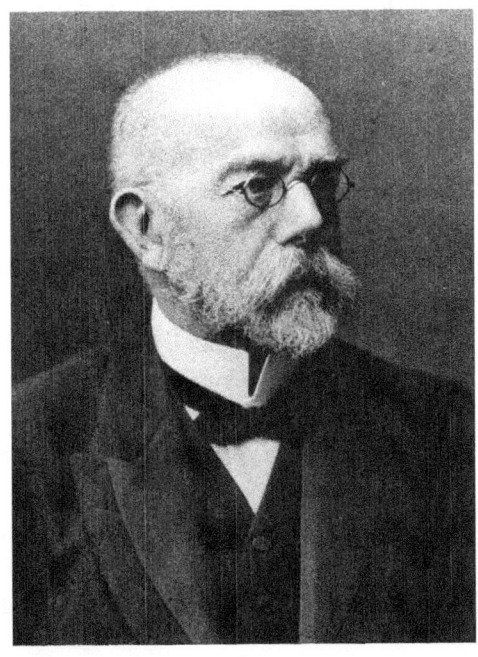

Robert Koch

Ähnliche Beobachtungen wurden 1849 von A. Pollender (1800–1879) gemacht, der ähnlich wie Davaine stäbchenförmige Teilchen im Milzblut von an Milzbrand verendeten Kühen beobachtete. Auch Pollenders Aussagen wurden ignoriert. [303, 916]

Erst Robert Koch konnte das Sporenstadium erkennen und so den Lebenszyklus des Bakteriums beschreiben.

Koch knüpfte an Davaines Arbeit an, konnte ihn jedoch in vielen Hypothesen korrigieren.

Eine wichtige methodische Voraussetzung für die Erforschung der Bakterien war die Möglichkeit einer Reindarstellung. Die frühen Bakterienkulturen waren Flüssigkeitskulturen, z. B. in Rinderserum, in denen auch viele andere Bakterien mitwuchsen. Es ist Kochs Verdienst, dass er eine Technik entwickelt hat, mit der Reinkulturen dargestellt werden können. Er schlug vor, die Bakterien auf soliden Medien zu züchten, inokulierte Scheiben von gekochten Kartoffeln und konnte einige Tage nach der Inkubation unterschiedliche Bakterienkolonien beobachten und die unterschiedlichen Morphologien exakt beschreiben und voneinander abgrenzen. Aus diesen Kulturen konnte er dann die einzelnen Kolonien auf eine weitere Kultur übertragen und erhielt so die Bakterien in Reinkultur. [571]

Mit diesen Methoden konnte Koch die Henle'schen Kriterien nachweisen. In der Literatur wird heute von den Koch'schen Postulaten geschrieben.

Später verwandte er als Kulturmedium Gelatine und Agar. Diese semisoliden Medien wurden in eine flache Schale, die Kochs Assistent Petri vorschlug, gegossen. Die Petri-Schale ist bis heute ein unverzichtbares Gefäß für die Bakteriologen. Ein weiterer großer Schub für die Bakteriologie war die Entwicklung von Färbetechniken, mit denen man die Bakterien mit verschiedenen Farbstoffen genauer charakterisieren konnte.

Ende des 19. Jahrhunderts war klar, dass Parasiten, Pilze und Bakterien Krankheiten auslösen können. Mit der zunehmenden Entwicklung der Mikrobiologie war jedoch auch evident, dass es eine Reihe von Erkrankungen gibt, die nicht durch diese Erreger hervorgerufen wurden.

Robert Koch sah dieses Problem und die Herausforderungen, die sich der Hygiene und Mikrobiologie in den nächsten Jahren stellen sollten. Er umriss dieses Problem auf dem Zehnten Nationalen Medizinischen Kongress 1890 in einer eindrücklichen, wissenschaftlichen Klarheit:

Denn es gebe „noch eine Reihe von Krankheiten", die nicht mit den Methoden der Bakteriologie zu erklären seien. Er schreibt:

„Es betrifft dies in erster Linie die gesamte Gruppe der exanthematischen Infektionskrankheiten, als Masern, Scharlach, Pocken, exanthematischer Typhus. Auch für keine einzige derselben ist es gelungen, nur den geringsten Anhaltspunkt dafür zu finden, welche Art die Krankheitserreger derselben sein können. Selbst die Vakzine, die jederzeit zur Verfügung steht und an Versuchstieren so leicht geprüft werden kann, hat allen Bemühungen das eigentliche Agens derselben zu ermitteln, hartnäckig widerstanden. Auch über die Krankheitserreger der Influenza, des Keuchhustens, des Trachoms, des Gelbfiebers, der Rinderpest, der Lungenseuche und manche anderen unzweifelhaften Infektionskrankheiten wissen wir noch nichts. Bei den meisten dieser Krankheiten hat es auch nicht an Geschick und Ausdauer in der Verwertung aller uns jetzt zu Gebote stehenden Hilfsmittel gefehlt und wir können das negative Ergebnis der Bemühungen zahlreicher Forscher nur so deuten, dass die Untersuchungsmethoden, welche sich bisher in so vielen Fällen bewährt haben, für diese Aufgaben nicht mehr ausreichen. Ich möchte mich der Meinung zuneigen, dass es sich bei den genannten Krankheiten gar nicht um Bakterien, sondern um organisierte Krankheitserreger handelt, welche ganz anderen Gruppen von Mikroorganismen angehören." [572]

Dass es sich bei diesen genannten Erkrankungen um Infektionserkrankungen handelte, die von Mensch zu Mensch oder von Tier zum Menschen übertragbar waren, stand außer Zweifel. Pasteur, der die Tollwutimpfung begründete, versuchte, einen Erreger nachzuweisen, äußerte sich dahingehend, dass das „Wutvirus" zu klein sein müsse, um im Mikroskop gesehen zu werden.

1 Die Pocken

Eine Erkrankung, unter der die Menschheit sehr zu leiden hatte, und die nicht durch Bakterien ausgelöst wird, sind die Pocken, eine in der damaligen Zeit mit einer hohen Todesrate verbundene Erkrankung. Es wird geschätzt, dass noch im 20. Jahrhundert über 300 Millionen Menschen daran verstarben. Die hämorrhagisch verlaufende Variante der Pocken ist mit einer Sterblichkeit von über 97 % verbunden, während weiterhin bei Variola minor, den Windpocken, nur 1 % Mortalität beobachtet wurde. Die frühesten Krankheitsbeschreibungen stammen aus dem 4. Jahrhundert aus China, später im 7. Jahrhundert aus Indien und Südwestasien sowie im 10. Jahrhundert aus dem Mittelmeerraum. [441, 1095]

Im 13. Jahrhundert verbreitete sich die Krankheit von Südeuropa über Gesamteuropa und verursachte Millionen von Toten im Laufe der Jahrhunderte. Im 18. Jahrhundert verstarben 10 % der Neugeborenen und einer von drei Erwachsenen, die sich mit den Pocken infiziert hatten. Für die Ärzte war es damals klar, dass die Erkrankung von Mensch zu Mensch übertragen wird, ohne die Art des Erregers zu kennen. Frühe Versuche, die Menschen vor dieser Erkrankung zu schützen stammen aus China und Indien, wo man bereits Inokulationen vorgenommen hat, indem man Material aus Pusteln von Patienten mit der gutartigen Form der Pocken übertragen hat. Diese Methode wurde im 16. Jahrhundert in China in großem Maße angewendet. [221]

Auch in Europa hat man Versuche unternommen, mithilfe von Impfungen die Krankheit zu beherrschen. So haben in Schottland Bauern ihre Haut mit Stoff kontaminiert, der mit Eiter aus Pockenpusteln getränkt war. Über klinische Ergebnisse ist wenig bekannt. Da es sich doch immerhin um eine Infektion mit der gefährlichen Pockenart handelte, verliefen viele dieser Impfversuche wahrscheinlich tödlich.

Anfang des 18. Jahrhunderts kam es in Konstantinopel zu einer verheerenden Pockenepidemie, wobei fast jedes zehnte Kind starb. Sultan Achmed III. hat deshalb den ersten groß angelegten Versuch einer Impfung der Bevölkerung durchgesetzt und ließ Tausende von Menschen mit dem Pockenvirus infizieren.

Nach Europa gelangten diese Erfahrungen durch die englische Schriftstellerin Lady Mary Wortley Montagu.

Lady Montagu wurde 1689 als Tochter des späteren Herzogs von Kingston upon Hull geboren. 1712 heiratete sie Edward Wortley Montagu, der Mitglied des Parla-

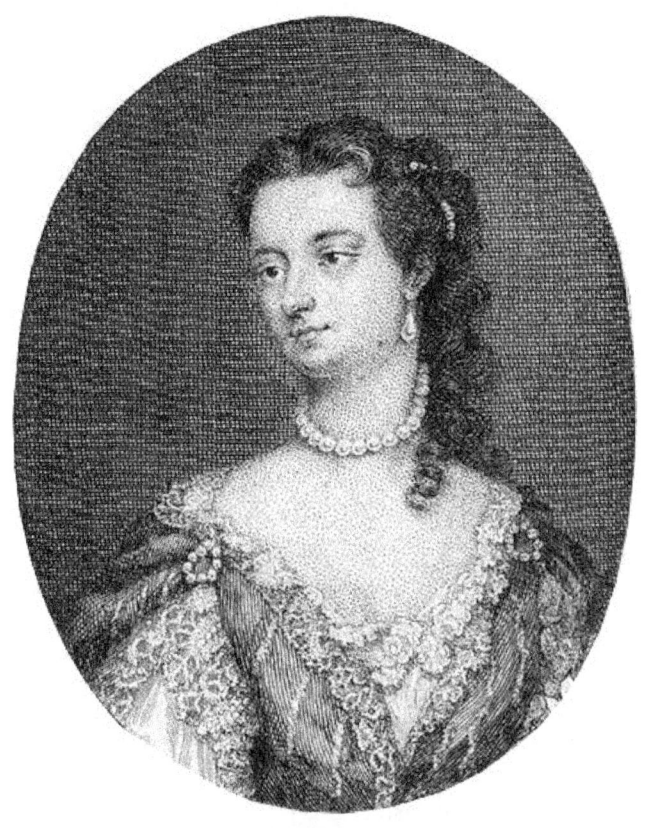

Lady Montagu

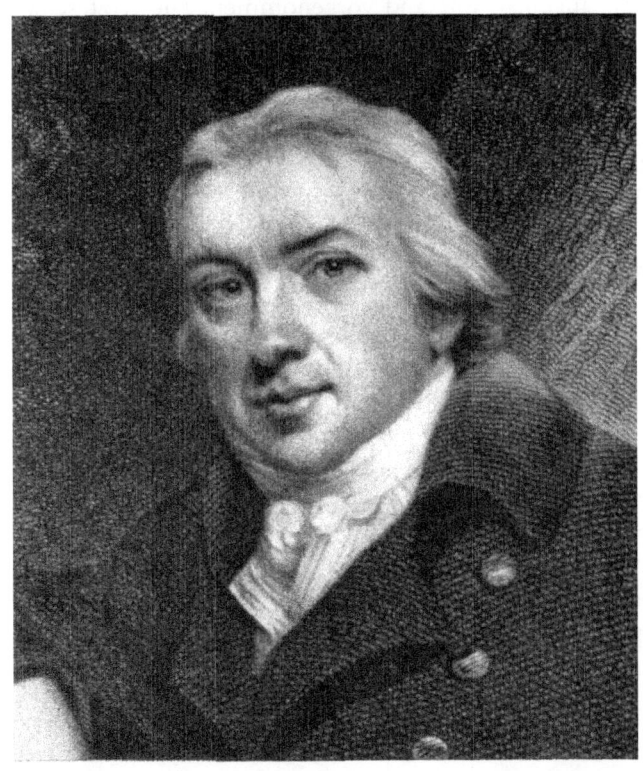

Edward Jenner

ments war, kurzzeitig Schatzkanzler wurde und 1716 als Botschafter an den osmanischen Hof nach Istanbul geschickt wurde.

1713 starb ihr Bruder im Alter von 20 Jahren an den Pocken. 1715 erkrankte sie selbst daran. Als Frau des Botschafters in der Türkei verfolgte sie den großen Impfversuch in Konstantinopel und konnte sich so von der Effizienz der Pockenimpfung überzeugen. Sie ließ daraufhin ihre eigenen Kinder impfen. Nach ihrer Rückkehr in Europa propagierte sie die Impfung, stieß jedoch bei der Ärzteschaft auf fast einhellige Ablehnung. Als Aristokratin hatte sie Kontakt zum Königshaus und konnte König Georg I. von der Wirksamkeit der Pockenimpfung überzeugen. Dieser ließ Versuche an Waisen und Verbrechern durchführen, erst dann ließ er seinen Enkel impfen. [366, 418, 442]

Lady Montagu war damals eine berühmte Schriftstellerin, insbesondere ihre Berichte über ihre Zeit als Botschaftergattin in Konstantinopel mit dem Titel „Letters from the Levant" sowie ihre Essays und Gedichte wurden in ihrer Zeit vom Publikum begierig gelesen. Auch heute werden ihre Werke noch gedruckt und gelesen. [1113]

Durch ihre Verbindung zum Königshaus erhielt die Impfbewegung in England eine starke Unterstützung. In dieser Zeit haben sich viele Ärzte nach anfänglicher Ablehnung mit der Impfung beschäftigt, die Ergebnisse waren jedoch uneinheitlich und zum Teil mit schweren Nebenwirkungen belastet.

1721 wurden die ersten Impfungen in England vorgenommen. Die Ärzteschaft blieb zurückhaltend bis ablehnend. Bis 1728 hatten sich in England 897 Menschen impfen lassen, von denen 17 starben.

Diese Beobachtung führte zunächst zu einem Rückgang der Impfaktivität. Erst ab 1740, als in den USA und in England die Pocken deutlich zugenommen hatten, wurden die Impfungen wieder aufgegriffen. Versuche, den Impfstoff abzuschwächen, indem man den Impfstoff von Geimpften mit einem blanden Verlauf entnahm, sollten die Nebenwirkungen reduzieren. Genaue Statistiken liegen jedoch nicht vor. In London und anderen Großstädten wurden eigene Krankenanstalten zur Impfung eingerichtet. Kinder aus armen Familien wurden unentgeltlich geimpft und gepflegt. Bis 1768 wurden in London 6581 Personen inokuliert. Für ganz England wird geschätzt, dass über 200.000 Personen geimpft wurden. Auf dem Festland wurden diese Aktivitäten aufgegriffen. Auch Kaiserin Maria Theresia hat die Einführung unterstützt. Überschattet wurden diese Aktivitäten durch die Tatsache, dass auf 300 Impfungen ein Todesfall kam. Die deutschen Ärzte hielten sich deshalb zurück. [541] Goethe, der als Kind eine schwere Pockenerkrankung durchgemacht hatte, berichtet in seiner Autobiographie „Aus meinem Leben. Dichtung und Wahrheit", dass zu dieser Zeit englische Ärzte auf das Festland kamen und „gegen ein ansehnliches Honorar die Kinder solcher Personen, die sie frei von Vorurteilen fanden", impften.

Mitte des 18. Jahrhunderts haben Vater und Sohn Sutton mit Erfolg Impfungen vorgenommen. [1054]

Auch in den USA beschäftigte man sich mit der Pockenimpfung, so haben insbesondere Cotton Mather und Zabdiel Boylston in großem Umfang in der amerikanischen Kolonie Impfungen durchgeführt. Auch dort war die Akzeptanz umstritten und von heftigen Auseinandersetzungen gekennzeichnet. [44]

Bereits seit Langem haben die Ärzte aus der arabischen Welt und auch aus Indien neben der schwer verlaufenden Form der Pocken auch eine milder verlaufende Form beschrieben. In England wurde sie von Richard Morgan als Variola benigna den Variola maligna gegenübergestellt. Dies war eine wichtige Erkenntnis, die jedoch zunächst keine weitere Konsequenz hatte.

1764 veröffentlichte Angelo Gatti seine „Réflexions sur les préjugés qui s'opposent aux progrès et à la perfection de l'inoculation". Hier entwickelte er seine Überlegungen zur Abschwächung des Erregers. [364, 1094 S. 5]

Gatti (1724–1798) war von 1758–1762 Professor für Medizin in Pisa, ging dann nach Paris, wo er seine Überlegungen zu Impfung und Impftechnik veröffentlichte.

Eine entscheidende Erkenntnis kam erst mit Erfahrungen aus dem Alltag.

Eine dieser Beobachtungen stammt von Benjamin Jesty (1736–1824), einem Landwirt. Er stellte fest, dass Mägde auf seinem Gut, die sich am Euter von Kühen mit den Kuhpocken infiziert hatten, nicht mehr an Pocken erkrankten. Aufgrund dieser Beobachtungen infizierte er 1774 seine Frau und seine beiden Söhne und konnte sie so vor einer Ansteckung mit Pocken, die damals in diesem Gebiet grassierten, bewahren. Er entnahm das Impfmaterial aus einer Entzündungsblase am Euter einer Kuh mithilfe einer Stricknadel seiner Frau und inokulierte es seinen Söhnen in den Arm. [443, 452, 796]

Eine ähnliche Beobachtung machte der Deutsche Peter Plett (1766–1823). Er wurde in Klein Rheide geboren, arbeitete ab 1790 als Hauslehrer in Schönweide. Dort hörte er, dass Melkerinnen, die sich mit Kuhpocken angesteckt hatten, keine Infektion mit Menschenpocken mehr durchmachten. Er impfte auf der Gutsmeierei im Gut Wittenberg in Ostholstein 3 Kinder eines Pächters und konnte sie so vor den Menschenpocken schützen. Seine Berichte über diese Beobachtung an die Universität Kiel wurden zurückgewiesen und unterdrückt. Erst nach der Publikation von Jenners Beobachtungen wurde Plett ernst genommen und seine Aussagen wurden akzeptiert. [587]

Der Durchbruch kam erst mit dem englischen Arzt Edward Jenner, der die gleichen Beobachtungen machte wie Jesty und Plett. Auch er konnte feststellen, dass zum Beispiel Mägde, die an Kuhpocken erkrankte Kühe gemolken haben, eine leichte Form der Pocken bekamen und dann keine gefährlichen Pockeninfektionen mehr erlitten.

Jenner (1749–1823) wurde in Berkely, Gloucestershire, geboren. Nach seinem Studium am St. George Hospital in London ließ er sich in Berkeley in einer Praxis nieder.

1796 unternahm er seinen ersten Versuch, indem er einen Jungen mit Kuhpocken impfte. Den Impfstoff hatte er aus einer Kuhpockenpustel entnommen. 6 Wochen später infizierte Jenner den Jungen mit Pockeneiter und konnte feststellen, dass dieser nicht an den echten Pocken erkrankte. Seine ersten Mitteilungen wurden von der Royal Society abgelehnt, die Arbeit mit der er schließlich den Durchbruch erzielte und Anerkennung fand, publizierte er 1798 unter dem Titel „An Inquiry into the Causes and Effects of the Variolae Vaccinae, a Disease Discovered in Some of the Western Countries of England, Particularly Gloucestershire, and Known by the Name of ‚The Cow Pox'". [529, 530, 531]

Auch diese Publikation wurde kritisch aufgenommen; mit zunehmender Verbreitung ließ sich jedoch der Nutzen belegen, da im Laufe der Jahre die Sterberate an Pocken deutlich zurückging.

In den Jahren 1870 bis 1875 kam es insbesondere in Frankreich zu einer Zunahme der Pockenerkrankungen, wobei damals nur sehr nachlässig geimpft wurde. Für das Jahr 1870 wurden aus 42 Departements 13.674, und im Jahr 1871 aus 26 Départements 13.252 Todesfälle durch Pocken nachgewiesen. In Paris kam es vor der Belagerung 1870 zu 5168 Pockentoten. Durch den Krieg und die Truppenverlagerungen und nicht zuletzt durch französische Gefangene, die in Deutschland untergebracht wurden, breiteten sich die Pocken auch in Deutschland, in der Schweiz und in Italien aus. So starben 1870 in Preußen 4200 Personen, 1871 starben in Frankreich 59.839 und im Jahr 1872 65.109 Personen. Auch in England kam es zu einer Pockenepidemie. Sorgfältige epidemiologische Analysen des Kaiserlichen Gesundheitsamtes erfassten diese Erkrankungen, wobei sich schon damals der Wert der Impfung belegen ließ, da in Städten wie Chemnitz, wo eine hohe Impfungsrate bestand, praktisch keine Pocken auftraten. [541]

Aufgrund dieser Heimsuchungen hatte der Reichstag am 6. April 1870 beschlossen, schon vor der Einsetzung einer medizinischen Zentralbehörde in den Staaten des norddeutschen Bundes und auch den übrigen Staaten eine Impfung einzuführen. Mit einem Reichtstagsbeschluss vom 22. März 1872 wurde ein vom Verein für wissenschaftliche Heilkunde in Königsberg eingereichter Entwurf eines Impfgesetzes dem Reichskanzler als Material für die künftige Reichsgesetzgebung überwiesen. [541 S. 77] Am 5. Februar 1874 wurde im Reichtstag ein vom Bundesrat gebilligter Entwurf eines Gesetzes über die Impfung vorgelegt. Am 8. April 1874 erhielt das Gesetz die kaiserliche Sanktion. Mit diesem Gesetz wurde eine Impfpflicht durchgesetzt.

In einer Denkschrift des Kaiserlichen Gesundheitsamtes aus dem Jahr 1896 wird eine Bilanz gezogen. Es konnte statistisch nachgewiesen werden, dass mit der Einführung der Impfung 1874 die Erkrankungen an Pocken drastisch zurückgegangen sind, während sie in Ländern, die keine Pockenimpfung durchgeführt haben, unverändert hoch blieb. (*Siehe Abbildungen Pockensterblichkeit Berlin, Breslau, London, Prag*)

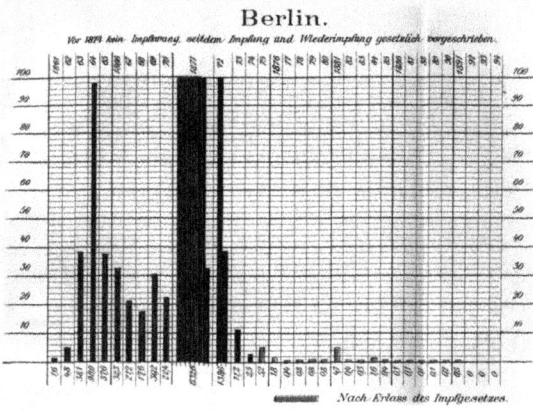
Pockensterblichkeit Berlin [541]

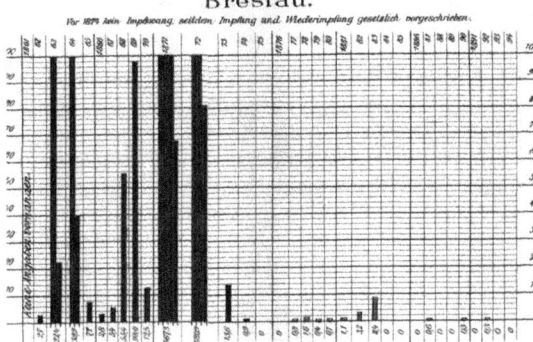
Pockensterblichkeit Breslau [541]

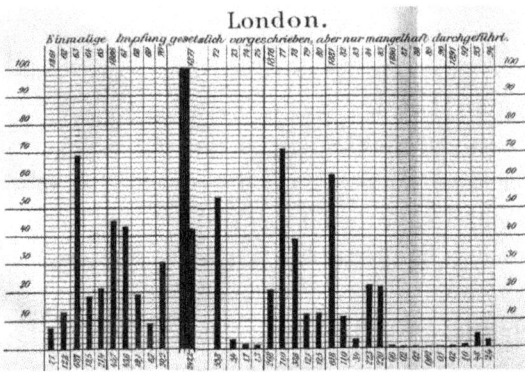
Pockensterblichkeit London [541]

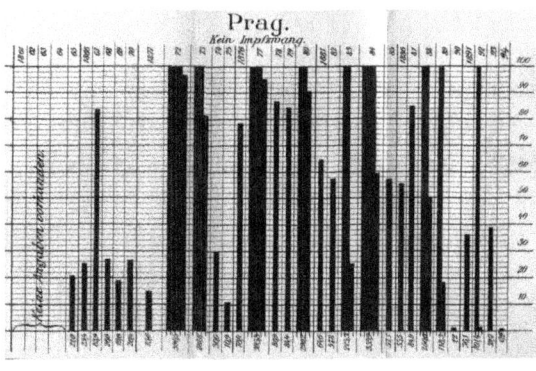
Pockensterblichkeit Prag [541]

Zu dieser Zeit wurde das Für und Wider der Pockenimpfung heftig diskutiert. Viele Menschen lehnten die Impfung ab und insbesondere von Seiten der Kirche gab es immer wieder Warnungen. Es erschien zu diesem Problem eine Reihe von leidenschaftlich geschriebenen Broschüren, die versuchten, dem Volk die Impfung nahezubringen. Ein Beispiel sind die von Adolf Kußmaul 1870 veröffentlichten „20 Briefe über Menschen, Pocken und Kuhpockenimpfung. Gemeinverständliche Darstellung der Impffrage". In dieser Broschüre wendet sich Kußmaul gegen den damals im Badischen berühmten Pfarrer Dr. Hansjakob, der als Volksschriftsteller eine große Gefolgschaft hatte. Hansjakob und andere Kleriker sahen in der Impfung einen Eingriff in die Majestätsrechte Gottes. Kußmaul schreibt: „Wenn Herr Dr. theol. Hansjakob somit glaubt, medizinische Glaubensartikel umstoßen zu können, so beweist er eben nur, dass er zwar selbst stark im Glauben, aber unwissend in den ersten Prinzipien der Medizin ist." Er empfiehlt Herrn Dr. Hansjakob, er möge „… zuerst den Blitzableiter von dem Gotteshause, das unsere Stadt schmückt abnehmen, denn dieser Blitzableiter ist dann nicht minder eine solche Sünde". [604 S. 3]

Nach Mitteilungen der Weltgesundheitsorganisation sind die Pocken seit 1977 ausgerottet.

1.1 Die Suche nach der Ursache

Mit den über die Jahrhunderte hinweg vorgenommenen Übertragungsversuchen von Krankheiten war man sich im Klaren, dass ein Erreger die Ursache der Pocken sein musste. Über dessen Natur besaß man keine konkreten Vorstellungen. Erst mit der Entdeckung der ersten Bakterien, des Anthrax-Erregers, hatte man die Ursache für viele Infektionskrankheiten gefunden. Es bot sich somit an, für alle möglichen Erkrankungen einen Erreger mikroskopisch zu suchen. Einer der Forscher, die diesen Weg gingen, war der Franzose Jean-Baptiste Auguste Chauveau. Er unterschied bereits zwischen ansteckenden Krankheiten, die durch Bakterien und solchen, die durch virale Erreger verursacht worden sind.

Chauveau benutzte bereits das Wort Virus, wohl im Sinne von Gift oder krankmachendem Agens.

Einen bakteriellen Erreger konnte er bei der Untersuchung von Impfstoffen nicht finden, er beschrieb jedoch 1868 sogenannte „granulations élémentaires", also Elementarkörperchen, als die Ursache der krankmachenden Wirkung. Aufgrund der damals zur Verfügung stehenden Möglichkeiten konnte Chauveau jedoch keine weiteren Erkenntnisse liefern.

Chauveau untersuchte die Lymphe mithilfe eines Diffusionsexperiments. Er füllte die Vakzine aus einer Kapillare auf den Boden eines Reagenzglases, ohne dass die

Probe mit der Wand des Reagenzglases in Kontakt kam. Über diese Lymphe brachte er etwas Wasser, sodass sich zunächst die Flüssigkeiten nicht durchmischten. Diese beiden Schichten ließ er 24 Stunden stehen. Es zeigte sich, dass die löslichen Bestandteile in die über der Vakzine gelegene Flüssigkeit diffundierten. Dieser Überstand konnte mit einer Kapillare entnommen werden und wurde anschließend mikroskopisch untersucht. Es zeigten sich mikroskopisch keine Partikel.

In einem weiteren Schritt testete Chauveau die beiden Flüssigkeiten auf ihre Aktivität. Er vakzinierte Kinder mit Proben aus der oberen Fraktion und verglich diese Flüssigkeit mit unbehandelter Lymphe und fand keine Impfreaktion im diffundierten Material. [168]

Chauveau (1827–1917) war Professor an der Ecole nationale vétérinaire in Lyon, wo er sich schwerpunktmäßig mit Immunologie und Bakteriologie beschäftigte. Darüber hinaus entwickelte er die intrakardiale Kardiographie, indem er bereits Herzkatheter zur Blutdruckmessung benutzte.

Ähnliche Untersuchungen unternahm der deutsche Arzt Gotthard August Ferdinand Keber. Keber (1816–1871) wurde in Elbing geboren, war Kreisphysikus in Insterburg, später Regierungs-Medizinalrat in Gumbinnen und später in Danzig. Keber war ein aktiver Befürworter der Pockenimpfung. Er berichtet, dass er während seiner Tätigkeit als Kreisphysikus im Laufe von 17 Jahren 20.000 Vakzinationen und Revakzinationen durchgeführt habe. Ausgangspunkt von Kebers Überlegungen war die Frage, ob sich in der Vaccinia und auch in der Variola-Lymphe Partikel nachweisen ließen. Man vertrat damals die Ansicht, dass eine Schutzpockenlymphe vollkommen klar und durchsichtig sei und außer einigen Beimischungen von Epidermistrümmern, Eiterkörperchen, Blutkörperchen etc. keine optisch nachweisbaren organischen Bestandteile vorlägen. Er selbst beobachtete in der Lymphe kleine Flöckchen und fadenförmige Gerinnsel. Im Vergleich zu klarer Lymphe konnte er beobachten, dass Patienten, die mit diesen gerinnselhaltigen Impfstoffen vakziniert wurden, eine bessere Impfreaktion zeigten als diejenigen, bei denen der klare Teil einer Lymphprobe verabreicht worden war. Mit diesem Material, berichtet Keber, seien keine oder nur abortive Pocken entstanden. Eine weitere Analyse der Pockenlymphe führte ihn zur Aussage, dass „eine durch und durch wasserhelle Pockenlymphe überhaupt nicht existiert, dieselbe vielmehr, auch wenn sie dem unbewaffneten Auge völlig klar und durchsichtig erscheint, jederzeit äußerst kleine Flöckchen enthält, die entweder vereinzelt in ihr suspendiert und dann nur mit dem Vergrößerungsglas zu erkennen sind oder sich zu größeren Gruppen vereinigt haben". [555]

Aufgrund dieser Beobachtungen untersuchte Keber die Schutzpockenlymphe mikroskopisch. Auch unter dem Mikroskop fand er Beimischungen, Epidermistrümmer, Blutkörperchen und Faserstoffgerinnsel. Weiterhin beobachtete er jedoch konstant die von ihm so genannten und bereits früher beschriebenen Eiterkörperchen (nach heutigem Verständnis wohl Leukozyten), aber auch eine unterschiedliche Anzahl von eigentümlich aussehenden Körnchenzellen von einhundertfünfzigstel bis dreihundertstel Linie Durchmesser. Ferner unzählige freie Kerne von einachthundertstel Linie bis eindreitausendstel Linien im Durchmesser und punktförmige Moleküle von fast unmessbarer Kleinheit. Die Linie ist eine Einheit, die sogenannte französische oder Pariser Linie. Eine Linie sind 2,2558 mm. Keber betont, dass diese Gebilde in der Pockenlymphe nie fehlen und diese dürfen nicht mit Eiterkörperchen verwechselt werden. „Diese Körnchenzellen besitzen eine sehr zarte und zuweilen kaum wahrnehmbare Membran, welche durch Wasserzusatz aufquillt und deutlicher wird, durch Essigsäure dagegen größtenteils aufgelöst wird und fast verschwindet. Sie haben durch die in ihnen enthaltenen, scharf contourierten Körnchen ein charakteristisches Aussehen, welches von der feingranulierten Beschaffenheit der Schleim- und Eiterkörperchen wesentlich abweicht." [555] Durch Zusatz von Essigsäure oder Wasser werden diese nicht verändert. Weitere Untersuchungen über die Pockenlymphe, die er am vierten und fünften Tage nach Inokulation entnommen hatte, enthielten stets „freie Kerne, Moleküle und Körnchenzellen in größerer oder kleiner Anzahl. Dagegen fand ich in älteren Pocken vom neunten Tag an und zuweilen auch früher, sobald der Inhalt sich milchig getrübt hatte, außer den niemals fehlenden Körnchenzellen auch zahlreiche Eiterkörperchen in verschiedenen Verhältnissen vor." [555] Um die in den Lymphproben enthaltenen Bestandteile besser zu differenzieren, hat Keber mehrfach größere Portionen frische Lymphe auf „schwedisches Filtrierpapier" geträufelt und mit dem Filtrat Impfungen vorgenommen. Er konnte beobachten, dass auch hier eine Impfreaktion mit Schutz des Impflings erreicht werden konnte. Eine mikroskopische Untersuchung dieser filtrierten Lymphe zeigte, dass die größeren Zellen, also wohl unter dem heutigen Aspekt die Leukozyten, im Infiltrat nicht nachweisbar waren, aber eine Anzahl Kerne und Moleküle hindurchgegangen seien. Weitere Untersuchungen über diese „Körnchen", unter anderem auch aus aufgeweichtem Vakzine-Schorf, brachten wieder, wie Keber schreibt, „eine Unzahl von Epidermistrümmern, Fetttröpfchen und Körnchen". Er schreibt selbstkritisch: „Meines Dafürhaltens geht die definitive Entscheidung hierüber auf bloß optischem Wege fast über den Horizont der heutigen Mikroskopie und kann auch durch die ausdauerndsten Untersuchungen, woran ich es nicht habe fehlen lassen, nicht in unzweifelhafter Art erreicht werden." [555]

In derselben Arbeit berichtet Keber, dass er 1855, während einer Masernepidemie, sich ablösende Epidermisschüppchen mehrfach mit Wasser und Essigsäurezusatz mikroskopisch untersucht und darin ebenfalls Kerne und Moleküle wahrgenommen habe, welche für die Annahme zu sprechen schienen, dass auch hier organische Gebilde die Träger des Kontagiums seien. Und er fügt hinzu: „… ob das Mikroskop und das Experiment jemals im Stande sein wird, an diesen Molekülen Unterschiede von den anderen nachzuweisen, muss die Zukunft lehren". [555]

Keber fasst zusammen: „… hingegen lässt sich aber vor allem hervorheben, dass die Deutung des in der Pockenlymphe konstant stattfindenden Zellprozesses als eines bloßen organischen Zerfalls besonders deshalb nicht befriedigend erscheint, weil nach meinen Untersuchungen und Impfversuchen nur diejenige Pockenlymphe ihre Wirksamkeit entfaltet, in welcher dieser Zellenprozess noch nicht durch chemische Zersetzung erloschen ist". [555]

Keber war, obwohl er als Kreisarzt nicht Mitglied einer Universität war, ein sehr origineller Forscher, der sich mit einigen mikroskopischen Publikationen über das Nervensystem bekannt gemacht hat. Seine bedeutendste Leistung ist der Nachweis, dass die Befruchtung des Eies durch Eindringen der Samenfäden in das Ei abläuft. Diese Untersuchungen publizierte er 1853. 1854 beschrieb er die Mikrophyle. Seine Aussagen wurden nach anfänglicher Ablehnung von mehreren Forschern anerkannt. Abgelehnt wurden sie unter anderem von Oskar Hertwig, der in der Literatur allgemein als der eigentliche Beschreiber und Entdecker des Befruchtungsvorgangs gilt, seine Untersuchungen veröffentliche Hertwig 1875. [556]

1886 veröffentlichte der englische Arzt John Brown Buist eine Arbeit über seine Untersuchungen zum Pockenimpfstoff. Er ging über Keber hinaus, indem er die Lymphe fixierte und färbte. Er fand, ähnlich wie Chauveau und Keber, Gebilde, die wohl den Elementarkörperchen entsprechen, wie Chauveau sie bezeichnet hat. Leider ist ein Vergleich von Kebers und Buists Untersuchungen schwer möglich, da Kebers Arbeit in Virchows Archiv keine Abbildungen enthält, obwohl Keber am Ende seiner Arbeit berichtet, er habe dem Herausgeber von Virchows Archiv eine große Anzahl von Zeichnungen geschickt. In Buists Arbeit sind die Illustrationen beigefügt, es ist anzunehmen, dass die Abbildungen ähnlich sind, wobei Buist, wie bereits beschrieben, seine Proben mit Giemsa gefärbt hat. [114, 392]

2 Die Tollwut

Eine Erkrankung, die man, ähnlich wie die Pocken, ohne Kenntnis des Erregers bekämpfte, ist die Tollwut.

Louis Pasteur ist zusammen mit Robert Koch einer der bedeutendsten Begründer der modernen Bakteriologie. Sein wissenschaftliches Werk ist von erstaunlicher Kreativität und Vielseitigkeit geprägt. Eine seiner wichtigsten Entdeckungen war 1848 die Widerlegung der angeblichen Urzeugung von Organismen aus faulenden Substanzen, er erkannte 1865 Hefezellen und andere Mikroorganismen als Ursache der Gärung. Im Bereich der Mikrobiologie erkannte er, dass die Fleckenkrankheit der Seidenraupen durch Mikroorganismen verursacht ist, und er konnte den Übertragungsmechanismus abklären. Er entwickelte einen Impfstoff gegen Anthrax, Geflügelcholera und Schweinerotlauf. Ein Höhepunkt seiner Leistungen war jedoch die Entwicklung eines Impfstoffes gegen die Tollwut. [780, 781]

Im Vergleich zu anderen Viruserkrankungen ist die Tollwut zwar eine Erkrankung, die nicht im größeren Maße zu Epidemien geführt hat. Wenn sie einen Menschen befällt, verläuft sie jedoch fast immer tödlich. Während man im Bereich der Bakteriologie schon klare Vorstellungen über die Problematik der Erkrankungen hatte, war man im Bereich der Frage der Tollwut immer noch weit davon entfernt. Pasteur analysierte histopathologisch Nervengewebe von gesunden und an Tollwut erkrankten Tieren. Er konnte jedoch keine Erreger erkennen, geschweige denn in vitro züchten.

In weiteren Versuchen gelang es ihm, die Tollwut auf Katzen, Kaninchen und Geflügel zu übertragen.

Beschrieben wurde die Tollwut schon in der Antike, unter anderem von Aristoteles (Historia animalum). Weitere Naturforscher der Antike wie Celsus oder Plinius erkannten schon den Übertragungsmodus. Zu Beginn des 19. Jahrhunderts, 1804, hat der deutsche Arzt Georg Gottfried Zinke mit Material aus der Speicheldrüse eines Hundes die Tollwut auf einen anderen Hund übertragen. Zinke inokulierte den infektiösen Speichel mit einer kleinen Bürste. [1121]

1810 und 1820 hat François Magendie (1783–1855) die Tollwut mit Speichel eines an Tollwut erkrankten Menschen auf Hunde übertragen. [677, 1068 S. 54] Viele Versuche aus dieser Zeit brachten unterschiedliche Resultate, wobei viele derartige Übertragungsversuche nicht erfolgreich waren. Ein wichtiger Beitrag kam dann

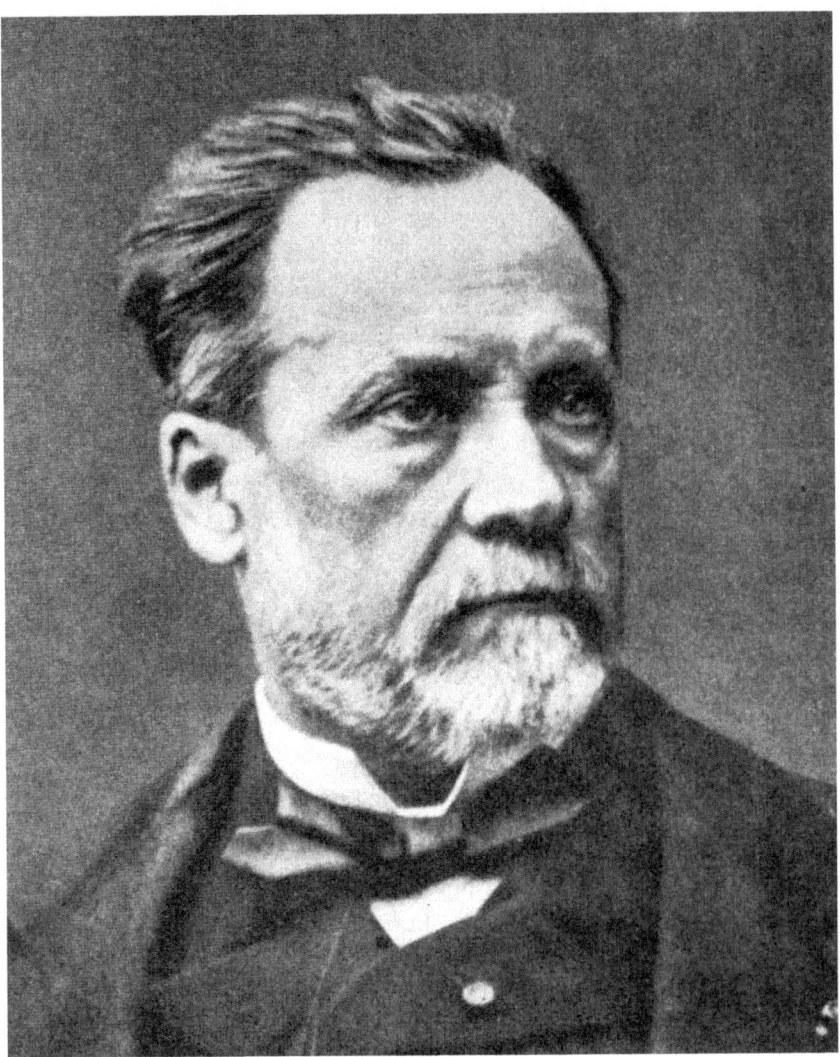

Louis Pasteur

schließlich 1879 von Galtier. Er konnte die Erkrankung vom Hund auf das Kaninchen, vom Kaninchen auf andere Kaninchen in Serie übertragen und machte bereits Experimente mit dem Ziel einer Immunisierung, indem er Material aus Kaninchen intravenös applizierte. [360, 361, 362]

Pasteur kannte Galtiers Arbeit, er knüpfte an diese Untersuchungen an und übertrug die Tollwut in Serienpassagen auf Kaninchen und etablierte ein sehr effizientes experimentelles Modell. Es gelang ihm, ein standardisiertes Virus zu entwickeln. Er inokulierte das Virus unter die Dura mater eines Hundes und konnte feststellen, dass die Inkubationszeit ca. 2 Wochen betrug. Mit der Übertragung dieser Versuche auf Kaninchen konnte er feststellen, dass diese eine Inkubationszeit von konstant 7 Tagen aufwiesen, sodass er damit ein sehr einfaches und effizientes Modell hatte. Er erkannte, dass die Tollwut streng neurotrop war, also nur das Nervengewebe befiel. [783]

Für Pasteur stellte sich die Frage der Attenuierung, also der Abschwächung des Erregers mit dem Ziel, einen Impfstoff zu entwickeln. Zu diesem Zweck entnahm er das Rückenmark eines an Tollwut verstorbenen Kaninchens und hielt es über die Dauer von 2 Wochen in einem trockenen Gefäß. Er emulgierte dieses Gewebe und berichtet, dass er diesen Impfstoff an 50 Hunden erprobt habe und in allen Fällen einen Ausbruch der Erkrankung verhindern konnte. Die erstmalige Anwendung am Menschen erfolgte 1885 bei dem 9-jährigen Josef Meister, der von einem tollwütigen Hund gebissen worden war.

Pasteur durfte, da er kein Arzt war, die Impfung nicht selbst vornehmen. Er veranlasste jedoch einen Arzt, diesem Jungen 13 Injektionen zu verabreichen, wobei er zunehmend frischeres Rückenmarksgewebe nutzte, bei dem die Erreger sicherlich noch virulent waren. Die Idee, das Rückenmark von Flüssigkeit exsikkiert in einem Gefäß aufzubewahren, stammt von Pasteurs Mitarbeiter Émile Roux, der dieses trockene Milieu durch Zugabe von Kalziumhydroxid erzeugte.

Im Laufe der Impfungen verwendete er immer frischeres Material und konnte schließlich nachweisen, dass Josef Meister von einem Ausbruch der Tollwut verschont blieb. Im ersten Jahr nach der Veröffentlichung dieses Erfolges kamen über 2500 Patienten, um sich nach Bissen von angeblich tollwütigen Tieren immunisieren zu lassen. Pasteur schätzte, dass nur bei 10 % eine strenge Indikation für die Impfung vorlag. Der Wert dieser Impfung ließ sich erst im weiteren Verlauf, als eine größere Zahl von Fällen dokumentiert werden konnte, definitiv belegen.

Pasteurs Mitarbeiter Émile Roux war Arzt und hätte deshalb die Impfungen vornehmen können. Er weigerte sich jedoch, weil er der Ansicht war, dass die Entwicklung dieses Impfstoffs noch nicht ausgereift sei. [781, 782]

Eine Isolierung des Tollwutvirus gelang erst Paul Remlinger im Jahr 1903.

3 Die Tabakmosaik-Krankheit

3.1 Adolf Mayer

Ein wichtiger Schritt in der Aufklärung der Fragen nach dem Erreger nicht bakterieller Erkrankungen kam nicht aus der Medizin, sondern aus der Agronomie. Im 19. Jahrhundert beobachteten Tabakpflanzer eine Erkrankung der Tabakblätter, die sich als fleckförmige, mosaikartige Veränderungen in den Tabakfeldern zeigten. Diese Erkrankung trat in Holland in der Provinz Gelderland und der Provinz Utrecht auf. Für die Tabakpflanzer war dies eine katastrophale Krankheit mit hohen finanziellen Verlusten, da manchmal ganze Ernten dadurch zerstört wurden. Die Krankheit trat drei bis fünf Wochen nach der Aussaat auf. Die Flecken auf den Tabakblättern wechselten zwischen hellem und dunklem Grün und verbreiteten sich über das ganze Blatt. Diese Erkrankung beeinträchtigte das Wachstum der Blätter quantitativ, sie führte zu einer welligen Verformung und zunehmenden Brüchigkeit der Blätter. Sie konnten nicht mehr für die Herstellung von Tabak verwendet werden, da sie ihr Aroma verloren hatten.

In kleinem Ausmaß wurde diese Erkrankung auch in den Anbaugebieten in Deutschland südlich von Karlsruhe beschrieben, wo diese Krankheit als Rost bezeichnet wurde.

In ihrer Not wandten sich die holländischen Tabakpflanzer, insbesondere die landwirtschaftliche holländische Gesellschaft, an die Landwirtschaftliche Hochschule in Wageningen. Direktor war damals der deutsche Chemiker und Agronom Adolf Eduard Mayer, der dieses Amt 1877 übernommen hatte.

Mayer (1843–1942) wurde in Oldenburg geboren, er studierte zunächst von 1860 bis 1862 Mathematik und Chemie an der Technischen Hochschule in Karlsruhe, 1862 wechselte er nach Heidelberg, wo er 1864 in den Fächern Chemie, Physik und Mathematik promovierte. Nach Assistentenstellen in Gent, Halle und Karlsruhe habilitierte er sich 1869 in Heidelberg mit einer Arbeit mit dem Titel „Untersuchungen über die alkoholische Gärung, den Stoffbedarf und Stoffumsatz der Hefepflanze". 1875 wurde er Professor an der Universität Heidelberg, von hier aus erfolgte 1876 der Ruf als Professor für Agrikulturchemie und Agrikulturtechnologie an die landwirtschaftliche Hochschule in Wageningen, wo er 1877 Direktor wurde. In dieser Position wurde er 1879 von den Tabakpflanzern mit dieser Krankheit konfrontiert. Von Mayer stammt der Begriff Tabakmosaik-Krankheit, der sich bis heute gehalten hat. [80]

3 Die Tabakmosaik-Krankheit

Mayer näherte sich diesem Problem systematisch: Er untersuchte z. B., ob ein Mangel an Stickstoff, Phosphat, Kalium oder Kalzium diese Krankheit verursachte. Er fand, dass kein Mangel an Mineralien bestand. Er untersuchte den Boden und stellte fest, dass der Boden, in dem diese Tabakpflanzen angebaut wurden, keine Defizite an Bestandteilen aufwies, und konnte nachweisen, dass die Erkrankung nicht durch eine gestörte Ernährung zustande kam. Weiterhin suchte er nach Nematoden, konnte jedoch feststellen, dass diejenigen Nematoden, die er fand, keine Beziehung zur Krankheit hatten. Er züchtete die Pflanzen bei unterschiedlichen Temperaturen, unterschiedlicher Feuchtigkeit, unterschiedlichen Mengen von Stickstoff und konnte feststellen, dass all diese Variationen der Wachstumsbedingungen nicht zu einer Beeinträchtigung der Erkrankung der Tabakpflanzen führten. Weitere Untersuchungen beschäftigten sich mit der Frage, ob Selbst- oder Kreuzbefruchtung eine Rolle spielte. Außerdem fand Mayer heraus, dass aus den Samen von erkrankten Tabakpflanzen normale Stauden entstanden. Er suchte intensiv nach Pilzen und Parasiten, aber auch hier zeigte sich keine Klärung.

Mayer schreibt: „Dann machte ich plötzlich die Entdeckung, dass der Saft von erkrankten Pflanzen eine infektiöse Substanz für gesunde Pflanzen war."

Er homogenisierte ein mit der Krankheit befallenes Blatt, gab einige Tropfen Wasser dazu und zog dies in eine Kapillare. Mit dieser Kapillare stach er in dicke Blätter einer reifen Pflanze und stellte fest, dass in neun von zehn Fällen, die er so behandelte, die Blätter erkrankten. Die Zeit zwischen Inokulation und den ersten Krankheitszeichen liegt bei 10–11 Tagen. Er beobachtete, dass sich nicht in den ausgereiften, sondern in den nachwachsenden jungen Blättern diese Erkrankung zeigte. Am besten ließ sich die Krankheit übertragen, wenn das Inokulum in wässriger Form von der Pflanze komplett aufgenommen wurde und die Blätter leicht angewelkt waren.

Mikroskopische Untersuchungen erbrachten keine klärenden Resultate. Weiterhin stellte er fest, dass Homogenate aus gesunden Pflanzen keine Krankheit in den Tabakblättern erzeugte. Im Weiteren untersuchte Mayer die Homogenate, indem er sie wie Bakterien zu kultivieren versuchte. In diesen Kulturen wuchsen Bakterien, es gelang ihm jedoch nicht, mit den gezüchteten Bakterien die Tabakmosaik-Krankheit durch Inokulation zu erzeugen. Zusätzlich inokulierte er eine Reihe von bereits bekannten Bakterien, wie das Bacterium tumescens, das Bacterium subtilis, das Glycerinbakterium und andere und konnte damit ebenfalls die Tabakmosaik-Krankheit nicht erzeugen. Er infizierte die Zellen mit Suspensionen aus Kot von Tauben, Schafen, Hühnern, Kälbern und Pferden sowie mit Extrakt aus Erde, in der infizierte Tabakpflanzen wuchsen, doch konnte er auch hiermit keine Tabakmosaik-Krankheit erzeugen.

Mayers Überlegungen über die Art des Erregers konzentrierten sich zunächst auf die Frage, ob es sich um ein unorganisiertes oder organisiertes Ferment handle. Ein unorganisiertes Ferment schloss er aus, als organisiertes Ferment hielt er einen Pilz oder ein Bakterium für möglich. Er räumte jedoch ein, dass diese beiden Erreger mithilfe eines Mikroskops identifiziert werden könnten. Zur weiteren Abklärung filtrierte er den Pflanzensaft mit normalem Filterpapier und stellte fest, dass mit diesem Filtrat ebenfalls Pflanzen infiziert werden konnten. Wenn er das Homogenat durch einen doppelten Filter passierte, erzeugte dieses Filtrat keine Infektion. Aufgrund dieser Beobachtungen schloss er aus, dass es sich um ein enzymähnliches Agens handelte.

In einem weiteren Schritt erhitzte Mayer das Filtrat zunächst auf 60° und konnte damit auch noch Infektionen erzeugen. Bei Erhitzung zwischen 65° und 75° ließ die Infektionsrate nach und bei Erhitzung des Saftes auf 80° über einige Stunden, zeigte sich keine infektiöse Potenz mehr. Er schloss daraus, dass die fraglich infektiöse Substanz eine lebende organische sein müsse und dass es keine Pilze sein könnten, weil diese zu groß seien, um durch das Filterpapier zu gehen. Mayer schreibt: „… man könnte vielleicht meinen, dass es ein Frühstadium mit einem sehr kleinen sporenähnlichen Reproduktionsorgan" sei, er glaubte aber dann, dass daraus keine infektiöse Aktivität entstehen könne. Er schloss aus den oben genannten Experimenten, dass es sich bei der Tabakmosaik-Krankheit um eine bakterielle Erkrankung handle, und postulierte, dass die weitere Charakterisierung dieses Bakteriums durch zukünftige Forschungen aufgeklärt werden könne. Er fasst zusammen:

1. Die Tabakmosaik-Krankheit ist eine bakterielle Erkrankung, deren Erreger nicht isoliert werden können und über deren Form und Lebensweise wir nichts wissen.
2. Die Fähigkeit einer Infektion von Pflanze zu Pflanze ist mit Sicherheit bewiesen. Unter natürlichen Bedingungen findet keine Infektion von Pflanze zu Pflanze statt. Der Samen von erkrankten Pflanzen kann gesunde Pflanzen hervorbringen.
3. Die Ausbreitung dieser Erkrankung muss im Erdreich stattfinden. Eine Übertragung dieser Erkrankung mit dem Erdreich ist jedoch nicht nachgewiesen worden.

Er empfiehlt den Tabakpflanzern, das Erdreich auszuwechseln. Die befallenen Pflanzen sollten entfernt und streng von den Tabakfeldern ferngehalten werden. [696]

Mayer unternahm zu diesem Problem keine weiteren Untersuchungen mehr. 1903, nach seiner Pensionierung, übersiedelte er nach Heidelberg. Er war ein außergewöhnlich produktiver Forscher, der über 220 Publikationen hervorbrachte. Mit Viren hat er sich, außer dieser einen Arbeit aus dem Jahr 1886, nicht mehr beschäftigt.

3.2 Dimitri Iwanowsky

Die Tabakmosaik-Erkrankung der Tabakblätter war in vielen Teilen Europas ein brennendes Problem für die Tabakpflanzer. So wurde auch die Universität St. Petersburg mit dem Problem konfrontiert. 1887 schickte der Dekan der naturwissenschaftlichen Abteilung Dimitri Iwanowsky in die Ukraine, um die Tabakskrankheit zu erforschen. Iwanowsky und sein Begleiter V. V. Polozew analysierten die Situation ähnlich wie Mayer; sie vermuteten, dass vielleicht verbrauchter Boden die Ursache sein könnte, und empfahlen einen Fruchtwechsel als mögliche Lösung. Zusammen mit seinem Mitarbeiter publizierte er eine Reihe von Arbeiten, ohne jedoch dieser Erkrankung näher zu kommen. Nach seiner Rückkehr nach St. Petersburg 1891 beschäftige sich Iwanowsky zunächst mit Problemen der alkoholischen Gärung. 1892 veröffentlichte er eine Arbeit mit dem Titel „Über die Mosaikkrankheit der Tabakpflanze", in der er zunächst die Beobachtungen Mayers bestätigte. Wie Mayer homogenisierte er befallene Blätter und konnte mit diesem Saft Infektionen übertragen. Während Mayer in seiner Zeit diesen Tabakblattsaft nur durch ein Filterpapier laufen ließ, benutzte Iwanowsky einen Chamberland-Filter, mit dem man Bakterien zurückhalten konnte. Iwanowsky fand, dass dieser Saft wiederum die Tabakblätter infizierte. Da sich auch mikroskopisch im gefilterten Saft nichts nachweisen ließ, hatte Iwanowsky zunächst die Vorstellung, dass es sich bei dem krankmachenden Agens um ein Toxin handeln könnte, das von den Bakterien, die herausgefiltert wurden, stammt. Iwanowsky bezog sich auf die Entdeckung von Roux und Yersin aus dem Jahr 1888, die nachweisen konnten, dass die Diphtherie durch das Diphtherie-Toxin hervorgerufen wird, also ein Produkt des Diphtherie-Bakteriums. [877]

Andererseits zweifelte Iwanowsky an der Bakterienhypothese, weil es ihm nicht gelang, ein entsprechendes Bakterium zu züchten. Er vermutete dennoch, dass es sich um ein belebtes Agens handeln müsse, das im Lichtmikroskop nicht sichtbar sei und benutzte abwechselnd die Wörter Mikrobe oder Virus. Mit seiner Annahme, dass es sich um ein belebtes Agens handelt, stimmte er mit Adolf Mayer überein, der vor dem gleichen Dilemma stand.

Iwanowsky (1864 –1920) wurde in Nisi geboren und studierte Naturwissenschaften bis 1888 an der Universität in St. Petersburg. Bis 1901 war er Privatdozent, von 1901 bis 1915 Professor an der Warschauer Universität, 1915 erhielt er eine Professur an der Universität Rostow. [514, 515, 516, 517, 518]

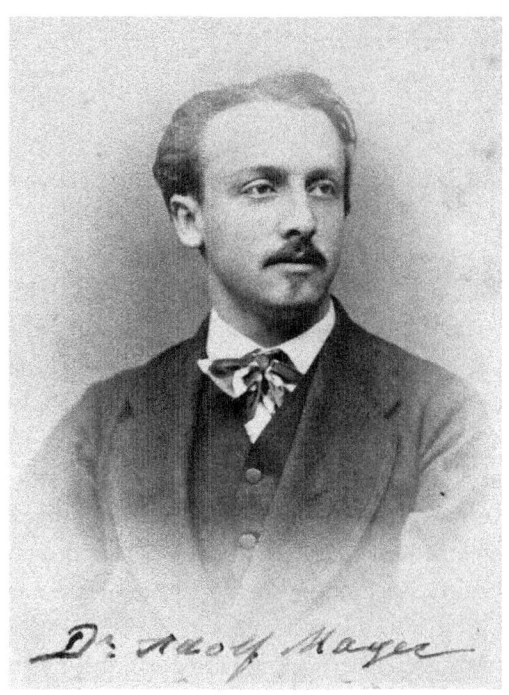

Dimitri Iwanowsky

Adolf Mayer

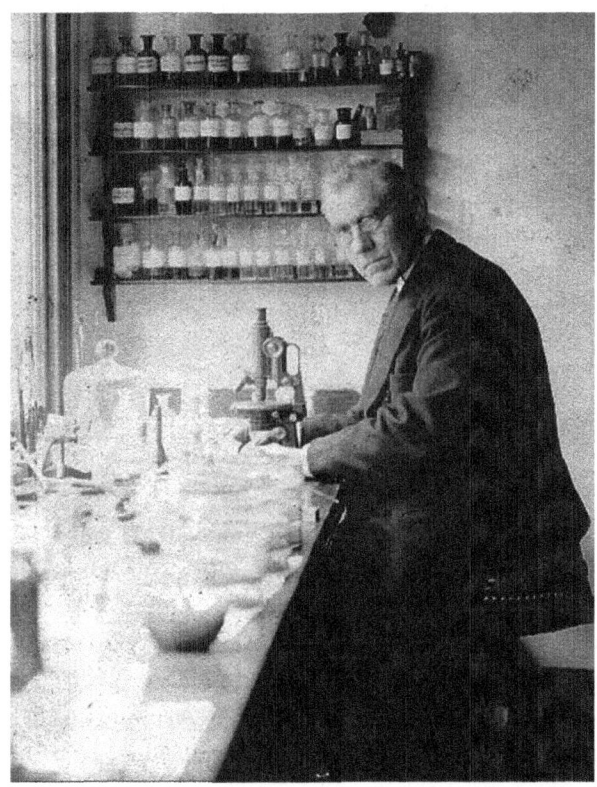

Martinus Willem Beijerinck

3.3 Martinus Willem Beijerinck

Ein entscheidender Fortschritt kam von Martinus W. Beijerinck, dem Nachfolger von Adolf Mayer in seiner Position in Wageningen.

Martinus Willem Beijerinck (1851–1931) wurde in Amsterdam geboren. Nach dem Studium der Botanik arbeitete er im Bereich der Mikrobiologie von Pflanzen. 1885 wurde er Direktor eines Labors der niederländischen „Gist- und Spiritusfabrik" in Delft und war zu dieser Zeit auch als Dozent an der landwirtschaftlichen Hochschule in Wageningen tätig. In dieser Zeit lernte er Adolf Mayers Versuche über die Tabakmosaik-Krankheit kennen. [1052]

Auf Mayers Wunsch versuchte er, in dem Filtrat homogenisierter Tabakblätter Mikroorganismen zu isolieren bzw. mit einer Kultur darzustellen. Trotz aller Bemühungen war Beijerinck nicht in der Lage, Bakterien aus diesem Saft zu züchten. Nach diesen enttäuschenden Versuchen unternahm er zunächst keine weiteren Experimente zur Erforschung der Tabakmosaik-Krankheit. Erst 1897, als er Professor in Wageningen wurde und großzügig ausgestattete Laborräume zur Verfügung hatte, wandte er sich erneut dem Problem der Tabakmosaik-Krankheit zu. Ähnlich wie Iwanowsky filtrierte er homogenisierte erkrankte Tabakblätter mit einem Chamberland-Filter und kam zu dem gleichen Ergebnis. Beijerinck kannte Iwanowskys Arbeit nicht, da diese zunächst in einer unbekannten russischen Zeitschrift veröffentlicht worden war. Er ging indes über die Arbeiten von Iwanowsky hinaus, indem er Tabakblätter, die er infizierte, homogenisierte, diese erneut filtrierte und wiederum sequenziell auf gesunde Pflanzen übertrug. Er stellte fest, dass die Reihe der infizierten Tabakpflanzen gleich infektiös waren wie die Ursprungspflanze. Aufgrund dieser Beobachtung kam Beijerinck zu dem Ergebnis, dass die Krankheit nicht durch Toxine übertragen werden könne. Er variierte seine Bedingungen, ließ den gefilterten Saft über viele Wochen stehen und stellte fest, dass dieses Material auch nach dieser Zeit infektiös war. Er inkubierte den Saft mit Alkohol und Formalin und stellte fest, dass der Saft auch dann noch infektiös war. Nach Erhitzung des Filtrats auf 90° stellte er fest, dass der Saft nun nicht mehr infektiös war. Seine Vorstellung, dass eventuell Sporen die Erreger seien, war damit widerlegt, denn Sporen werden erst bei einer Temperatur von 100° abgetötet.

Beijerinck konstatierte, dass extrem geringe Mengen des Filtrats ausreichten, um viele Blätter zu infizieren. Aufgrund dieser Beobachtung kam er zu dem Schluss, dass das „Contagium", wie er es nannte, obwohl flüssig, sich in der lebenden Pflanze reproduziert. Er nannte dieses infizierende Agens „Contagium vivum fluidum".

Um sich dem Problem zu nähern, führte Beijerinck ein wichtiges Experiment aus: Er strich eine Probe des infektiösen Filtrats auf einen Agar-Agar-Nährboden. Agar Agar wird als Träger für Bakterienkulturen benutzt. Die Bakterien wachsen auf der Oberfläche. Beijerincks Überlegung war, wenn es kein Bakterium sei, musste das infektiöse Material in den Agarblock eindiffundieren, während die Bakterien an der Oberfläche liegen bleiben. Beijerinck schrieb, dass er hoffe, so das Virus von dem Blatthomogenat zu trennen. Wenn es zur Diffusion fähig war, müsse es als wasserlöslich angesehen, wenn es nicht zur Diffusion fähig war, müsse es als extrem kleines, korpuskulares Gebilde angesehen werden, das er als Contagium fixum bezeichnete.

Nach 10 Tagen der Inkubation reinigte Beijerinck den Agarblock mit einer Sublimatlösung und entfernte dann die oberste Agarschicht von ca. ½ mm Dicke mithilfe eines scharfen Platinspatels. Die darunter liegenden Schichten entfernte er in zwei getrennten Schichten und stellte fest, dass beide entnommenen Proben in der Lage waren, gesunde Tabakblätter zu infizieren. Weitere Versuche ergaben, dass nach 10 Tagen das Virus, wie Beijerinck es in der Publikation immer wieder nannte, mindestens 2 mm tief eingedrungen war, und er schloss daraus, dass es sich bei dem Erreger um eine Flüssigkeit oder eine Lösung, aber nicht um Korpuskeln handle. Ein diskretes Partikel würde auf der Oberfläche liegen bleiben. [54, 55]

Andererseits konnte Beijerinck sich nicht vorstellen, wie Moleküle sich vermehren könnten. Die Annahme von sich selbst erneuernden Molekülen war für ihn nicht vorstellbar und schien ihm gegen die Natur. Er lehnte die Annahme einer chemischen Substanz strikt ab, denn er folgerte aus der Tatsache, dass es sich um einen reproduzierbaren Erreger handelt. Dies brachte ihn zu der Aussage, dass es ein lebender Organismus sein muss. [54, 55]

In seinen weiteren Versuchen machte Beijerinck dann eine wichtige Beobachtung: Nur diejenigen Gewebe der Tabakpflanze werden vom Virus infiziert, in denen eine Zellteilung stattfindet, also Blätter, die ein aktives Wachstum aufweisen. Ausgewachsene Blätter, die ihr Maximum erreicht haben, könnten nicht infiziert werden. Er schloss daraus, dass nur in wachsenden und sich teilenden Geweben sich das Virus reproduzieren kann. Er hielt es aber für möglich, dass ausgereifte Blätter das Virus jedoch weitergeben können. Außerhalb der Pflanzen war der Erreger nicht in der Lage, sich zu reproduzieren. Anderseits stellte er fest, dass ein gefilterter Extrakt, der völlig klar und völlig bakterienfrei ist, über 3 Monate aufbewahrt werden konnte, ohne seine Virulenz zu verlieren. Er verwendete das Wort Virus, aber auch den Begriff gelöste Partikel. Unter der Annahme, dass es sich um Partikel handle, stellte er jedoch fest, dass es sich um keine lebende Zelle handeln könne, denn er hielt es für sicher, dass eine Vermehrung nur möglich ist, wenn sich das Virus in einem lebenden und wachsenden Protoplasma der befallenen Pflanze befindet.

Damit hat Beijerinck einen wichtigen Gedanken gefasst und eine Hypothese aufgestellt, die in ihrer Zeit in ihrer Bedeutung möglicherweise gar nicht richtig erfasst wurde.

Wie bereits erwähnt, kannte Beijerinck Iwanowskys Arbeit nicht. Dieser hatte jedoch seinen Anspruch auf die Priorität in einer Publikation im Zentralblatt für

Bakteriologie und Parasitenkunde geltend gemacht. Beijerinck hat diesen Anspruch sofort akzeptiert und in einer Veröffentlichung auf Iwanowskys Arbeiten hingewiesen. [56]

Mit diesen Publikationen wurde Beijerinck zusammen mit Iwanowsky ein Pionier der Virologie. Beijerinck hat über diese Publikationen hinaus sich nicht mehr mit Virologie beschäftigt. Er hinterließ jedoch ein großes Werk mit wichtigen Forschungen zur Stickstoffgewinnung, zur Alkoholproduktion, zur Hefe, zu Milchsäurebakterien. Er analysierte Mikroorganismen, isolierte und beschrieb das Bakterium Azotobacter chroococcum, welches in der Lage ist, molekularen Stickstoff zu binden. [1052]

Beijerinck und Iwanowsky haben in ihren Untersuchungen wechselseitig bestätigt, dass das Filtrat, das in einer Tabakpflanze die Krankheit ausgelöst hat, wiederum von Pflanze zu Pflanze weitergegeben werden kann. 1892 war Iwanowsky zunächst der Ansicht, dass es sich um ein Toxin handle. Seine weiteren Untersuchungen haben ihn jedoch zu der Schlussfolgerung veranlasst, dass es kein Toxin sei, das die Krankheit auslöse, sondern doch eine Mikrobe.

Beijerinck wiederholte seinen Diffusionsversuch unter streng sterilen Bedingungen, um zu bestätigen, dass nicht eventuell Bakterien den Agar aufgelöst und damit die Diffusion seiner Viren erleichtert hätten. Er konnte unter diesen strengeren Bedingungen tatsächlich nachweisen, dass das Filtrat wirklich diffundiert ist.

1903 schrieb Iwanowsky, dass das Filtrat Partikel enthalten müsse, denn Tintenpartikel diffundieren im Agar genau wie die Inhalte des Pflanzensaftes. Er schloss, dass ein Filtrat keine soliden Partikel wie z. B. die Tinte haben könne. Das Problem Iwanowskys war jedoch, dass er auch keine Partikel im Presssaft nachweisen konnte.

In infiltrierten Zellen machte Iwanowsky histologische Untersuchungen und fand amöbenähnliche Strukturen, die er Zooglea nannte, und hielt diese für das kausale Agens. Außerdem fand er kristalline Ablagerungen in den Zellen, die er als Reaktion der Zellen auf den Erreger interpretierte. Er diskutierte weiterhin die Möglichkeit von sporenbildenden Mikroorganismen, jedoch gelang ihm keine Kultivierung und auch histologisch mikroskopisch konnte er keinen Nachweis erbringen. Für Iwanowsky gab es keine Vorstellung von etwas anderem als Mikroben und verwarf die Vorstellungen von einem Toxin. Grundlage dieser Entscheidung war seine Annahme von einem reproduzierbaren Organismus. [518]

Beijerinck betonte nochmals, dass die Reproduktion bzw. Weitergabe dieser Erkrankung an ein lebendes Protoplasma in der befallenen Pflanze gebunden ist. Er argumentierte, wenn ein mikroskopisch nicht sichtbares lösliches Pathogen in vitro gezüchtet werden könne, würde es nachweisbare Veränderung bezüglich der Farbe und in den Nährmedien zur Folge haben. Diese Veränderungen konnte er jedoch nicht beobachten. Er konnte sich andererseits nicht vorstellen, dass eine aktive molekulare Replikation in vitro stattfindet. Er konnte nicht akzeptieren, dass es sich beim Auslöser dieser Erkrankung um eine Vermehrung sich selbst ernährender Moleküle handelt, für ihn sei es gegen die Natur. Er postuliert nochmals, dass das Contagium, um sich reproduzieren zu können, in eine lebende Zelle inkorporiert werden müsse. [55]

Diese Differenzen wurden in der bakteriologischen Forschung intensiv diskutiert. So hielt Roux 1903 das Konzept des Contagium vivum fluidum für sehr originell, jedoch unbewiesen, er glaubte eher an eine Mikrobe. [876]

Ein großes Problem war die Vorstellung von einem reproduzierbaren Agens, das nicht zellulär sei. Dies war schwer mit der von Virchow begründeten Zellularpathologie vereinbar. [1058]

4 Das erste säugetierpathogene Virus – das Maul- und Klauenseuche-Virus

4.1 Friedrich Löffler und Paul Frosch

Ein wichtiger Beitrag kam 1898 von Löffler und Frosch, die im Auftrag des Gesundheitsamtes die Maul- und Klauenseuche erforschten, eine Erkrankung, die den Tierzüchtern erhebliche Schäden zufügte.

Friedrich Löffler (1852–1916) war der erste Assistent von Robert Koch, der 1876 im neu gegründeten kaiserlichen Gesundheitsamt in Berlin seine Arbeit aufnahm. Schwerpunkt der Arbeit waren Untersuchungen zur Bakteriologie. Löffler entdeckte den Erreger des Rotzes, des Rotlaufs, der Schweineseuche, den Bacillus typhimurium, heute Salmonella typhimurium genannt. Seine bedeutendste Entdeckung war wohl die Entdeckung des Diphtheriebazillus, für den er 1884 einen elektiven Serumnährboden entwickelte. Von ihm stammt der Tierversuch am Meerschweinchen, der damals eine sichere Diagnose des Diphtherieerregers ermöglichte. Die Antitoxine und das Heilserum gegen Diphtherie durch Emil von Behring beruhen auf den Arbeiten von Friedrich Löffler. Neben den Arbeiten zur Bakteriologie erforschte Löffler auch Probleme der Impfung.

Löffler habilitierte sich 1886 in Berlin und erhielt 1888 einen Ruf an die Universität Greifswald. Von der Partei der Landwirte im Reichstag erhielt er den Auftrag, am Institut für Infektionskrankheiten in Berlin eine Kommission zur Erforschung der Maul- und Klauenseuche zu gründen. [1041, 1042]

Der Assistent von Löffler war zu dieser Zeit Paul Frosch, der 1860 in Berlin geboren wurde. Er studierte Medizin in Würzburg, Leipzig und Berlin und promovierte 1887. In diesem Jahr wurde er Assistent bei Robert Koch am Hygienischen Institut in Berlin und wurde 1908 ordentlicher Professor und Direktor des Hygienischen Instituts der Tierärztlichen Hochschule Berlin. [453]

Löffler und Frosch untersuchten zunächst den Inhalt der Blasen am Maul der Rinder. Sie konnten keine typischen Bakterien mikroskopisch nachweisen. Ebenso lieferten alle Kulturversuche mit allen möglichen Nährmethoden keinen Hinweis auf bakterielles Wachstum. Sie fanden schnell heraus, dass dieser Blaseninhalt infektiös ist, und konnten zeigen, dass $0{,}005\,\text{cm}^3$ einer solchen Lymphe, wie sie diese Flüssigkeit nannten, ganz sicher ein Rind infizieren konnte. Die Verabreichung von $0{,}001$ bis $0{,}0005\,\text{cm}^3$ sowie weitere Verdünnungen erbrachten keine Infektion. Damit haben

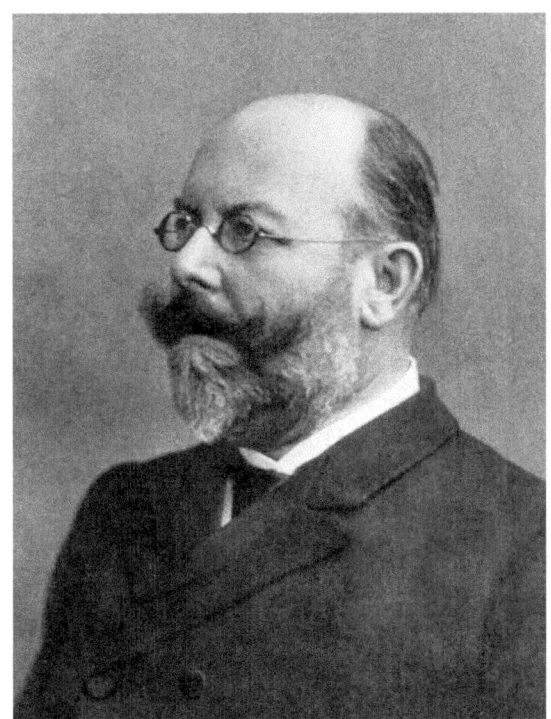

Friedrich Löffler

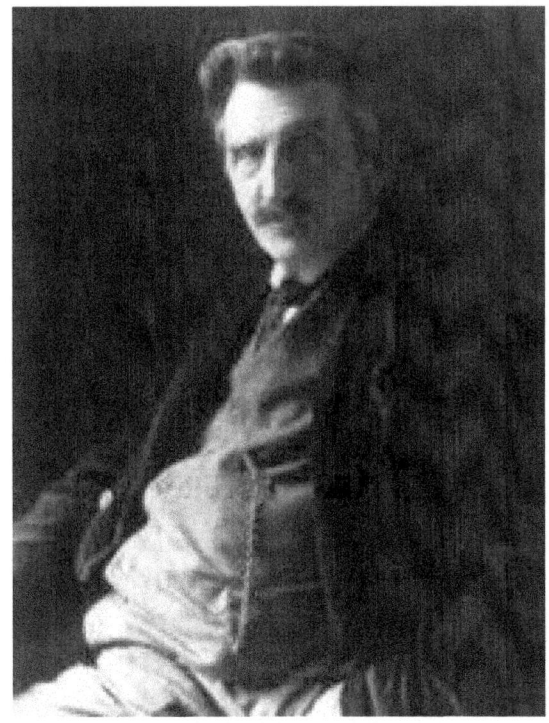

Paul Frosch

Löffler und Frosch zum ersten Mal eine Titrierung der Infektiosität einer virushaltigen Flüssigkeit vorgenommen.

Löffler und Frosch haben die Maul- und Klauenseuche über mehrere Passagen von Tier zu Tier übertragen. Die Beobachtungen, dass minimale Mengen dieser „Lymphe" benötigt wurden, um eine Infektion auszulösen, brachten sie dazu, von einer kleinen Mikrobe auszugehen. Die Toxinwirkung lehnten sie ab. Sie favorisierten die Vorstellung eines bisher nicht entdeckten Agens, das so klein ist, dass es durch die Poren der Filter gehen kann. Neben dem Berkefeld-Filter benutzten sie den feinporigen Kitasato-Filter, wobei sie beobachteten, dass nach mehreren Passagen das Filtrat nicht mehr infektiös war. Diese Beobachtung brachten Frosch und Löffler dazu, dass das Maul- und Klauenseuche-Virus aus kleinen Partikeln besteht. Ein Toxin hielten sie für nicht glaubhaft. [652, 653, 656, 657, 658, 660]

Das damals kleinste bekannte Bakterium war der „Influenza-Bazillus", der 0,5–1 mµ Durchmesser hatte. Löffler und Frosch vermuteten, wenn das Agens der Maul- und Klauenseuche nur ein Zehntel dieser Größe hätte, wäre es bereits im Mikroskop unsichtbar.

Es spricht für ihren Weitblick, dass sie, ausgehend von ihren Untersuchungen, bereits vermuteten, dass die Kuhpocken, die Masern, die Rinderpest und andere, deren Erreger man bisher vergeblich gesucht hatte, ebenfalls durch diese Gruppe von kleinen Organismen hervorgerufen werden. [657]

In weiteren Analysen, insbesondere mit stufenweiser Verdünnung der Lymphe kamen sie zu dem Entschluss, dass es sich um einen korpuskularen Erreger handeln müsse. Mit diesen Vorstellungen hielten sie es für möglich, dass es sich um ein kleines Bakterium handeln müsse und nicht um einen völlig neuen Typ von Erreger. Erst mit den Forschungen von Löffler und Frosch war ein Durchbruch für die weitere experimentelle Forschung gelungen.

Löffler und Frosch stellten sich, wie Iwanowski und Beijerinck, die Frage, ob das infektiöse Agens ein gelöstes Gift, also ein Toxin sei, oder ob es sich um einen Mikroorganismus handle, der allerdings so klein sei, dass er die Poren des Filters, von dem man sicher wusste, dass er alle Bakterien zurückhält, passieren konnte. Die Hypothese, dass es sich um ein gelöstes Gift handle, wurde von Löffler ausgeschlossen, da es extrem unwahrscheinlich sei, dass so kleine Mengen Lymphe ein Kalb von 200 kg krank machen können. Er postulierte, dass bei einer gleichmäßigen Verteilung in einem Tierkörper eine so enorme Verdünnung entstehen würde, die eine Erkrankung nicht verursachen könnte. Löffler schreibt: „Handelte es sich um ein gelöstes Gift, so muss dies von geradezu erstaunlicher Wirkung sein. Wir würden zu einem Giftwert der ursprünglichen Lymphe gelangen aus 1:2½ Trillionen. Eine derartige Giftwirkung wäre einfach unglaublich." [657 S. 391]

Das Bestreben von Löffler und Frosch war, ein Immunisierungsverfahren zu finden, um einen Impfstoff zu gewinnen. Sie verdünnten diese Lymphe mit 39 Teilen

Wasser und passierten sie durch einen Bakterienfilter aus Kieselgur. Mit dieser Filtration wurden alle korpuskularen Elemente entfernt. Ähnlich wie Iwanowsky, Mayer *und* Beijerinck fanden sie, dass dieses Infiltrat ebenso infektiös war wie die reine, aus den Blasen entnommene Lymphe. [659, 661]

Nach dem Ausscheiden von Frosch aus der Arbeitsgruppe Löffler übernahm Paul Uhlenhuth dessen Stelle. Uhlenhuth überzeugte sich zunächst, dass Tiere, die eine Infektion überstanden haben, eine Immunität gegen eine neue Infektion aufwiesen. Uhlenhuth konnte dies zweifelsfrei bestätigen. Er infizierte die Lymphe an Tieren, die die Krankheit überstanden hatten nach 2–3 Wochen Krankheitsfreiheit und konnte beobachten, dass diese Tiere nicht erkrankten.

Versuche mit einem Passivimpfstoff aus Serum von Rindern nach Maul- und Klauenseuche erbrachten nur einen kurzzeitigen Schutz und Uhlenhuth vermutete, dass die Menge der Schutzstoffe wirksam, aber zu gering gewesen sei. In weiteren Untersuchungen kombinierte er Immunserum und Lymphe, aber auch diese Versuche erbrachten keinen ausreichenden Schutz. Eine Verbesserung seiner Methode erreichte Uhlenhuth durch passive Immunisierung, indem er den Rindern in Abständen von 10 Tagen zunächst 40 und dann $3 \times 20\,cm^3$ hoch wirksames Serum applizierte. [654, 655, 659, 660, 662]

Auch diese verbesserte Methode zur Impfung brachte keinen längerfristigen Schutz.

Durch weitere Optimierung dieser Maßnahmen gelang es schließlich, ein hochwertiges Serum zu entwickeln, das die Tiere über eine bestimmte Zeit schützte, und bei bereits erkrankten Tieren den Krankheitsverlauf zu mildern. Uhlenhuth räumt jedoch ein, dass auch diese Maßnahmen noch nicht ausreichend waren. Zur Lösung dieses Problems weist Uhlenhuth darauf hin, dass die Züchtung des Virus das wichtigste Ziel sei, um effiziente Vakzine zu erhalten. [1039]

Ein wirksamer Impfstoff steht heute zur Verfügung, ist jedoch in Deutschland verboten. Grund sind Handelsbeschränkungen gegen die EU, da die USA und Japan nur Fleisch aus freien Gebieten zum Import zulassen. Nach internationaler Übereinkunft gilt ein Land, das seine Bestände impft, als nicht frei.

5 Die Filter

Filter waren in der Chemie seit Langem selbstverständliche Techniken zur Trennung von Substanzen. Für die Mikrobiologie war die Entwicklung von Filtern insofern von großem Interesse, da aus bakterienhaltigen Flüssigkeiten oder septischen Produkten die Bakterien herausgefiltert werden können. Im Zusammenhang mit der Bakteriologie hat Casimir Davaine, ein Pionier der Anthrax-Forschung, 1860 die Plazenta von Meerschweinchen verwandt, um die Anthraxbazillen vom Blut zu trennen. Mit diesen angereicherten Bakterien wollte Davaine nachweisen, dass die Bakterien selbst und kein vom Bakterium stammendes Toxin diese Erkrankung auslöste.

1871 haben, auf Anregung von Edwin Klebs, Ernst Tiegel und Friedrich Wilhelm Zahn einen Filter aus nicht gebranntem und nicht glasiertem Lehm, der mit einer Wasserstrahlpumpe verbunden war, konstruiert. Damit war es möglich, die Anthraxbazillen abzutrennen.

Klebs stellte fest, dass die gefilterte Flüssigkeit nicht infektiös war, wohingegen der Rückstand höchst infektiös war. [561]

Während des Krieges 1870/1871 diente Klebs als Militärchirurg und führte den Nachweis, dass die Wundinfektionen durch Keime verursacht sind. Er wandte auch hier seine Filtriermethode an und konnte zeigen, dass die gefilterte Wundflüssigkeit ohne Keime ist und die Versuchstiere nicht tötete. [560]

In den späten 1870er Jahren hat Pasteur mit Gipsfiltern und porösem Porzellan Filtrationen vorgenommen. In den frühen 1880er Jahren haben Charles Chamberland und Emile Roux an der Weiterentwicklung der Bakterienfilter gearbeitet.

Charles Chamberland (1851–1908) wurde in Chilly-le-Vignoble im Département Jura geboren und machte seine Ausbildung u. a. an der École Normale Supérieure in Paris. Nach dem Abschluss an dieser Schule arbeitete er zunächst als Lehrer an einem Lyzeum in Nîmes, kehrte aber dann an die École Normale Supérieure zurück, wo er bis 1888 blieb. 1879 promovierte er mit einer Arbeit zu: „Forschungen über die Entstehung und Entwicklung von mikroskopischen Organismen" und arbeitete als Assistent im Labor von Louis Pasteur. 1888 leitete er die Forschungsabteilung zum Problem der Mikroorganismen und der menschlichen Hygiene. Er beschäftigte sich mit Problemen der Sterilisation und entwickelte einen Autoklaven. In dieser Zeit um 1870 gab es bereits Keramik- und Tonfilter, um sauberes Wasser herzustellen. Chamberland stellte jedoch fest, dass diese Filter Bakterien durchließen und entwickelte

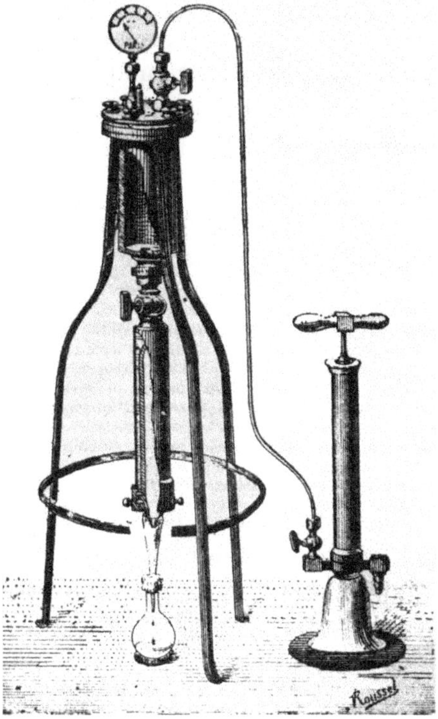

Chamberland-Filter

TABLE I

TYPE OF FILTER	SIZE	MANUFACTURER'S DESIGNATION	BUBBLING PRESSURE, (MM. OF Hg)	CALCULATED PORE DIAMETER	AVERAGE PORE DIAMETER*	REMARKS
				μ	μ	
Berkefeld	2½ x ⅝ in.	V	260	8.4		
Berkefeld	2½ x ⅝ in.	V	505	4.3		
					6.3	Stream at collar margin at 370 mm. Hg
Berkefeld	2½ x ⅝ in.	V	285	7.7		Stream on candle at 270 mm. Hg
Berkefeld	2½ x ⅝ in.	V	330	6.6		Stream on candle at 317 mm. Hg
Berkefeld	2½ x ⅝ in.	N	515	4.3		
Berkefeld	2½ x ⅝ in.	N	515	4.3		Stream at collar margin at 477 mm. Hg
Berkefeld	2½ x ⅝ in.	N	550	4.0	4.0	Stream between collar and end-piece at 401 mm. Hg
Berkefeld	2½ x ⅝ in.	N	600	3.6		Stream between collar and end-piece at 473 mm. Hg
Berkefeld	2½ x ⅝ in.	W	770	2.8		Stream at collar margin at 635 mm. Hg
Berkefeld	2½ x ⅝ in.	W	685	3.2	3.3	Stream at collar margin at 393 mm. Hg
Berkefeld	2½ x ⅝ in.	W	630	3.5		
Berkefeld	2½ x ⅝ in.	W	540	4.1		Stream at collar margin at 5‹C mm. Hg
Mandler preliminary	5 x 1 in.	4 lbs. (205 mm. Hg)	230	9.5		
Mandler preliminary	5 x 1 in.	4 lbs. (205 mm. Hg)	240	9.1		
Mandler preliminary	5 x 1 in.	5 lbs. (260 mm. Hg)	320	6.8		Stream on candle at 303 mm. Hg
Mandler regular	2½ x ⅝ in.	6 lbs. (310 mm. Hg)	320	6.8		
Mandler regular	2½ x ⅝ in.	8 lbs. (415 mm. Hg)	405	5.4		
Mandler regular	2½ x ⅝ in.	9 lbs. (465 mm. Hg)	485	4.5		Stream at collar margin at 455 mm. Hg
Mandler regular	1⅞ x ⅝ in.	9 lbs. (465 mm. Hg)	520	4.2		
Chamberland	155 x 15 mm.	L 3	895	2.4		
Chamberland	155 x 15 mm.	L 3	815	2.7		
Chamberland	75 x 15 mm.	L 3	850	2.6	2.7	
Chamberland	75 x 15 mm.	L 3	860	2.5		
Chamberland	55 x 10 mm.	L 3	690	3.2		
Chamberland	205 x 25 mm.	F	1300	1.7		
Chamberland	205 x 25 mm.	B	>1800	<1.2		

* The averages given in the sixth column are calculated from the original data, and are not quite the averages of the rounded values given in the fifth column.

Größenbestimmung von Viren mit Filtern unterschiedlicher Porengröße [734] daraufhin einen Porzellanfilter, der eine Porengröße hatte, durch die sämtliche Bakterien zurückgehalten werden konnten. Dieser Filter konnte an einen Wasserhahn angeschlossen werden, sodass auch für die Haushalte immer bakterienfreies Wasser zur Verfügung stand. [164]

Die weiteren Arbeiten von Chamberland im Labor von Pasteur betrafen die Entwicklung von Impfstoffen. Er war entscheidend mitbeteiligt an der Entwicklung des Impfstoffes gegen die Hühnercholera und entwickelte dabei das Konzept der Attenuation der Anthrax-Bakterien durch die Verwendung einer Mischung von Bichromat und Kalium. [454]

Eine Variante der Filter kam 1891 von Hermann Nordtmeyer. Er entwickelte tragbare Filter mit porösem Material unterschiedlicher Herkunft. [756, 757]

1891 entwickelte der deutsche Ingenieur Wilhelm Berkefeld (1836–1897) einen weiteren Filtertyp. Berkefeld arbeitete mit Alfred Nobel zusammen, der für sein Dynamit Kieselgur brauchte. Berkefeld erwarb mit der Unterstützung von Nobel eine Kieselgurgrube in der Nähe von Celle und belieferte damit Nobel. Berkefeld bemerkte, dass die Kieselgur wie ein Filter für das Oberflächenwasser wirkte. Er entwickelte daraufhin sogenannte Filterkerzen, die in der Lage waren, kontaminiertes Wasser steril zu machen. 1892 wurde sein Filter bei der Hamburger Cholera-Epidemie erfolgreich eingesetzt. Im gleichen Jahr gründete Berkefeld die Firma Berkefeld-Filter in Celle. Die Firma existiert bis heute und war bis 1978 in Familienbesitz. [544]

Der Filter von Berkefeld besteht aus einem Hohlzylinder aus Porzellan, der gebrannte Kieselgur enthielt.

Kieselgur ist eine pulverförmige Substanz, die aus den Schalen fossiler Kieselalgen, den Diatomeen, besteht. Die Diatomeen existieren auch heute noch in Seen und Meeren, sie schweben im Wasser, nach dem Absterben sinken sie zu Boden und bilden dicke Ablagerungen. Diese Skelette in den Berkefeld-Filtern bilden ähnlich wie die Porzellan- und Gipsfilter Poren, in denen die Bakterien zurückgehalten werden konnten.

Nach längerem Gebrauch hat man festgestellt, dass diese Filter nicht immer die Bakterien zurückhielten. Andererseits konnte man beobachten, dass auch lösliche Substanzen in den Filtern zurückgehalten wurden.

Im weiteren Verlauf analysierte man die Methoden und konnte Bakterienfilter mit ziemlich genau definierter Porengröße herstellen, sodass man auch auf die Größe der filtrierbaren Viren schließen konnte. Die Berkefeld-Filter konnten mit Poren unterschiedlicher Größe geliefert werden, sie hatten Porengrößen von 3–4 µ, weiterhin Porengrößen von 5–7 µ und Poren mit einer Größe von 8–12 µ. Die kleinen Poren wurden mit W bezeichnet, was wenig wasserdurchlässende Filterzylinder meinte, die Porengrößen von 5–7 wurden als N, also Normalporen, bezeichnet und die 8–12 µ großen Poren erhielten das Attribut V für „viel mehr" Wasser als normale durchlassende Filterzylinder.

In der Folge wurde noch eine Reihe von Varianten von Filtern produziert, wie z. B. der Mandler-Filter, der im Vergleich zum Porzellanfilter einen schnelleren Durchfluss hatte. Er wurde entwickelt, weil durch den Ersten Weltkrieg Berkefeld-Filter nicht mehr exportiert werden konnten. Der Mandler-Filter bestand aus 60–80 % Kieselgur, 10–30 % Asbest, 10–15 % Gips. Die Proportionen wurden entsprechend der gewünschten Porengröße variiert. Diese Mischungen wurden unter hohem Druck zusammengepresst, dann in einem Brennofen bei 982–1649° Celsius gebrannt. Eine weitere Variante, die aus Asbest hergestellt wurde, war der sogenannte Seitz-Filter. Weitere Varianten neben dem Chamberland und dem Berkefeldfilter waren die Geraus-Filter, der Pukall-, der Slack- oder Brown-low-Filter, die alle mehr oder weniger auf gleichen Prinzipien beruhten. [734]

Paul Uhlenhuth entwickelte eine Variante des Asbestfilters. Die Asbestscheiben wurden durch Metallringe zusammengepresst, sodass das Material mit hohem Druck filtriert werden konnte und keine Leckage im Randbereich aufwies. [1040]

Ein Asbestfilter von Manteuffel konnte sich nicht durchsetzen, da im Randbereich nach Färbeversuchen Leckagen beobachtet wurden. Ein weiterer Nachteil war, dass nicht alle Filtrate steril waren. [691]

Bereits um die Wende vom 19. zum 20. Jahrhundert wurden die Filter intensiven Qualitätskontrollen unterworfen und man fand heraus, dass der Chamberland-Filter exzellente Filtrate lieferte, wenn er neu war, aber dann schnell verstopfte und nur schwer gereinigt werden konnte. Die Berkefeld-Filter erwiesen sich als extrem zerbrechlich, sie konnten jedoch besser gereinigt und häufiger und länger genutzt werden. Der Mandler-Filter war von besserer Qualität und länger haltbar als der Berkefeld-Filter.

Die Experimentatoren analysierten die Vor- und Nachteile der verschiedenen Filtertypen sehr sorgfältig. Diese waren von großer Bedeutung, weil sie einen wichtigen Beitrag zur Analyse der Eigenschaften von Viren leisten konnte, z. B. auch um die Größe der Viren einzuschätzen. Mithilfe dieser Filter konnten bis 1928 über 60 verschiedene Viren isoliert werden. [855]

6 Die Diskussion über die Natur der Viren

Erstaunlicherweise wurde mit größter Selbstverständlichkeit das Wort Virus verwendet, wobei man sich auf den von Aulus Cornelius Celsus geprägten Begriff Virus berief, der aus dem Lateinischen nichts anderes als „Gift" heißt. Die antiken Mediziner hatten damit eine Bezeichnung für ein krankmachendes Agens. Bis zum 17. Jahrhundert wurden praktisch alle Krankheiten, die man als übertragende Krankheiten charakterisieren konnte, als virusbedingt bezeichnet.

Mit den Entdeckungen von Iwanowsky aus dem Jahr 1892, den Arbeiten von Beijerinck aus dem Jahr 1898 und aus dem gleichen Jahr von Löffler und Frosch wurde dieser Begriff weiterhin benutzt. Mit der neuen Situation eines krankmachenden Agens wurden verschiedene Theorien über die Art dieses Erregers diskutiert.

Iwanowsky, und vor ihm schon Adolf Mayer, vermuteten, dass die Tabakmosaik-Krankheit durch kleine Mikroben verursacht wird.

Da diese aber nicht im Filtrat nachweisbar waren, diskutierten sie, dass es sich um ein im Filtrat befindliches Gift handeln könne, das von Bakterien ausgeschieden wird. Iwanowsky postulierte, dass sich das filtrierbare Agens in der lebenden Pflanze vermehrt. Beijerinck ging davon aus, dass es sich bei den Erregern der Tabakmosaik-Viruskrankheit nicht um eine Mikrobe handeln könne, sondern er hat, wie bereits erwähnt, das Contagium fixum als Erreger postuliert. Beijerincks Hypothese vom Contagium vivum fluidum weist Iwanowsky zurück. Er war der Ansicht, dass „die Bakteriennatur des Contagiums kaum zu bezweifeln ist". [517, 518]

Iwanowskys Vorstellungen beruhten auf seinen Beobachtungen, dass er aus dem Saft mosaikkranker Blätter Bakterien züchten konnte. Wahrscheinlich handelte es sich dabei um bakterielle Verunreinigungen. Die Tatsache, dass im Filtrat keine Bakterien nachweisbar waren, wird von ihm nicht diskutiert. [54, 55, 232]

Löffler und Frosch wiederum waren der Ansicht, dass es sich bei dem Erreger der Maul- und Klauenseuche um einen spezifischen, vermehrungsfähigen, submikroskopischen Erreger im Sinne einer kleinen Mikrobe handeln müsse. Ein Toxin haben sie durch ihre Filtrationsversuche ausgeschlossen.

Für Beijerinck ergab sich aus seiner Vorstellung eine diskrepante Situation: Er postulierte ein Contagium vivum fluidum, andererseits war ihm jedoch klar, dass er mit diesem Filtrat unbegrenzt Tabakpflanzen infizieren kann, sodass er von einer Reproduzierbarkeit dieses Contagiums ausgehen musste. In der Tat war es für ihn schwer nachvollziehbar, dass eine wasserlösliche Substanz in der Lage sein soll, sich zu vermehren. Eine wichtige Erkenntnis war, wie bereits erwähnt, die Aussage, dass sich dieser Erreger nur in jungen, sich rasch teilenden Geweben im Tabakblatt stattfindet. Er vermutete, dass eine Verbindung des Contagiums mit lebendem Protoplasma der Wirtspflanze zu einer Vermehrung führen könne. Damit konnte er auf die Vorstellung eines mikroskopisch unsichtbaren Organismus verzichten. Für Beijerinck war dies eine Erklärung, da er trotz sorgfältigster Versuche zur Kolonisierung des Filtrates niemals ein Wachstum fand. Er schreibt: „Gewissermaßen ist es als eine Erklärung zu betrachten, dass das Contagium, um sich zu reproduzieren, in das lebende Protoplasma der Zelle einverleibt werden muss, in dessen Vermehrung es sozusagen passiv mit hineingeschleppt wird. Jedenfalls werden durch diesen Umstand zwei Rätsel auf eins zurückgeführt, wobei allerdings nicht geleugnet werden kann, dass die Einverleibung eines Virus in das lebende Protoplasma, wenn auch als Tatsache festgestellt, durchaus nicht als ein klarer Vorgang zu betrachten ist." [54, 55]

Seine Vorstellung war eben, dass das Virus in der Wirtszelle produziert wird.

Aus früheren Untersuchungen mit anderen Fragestellungen konnte er nachweisen, dass das Enzym Granulase die Filter passiert. So war es für ihn denkbar, dass die Gewebszerstörung der Blätter durch eine enzymartige Substanz angeregt wird.

Ein Beitrag zu dieser Diskussion kam von dem amerikanischen Pflanzenpathologen A. F. Woods. Er vermutete, dass eine Ansammlung von oxidierenden Enzymen dem Pathomechanismus zugrunde liege. [1112]

Kritik kam von F. W. T. Hunger. Er postulierte, dass das krankmachende Agens der Viren ein Toxin sei, das den Zellmetabolismus anrege und so zur Zerstörung der Zellen führe. [512]

1906 hat Allard die Vermutungen von Woods und Hunger widerlegt, indem er in mehreren Experimenten Oxidase und Peroxidaseaktivität ausschalten konnte, ohne dass die Infektiosität des Filtrates zurückgegangen wäre. [7, 8]

Große Schwierigkeiten hatten die frühen Mikrobiologen, diese neuen Entdeckungen in die damals noch junge Wissenschaft der Bakteriologie zu integrieren. Henle, der Lehrer von Robert Koch, definierte die Bedingungen, unter denen die Mikrobiologen ihre Bakterien nachweisen konnten: Er forderte einen konstanten reproduzierbaren Befund. Die Erreger sollten von fremden Beimengungen isoliert werden. Mit diesem Erreger sollte es möglich sein, die Krankheitsbilder reproduzierbar mit dem jeweils spezifischen Bakterium zu übertragen. Somit hatte Henle schon eine klare Methodik und Systematik gefordert. Diese Kriterien wurden von Koch aufgegriffen und werden heute als die Koch'schen Postulate bezeichnet. Für die Virologen der damaligen Zeit war es schwierig, diese Prinzipien anzuwenden, denn man war nicht in der Lage, die Erreger zu isolieren und zu züchten. Immerhin hat man jedoch in kurzer Zeit sehr viele spezifische Viren eindeutig ihren jeweiligen Krankheiten zuordnen können.

6 Die Diskussion über die Natur der Viren

In dem von Doerr und Hallauer herausgegebenen Handbuch der Virusforschung diskutiert Doerr die verschiedenen Vorstellungen sehr intensiv. [232] Alle Forscher hatten damals die Probleme mit der kleinen Dimension dieses filtrierbaren Agens und der noch unklaren Beobachtungen über die Vermehrungsfähigkeit. Lebender Mikroorganismus oder flüssige Substanz: Noch 1939 standen sich die Meinungen über die Entstehung von Viren endogen mit unbelebtem Erreger und exogen mit lebendem Erreger gegenüber. Die Forscher hatten ihre Schwierigkeiten, Eiweißmolekülen die Fähigkeit der Ernährung, Vermehrung, Vererbung und Anpassungsfähigkeit zuzuerkennen. Doerr hat in dem von ihm herausgegebenen Handbuch diese Problematik in einem ausführlichen Kapitel behandelt. Die damalige Vorstellung, dass ein Protein einen Prozess in der Zelle auslöst, führte zur Theorie der endogenen Virusentstehung. da man bereits damals wusste, dass die Vermehrung der Viren von der Zelle abhing. Andererseits diskutierte man auch damals, dass die Viren Parasiten seien, die ihrerseits die Zelle benutzten. Rivers erörterte die Eigenschaften der Viren, indem er diskutierte, ob diese belebt oder nicht belebt seien. Er diskutierte ein nicht belebtes Gift, das normale Zellen angreifen könnte und innerhalb dieser Zelle eine Gift produziere, das von ähnlicher Natur sei wie ein Gift, das andere normale Zellen beschädigen kann. In dieser Zeit wurden viele Untersuchungen vorgenommen, um diese Frage zu klären, aber wie Rivers schreibt, war keine der damalig diskutierten Theorien zufriedenstellend. Er schreibt 1928, es sei weise, dieses Problem auf diesem Punkt zu belassen, da eine weitere Verfolgung dieses Problems in eine sterile Diskussion zur Frage, was ist Leben, führt, ein Problem, das noch im Bereich der Metaphysik liegt. [855 S. 3–52]

Eine abschließende Klärung konnte nicht erreicht werden und noch 1957 diskutierte der Nobelpreisträger André Lwoff dieses Problem. Er stellt die unterschiedlichen Standpunkte vor: Er meint, einige Virologen sind überzeugt, dass Viren Mikroorganismen seien, wie es Burnet formuliert hat, andere, wie Stanley, vertreten die Ansicht, dass Viren als Moleküle betrachtet werden sollen, eine dritte Gruppe, repräsentiert von Pirie, schreibt, dass Viren kleine Organismen sind, „die als einfache kleine Moleküle betrachtet werden sollen". Und er zitiert Andrewes: „Nach meiner Erfahrung sind diejenigen Forscher, die die Viren vom breitesten Gesichtspunkt aus analysiert haben, mehr geneigt, sie als Organismen zu betrachten, während andere, die sich damit beschäftigt haben und einen sehr eingeschränkten Blickpunkt eingenommen haben, mehr geneigt sind, mit anderen Hypothesen zu spielen. Ob ein Virus entweder ein Organismus oder ein Molekül ist, was ist seine Natur? Was ist ein Virus? Es ist eine Krankheit unserer Zeit, dass Worte oft ihrer Bedeutung beraubt sind. Viele Leute mögen denken, dass ein Virus etwas Unterschiedliches ist von einem Virus.

Mein Ehrgeiz ist es zu zeigen, dass das Wort Virus eine Bedeutung hat, und ich werde meinen paradoxen Standpunkt, nämlich dass Viren Viren sind, verteidigen.

So einfach diese Stellungnahme manchem von Ihnen erscheinen mag, diese Aufgabe ist nicht einfach. Es wird nötig sein, das Verhalten und die Eigenschaften von Viren in verschiedenen Phasen ihres Lebenszyklus zu analysieren und den Unterschied zwischen Viren und anderen infektiösen Agenzien herauszufinden, der zwischen Viren und Mikroorganismen besteht. Dann, wenn wir irgendwo gelandet sein werden, müssen wir entscheiden, wo wir gelandet sind." [673]

Eine Entdeckung des Erregers der Rinder-Pleuropneumonie durch Nocard und Roux führte zu einer gewissen Verwirrung. Sie führten, ähnlich wie Löffler und Frosch, Filtrationsversuche durch. Überraschenderweise konnten sie im Filtrat lichtmikroskopisch kleine Punkte feststellen, die in speziellen Chorion-Beuteln, die in das Peritoneum von lebenden Meerschweinchen implantiert waren, gezüchtet werden konnten.

Diese Entdeckung widersprach den bisherigen Erfahrungen, dieser Erreger wurde aber 1898 als Virus angesehen. Dies stimulierte die Virologen, die bisher nicht in der Lage gewesen waren, aus dem Filtrat einen Erreger nachzuweisen bzw. zu züchten. Erst viel später stellte sich heraus, dass es sich dabei um Mycoplasmen, d. h. kleine zellwandlose Bakterien, die intra- und extrazellulär leben, handelte, die erst von Freundt 1953 und Edward 1955 endgültig charakterisiert werden konnten. [253, 754]

In der Folge soll nun eine Reihe von Erstbeschreibungen von Viren bzw. Viruserkrankungen geliefert werden, die exemplarisch die Entwicklung der Virologie aus der Frühzeit belegen. Die folgenden Beispiele können keine Vollständigkeit beanspruchen.

7 Das erste menschenpathogene Virus – das Gelbfiebervirus

Mit der Etablierung der Filtrationsmethode wurden in der Folge sehr schnell viele Viren entdeckt.

Mit der Entdeckung des Gelbfiebervirus wurde bereits 1902 das erste menschenpathogene Virus beschrieben.

Das Gelbfieber ist eine Infektionskrankheit, die seit Jahrhunderten in großen Epidemien vielen tausend Menschen den Tod gebracht hat. Der erste dokumentierte Gelbfieberausbruch fand 1647 auf Barbados statt, seither sind in der Folge viele Epidemien auf den westindischen Inseln, in Zentral- und Südamerika und im südlichen Teil der Vereinigten Staaten bis weit in das 19. Jahrhundert hinein aufgetreten. Zusätzlich gab es Erkrankungen in den Hafenstädten der gemäßigten Zone.

Die klinischen Symptome bzw. der klinische Verlauf kann von leichten subklinischen Infektionen bis zu rasch fulminanten, tödlich verlaufenden Krankheiten führen. Die Krankheit bricht nach einer Inkubationszeit von 3–6 Tagen schlagartig mit Fieber, Muskelkrämpfen, Kopf- und Rückenschmerzen aus. Der Patient leidet an einem schweren Krankheitsgefühl, es entstehen ein Gesichtserythem, geschwollene Lippen, eine leuchtend rote Zunge, hyperämische Konjunktiven sowie Nausea und Erbrechen. Verbunden sind diese Symptome mit einer hämorrhagischen Diathese, im weiteren Verlauf geht die Rötung zurück, es zeigt sich eine dunkle Blässe, es kommt zu Zahnfleischschwellungen und Blutungen sowie zu Erbrechen von schwarzem Blut, das Vomito negro genannt wurde, weiterhin treten Meläna und Ekchymosen auf. Es kommt zu einem Blutdruckabfall, Albuminurie und Anurie. Bei den fulminanten Verläufen stirbt der Patient in der Regel zwischen dem 6. bis 10. Tag. In der Endphase kommt es zu einer generalisierten Gelbsucht, die der Krankheit ihren Namen gegeben hat. Die Letalität schwankt zwischen 5 und 30 %. [1066 S. 149 f.]

Die Gelbfieberepidemien haben den Lauf der Geschichte beeinflusst. Ein Beispiel sind die extremen Verluste bei den napoleonischen Truppen in Santo Domingo. Diese Erfahrungen waren mit ein Grund für Napoleons Entscheidung, das Gebiet von Louisiana 1803 aus der Hand zu geben.

Während des Baus des Panama-Kanals in den Jahren um 1880 hat wiederum das Gelbfieber Zehntausenden von Arbeitern das Leben gekostet, sodass die Arbeiten in Gefahr gerieten. Im 19. Jahrhundert kam es fast jährlich in den Häfen der Südstaaten zu Epidemien, die sich auf dem Mississippi flussaufwärts verbreiteten und bis nach Portsmouth in New Hampshire gelangten. In der Zeit von 1793 bis 1900 starben in New Orleans 41.348 Patienten, in Philadelphia 10.038. Mit diesen enormen Menschenverlusten wurde das soziale und kommerzielle Leben in den betroffenen Städten erheblich beeinträchtigt. In 208 Jahren sind 95 Gelbfieberepidemien historisch belegt.

Über die Ursache war man sich lange nicht im Klaren. Die Vermutung, dass diese Erkrankung von Mensch zu Mensch durch Verunreinigungen übertragen wird, ließ sich nicht bestätigen, Krankenpfleger und Schwestern z. B. haben sich nie bei Gelbfieberpatienten angesteckt. Eine Reihe von Ärzten hat Selbstversuche mit der Frage der Übertragbarkeit vorgenommen, wobei auch hier eine Übertragung z. B. durch Bettwäsche oder von direkt infizierten Patienten nie erfolgte. [795]

Um den Übertragungsmodus zu finden, hat der amerikanische Arzt Isaak Cathrall 1799 dieses schwarze Erbrochene zu sich genommen, ohne zu erkranken.

1804 versuchte der amerikanische Arzt Stubbins Ffirth, im Rahmen seiner Doktorarbeit die Ansteckungs- und Verunreinigungsthese zu klären. Damals war die allgemeine Lehrmeinung, dass diese Erkrankung durch Infektion übertragen werden konnte. Einer der Hintergründe, um die Frage der direkten Übertragbarkeit zu klären, war die Beobachtung, dass die Kranken aus Angst vor Ansteckung nicht ausreichend versorgt wurden und dass Familie und Freunde die Patienten im Stich ließen. Viele Patienten starben, so Ffirth, an einer Aspirationspneumonie durch erbrochenes Blut, was hätte verhindert werden können, wenn sie ordentlich betreut worden wären. Ein weiteres Ergebnis, auf das Ffirth hinwies, war, dass die teuren und zeitraubenden Quarantänen nicht mehr eingehalten werden mussten. Ffirth kannte die Untersuchungen von Cathrall, als er 1802 mit seinen Experimenten begann. [795 S. 45 f.]

Zuerst exponierte Ffirth sich gegenüber mehreren Gelbfieberpatienten und berichtet, dass er viele Nächte in einem Bett geschlafen habe, in dem ein extrem kranker Gelbfieberpatient gelegen hatte. Lange Zeit atmete er die Ausatmungsluft von Patienten ein. Er fütterte das schwarze Erbrochene eine Woche lang an Katzen und Hunde, die Tiere überlebten, ohne krank zu werden. Er öffnete die Haut eines Hundes und verbrachte das schwarze Erbrochene in eine Hauttasche, die er dann wieder vernähte und wiederum erkrankte das Tier nicht. In einem weiteren Versuch injizierte er schwarzes Erbrochenes in die Jugularvenen eines Hundes, 10 Minuten später bekam der Hund einen Krampfanfall und starb. Um das zu klären, spritzte der Doktorand Wasser in die Halsvene eines anderen Hundes und er stellte fest, dass der Tod dieses Versuchshundes offenbar nicht mit dem Erbrochenen in Zusammenhang stand. In einem weiteren Versuch versetzte Ffirth sich einen Schnitt in den linken Unterarm und führte einige frische Proben von schwarzem Erbrochenem in diese Wunde, worauf er nur leichte Entzündungsreaktionen zeigte, die ca. 3 Tage dauerten. Er wiederholte dieses Experiment an seinem rechten Arm, sogar nach vielen Wiederholungen mit über 20 derartigen Versuchen blieb Ffirth gesund. Ebenso gelang es nicht, die

Krankheit zu übertragen, indem er sich von dem schwarzen Erbrochenen Proben in sein rechtes Auge einbrachte. Weiterhin hielt er seinen Kopf über eine Bratpfanne, in der er schwarzes Erbrochenes erhitzte und so den Rauch und Dampf, der daraus entstand, inhalierte. Er wiederholte dieses Experiment, wobei er bei einem Versuch sich 2 Stunden lang diesem Rauch aussetzte, worauf er berichtete, dass er heftige Kopfschmerzen und Übelkeit hatte, aber frei atmen konnte. Er fühlte sich schwach und hatte Beklemmungen im Thorax. Aber alle diese Symptome verschwanden, sobald er an die frische Luft ging. Mehrfach schluckte er schwarzes Erbrochenes, aber er erkrankte nie. Ein weiteres heroisches Experiment machte er, indem er Blut von Gelbfieberpatienten mehrfach bei sich selbst intravenös injizierte und Speichel und Blut der Erkrankten schluckte. Ffirth erkrankte nicht, wahrscheinlich hatte er das Blut eines immunisierten Patienten benutzt oder der Patient war kein Virusträger. Eine weitere Beobachtung steuerte Ffirth bei: Bei kaltem Wetter trat kein Gelbfieber auf, während Pocken oder Masern unabhängig von den Temperaturen waren. [789]

Ffirth folgerte daraus, dass das Gelbfieber mit dem Wetter und der Umgebung zusammenhängt, konnte jedoch nicht erklären, warum die Infektion im Sommer bei höheren Temperaturen auftrat. Er konnte nachweisen, dass das Gelbfieber nicht durch Übertragung von Mensch zu Mensch stattfindet, es war jedoch nicht geklärt, was der eigentliche Auslöser ist. 1807 publizierte Dr. John Crawford aus Baltimore, dass Moskitos Malaria, Gelbfieber und andere Krankheiten übertragen. 1848 wurde diese Aussage unterstützt von Josiah Clark Nott, einem Gynäkologen aus Alabama. 1853 hat der französische Arzt Louis D. Beauperthuy, der in Venezuela tätig war, die einheimischen Moskitos für die Übertragung von Gelbfieber und Malaria verantwortlich gemacht. Beauperthuy postulierte, dass die Moskitos sich selbst infizierten, indem sie mit unbekanntem Material den Erreger in sich aufnehmen und dann durch die Stiche diese Erkrankung auf den Menschen übertragen. Beauperthuys Aussagen wurden nicht akzeptiert, er war seiner Zeit voraus. [6, 901]

Die Aussage, dass Krankheiten durch Insektenstiche übertragen werden können, wurde 1892 von dem amerikanischen Mikrobiologen Theobald Smith und dem Veterinär Frederick L. Kilbourne unterstützt, die entdeckten, dass das sogenannte Texasfieber der Rinder durch Insekten übertragen wird.

Dieses Texasfieber, auch „red water" genannt, war eine Rinderkrankheit, die in verheerenden Epidemien viele Rinder zu Tode gebracht hat. Smith und Kilbourne sprachen mit Rinderzüchtern. Von ihnen erhielten sie die Anregung, dass Zecken auf unbekannte Weise die Erkrankung verbreiten. Deswegen brachten Smith und Kilbourne infizierte Rinder aus North Carolina in eine Experimentierstation in Washington DC und stellten fest, dass von 10 nicht infizierten Kühen, die in diese Herde eingebracht wurden, 8 das Texasfieber entwickelten und starben. Wenn die Rinder aus North Carolina von der Herde entfernt wurden, blieben die übrigen Tiere infektiös. Smith und Kilbourne brachten dann infizierte Rinder, die aus North Carolina stammten, mit nicht infizierten Rindern zusammen und entfernten die Zecken aus den North-Carolina-Rindern, sobald diese erkennbar waren. In einem anderen Bereich wurden die Zecken an den North-Carolina-Rindern belassen, hier bekamen die bisher nicht infizierten Rinder das Texasfieber und starben, während die anderen Tiere gesund blieben. Damit war schlüssig nachgewiesen, dass eine Übertragung des Texasfiebers durch Zecken zustande kam. Das Problem des Gelbfiebers war damit jedoch noch nicht gelöst, aber die Möglichkeit einer Übertragung durch Insekten war prinzipiell gesichert. Smith wies nach, dass die Erreger, die übertragen wurden, Protozooen sind.

Theobald Smith (1859–1934) studierte an der Cornell University, anschließend promovierte er 1883 am Albany Medical College. Nach mehreren Positionen, in denen er sich mit Laborarbeit beschäftigte, wurde er Mitarbeiter der Veterinary Division of the US Department of Agriculture in Washington. In dieser Position analysierte er die Epidemiologie von Schweine- und Rinderkrankheiten.

Smith hinterließ ein vielfältiges Werk, u. a. erforschte er die Schweinecholera, machte Untersuchungen über Krankheitserreger in Abwässern und Flüssen. Er war ab 1895 Professor für Pathologie an der Harvard University und gleichzeitig Leiter des pathologischen Instituts am Massachusetts State Board of Health. 1915 ging er an das Rockefeller Institute for Medical Research, wo er Direktor des Department of Animal Pathology wurde, und blieb dort bis zu seiner Pensionierung 1929. [108, 762]

Ein weiterer Hinweis, dass Insekten verantwortlich für die Übertragung von Krankheiten sind, stammt von Patrick Manson, einem schottischen Arzt, der 1878 nachwies, dass die Filariasis durch Wuchereria bancrofti von Moskitos übertragen wird. 1894 fanden Manson und Bruce heraus, dass die Nagana-Krankheit der Tiere, ein Gegenstück der Schlafkrankheit der Menschen, der Trypanosomiasis, von der Tsetsefliege übertragen wird. 1896 schließlich konnte Ronald Ross in Indien beweisen, dass die Moskitos Malaria übertragen, deren Erreger 1880 von Laveran beschrieben worden war. [109, 623, 688, 689, 690, 869, 870]

Damit bestand kein Zweifel an der Tatsache, dass Krankheiten durch Insekten übertragen werden können. Für das Gelbfieber kam eine vergleichbare Hypothese. 1881 hat der in Kuba tätige Arzt Carlos Juan Finlay eine Arbeit publiziert, in der er postulierte, dass auch das Gelbfieber durch einen Moskito, damals Stegomyia fasciata, heute Aedes aegypti, übertragen wird. Im Gegensatz zu seinen Vorgängern verließ er sich nicht auf passive Beobachtungen, sondern experimentierte. Er rekrutierte Freiwillige, die sich von den Moskitos stechen ließen. Einige entwickelten Fieber, schienen aber dann nicht mehr auf weitere Insektenstiche zu reagieren. Finlay konnte damals noch nicht wissen, dass die von ihm verwendeten Moskitos oft nicht in der Lage waren, die Infektion zu übertragen, weil sich noch nicht ausreichend Erreger im Insekt vermehrt hatten. Finlay machte über die Jahre hinweg 104 Experimente, mit denen er jedoch nicht schlüssig nachweisen konnte, dass das Gelbfieber durch Insekten übertragen wird. Die Anregung, dass Insekten Krankheiten übertragen können, erhielt Finlay durch das Studium von Maya-Manuskripten. 1865 publizierte er eine Arbeit, in der er den Zusammenhang von Gelbfieber mit Klimaverhältnissen analysierte. In einer 1882 veröffentlichten Arbeit postuliert er die Übertragung des Gelbfiebers durch Moskitos. In seinen Versuchsserien mit über 100 Freiwilligen ist es jedoch nach heutigen Kriterien nicht gelungen, einen definitiven Beweis zu liefern.

Als er 1881 auf einer internationalen Konferenz in Washington über Infektionskrankheiten seine Hypothese vortrug, wurde sie jedoch akzeptiert.

Finlay züchtete Moskitos in seinem Labor und brachte die Moskitos mit Gelbfieberpatienten zusammen, wo sie durch Stiche Blut saugten. Ein Hintergedanke war, dass er daraus einen Impfstoff entwickeln könnte. Er setzte seine Experimente mit Soldaten fort. Möglicherweise ließ sich eine definitive Klärung nicht erreichen, weil er die Moskitos zu früh mit den Versuchspersonen zusammengebracht hatte, sodass nur bei wenigen das Experiment erfolgreich war.

Die Arbeit von Finlay wurde als wichtige Anregung später von Walter Reed aufgegriffen. [308, 309, 310]

Carlos Juan Finlay wurde 1833 im damaligen Puerto Príncipe, heute Camagüey, geboren. Sein Vater war Arzt und Besitzer einer Kaffeeplantage, wo Finlay seine Jugend verbrachte. Nach einer Ausbildung in Frankreich, die durch mehrere Erkrankungen unterbrochen war, kehrte er nach Kuba zurück, setzte später sein Studium in Philadelphia am Jefferson Medical College fort. Er schloss sein Studium 1855 ab. Finlay trat dann in die Praxis seines Vaters ein. Auf Reisen nach Südamerika konnte er viele klinische Erfahrungen sammeln. 1857 erhielt er einen Universitätsabschluss aus Kuba und bildete sich 1860 bis 1861 in Paris nochmals fort. Die Gelbfieberepidemien von 1860 und 1870 lenkten sein Interesse auf das Gelbfieber, was dann zu seinem Postulat der Übertragung durch Moskitos führte. Seine weiteren Forschungen betrafen den Tetanus. Sein Nachweis, dass bei Säuglingen eine Tetanus-Infektion durch den infizierten Nabel verursacht wird, führte zur Einführung von Desinfektionsmaßnahmen. Dadurch konnte die Sterblichkeit an Tetanus halbiert werden. Weiterhin beschäftigte er sich mit der Filariasis und mit der Cholera. Finlay starb 1915 im Alter von 82 Jahren. Finlays Problem war, dass er keine sauberen Kontrollgruppen hatte und dass er die Probanden, die von infizierten Moskitos gestochen wurden, nicht isoliert hat. Dies führte, unabhängig von der Anerkennung, die er in Washington erhielt, zu heftiger Kritik. [4, 169, 626, 632, 984]

In dieser Zeit der Unsicherheit entstand eine Publikation des italienischen Bakteriologen Giuseppe Sanarelli, der 1897 in Brasilien und Uruguay tätig war. Er postulierte, dass der von ihm genannte Bacillus icteroides die Ursache des Gelbfiebers sei.

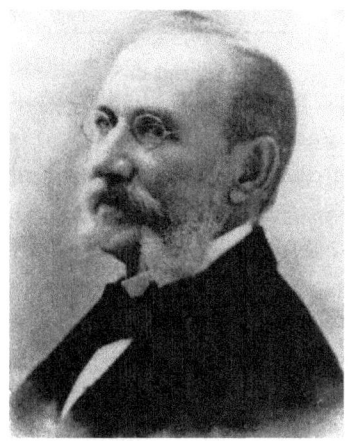

Carlos Juan Finlay

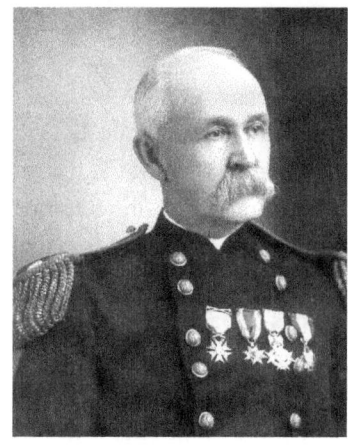

George M. Sternberg

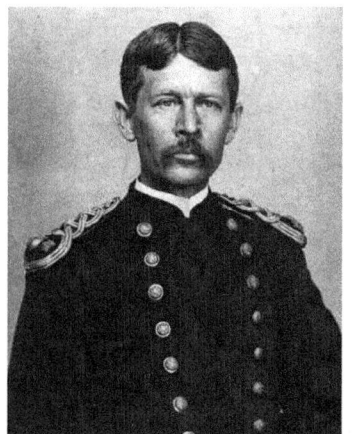

Walter Reed

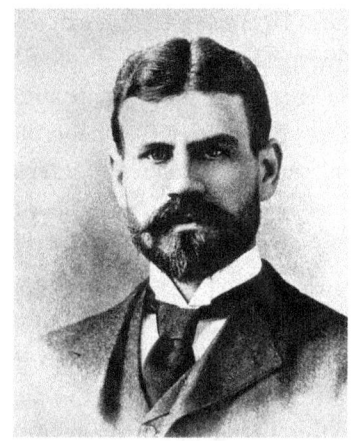

Jesse W. Lazear

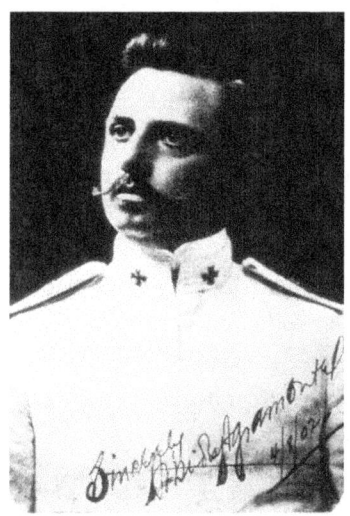

Aristides Agramonte

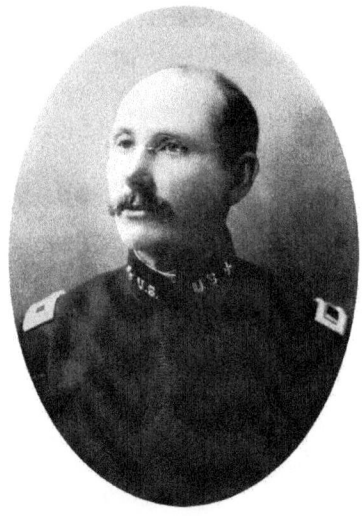

James Carrol

Reed und Carroll begrüßten 1899 diese Publikation und hofften, dass die Beobachtungen Sanarellis sich bestätigen ließen. Die Aussage Sanarellis wurde kontrovers diskutiert, insbesondere wurde kritisiert, dass er Kulturen dieses Bakteriums fünf Versuchspersonen injizierte, ohne deren Genehmigung eingeholt zu haben. Drei dieser Versuchspersonen starben. Einer der herausragendsten Kritiker Sanarellis war der Armeegeneralarzt George M. Sternberg, der praktisch gleichzeitig ein Bakterium beschrieb, welches er Bacillus X benannte. Es stellte sich heraus, dass es sich dabei um denselben Erreger handelte. Sternberg selbst war sehr kritisch und hielt den Bacillus icteroides für eine denkbare Ursache für das Gelbfieber. Der Bakteriologe Victor C. Vaughan bezeichnete Sanarellis Experimente als einfach lächerlich. William Osler, damals sicherlich der am meisten respektierte Arzt in den USA, kommentierte diese Aussage mit: „Dies ist nicht lächerlich, das ist kriminell." [905, 906, 985]

Die Rolle des Bacillus icteroides bzw. des Bacillus X wurde in weiteren Analysen geklärt. Es handelte sich dabei um den Erreger der Schweinecholera, wie es in Untersuchungen von Reed, Agramonte und Carroll bewiesen wurde. Agramonte fand heraus, dass ein Drittel der Gelbfieberpatienten mit Bacillus icteroides infiziert waren. Daneben fanden sich auch Patienten, die nicht an Gelbfieber litten und durch das Bacterium icteroides erkrankten. [151, 826, 827, 830]

Ein weiterer wichtiger Pionier der Gelbfieberforschung war George Sternberg. Er wurde 1838 in der Nähe von Cooperstown, New York, geboren, seine Vorfahren sind im frühen 18. Jahrhundert aus der Pfalz eingewandert. Er studierte Medizin am College of Surgeons and Physicians of New York in Buffalo, wo er 1860 den Titel eines MD erwarb. Er war als Militärarzt im Sezessionskrieg und verschiedenen Indianerkriegen eingesetzt und nahm an mehreren Schlachten teil. Während eines Kommandos in Fort Barrancas in Florida erkrankte er selbst an Gelbfieber. Sternberg bestätigte das Plasmodium als Ursache für die Malaria und analysierte die Erreger von Typhus und Tuberkulose. Es gelang ihm als Erstem, Fotos des Tuberkelerregers unter dem Mikroskop anzufertigen und er entdeckte 1881, unabhängig von Louis Pasteur, die Pneumokokken als Ursache für Lungenentzündung. Sein 1892 erschienenes Manual of Bacteriology ist das erste Lehrbuch seines Fachgebietes, das die moderne Entwicklung darstellte. Er ist auch einer der Pioniere der Desinfektion. [795 S. 83 f., 986, 987]

1893 wurde er zum Brigadegeneral befördert und hat danach die Army Medical School und das US Army Nurse Corps gegründet. Er organisierte die Gelbfieberkommission, die diese Erkrankung in Kuba untersuchen sollte, da sich im Rahmen des spanisch-amerikanischen Krieges viele Soldaten damit infizierten und starben. Die von Sternberg im Jahr 1900 entsandte Gelbfieberkommission umfasste die Ärzte Aristides Agramonte, James Carroll, Jesse Lazear und Walter Reed. Reed, Lazear und Carroll waren bereits Mitarbeiter von Sternberg in Baltimore und Washington. [988]

Der unmittelbare Anlass, eine Kommission zur Erforschung des Gelbfiebers nach Kuba zu entsenden, waren Erfahrungen aus dem spanisch-amerikanischen Krieg, der vom 23. April bis 12. August 1898 andauerte. Hauptschauplatz in der Karibik waren Kuba und Puerto Rico. Zu dieser Zeit war Kuba noch eine Kolonie Spaniens. Im Rahmen vieler Unabhängigkeitsbewegungen kam es auch in Kuba zu Kämpfen gegen Spanien, das jegliche Reformen oder steuerliche Entlastungen verweigerte. Nachdem 1868 erstmals eine Unabhängigkeitserklärung Kubas verkündet wurde, entstand ein zehn Jahre dauernder Krieg, der zum wirtschaftlichen Ruin Kubas führte. 1895 brach erneut ein Aufstand aus. Die USA verhängten eine Seeblockade vor Kuba, um die spanischen Truppen vom Nachschub abzuschneiden. Als es im Februar 1898 auf dem Kriegsschiff Maine zu einer Explosion kam, bei der 268 amerikanische Seeleute starben, nahm die Aggression gegen Kuba zu. Auch wenn die Spanier nicht die Katastrophe der Maine verursacht hatten, war dieser Unfall jedoch ein Anlass, Truppen nach Kuba zu schicken, um gegen die Spanier vorzugehen mit dem Ziel, Kuba in die Unabhängigkeit zu führen.

Die amerikanischen Truppen besetzten am 25. Juni Puerto Rico. Im weiteren Verlauf blockierte die US-Marine die kubanischen Häfen und vernichtete am 3. Juli 1898 die gesamte spanische Atlantikflotte.

Durch die Schwächung der spanischen Truppen infolge der Seeblockade konnten die amerikanischen Landetruppen die Spanier rasch besiegen. Von den amerikanischen Truppen starben ca. 400 Soldaten im Gefecht, über 5000 Soldaten starben durch Gelbfieber. Auf spanischer Seite sind 10.000 Soldaten im Gefecht gefallen. Seit 1895 hatten die Spanier 50.000 Mann durch Krankheit verloren.

Die Tatsache, dass die amerikanischen Truppen weitaus mehr Soldaten durch das Gelbfieber als durch Schlachten verloren haben, war schließlich der Anlass für das Militär, das Gelbfieber aufzuklären und zu bekämpfen.

Leiter der von Sternberg eingesetzten Kommission war der amerikanische Militärarzt Walter Reed. Reed wurde 1851 in Belroi in Virginia geboren. Er studierte an der University of Virginia, wo er 1869 sein Examen ablegte und den Grad eines MD erwarb. Reed setzte seine Ausbildung am Bellevue Hospital Medical College der New York University fort und erwarb 1870 seinen zweiten medizinischen Doktortitel. Mehrere Jahre arbeitete er in verschiedenen Hospitälern in New York und trat schließlich 1874 in die Armee ein, wo er überwiegend im Westen in der Krankenversorgung der Soldaten tätig war. 1890 ging er an das Johns Hopkins University Hospital, wo er unter Anleitung von Osler und William Welch seine Ausbildung in Mikrobiologie absolvierte. 1893 wurde er zum Professor für Bakteriologie an der Army Medical School ernannt, die kurz zuvor von Sternberg gegründet worden war. Von hier aus machte er mehrfach Reisen nach Kuba, wo er zusammen mit anderen den Typhus erforschte. Sie fanden heraus, dass die Übertragung des Typhus von Person zu Person von größerer Bedeutung war als kontaminiertes Wasser. Auch entdeckten sie, dass Menschen, die den Erreger des Typhus in sich trugen, eine bedeutende Quelle für Infektionen darstellen. [700]

Ein weiteres Mitglied der Gelbfieberkommission war James Carroll, der 1854 in England geboren wurde. 1874 wanderte er nach Kanada aus und trat in die US Army ein. 1891 promovierte er zum Doktor der Medizin an der Universität in Maryland, anschließend setzte er seine Studien fort und erhielt unter William H. Welch im Johns Hopkins University Hospital seine bakteriologische Ausbildung. Anschließend arbeitete er als Assistent in Reeds Laboratorium. Carrolls Aufgabe innerhalb der Kommission war die Bakteriologie.

Das dritte Mitglied der Gelbfieberkommission war Jesse William Lazear. Er wurde 1866 in Baltimore geboren und erhielt seine Ausbildung an der Trinity Hall Military Academy und am Washington and Jefferson College in Washington, wo er den Titel eines Bachelor of Arts erwarb. 1892 erwarb er den Titel eines PhD in Medizin von der Medical School am Columbia University College of Physicians and Surgeons. Es folgte ein Forschungsaufenthalt in Paris am Institut Pasteur. Im Februar 1900 wurde er zum Assistant Surgeon ernannt und nach Kuba abkommandiert.

Das vierte Mitglied der Kommission war der Kubaner Aristides Agramonte, der 1868 in Camagüey in Kuba geboren wurde. Er war Pathologe und Bakteriologe mit besonderen Kenntnissen in Tropenmedizin. Er promovierte zum Dr. med. an der Columbia-Universität und arbeitete anschließend als Bakteriologe am New York City Health Department. 1898 bewarb er sich bei Sternberg um eine Militärposition in Kuba. Zunächst arbeitete er 2 Monate im Labor von Walter Reed in Washington und ging dann an ein Gelbfieberkrankenhaus in Kuba. Anschließend wurde Agramonte in die Gelbfieberkommission abkommandiert. Zu diesem Zeitpunkt war er als Pathologe in einem der Laboratorien des Militärhospitals Nr. 1 in Havanna tätig. Zusätzlich arbeitete er als Arzt auf einer Station mit Gelbfieberpatienten. Von hier aus erhielt er sein Kommando zur Gelbfieberkommission. [795 S. 117 f.]

Diese vier Ärzte trafen sich erstmals am 25. Juni 1900 in Kuba. Sie beschlossen, dass die erste Aufgabe ihrer Arbeit sei, das 1897 von Sanarelli als Bacillus icteroides und fast gleichzeitig von Sternberg als Bacillus X beschriebene Bakterium zu untersuchen, das nach Aussage von Sanarelli die Ursache des Gelbfiebers sei. Agramonte hatte als Bakteriologe schon eine Reihe von Verstorbenen seziert, die mit dem Bakterium infiziert waren, aber kein Gelbfieber hatten, sodass er von Anfang an an Sanarellis Theorie zweifelte. 1899 veröffentlichten Reed und Carroll eine 55-seitige Arbeit, in der sie Sanarellis Behauptung klar widerlegen konnten. [5, 152, 826, 830]

Zu diesem Zeitpunkt standen sich immer noch die nicht sicher belegten Aussagen von Finlay zur Übertragung durch Moskitos und die Kontakttheorie gegenüber.

Reed wollte das Problem der Ansteckung klären, indem er zwei kleine Häuschen bauen ließ, die so abgedichtet waren, dass kein Moskito in die Häuser eindringen konnte. In eines dieser Häuser gingen 3 Freiwillige, die dann mit beschmutzter Bettwäsche lebten. Sie beschmierten sich mit dem Erbrochenen von Gelbfieberpatienten und schliefen in den Kissen und Decken von Patienten. Die 3 Freiwilligen verbrachten 20 Tage in dieser Hütte, ohne zu erkranken. Reed wiederholte mit 3 weiteren Freiwilligen dieses Experiment, die in Schlafanzügen schlafen mussten, in denen Gelbfieberpatienten gestorben waren. Auch diese Probanden erkrankten nicht. Es ist nicht klar, warum Reed diese Versuche durchführen ließ, wo doch früher schon durch Ffirth und Cathrall und andere die direkte Übertragung des Gelbfiebers weitgehend ausgeschlossen worden war.

Ein Tiermodell stand nicht zur Verfügung, sodass hier schnell die Forderung entstand, und von Walter Reed auch so geäußert wurde, dass sich Freiwillige für einen Infektionsversuch zur Verfügung stellen sollten. Die Mitglieder der Kommission diskutierten diese Frage. Über die Problematik war man sich durchaus im Klaren. In einem Brief von Mai 1900 von Sternberg an Agramonte wurde gefordert, dass die eventuellen Versuchspersonen völlig aufgeklärt sein mussten und freiwillig zustimmten.

Die Mitglieder der Kommission wandten sich an Finlay, der ihnen Moskitoeier zur Verfügung stellte, die zur Ausreifung gebracht wurden. Agramonte lehnte es ab, sich als Versuchsperson zur Verfügung zu stellen, er betonte, dass er wahrscheinlich aufgrund eines früher durchgemachten Infektes immun sei. Walter Reed, der grundsätzlich dieser Entscheidung zustimmte, reiste jedoch am 4. August in die USA ab, ohne zu erklären warum.

Nachdem die Moskitos ausgereift waren, wurden diese in eine Glasröhre verbracht, die mit Watte verschlossen war. Der Wattebausch wurde entfernt und die Öffnung des Röhrchens auf die Haut von an Gelbfieber erkrankten Patienten gehalten. Die Moskitos stachen die Patienten und saugten sich voll mit Blut.

Lazear und acht weitere Probanden ließen sich mit diesen Moskitos stechen, aber keiner aus dieser Versuchsgruppe erkrankte an Gelbfieber. Carroll machte dann den nächsten Versuch, indem er sich von einem Moskito stechen ließ, der zwölf Tage zuvor vier unterschiedliche Patienten mit Gelbfieber gestochen und deren Blut eingesaugt hatte. Zwei Tage nach der Exposition entwickelte Carroll erste Symptome, die zunächst sehr mild waren, die aber dann im Laufe der nächsten Tage an Intensität zunahmen. Carroll wurde schwach, hatte Schüttelfrost und seine Temperatur stieg auf 40 °C. Zunächst vermuteten seine Kollegen, dass er sich mit Malaria infiziert hatte, konnten aber durch Blutanalysen eine Malaria ausschließen. Im weiteren Verlauf bestand kein Zweifel mehr, dass Carroll an Gelbfieber erkrankt war. Er entwickelte in den folgenden Tagen alle klassischen Symptome des Gelbfiebers mit hoher Körpertemperatur, heftigen Rückenschmerzen, geschwollenem Zahnfleisch, Gelbfärbung der Haut. Glücklicherweise kam es jedoch nicht zu größeren Blutungen. Am 7. September erholte sich Carroll und war außer Gefahr. Für Carroll war dies der Beweis, dass die Moskitos das Gelbfieber übertragen. Für die Kollegen war dies jedoch kein schlüssiger Beweis für Finlays Theorie. Es wurde eingewandt, dass er immer wieder Kontakt mit Kranken hatte, dass der Ausbruch nach den Stichen mehr oder weniger zufällig gewesen sei. Um diese Frage abzuklären, wurde William H. Dean, ein Soldat, der sich freiwillig meldete, von Lazear mit dem Moskito zusammengebracht, der auch Carroll gestochen hatte. Dean erkrankte, er hatte jedoch nur eine relativ milde Attacke und erholte sich schnell. Am 13. September ließ sich Lazear stechen, am 18. September begann er sich schlecht zu fühlen, entwickelte Schüttelfrost und hohes Fieber. Auch bei ihm wurde zunächst eine Malaria als Ursache der Symptome ausgeschlossen. Im weiteren Verlauf entwickelte Lazear einen Ikterus, er erbrach schwarzes Blut, entwickelte ein Delir und starb am 25. September im Alter von 34 Jahren. Reed hatte in einem Brief bekannt, dass er sich geschämt habe, in den USA gewesen zu sein, während seine Mitarbeiter erkrankten. [795 S. 156] Er lehnte es jedoch ab, sich selbst von einem infizierten Moskito stechen zu lassen, obwohl er vor seiner Abreise in die USA dem Versuch zugestimmt hatte.

Diese Beobachtungen reichten Reed und anderen jedoch nicht aus, um einen schlüssigen Beweis zu liefern. Eine Infektion aus einer anderen Quelle sei nicht auszuschließen. Trotz seiner Zweifel publizierte Reed diese Beobachtungen sofort. [831] Bei genauerem Nachfragen erfuhr er, dass möglicherweise Lazear sich nicht bewusst einem Moskito ausgesetzt hatte, sondern dass dies zufällig geschehen sei. Agramonte schrieb 1915, dass Lazear kein Experiment mit sich selbst anstellen wollte, und dass er nicht von den Moskitos gestochen wurde, die er für die Versuchspersonen benutzt hatte.

Reed stellte deswegen weitere Versuche an, indem er drei Gruppen von Versuchspersonen bildete. Erstens Personen, die sich von Moskitos stechen lassen, die vorher infizierte Gelbfieberpatienten gestochen hatten. Eine zweite Gruppe erhielt Injektionen mit Blut von Gelbfieberpatienten im Frühstadium, und eine dritte Gruppe wurde wiederum in Kontakt mit Bettwäsche, Schlafanzügen, Urin, Fäzes usw. für 2 Wochen zusammengebracht. Wie nicht anders zu erwarten, hatte die Gruppe, die mit verschmutztem Material zusammengebracht wurde, keine Infektion, obwohl diese 21 bis 63 Tage damit in Kontakt waren. In der Gruppe, die mit infizierten Moskitos gestochen wurde, kam es zu einer Erkrankung, wobei der Patient sich jedoch nach vier Tagen wieder erholt hatte. Versuchspersonen, die Blut von Gelbfieberpatienten injiziert bekamen, erkrankten nicht. Genaue Analysen erbrachten wichtige Ergebnisse über den Zeitablauf der Infektion.

Man stellte fest, dass die Moskitos die stärkste Infektiosität zeigten, wenn sie das Blut von Erkrankten während der ersten zwei bis drei Tage des Erkrankungsbeginns saugten. [828, 829, 831, 832]

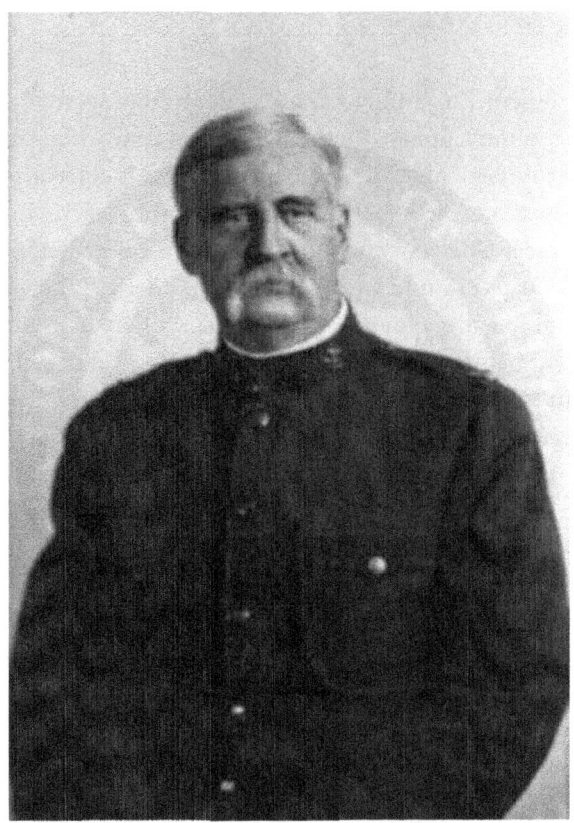

Henry R. Carter

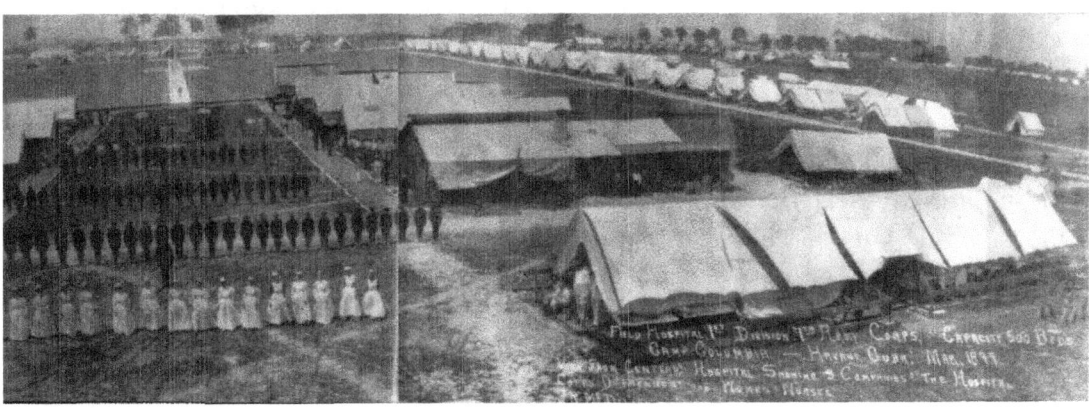

Lazarettzelte auf Kuba

Von großer Bedeutung sind in diesem Zusammenhang die Beobachtungen von Henry Rose Carter. Er wurde in Caroline County, Virginia, geboren und studierte zunächst Ingenieurswissenschaften an der University of Virginia. Wegen einer unfallbedingten Verletzung konnte er den Ingenieursberuf nicht ausüben. Er wechselte deshalb zur Medizin und studierte an der University of Maryland School of Medicine. 1879 trat er in das Marine Hospital Corps ein und war in der Gegend der Golfküste von Louisiana als Arzt tätig. 1898 analysierte er einen Gelbfieberausbruch in Orwood und Taylor in Mississippi. Dort dokumentierte er den Krankheitsverlauf und fand heraus, dass die Moskitos, nachdem sie gelbfieberinfizierte Patienten gestochen haben, erst nach 12–20 Tagen infektiöses Blut in ihren Speicheldrüsen hatten. Erst dann zirkulierten genug Erreger, um eine Infektion auszulösen. In Orwood und Taylor, Mississippi, beobachtete Carter die Patienten und dokumentierte die Zeit zwischen dem Beginn einer Infektion von Menschen in einem isolierten Haus und stellte fest, wann sich im gleichen Haus wiederum Infektionen ereigneten. Ein zentrales Ergebnis war, dass Infektionen, die mit Blut von Bewohnern dieses Hauses auf andere Personen übertragen wurden, erst nach mindestens 2 Wochen zustande kamen. Carter hat diese Beobachtungen sorgfältig in vielfältiger Weise dokumentiert. Er schreibt: „The period from the first infecting case to the first group of cases infected at these houses is generally from two to three weeks. The houses having become infected, susceptible individuals who visited them for a few hours fell sick with the disease in the usual period of incubation – one to seven days." Carter nannte dieses Intervall zwischen primärer und sekundärer Infektion „the period of extrinsic incubation" und schätzte sie mit 7 bis 17 Tagen ein. Die Arbeitsgruppe in Kuba akzeptierte diese Beobachtungen und konnte sie bestätigen. 1899 wurde Carter Chief Quarantine Officer des Marine Hospital Service in Havanna. Von 1904 bis 1909 war er Direktor des Krankenhauses in der Panama-Kanal-Zone. 1915 wurde er Commission Assistant Surgeon General des Public Health Service. 1904 wurde Carter zusammen mit Finlay für den Nobelpreis vorgeschlagen. Carter starb 1925. [153, 154, 155, 848, 938]

Damit ist auch erklärt, warum es Finlay nicht gelungen ist, mit seinen Versuchspersonen konsistent Gelbfieber zu übertragen. Er benutzte wohl Moskitos, die nicht lange genug den Erreger in sich hatten. Weiterhin wurde gesichert, dass die Inkubationszeit nach einem Stich 2 bis 5 Tage beträgt. Die meisten Überlebenden entwickelten Immunität. Eine wichtige Beobachtung war, dass einige Moskitos bis zu 71 Tage, nachdem sie das Blut von Gelbfieberpatienten gesaugt hatten, infektiös blieben. Damit war endgültig der Übertragungsmodus des Gelbfiebers gesichert. Über die Art des Erregers war man sich nun insofern klar, dass man sicher sein konnte, dass es kein Bakterium war. Welch machte Reed auf die Versuche von Löffler und Frosch aufmerksam. Das entscheidende Experiment machte jedoch Carroll, der Blut von einem Patienten, der drei Tage lang Symptome hatte, entnahm. Er stellte ein Filtrat mit einem Berkefeld-Filter her und injizierte dies in eine Versuchsperson, die dann auch tatsächlich erkrankte. [6, 151]

Damit war nachgewiesen, dass man die Krankheit auch ohne Moskitos übertragen konnte. Gleichzeitig war damit das erste menschenpathogene Virus bewiesen.

Überschattet waren diese letzten Versuche jedoch durch den Todesfall der 25-jährigen Krankenschwester Clara Maass. Clara Maass wurde in East Orange in New Jersey als Tochter einer deutschen Immigrantenfamilie geboren. Sie absolvierte ihre Ausbildung an der Christina Trefz Training School for Nurses des Newark German Hospital und war während des spanisch-amerikanischen Krieges 1898 als Krankenschwester in der Armee tätig. Sie arbeitete zunächst in Florida, Savannah, Georgia und später in Kuba. 1899 meldete sie sich wieder freiwillig zum Dienst im 8. US Army Corps auf den Philippinen, ebenfalls ein Schauplatz des spanisch-amerikanischen Kriegs. Bei dieser Arbeit erlebte sie, dass mehr Soldaten durch Infektionserkrankungen wie Typhus, Malaria, Dengue- und Gelbfieber starben als durch Kämpfe. Nach einer Dengue-Infektion wurde sie nach Hause entlassen. Sie meldete sich jedoch erneut und wurde Mitarbeiterin in der US-Army-Gelbfieberkommission. Clara Maass war die einzige Frau, die sich freiwillig für einen Expositionsversuch zur Verfügung stellte. Nach ihrer Infektion entwickelte sie zunächst eine leichte Infektion, von der sie sich schnell erholte. Am 14. August 1901 ließ sie sich erneut von Moskitos infizieren. Sie entwickelte eine schwere Gelbfieberinfektion und starb am 24. August. Durchgeführt wurden die Infektionsexperimente von Guiteras, einem kubanischen Pathologen aus Havanna. Er war Mitglied des Yellow Fever Boards und experimentierte mit Zustimmung von Gorgas und infizierte acht Probanden, drei von ihnen starben, darunter Clara Maass. Ihr Tod erregte großes Aufsehen und brachte Walter Reed viel Kritik ein. Mit diesen Ergebnissen, bestand indes nun kein Zweifel mehr an der Finlay-Hypothese. [170, 426, 795 S. 198]

1901 setzt William C. Gorgas diese Erkenntnisse um, indem er Hygienemaßnahmen einführte. Wichtig war der Schutz durch Moskitonetze. Wenn möglich, wurden alle stehenden, kleineren Gewässer beseitigt, größere Gewässer wurden mit Öl überzogen, da man erkannt hatte, dass die Moskitolarven, die sich im Wasser entwickeln, regelmäßig zum Luftholen an die Oberfläche kommen mussten. Wenn man eine dünne Ölschicht darüber gab, erstickten diese Larven. In dieser Zeit hatte praktisch jede Familie in Havanna ein Vorratswasserfass. Gorgas und seine Mitarbeiter setzten durch, dass die Wasseroberfläche mit Öl überzogen wurde und dass die Ölschicht regelmäßig erneuert wurde. Mithilfe von Inspektoren kontrollierte er diese Wasserzisternen. Gorgas fand in Havanna 26.000 derartige Vorratsgefäße. Er erklärte mit seinen Mitarbeitern den Bewohnern von Havanna diese Maßnahmen ausführlich und setzte durch, dass jeder, der diese Maßnahmen gegen die Larven nicht umsetzte, mit einer Strafe von 10 Dollar belegt wurde. Durch die konsequente Anwendung die-

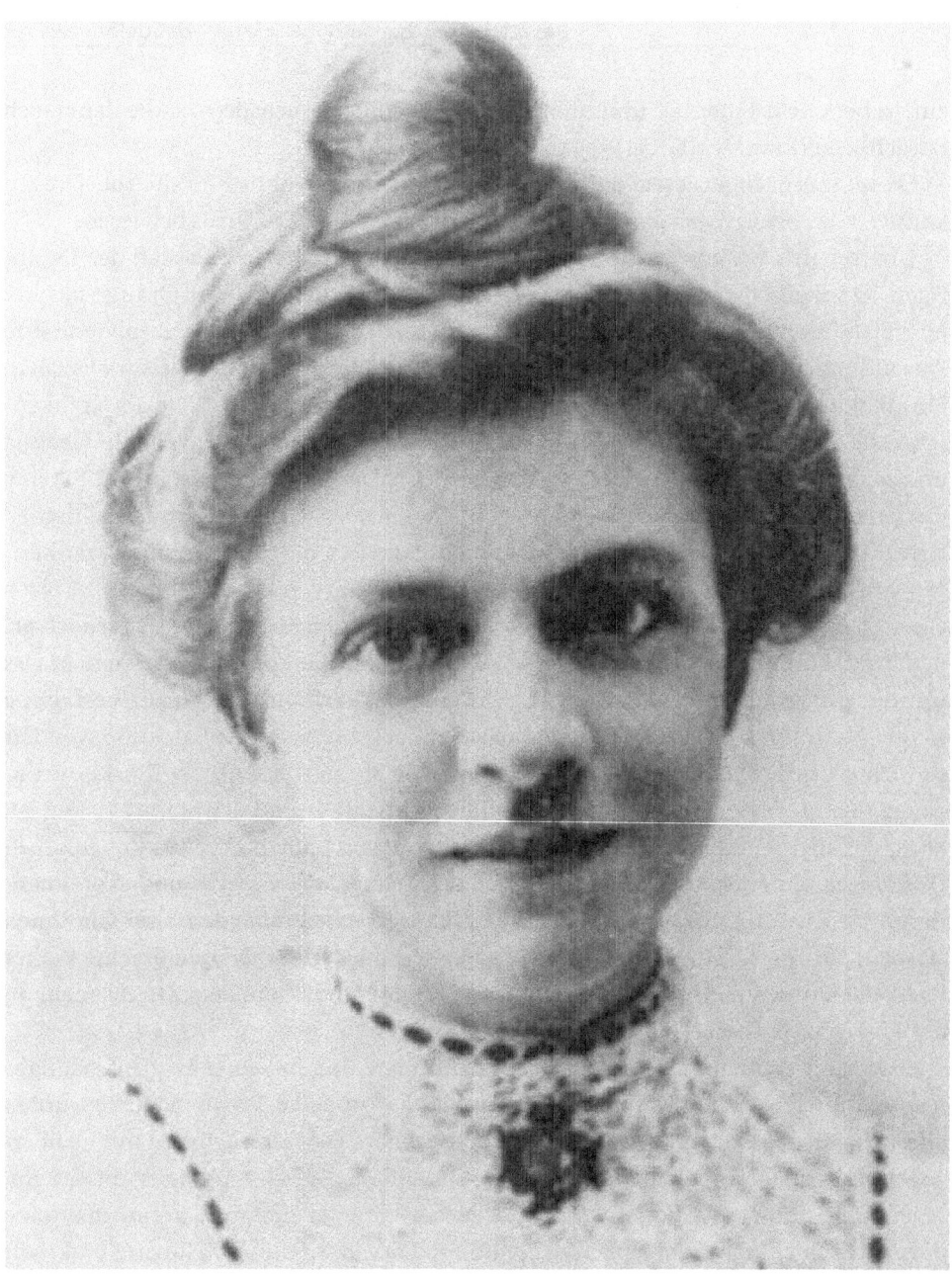

Clara Maass

ser Maßnahmen konnte Gorgas berichten, dass es im September 1901 den letzten Fall von Gelbfieber in Havanna gegeben hatte und dass sich auch in den nächsten 2 Jahren keine neuen Erkrankungen mehr ereigneten. 1902 konnte er feststellen, dass von den 26.000 Wassergefäßen nur noch 300 Larven enthielten. [396]

1906 ging Gorgas nach Panama, wo er ebenfalls diese Erkenntnisse umsetzte, sodass dann der Panama-Kanal weitergebaut werden konnte. Der letzte Fall einer tödlichen Gelbfieberinfektion in Panama ereignete sich 1906. [394, 395]

William Crawford Gorgas (1854–1920) wurde in Toulminville in Alabama geboren. Er studierte zunächst an der University of the South in Sewanee und erwarb dort 1875 den Titel eines Bachelor of Arts. Er setzte seine Studien am Bellevue Hospital Medical College in New York City fort und promovierte 1879 zum Medical Doctor. 1880 trat er in den militärmedizinischen Dienst der US Army ein, wurde 1898 nach Kuba versetzt und dort zum leitenden Sanitätsoffizier von Havanna ernannt. Mit seinen konsequent durchgeführten Maßnahmen gelang es ihm, innerhalb von 18 Monaten die Moskitos auszurotten. 1914 wurde er zum Generalmajor befördert. [393]

Walter Reed wurde nach seiner Rückkehr in die USA, wo er die Arbeiten publiziert hatte und Vorträge hielt, mit Ehrungen überschüttet und für den Nobelpreis vorgeschlagen. Er starb 1902 an einer Peritonitis bei einer perforierten Appendizitis. Carroll und Agramonte wurden ebenfalls für den Nobelpreis vorgeschlagen, erhielten ihn jedoch ebenfalls nicht. Carroll verstarb 1907 an einer Myokarditis, wobei nicht ausgeschlossen wurde, dass diese Myokarditis Folge seiner durchgemachten Gelbfieberinfektion war. [700]

Der Nachruhm war ungleich verteilt. Walter Reed wurde der Namensgeber eines großen Militärkrankenhauses, es erschien eine Vielzahl von Biographien, in denen er heroisierend dargestellt wurde. Carroll, Lazear und Agramonte blieben im Vergleich dazu relativ unbeachtet. [9]

Mit den seuchenhygienischen Maßnahmen, die dann sofort umgesetzt wurden, konnte dem Gelbfieber sein Schrecken genommen werden. Ein Heilmittel ist bis heute nicht bekannt, jedoch hat die Entwicklung eines Impfstoffs diese Erkrankung besiegt.

8 Die Gelbfieberimpfung

Die Methode der Impfung war ja seit Längerem, insbesondere über die Arbeiten von Jenner und Pasteur, etabliert und erfolgreich. Es war ein Glücksfall für die Medizin, dass die Kuhpocken, die für den Menschen nicht gefährlich waren, nach Kontakt mit Menschen eine Antikörperreaktion hervorriefen, die so effizient war, dass sie auch gegen die gefährlichen Pocken eine Immunität erzeugen.

Für die weitere Entwicklung stellte sich die Frage, wie man für andere Erkrankungen gezielt Impfstoffe herstellen konnte. Ziel war es, einen Erreger so zu verändern, dass er die Krankheit nicht mehr auslösen konnte, aber das Immunsystem so stimulierte, dass Antikörper produziert werden, die den Menschen vor dem gefährlichen Erreger schützen.

Pionierarbeit leistete hierbei, neben Pasteur, für die Bakteriologie Emil von Behring. Er mischte Diphtherie-Erreger mit dem Serum von Meerschweinchen, die gegen Diphtherie immun waren, und injizierte es gesunden Tieren. Er konnte feststellen, dass diese Tiere daraufhin nicht erkrankten. Er nannte diesen schützenden Stoff Antitoxin.

Für die Virologie hat George Sternberg entsprechende Versuche mit den Kuhpocken angestellt. Er entnahm einem geimpften immunisierten Kalb eine Blutprobe. Er stellte daraus Serum her, in das er Impfpustelflüssigkeit eines frisch geimpften Kalbes gab, zusätzlich gab er frischen Impfstoff von einem geimpften Kind in diese Probe und injizierte diese Mischung in das nicht immunisierte Kalb, das nach dieser Injektion nicht erkrankte. Daraufhin wiederholte er dieses Experiment mit dem Blut eines nicht immunen Kalbes und impfte wiederum ein Versuchskalb, in diesem Falle kam es dann zu einer Impfreaktion. Damit hatte Sternberg ohne die pathophysiologischen Hintergründe zu kennen, das begründet, was in der Virologie heute als Neutralisationstest bezeichnet wird. [987]

Für das Gelbfieber bestand zu Zeiten von Reed und Sternberg und anderen keine Möglichkeit, an die Entwicklung eines Impfstoffes zu denken. Dies gelang erst später dem in Pretoria, Südafrika, geborenen Immunologen Max Theiler (1899–1972). Der Vater von Max Theiler war Schweizer, der nach Südafrika ausgewandert war. Er war Veterinär und konnte 1901 zusammen mit Nocard nachweisen, dass der Erreger der Pferdesterbe, einer schweren, meist tödlich verlaufenden Infektionskrankheit der Pferde in Afrika, von einem Virus verursacht wurde. [913]

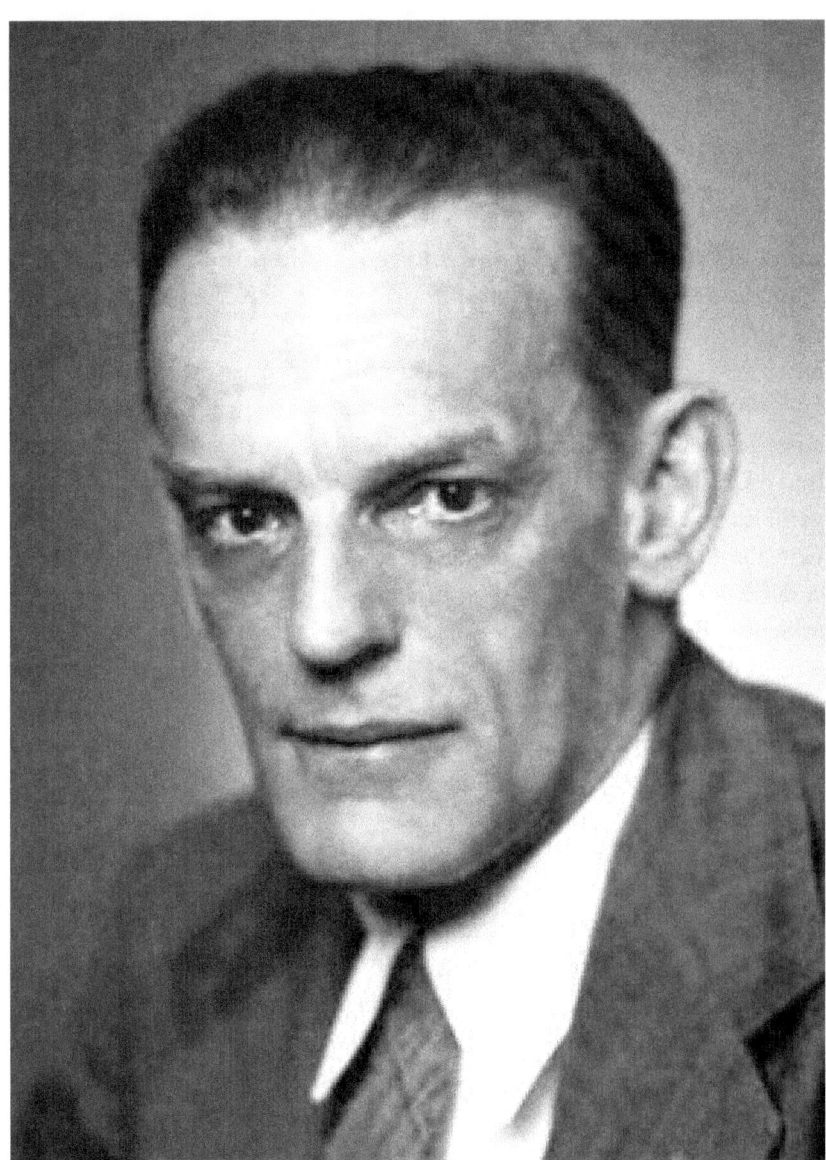
Max Theiler

Theiler studierte Medizin an der University of Cape Town, am St. Thomas Hospital in London und an der London School of Tropical Medicine, wo er 1922 zum Doktor der Medizin promovierte. Er ging anschließend in die USA an die Harvard Medical School und ab 1930 arbeitete er am Rockefeller Institute in New York, wo er Leiter des Viruslabors wurde. Er bestätigte die Beobachtungen von Reed und Carroll, indem er nachwies, dass das Gelbfieber durch ein filtrierbares Virus verursacht wurde. Es gelang ihm, mit diesem Virus ein Tiermodell zu entwickeln, zunächst mit Affen und später mit Mäusen. Es stellte sich heraus, dass das Gelbfiebervirus von Affen auf Menschen übertragen werden konnte. 1928 hatten französische Forscher das Gelbfiebervirus aus Affen gewonnen und isoliert. Theiler konnte dieses Virus in Mäusegehirnen propagieren und hatte damit ein effektives und wenig kostenaufwendiges Modell für weitere Analysen. Er führte Hunderte von Passagen mit dem Mausmodell durch und erreichte so eine Reduktion der Pathogenität dieses Virus und konnte schützende Antikörper in der Maus induzieren. Es zeigte sich jedoch, dass diese Viren keinen ausreichenden Schutz boten. Die entscheidenden Experimente machte Theiler mit seiner Arbeitsgruppe in den Jahren 1935 bis 1937, indem er verschiedene Virusstämme über Hunderte von Passagen in unterschiedlichen Gewebskulturen immer wieder herstellte und auf ihre neurotropische Aktivität testete. Der Durchbruch kam durch einen Virustyp, den Asibi-Typ, der wiederholt in homogenisierte Hühnchenembryogewebe inkubiert wurde. Der Name Asibi stammt von einem Patienten, aus dem der Stamm isoliert wurde. Zwischen der 19. und 114. Passage zeigte sich eine Virusvariante, die weder viszerotrope noch neurotrope Effekte hatte und so stabil war, dass sie ohne größere Nebenwirkungen blieb. Erste Anwendungen in Brasilien 1938 waren erfolgreich. Dieser Virusstamm erhielt den Namen 17D-Virus-Vaccinae und wird bis heute verwendet, weil er sicher und effektiv ist. In den folgenden sechzig Jahren wurden über 400 Millionen Dosen dieses Impfstoffs verabreicht. Theiler erhielt für diese Leistung im Jahre 1951 den Nobelpreis für Medizin. Er starb 1972. [1014, 1015, 1016, 1017, 1018, 1019, 1020, 1021]

Der Impfschutz tritt 10 Tage nach der Impfung ein und persistiert über 30 Jahre. Auch wenn mit der Impfung dem Gelbfieber der größte Schrecken genommen wurde, so kommt es doch weltweit immer noch jährlich zu 200.000 Erkrankungen, wobei 30.000 Patienten sterben. Die betroffenen Regionen sind in Afrika der „Gelbfiebergürtel", der sich von der Sahelzone bis Angola erstreckt. In Südamerika erstreckt sich das Ausbreitungsgebiet von Chile über Uruguay bis Panama.

9 Die Hühnerpest (1901)

Mit der Etablierung der Möglichkeit, Krankheitserreger durch Filtration von Bakterien abzugrenzen, stand eine Methode zur Verfügung, die den Weg für die Entdeckung weiterer Viruserkrankungen frei machte. So konnten 1901 die österreichischen Forscher A. Lode und J. Gruber ein weiteres Virus beschreiben. Es handelt sich dabei um den Erreger der Hühnerpest. Lode und Gruber beobachteten, dass Hühner, die aus Oberitalien nach Österreich gebracht wurden, erkrankten. Sie beschrieben, dass die Hühner zunächst an Luftnot, Diarrhoen, Verlust von Federn litten. Der Kamm wurde dunkelblau und 95 % der erkrankten Tiere verstarben. Sie konnten den Weg dieser Tiere sehr genau rekonstruieren. Enten und Tauben erkrankten nicht. Sie stellten fest, dass die Erkrankung über viele Generationen experimentell weitergegeben werden konnte. Bei der Suche nach einem Erreger gelang es Lode und Gruber nicht, einen Erreger aus Abstrichen von verschiedenen Organen zu züchten. Verschiedene Färbemethoden und die Verwendung verschiedener Kulturmethoden mit dem Ziel, ein Bakterium zu züchten, verliefen ohne Ergebnis. Ein im weiteren Verlauf beobachtetes Bakterium konnte aber dann als zufällige Verunreinigung identifiziert werden, wobei sie feststellen mussten, dass das wahre Agens unsichtbar und mysteriös blieb. Zunächst vermuteten sie, dass es sich bei diesem Erreger um einen extrem toxischen Mikroorganismus handelte, obwohl sie ihn nicht nachweisen konnten. Für weitere Untersuchungen homogenisierten sie Leber, Hirn und Muskeln von gestorbenen Hühnern in einem Mörser und verdünnten das Homogenat mit 100 bis 200 ml Wasser. Mit diesem Infiltrat infizierten sie Hühner, die dann in der Tat 2 bis 3 Tage später starben. Ähnlich wie Löffler führten sie Berechnungen durch, denn sie standen vor dem gleichen Problem, nämlich ob es sich um ein Toxin handelte oder um einen sich reproduzierenden Erreger. Lode und Gruber kamen zu dem Ergebnis, dass, falls es sich um ein Toxin handele, bereits extrem niedrige Mengen des Toxins „ausreichten, um ein Huhn zu töten". Sie errechneten eine Verdünnung von $48{,}96 \times 10^{-18}$ g Toxin und kamen zu dem Schluss, dass dieses Toxin um milliardenmal toxischer sein müsse als alle bekannten Toxine. Weiterhin konnten sie feststellen, dass die Zeit zwischen der Verabreichung der Filtrate unterschiedlicher Konzentration und dem Tod der Versuchstiere bei niedrigen oder hohen Verdünnungen fast gleich war. Sie kamen damit zu dem Ergebnis, dass es wesentlich wahrscheinlicher sei anzunehmen, dass es sich um ein reproduzierbares

Virus handle, das einen Berkefeld-Filter passiert hat. Ein weiteres Ergebnis war, dass Meerschweinchen und Kaninchen durch dieses Infiltrat aus den Hühnern nicht erkrankten. [649, 650, 651]

Zur gleichen Zeit hatte Centanni eine Arbeit über eine Vogelerkrankung, die er „la peste aviaria" nannte, veröffentlicht, die im Wesentlichen mit den Symptomen der Hühnerpest übereinstimmte. Centanni benutzte Filtrate aus einem Berkefeld-Filter, durch die er verdünntes Blut passiert hatte. Auch mit diesem Filtrat konnte Centanni diese Erkrankung übertragen. Zur Natur des Erregers machte er keine bestimmten Aussagen. Er hielt es für nicht entscheidbar, ob es sich bei dem Erreger nun um einen lebenden Organismus, um komplexe Moleküle oder um Elemente handelte. [68, 162]

Versuche von Centanni, den Erreger zu züchten, verliefen frustran. Auch Landsteiner und Berliner waren nicht in der Lage, das Hühnerpestvirus zu züchten. [614, 615]

Wenig später (1914) stellte Sanfelice die Hypothese auf, dass es sich bei dem Virus um eine Art autokatalytisches Agens handle, das in der Lage sei, pathologische Aktivitäten zu induzieren, die zu einer Vermehrung der Viren führen. [908]

Lode und Gruber hatten große Schwierigkeiten, diese Beobachtungen zu interpretieren. Sie stellten folgende Hypothese auf: „Wir denken hierbei an das halbflüssige Protoplasma eines plasmoidalen Körperchen, bei welchem wir die mannigfaltigsten Anpassungen hinsichtlich der Körpergestalt mikroskopisch verfolgen können." [651]

Sie vermuteten, dass es sich bei diesen „Viren", wobei damals der Begriff Virus noch nicht eindeutig definiert war, wohl nicht um eine zelluläre Substanz handele, sie postulierten oder diskutierten eine gelöste Substanz, die die Fähigkeit zur Vermehrung besitze, etwa von enzymartigem Charakter, die durch die Zersetzungsvorgänge, welche sie im Tierkörper hervorruft, wirkt, ohne sich selbst dabei aufzuzehren.

Nach weiteren Versuchen unterstützte Lode diese Annahme. Er stellte fest, dass das Hühnerpestvirus ohne Probleme einen Berkefeld-Filter aus Kieselgur passieren konnte, wohingegen die Filtration durch einen Porzellanfilter mit kleineren Poren weniger gut gelang. Er konnte damit feststellen, dass die Filtrate mit den Porendurchmessern variierten. Damit konnte er zeigen, dass das Prinzip der Filter nicht ein Absorptionsvorgang an der Kieselgur war, sondern eine Selektion nach Größe darstellte. Diese Beobachtung brachte Lode dazu, ein „sehr kleines Bakterium" und nicht eine lösliche Substanz zu vermuten. [649, 650]

1912 vermutete der Militärveterinär Mrovka, der zu dieser Zeit in Tsingtau stationiert war, dass es sich bei dem Erreger der Hühnerpest um ein spezifisches Protein handelt, das sich in der lebenden Zelle anlagert und sich nur innerhalb eines lebenden Organismus vermehren kann. Er kam zu dieser Aussage, nachdem er mehrfach Globuline aus infektiösem Serum präzipitiert und nach mehreren Waschungen und Resuspensionen herausgefunden hatte, dass diese immer wieder die Krankheit auslösen können. [733]

Lode und Gruber kamen nicht zu einer abschließenden Beurteilung. Eine Klärung über die Art des Erregers kam erst 1949 von Dinter, 1955 von Schäfer sowie 1960 von Rott und Schäfer. Sie fanden heraus, dass das Vogelpockenvirus eine Variante des Influenza-A-Virus ist. [223, 872, 911, 912]

10   Die Schafspocken (1902)

Die Schafspocken sind eine schwere Erkrankung, die seuchenartig besonders Schafe, aber auch Ziegen befällt und ihren Ursprung in Afrika und Asien hat. Sie sind mit den Menschenpocken verwandt, aber nicht auf Menschen übertragbar. Entdeckt wurden die Erreger 1902 von Amédée Borrel (1867–1936), der in Cazouls-lès-Béziers in Frankreich geboren wurde. Er studierte Medizin in Montpellier, wo er im Alter von 25 Jahren mit einer Arbeit über das Epitheliom promovierte. 1892 kam er durch Vermittlung von Metschnikow an das Pasteur-Institut, wo er sich schwerpunktmäßig mit Mikrobiologie beschäftigte. Er forschte über die Antikörperbildung und konnte zusammen mit Nocard 1898 Mycoplasmen in Kultur bringen. In weiteren Forschungen beschäftigte er sich mit der Syphilis. Er ist der Entdecker des Erregers der Borreliose. Ein Schwerpunkt seiner gesamten Forschungsaktivitäten waren seine Untersuchungen zur Tumorentstehung. Weitere Untersuchungen befassten sich mit der Frage nach der Ursache für die Entwicklung von Epitheliomen, die pockenähnliche Symptome zeigen. Diese Untersuchungen nahm er an Mäusen und Schafen vor. Im Rahmen dieser Untersuchung kam er über Filtrationsversuche zum Nachweis des Schafpockenvirus. 1919 erhielt er einen Ruf auf den Lehrstuhl für Bakteriologie in Straßburg, nach seiner Pensionierung ging er an das Pasteur-Institut in Paris zurück. [86, 87, 88, 1114]

In Deutschland sind die Schafspocken seit ca. 1920 nicht mehr nachweisbar. Die letzten Epidemien fanden 1996 in Bulgarien und 2000 in Griechenland statt. Eine Impfung erfolgt mit Saft aus Pocken von erkrankten Tieren, die in gesunde Tiere injiziert wird. [768 S. 256]

11 Die Rinderpest (1902)

Die Rinderpest ist eine Erkrankung, die seit vielen tausend Jahren in Asien große Schäden unter den Rindern angerichtet hat. Im 18. Jahrhundert beschrieb der italienische Arzt Lancisi diese Erkrankung und stellte die Hypothese auf, dass es eine übertragbare Krankheit sei. Er vermutete, dass bösartige Partikel von einem Tier auf das andere übertragen werden. Er empfahl, um die Seuche einzudämmen, befallene Tiere zu töten und zu begraben. Diese Vorschriften wurden mit eiserner Hand umgesetzt. Giovanni Maria Lancisi (1654–1720) war ein berühmter Anatom und Epidemiologe, der 1711 seine Untersuchungen zur Rinderpest veröffentlichte. Er erkannte die Bedeutung dieser Entzündung und wies auf die Gefahren einer Hungersnot und die Verarmung der Bevölkerung hin. Es gelang ihm, seine Vorschläge durchzusetzen und in seiner Zeit die Rinderpest zu beherrschen.

Es kam jedoch immer wieder zu Pandemien im 18. und 19. Jahrhundert. 1887 wurde die Seuche durch die italienische Armee nach Äthiopien eingeschleppt. Von hier aus verbreitete sich die Rinderpest über ganz Afrika und tötete bis zu 90 % der Viehbestände. [10, 692, 942, 1096]

Mit den erleichterten Transportmöglichkeiten durch die Dampfschifffahrt und die Eisenbahn verbreitete sich die Krankheit im 19. Jahrhundert aus Asien über das Baltikum bis nach England. Für die Veterinäre war dies eine große Herausforderung. Englische Ärzte haben in der indischen Kolonie Veterinärschulen gegründet, um diese Erkrankung weiter zu erforschen.

Ende des 19. Jahrhunderts hat diese Erkrankung in Afrika, besonders im Gebiet des Sambesi-Flusses und später in der südafrikanischen Republik, ganze Herden ausgerottet. Die Verbreitung der Erkrankung führte im Jahr 1762 zur Gründung der ersten tiermedizinischen Universität in Lyon, die bald ein Zentrum für die Forschung von Veterinärkrankheiten wurde. Die verheerenden Verluste der Rinderzüchter stimulierten die Gründung von weiteren tiermedizinischen Hochschulen, sodass in Westeuropa Ende des 18. Jahrhundertes 25 derartige Institute entstanden. 1842 wurde in der Türkei, damals Osmanisches Reich, die erste veterinärmedizinische Hochschule etabliert, wobei Professoren der Tiermedizin aus Europa eingeladen wurden, um an dieser Universität zu arbeiten. Zusätzlich wurden türkische Studenten der Tiermedizin an die europäischen Universitäten geschickt, um Erfahrungen zu sammeln und diese in ihrem Heimatland umzusetzen.

Stimuliert wurde die Zusammenarbeit zwischen Frankreich und dem Osmanischen Reich durch den Ruf Pasteurs mit seiner Entdeckung des Tollwutimpfstoffes. Der Sultan des osmanischen Königreiches schickte 1886 eine Gesundheitskommission nach Paris, um von den Erfahrungen Pasteurs und seinen Methoden zu profitieren. Die türkischen Bakteriologen Zoeros Pascha und Hüseyin Hüsnü erlernten bei Pasteur die Herstellung des Impfstoffes. Die Kommission blieb einige Monate in Paris. Unter der Leitung von Zoeros Pascha wurde das erste Tollwutkrankenhaus 1887 in Istanbul eröffnet. Nach diesem Kontakt intensivierte sich der Austausch von türkischen Studenten nach Frankreich, andererseits gingen französische Forscher in die Türkei, um ihre bakteriologischen Erfahrungen dort anzuwenden. Als die Choleraepidemie 1893 ausbrach, wurde Prof. Chantemesse aus dem Institut Pasteur eingeladen, um die Erfahrungen bei der Eindämmung der Choleraepidemie umzusetzen. Er legte dringend nahe, ein bakteriologisches Institut in Istanbul zu etablieren und empfahl Dr. Maurice Nicolle aus dem Institut Pasteur als Direktor.

Maurice Nicolle wurde 1862 in Rouen geboren, er ist der Bruder des Nobelpreisträgers Charles Nicolle. Der Vater war als Arzt im städtischen Krankenhaus tätig und Professor an der „École des Sciences et des Arts". Er verbrachte einen Teil seiner Ausbildung bei Professor Kölliker in Würzburg und promovierte 1890 mit einer Arbeit über Myokardveränderungen bei Kardiosklerose. Anschließend absolvierte er eine Ausbildung als Mikrobiologe und entwickelte zusammen mit Morax eine Technik, um die Cilien von Bakterien zu färben. 1892 ging er nach Empfehlung von Chantemesse und Einladung durch den Sultan Abdul Hamid II. in die Türkei, um dort das kaiserliche Institut für Bakteriologie in Istanbul zu gründen. 1894 wurde er Direktor dieses Institutes. Dort hielt er Vorlesungen und übertrug Stil und Inhalt des Institut Pasteurs auf sein Institut.

Einer der begabtesten Schüler von Nicolle war der schon als Student hervorstechende Adil Mustafa oder auch Adil Bey genannt. Er wurde 1871 in Istanbul geboren und trat 1898 in die Militär-Veterinär-Universität ein, 1889 ging er an die École nationale vétérinaire d'Alfort, eine 1765 gegründete Veterinärfakultät, die heute noch existiert. Er machte dort ein glänzendes Examen und erhielt die Silbermedaille des französischen Landwirtschaftministeriums. Er war dort Schüler von Edmond Isidore Etienne Nocard. Dort machte er 1895 sein Examen. Nachdem er in die Türkei zurückgekehrt war, trat er in das Departement der militärischen Veterinäruniversität ein. Zunächst bestand seine Aufgabe darin, Diphtherieimpfstoff herzustellen, wie er es bei Nocard gelernt hatte. Weiterhin entwickelte er zusammen mit Nicolle ein Serum gegen Rinderpest, von dem sie ab 1891 größere Mengen herstellen konnten. 1902 veröffentlichten Nocard und Adil Bey eine Reihe von Arbeiten, in denen festgestellt wurde, dass die Rinderpest durch ein filtrierbares Virus verursacht wurde. Sie haben damit direkt die Arbeiten von Löffler und Frosch aufgenommen. Erste Informationen

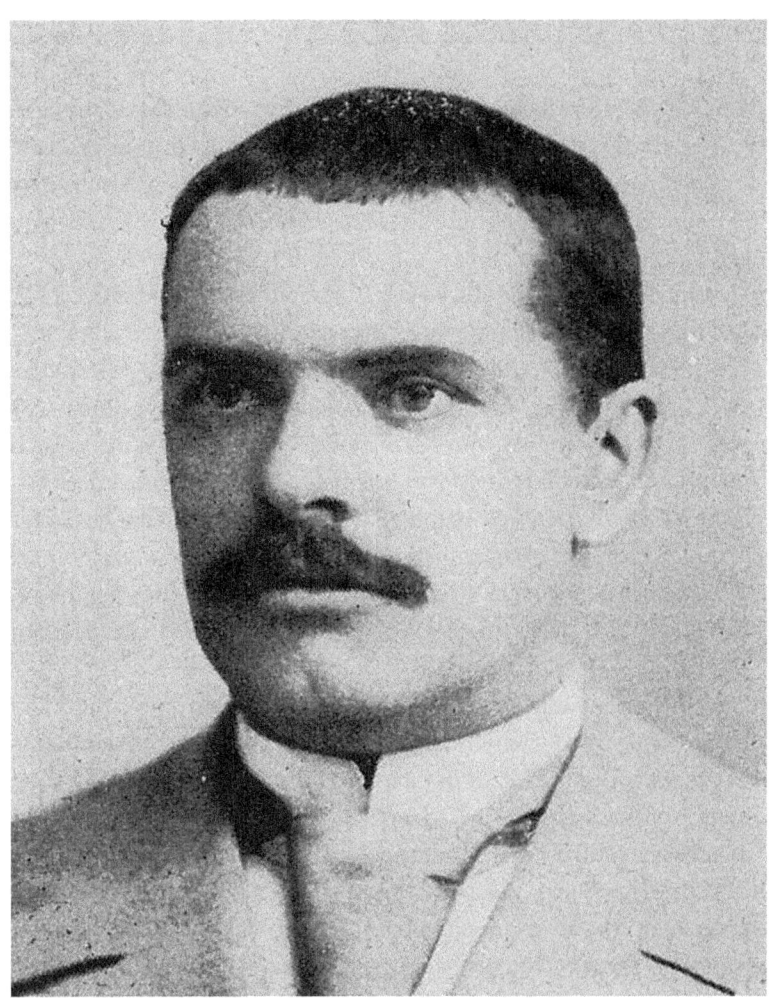
Maurice Nicolle

an die Académie des sciences in Frankreich 1899 wurden zunächst nicht akzeptiert. Man hatte zwar versucht, diese Versuche von Nicolle und Adil Bey zu wiederholen, war aber nicht in der Lage, die Experimente zu reproduzieren. Es zeigte sich, dass dieses Problem durch eine nicht ausreichende Erfahrung bei der Verwendung von Filtern verursacht war. [769]

Mit weiteren Analysen aus dem Jahre 1902 wurden schließlich die Thesen von Nicolle und Adil Bey bestätigt. Widersprochen wurde ihnen von Yersin, der der Ansicht war, dass die Rinderpest durch Bakterien verursacht wird. 1901 kehrte Nicolle an das Institut Pasteur zurück, blieb aber über die Arbeit und die persönliche Freundschaft mit Adil Bey verbunden. Weitere Arbeiten von Nicolle und Adil Bey beschäftigen sich mit dem Pockenimpfstoff, wobei sie 5 Jahre vor Negri nachweisen konnten, dass das Variola-Virus filtrierbar ist. Die Arbeit erschien erst 1906. Nach der Rückkehr Nicolles nach Paris übernahm Adil Bey die Leitung eines neu gegründeten Departements eines veterinär-bakteriologischen Instituts. Gleichzeitig wurde er Direktor einer zivilen Veterinärhochschule, die 1889 gegründet wurde. Er starb 1904 mit 34 Jahren an Tuberkulose.

Nicolle infizierte sich 1916 mit Maltafieber, das zu einer Halbseitenlähmung führte. Er setzte jedoch seine wissenschaftlichen Forschungen fort und schrieb ein Lehrbuch über Mikrobiologie. Nicolle starb 1932 in Paris. [748, 749, 750, 751]

Erste Versuche, einen Impfstoff gegen die Rinderpest zu entwickeln, stammen von J. Edwards, der in den 1920er Jahren das Rinderpestvirus in Serien propagierte. Er stabilisierte eine Zelllinie nach 600 Passagen und konnte tatsächlich einen Schutz von Rindern in Indien erreichen. Ein konstant sicherer Impfstoff kam 1960 von Walter Plowright, der einen Impfstoff aus attenuierten hitzestabilen Viren entwickelte.

Plowright wurde 1923 in Lincolnshire geboren, studierte Veterinärmedizin am Royal Veterinary College an der Universität in London und war während des Krieges 1944 im Veterinary Corps der British Army in Kenia tätig. 1948 kehrte er nach Großbritannien zurück und wurde Dozent am Royal Veterinary College, kehrte allerdings 1950 nach Afrika zurück, wo er am Föderalen Veterinärlaboratorium in Nigeria arbeitete. Er wechselte dann an das Department of Pathology des East African Research Laboratory in Mugaga in Kenia. In diesen Positionen analysierte er die Rinderpest und stellte fest, dass der Virusträger das Gnu war, das jedoch nicht wie die Rinder erkrankte.

Er entwickelte einen Rinderpestimpfstoff aus einer Gewebekultur aus Nierenzellen und konnte nach vielen Passagen einen Impfstoff herstellen, der zu einer dauernden Immunität gegen die Rinderpest führte.

In regelmäßigen Exkursionen über das Land impfte Plowright Tausende von Rindern und Gnus. Diese Aktivitäten waren so erfolgreich, dass der Generaldirektor der Food and Agriculture Organization (FAO, Ernährungs- und Landwirtschaftsorganisation) der Vereinten Nationen im Jahr 2010 verkünden konnte, dass die Rinderpest dank der Maßnahmen von Plowright und seiner Gruppe ausgerottet worden sei. Damit war dies die zweite Erkrankung in der Geschichte der Medizin, die durch Impfungen getilgt worden ist. Die Ernährungs- und Landwirtschaftsorganisation der UNO berechnete, dass allein in Afrika der Wert der Nahrungsmittelproduktion auf 47 Milliarden US-Dollar gesteigert werden konnte. Für die Entwicklungsländer in Afrika war dies eine segensreiche Entwicklung, da damit die Hungersnöte, die durch die extremen Verluste von Rindern verursacht wurden, verschwunden waren. Die FAO errechnete, dass 70 Millionen Tonnen Rindfleisch und 1 Milliarde Tonnen Milchprodukte nach der Ausrottung der Rinderpest in den Entwicklungsländern produziert werden konnten. Plowright wurde mit vielen Auszeichnungen bedacht, er wurde Companion des Order of St. Michael and St. George, Mitglied der Royal Society sowie des Royal College of Veterinary Surgeons. 1984 wurde ihm der König-Baudouin-Preis der König-Baudouin-Stiftung verliehen, 1999 der Welternährungspreis der FAO der UNO.

Nach seiner Rückkehr 1971 nach England übernahm Plowright den Lehrstuhl für Mikrobiologie und Parasitologie am Royal Veterinary College in Compton und wurde zuletzt Vorstand des Departements für Mikrobiologie am Institute for Research on Animal Diseases.

Plowrights weitere Forschungen befassten sich mit dem afrikanischen Schweinefieber, dem malignen katarrhalischen Fieber, den Pocken und den Herpes-Viren. [67, 371, 758, 811, 946]

12   Das Tollwutvirus (1903)

Mit der Entwicklung der Tollwutimpfung durch Pasteur war für die medizinische Versorgung von Tollwutopfern ein großer Schritt getan. Allerdings hatte man noch keine Vorstellung vom Erreger. Interessanterweise, so berichtet Remlinger, haben Nocard und Best 1880 bzw. 1882 vergeblich versucht, das Tollwutvirus zu filtrieren. Wahrscheinlich hatten sie nicht den richtigen Filter benutzt und damit die Chance verpasst, fast zehn Jahre vor Beijerinck und Iwanowsky ein filtrierbares Virus zu isolieren. Bemerkenswert war, dass sie wohl unabhängig von Mayer auf die Idee kamen, dass infektiöse Agens durch Filtration weiter zu untersuchen. Schließlich gelang es 1903 Paul Remlinger, den Erreger der Tollwut zu isolieren.

Er zentrifugierte verdünntes Gewebe und benutzte einen Berkefeld-Filter mit der größten Porengröße.

Paul Remlinger (1871–1964) studierte in Val de Grâce am Militärhospital und promovierte 1893 an der Universität in Lyon mit einer Untersuchung über die Erblichkeit der Tuberkulose. 1896 wurde er Leiter eines bakteriologischen Laboratoriums in Tunis. 1900 wurde er als Nachfolger an das kaiserliche bakteriologische Institut in Istanbul berufen, wo er Nachfolger von Nicolle wurde. Dort beschäftigte er sich besonders mit der Tollwut. 1903 gelang es ihm, wiederum durch Filtrationsversuche zusammen mit Riffat-Bey, den Erreger der Tollwut zu isolieren und damit die Frage nach der Ursache dieser Erkrankung zu klären. [836, 837, 839]

In den folgenden Jahren publizierte Remlinger eine Reihe von Arbeiten, die sich mit der Pathogenese der Tollwut befassten. 1913 verließ er Konstantinopel und wurde an das Institut Pasteur in Tanger versetzt, wo er sich weiter mit der Tollwut, insbesondere mit der Entwicklung von Impfstoffen gegen die Tollwut beschäftigte. Bis zu seiner Pensionierung war er mit dem Institut in Tanger verbunden. Paul Remlinger ist 1964 in Tanger gestorben. [705]

Als die ersten Versuche von Beijerinck publiziert wurden, hatte man in Paris, wo die Tollwutimpfung ihre großen Triumphe feierte, diese Entdeckungen mit Distanz zur Kenntnis genommen. Die frühen Versuche von Beijerinck und Iwanowsky hatten keinen Einfluss auf die Forschungstätigkeiten am Pariser Institut.

Remlinger selbst betrachtete die Versuche von Beijerinck zunächst ebenfalls skeptisch. Er versuchte, Beijerincks Diffusionsexperiment mit dem Tollwutvirus zu wiederholen, aber er konnte diese Versuche nicht reproduzieren. Er kam zu dem Ergebnis, dass die Tollwut höchstwahrscheinlich wie die Maul- und Klauenseuche, die Rinderseuche und das Gelbfieber durch einen ultramikroskopischen Organismus verursacht werde.

Einigermaßen verwirrt war er durch die Entdeckung des Erregers der Rinderpleuropneumonie, die, wie bereits erwähnt, den Chamberland-Filter passieren konnte und mikroskopisch nachweisbar war. [754] Er schloss daraus, dass der Erreger der Tollwut von größerer Dimension sein müsse, da er nicht im Filtrat nachweisbar war, und er schloss, dass der Erreger der Tollwut immobil sei oder nur eine geringe Beweglichkeit zeige. [836]

Spätere Untersuchungen von Remlinger, insbesondere Zentrifugationsversuche, brachten ihn dann 1918 zu der Aussage, dass es sich doch um einen Erreger von ultramikroskopischen Dimensionen handeln müsse. [839] Die Tatsache, dass Nocard und Roux ihren Erreger der Pleuropneumonie sehen konnten und Remlinger den Erreger der Tollwut nicht, führte zu ziemlichen Irritationen. Eine weitere Irritation kam auf durch die Publikation der Entdeckung der Einschlusskörperchen durch Negri, der 1903 diese erstmals beobachtet hatte (siehe Kap. 33). Negri vermutete, dass es sich dabei um Protozoen handelte und dass dies die Ursache der Tollwut sei, Remlinger widersprach, da seine Filtrations- und Zentrifugationsexperimente mit einem Erreger von der Größe eines Protozoons nicht vereinbar waren. [741, 742, 743, 837, 838]

Die Ergebnisse der damals sich entwickelnden Kolloidchemie trugen dazu bei, die Größenverhältnisse dieser Erreger darzustellen. Remlinger hielt es für möglich, dass die Passage durch den Filter den Erreger irgendwie in seinen physikalischen und chemischen Eigenschaften verändert und diesen Organismus in ein echtes Kolloid verwandelt haben könnte. Ein Toxin, wie es bei der Diphtherie oder beim Tetanus nachweisbar war, hielt er für nicht wahrscheinlich. Mit dieser Vorstellung näherte er sich Beijerincks Vorstellung vom Contagium vivum fluidum an. Er argumentierte aber, wenn es sich um ein solches handle, gehe es durch jeden Filter, unabhängig von der Größe, während er feststellte, dass die Passage von einer bestimmten Porengröße seiner Filter abhing. Damit stand er wieder zwischen den beiden Theorien: verändertes Molekül oder filtrierbares Virus. [839]

Versuche, das Filtrat zu kultivieren, um eine In-vitro-Darstellung zu erreichen, scheiterten. Noguchi berichtet 1913 von einer angeblich erfolgreichen Kultivierung des Tollwuterregers. Er benutzte Nierenzellen von Kaninchen. Weitere Versuche konnten jedoch Noguchis Ergebnisse nicht bestätigen. [755]

13 Die Schweinepest – Hog Cholera (1903)

Die Schweinepest wurde 1822 in Frankreich und 1833 in den USA als eigene Krankheit der Schweine beschrieben. [177]

Im 19. Jahrhundert trat sie in kleineren Endemien in verschiedenen Staaten der USA auf. Mit der Einführung der Eisenbahn breitete sich die Schweinepest jedoch über das ganze Land aus. Als Ursache vermutete man zunächst ein Bakterium, das Bacterium suipestifer genannt wurde. [23, 448]

Die Erkrankung konnte in unterschiedlichen Verlaufsformen auftreten. Sie setzt in der Regel nach 4- bis 17-tägiger Inkubationszeit ein. Es gibt 3 Verlaufsformen: die perakut septisch verlaufende, die mit schweren inneren Blutungen einhergeht und nach 2–3 Tagen zum Tod der Tiere führt, die subakute Form, bei der die Tiere i. d. R. ebenfalls nach einer Woche sterben, und die intestinale Form, bei der sich schwere Durchfälle und Verstopfung abwechseln und die Tiere i. d. R. nach 3 Wochen sterben. Die Mortalität beträgt durchschnittlich 80%. Es ließ sich eine saisonale Prävalenz der Schweinepest beobachten. [698]

Uhlenhuth, Mießner und Geiger konnten feststellen, dass die Infektion von Tier zu Tier durch die Luft übertragen wird. Vektoren können jedoch Geräte, Kleidung oder Speiseabfälle sein. Die Erkrankung befällt nur das Schwein und ist nicht auf andere Tiere übertragbar. Eine Infektion durch subkutane oder intravenöse Überimpfung des Blutes ist möglich. Nachdem man neben dem Bacterium suipestifer auch ein Bacterium mit dem Namen Spirochaeta hyos als Ursache vermutete, konnten schließlich die beiden amerikanischen Forscher Dorset und de Schweinitz mithilfe einer Filtration durch einen Berkefeld- und einen Chamberland-Filter nachweisen, dass diese Erkrankung nicht durch die genannten Bakterien verursacht waren. [208, 238, 1045, 1046]

Emil Alexander de Schweinitz (1866–1904) wurde in Salem in North Carolina geboren. Er promovierte 1882 an der University of North Carolina zum PhD und erwarb 1886 einen zweiten Doktortitel an der Universität in Göttingen. Nach seiner Rückkehr aus Deutschland unterrichtet er zunächst Chemie am Tufts College in Massachusetts und wurde dann Professor für Chemie am Agricultural and Mechanical College of Kentucky. 1888 wurde er Direktor des biochemischen Laboratoriums des Bureau of Animal Industry des Department of Agriculture. [252] Seine ersten Erfahrungen mit der Schweinepest sammelte er in der Zeit von 1890 bis 1897 mit Ver-

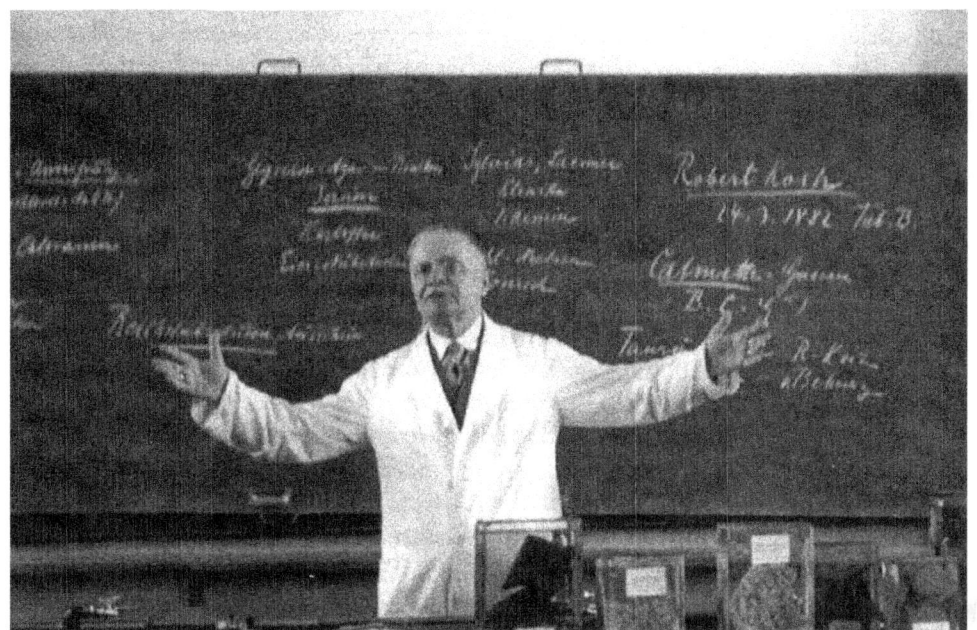

Paul Uhlenhuth

suchen, einen Impfstoff gegen diese Krankheit zu entwickeln. Es gelang ihm jedoch nicht, einen entsprechenden Impfstoff in dieser Zeit herzustellen.

De Schweinitz untersuchte weiterhin die Mikrobiologie der Tuberkulose, entwickelte Nährböden für Bakterienkulturen und untersuchte den Effekt von Tuberkulin bei tuberkulösen Kühen.

Sein Partner bei der Erforschung der Schweinepest war Marion Dorset, der 1872 in Maury County in Tennessee geboren wurde. Er studierte zunächst Chemie an der University of Tennessee und graduierte 1892 zum Bachelor of Science im Fach Chemie. Anschließend studierte er an der University of Pennsylvania Medical School und schließlich an der George Washington University, heute die Columbia University, wo er 1896 zum Doktor der Medizin promovierte. [297]

Ab 1890 entwickelte sich die Schweinepest in den USA in einem für die Schweinezüchter katastrophalen Ausmaß mit schweren finanziellen Verlusten. 1897 wurde Marion Dorset nach Iowa abgeordnet, um dort an der Ursachenforschung der Schweinepest teilzunehmen. Alle Untersuchungen waren zu dieser Zeit frustran. Um 1897 entwickelte Dorset unter der Annahme, dass es sich um eine bakterielle Erkrankung handle, einen Impfstoff, der jedoch wirkungslos war. Erst 1903 gelang es dann Dorset zusammen mit de Schweinitz, durch die Filtration von Blut und anderem Körpermaterial durch einen Berkefeld- und einen Chamberland-Filter das Virus zu isolieren und mit diesem Filtrat auch die Krankheit zu übertragen. [23, 208]

Hat ein Tier diese Erkrankung überstanden, besteht lebenslängliche Immunität. Im Anschluss an diese Beobachtungen haben viele Forscher die Möglichkeit einer passiven Immunisierung untersucht. Ein Ansatz war, die Schweine zu hyperimmunisieren. Mit diesem Serum gelang es dann, eine Immunität von 2–3 Wochen zu erreichen. [1045]

Uhlenhuth und seine Mitarbeiter unternahmen intensive Versuche mit dem Ziel, das Virus zu attenuieren, z. B. durch Exposition gegen höhere Temperaturen, durch Beigabe von Carbolsublimat, Wasserstoffsuperoxyd und andere Substanzen, wobei es nicht gelang, einen aktiven Impfstoff herzustellen. Er wandte sich deshalb der Entwicklung einer passiven Immunisierung zu und gewann die Antikörper aus dem Blut von Schweinen, die die Erkrankung überlebt hatten und konnte nachweisen, dass dieses Serum sehr hoch dosiert werden musste. Er konnte feststellen, dass bei einer Serie von 30 Ferkeln, die passiv geimpft worden waren, nach einer Exposition mit kranken Tieren 18 erkrankten, 9 starben, wogegen bei der ungeimpften Kontrollgruppe alle Tiere erkrankten und starben. Uhlenhuth stellte daher fest, dass die Schweine, die eine Infektion überstanden hatten, nicht nur die spätere Zuführung größerer Virusmengen gut vertragen hatten, sondern dass die systematische Weiterbehandlung solcher Tiere mit Viren eine erhebliche Steigerung der Schutzstoffe, also Antikörper im Serum, zur Folge hatte. Er induzierte die Antikörperproduktion u. a. mit keimfrei filtriertem Blutserum, keimfrei filtriertem Urin oder mit Organextrakt.

Uhlenhuth stellte fest, dass damit eine Schutzwirkung erreicht wird, jedoch werde das Tier dadurch nicht geheilt. Die passive Immunisierung bot einen Schutz von anfangs 14 Tagen bis später, mit weiterer Entwicklung, 4 Wochen. Er konnte eine klare dosisabhängige Wirkung nachweisen. Diese Serumimpfung bewährte sich, indem sie die Schweine während der Transporte vor einer Infektion schützte. Diese Methode erwies sich als so effizient, dass die Behring-Werke 1922 ein Institut zur Herstellung dieser Antikörper gegründet hatten, das in Eystrup an der Weser etabliert wurde. Es stand unter der Leitung von Uhlenhuth, Mießner und dem Veterinär W. Geiger.

Weitere Versuche von Uhlenhuth zu einer aktiven Impfung, die parallel zur passiven Impfung gegeben werden sollte, erwiesen sich als nicht unproblematisch, da die Ergebnisse dieser Impfungen höchst unterschiedlich waren. Es gelang Uhlenhuth jedoch, ein standarisiertes „Institutsvirus" zu entwickeln, das gute reproduzierbare Ergebnisse lieferte. Die Schutzwirkung hielt zwar nur 14 Tage an, konnte aber mit viel Erfolg im Sinne sogenannter Ringimpfungen angewandt werden. In der Folge dieser Untersuchungen ging die Inzidenz der Schweinepest in Deutschland durch allgemeine Hygienemaßnahmen und durch die passiven Impfungen deutlich zurück. Im Ausland wurde die Simultanimpfung mit großem Erfolg angewandt. [747 S. 42–45]

Auch die US-Amerikaner Dorset, McBryde und Niles kamen 1907 zu ähnlichen Ergebnissen wie Uhlenhuth, indem sie Antikörper aus dem Serum von infizierten Tieren verabreichten. Auch sie konnten einen Schutz nur für wenige Wochen erreichen. Dorset und seine Mitarbeiter kombinierten später die Hyperimmunisierung mit dem Virus und erreichten damit einen sehr guten Schutz. Damit wurde zunächst das Auftreten der Schweinepest in den USA deutlich zurückgedrängt. 1935 gelang schließlich nach einer Attenuierung des Virus mit Kristallviolett eine aktive Impfung, die damals noch nicht unproblematisch war, da dieser Impfstoff stark kontaminiert war. 10 Jahre später konnte ein Verfahren zur Herstellung einer konstant sterilen kristallviolettattenuierten Vakzine entwickelt werden. Erst 1978 wurden die USA als „Hog-Cholera-free" deklariert. [177, 209, 238, 699]

14 Die Pockenviren (1905)

Die Erreger der Pocken waren neben dem Erreger der Tollwut ein Schrittmacher in der Entwicklung der Virologie. Die wissenschaftliche Etablierung der Impfung gegen Pocken durch Jenner und die Weiterentwicklung der Impftechniken in der weiteren Entwicklung haben bereits segensreich gewirkt, bevor man sich über die Art des Erregers dieser Erkrankung im Klaren war. Ähnlich war es mit der Tollwut, bei der Pasteur einen effektiven Impfstoff entwickelte, ebenfalls ohne zu wissen, von welcher Art der Erreger war. Pasteur vermutete eine Mikrobe, konnte jedoch unter den Bedingungen seiner Zeit die Frage nicht klären.

Mit der Einführung der Pflichtimpfung 1874 in Deutschland gelang es, dieser Erkrankung ihren Schrecken zu nehmen.

Fortschritte bei der Aufklärung des Pockenvirus kamen über zwei Beobachtungen: 1906 berichtete Paschen über eine Ansammlung von sehr kleinen Körperchen im Ausstrich von verdünnter Kinderlymphflüssigkeit. Er fand 1906 „eine überraschend große Menge von gleichmäßig gefärbten, sehr kleinen Körperchen", nachdem er den Ausstrich der Lymphflüssigkeit mit Giemsa gefärbt hatte. Ähnliche Bilder fand er in Ausstrichen von Eiterflüssigkeit aus Kalbspusteln und von Material aus der infizierten Kaninchenhornhaut.

Die Interpretation war damals schwierig, aber Paschen vertrat bereits damals die Ansicht, dass es sich bei diesen Elementarkörperchen, wie sie dann genannt wurden, um die Erreger der Variola handelt. [778]

Vor Paschen hatte bereits 1892 Guarneri ähnliche Beobachtungen gemacht und war der Ansicht, dass es sich dabei um Protozoen handle. [422]

1907 beobachtete Borrel bei den Hühnerpocken derartige Körperchen und interpretierte sie im Sinne von Paschen. Bereits 1904 hatte er ähnliche Einschlusskörperchen bei Tieren mit Geflügelpest beobachtet. [87]

Eine Klärung kam 1905 jedoch von Negri. Er war bereits bekannt für die 1903 gemachte Entdeckung von Einschlusskörperchen bei Gewebe von Patienten mit Tollwut.

Negri hat 1905 mithilfe eines Berkefeld-Filters V Material aus Pusteln von Pocken filtriert und konnte durch Übertragungsversuche nachweisen, dass es sich bei dem Erreger der Pocken um ein ultrafiltrierbares Virus handelt. [741, 742]

Adelchi Negri wurde 1876 geboren und erhielt seine Ausbildung zum Pathologen am Institut von Camillo Golgi. 1909 wurde er Professor für Bakteriologie in Pavia.

Während er noch bei der Entdeckung der Körperchen aus dem Tollwutmaterial vermutete, dass es sich dabei um Protozoen handele, konnte er klar nachweisen, dass der Erreger der Pocken nun ein Virus war. [742]

1908 konnte Oddo Casagrandi mithilfe eines Chamberland-F- und eines Berkefeld-V-Filters ebenfalls ein filtrierbares Virus als Erreger der Pocken bestätigen.

Oddo Casagrandi (1872–1943) wurde in Lugo di Romagna geboren, er studierte in Catania, wo er 1896 sein Examen ablegte. Es erfolgte eine Ausbildung zum Bakteriologen und Parasitologen in Rom. Anschließend war er Dozent am Hygieneinstitut, wurde 1904 Ordinarius für Hygiene in Cagliari, wo er 10 Jahre lang Rektor war. 1915 erhielt er einen Lehrstuhl in Padua. Seine Untersuchungen befassten sich zunächst mit der Entwicklung von Amöben und Protozoen. Er versuchte bereits, das Pockenvirus in Leukozyten zu züchten. [156, 157, 158, 300]

Mit dem Nachweis der Pockenviren folgte eine intensive Erforschung dieses Erregers. So haben Bechhold und Schlesinger die Größe des Erregers bestimmt und herausgefunden, dass die mit Ultrafiltration durch eine Kolloidiummembran bestimmte Größe 200 mmµ beträgt. [49, 50, 51]

Die Gruppen um Elford und Andrewes haben die Größe der Körperchen mit 125 bis 175 mmµ bestimmt. Im Weiteren wurden innerhalb kurzer Zeit die Stoffwechseleigenschaften, das serologische Verhalten, Komplementbindungsreaktionen und weitere Nachweisreaktionen intensiv erforscht. [627]

Die Impfungen erfolgten über viele Jahre hinweg mit Impfstoff, der zwar von den Kuhpocken stammte, aber „humanisiert" worden war. Die Kuhpocken wurden auf Menschen übertragen, die dann Pusteln entwickelten, aus diesen Pusteln wurde dann der Impfstoff entnommen und von Mensch zu Mensch weitergezüchtet bzw. verabreicht. Dies lag lange Zeit in Händen der Ärzte, die dies in eigener Regie durchführten. Die Impfstoffe, die diesen humanisierten Impfstoff induzieren sollten, wurden von Impfanstalten an die Ärzte geliefert. Die Impfärzte unterlagen einer strengen Kontrolle und hatten die Pflicht zur Dokumentation. Im Laufe der Jahre stellte man fest, dass die Qualität des Impfstoffs abnahm, sodass man gezwungen war, die Impfstoffe, die von den Impfanstalten verbreitet wurden, immer wieder zu ersetzen, indem man jeweils frische Kuhpocken gewann. Daneben wurde auch die humanisierte Lymphe immer wieder regeneriert, indem man sie auf die Kuh zurückübertrug und dort auffrischen ließ. Man nannte diesen Impfstoff Retrovakzine.

Ein großes Problem war in der ersten Hälfte des 19. Jahrhunderts die Verunreinigung des Impfstoffes mit Hepatitis- und Herpes-Viren. Es wurde auch Syphilis übertragen, da man damals die Bedeutung der Desinfektion von Geräten nicht kannte. Die verwendeten Lanzetten wurden nicht ausgewechselt und an vielen Kindern in großer Serie benutzt.

Dass die Pockenimpfung effektiv war, zeigte sich im Krieg 1870/1871. Zu dieser Zeit hatte die deutsche Armee bereits einen Impfzwang eingeführt, sodass es auf deutscher Seite nur zu 459 Pockentoten kam, wohingegen bei den nicht geimpften Franzosen 23.400 Soldaten an den Pocken starben. Durch gefangene französische Soldaten wurde die Seuche nach Deutschland eingeschleppt, sodass im Königreich Preußen hierdurch 60.000 Menschen an Pocken erkrankten. [1083]

Obwohl es bereits im Labor von Goodpasture [389] und 1931 von Rivers [856] gelang, die Pockenviren zu züchten, hat man bis weit in das 20. Jahrhundert hinein noch mit der Lymphe aus Kälbern geimpft. Es dauerte bis in die 1960er Jahre, bis man Impfstoff aus Zellkulturen mit entsprechend hohem Reinheitsgrad herstellen konnte. [489]

Mit diesem Impfstoff wurden Feldversuche durchgeführt, wobei sich jedoch zeigte, dass es zu einer geringen Antikörperreaktion kam und kein ausreichender Schutz dadurch gewährleistet wurde. Dieser Impfstoff wurde nicht weiter verwendet. Andere Virusstämme zeigten erhebliche Nebenwirkungen, sodass auch hier zunächst keine weiteren Versuche mehr gerechtfertigt erschienen. Ein Virusstamm, der zu großen Hoffnungen berechtigte, der MVA-Impfstoff, konnte jedoch aufgrund juristischer Vorschriften nicht ausreichend geprüft werden, da die Zulassungsverfahren von der Gesetzgebung wesentlich strikter gehalten wurden, sodass sich das Zulassungsverfahren für den MVA-Wirkstoff bis 1977 hinzog, wobei 1979 von der WHO erklärt wurde, dass die Pocken ausgerottet seien. Inzwischen sind über 10 Impfstämme für Pocken gezüchtet worden. Zurzeit ist nur ein Impfstoff mit dem Namen Imvanex im Handel. [465]

In weiteren Analysen konnten die unterschiedlichen Formen der Tierpocken differenziert und Kuhpocken, Schafs-, Kamel-, Ferkel-, Pferde-, Ziegen-, Kaninchen- und Geflügelpocken voneinander abgegrenzt werden.

15 Molluscum contagiosum (1905)

Ein weiteres menschenpathogenes Virus wurde 1905 von Fritz Juliusberg beschrieben, nämlich der Erreger des Molluscum contagiosum. Beschrieben wurde diese Erkrankung 1814 von Henderson. Es handelt sich dabei um eine Hauterkrankung, die sich durch knötchenartige Effloreszenzen manifestiert, die in der Mitte eine Delle aufweisen. Sie können in großer Zahl am ganzen Körper auftreten und sezernieren einen rahmigen bis teigigen Molluscumbrei. Klinisch erfolgt die Übertragung beim Menschen meist durch Schmier- oder Kontaktinfektion. Die Krankheit bildet sich meistens im Verlauf von bis zu 18 Monaten zurück. [463, 791, 909]

Der Erstbeschreiber, Fritz Juliusberg, wurde 1872 in Breslau als Sohn eines Arztes geboren. Er studierte Medizin in Breslau, Würzburg und Freiburg. In Freiburg promovierte er über bakteriologische Prüfung einiger neuerer Desinfektionsmittel. Seine Ausbildung als Dermatologe absolvierte Juliusberg zunächst bei Herxheimer in Frankfurt von 1897 bis 1898, anschließend 1989 bei Josef Jadassohn in Bern und von 1898 bis 1907 bei Albert Neisser in Berlin. Von 1910 bis 1918 war er Leiter der dermatologischen Klinik des Städtischen Krankenhauses in Posen. Nach dem Ende des Ersten Weltkriegs gab er diese Position auf und ließ sich 1919 in einer privaten dermatologischen Praxis in Braunschweig nieder. 1919 erhielt er den Professorentitel. Juliusbergs dermatologische Leistungen sind sehr umfangreich. Er beschrieb die Pityriasis lichenoides chronica, das Ekzema herpeticatum und einen Fall einer Pseudoleukämie bei einem Kind mit purpuraknotigen und tumorähnlichen Veränderungen als Folge einer Ablagerung von Erythrozyten in der Epidermis und im Corium. Weiterhin beschäftigte er sich mit der Therapie der Syphilis und sammelte Erfahrungen und publizierte über die Verwendung von Salvarsan und Wismut. Er beschrieb die Kolloiddegeneration der Haut und Degeneration von Elastin beim Pseudoxanthoma elasticum. [421]

Ausgangspunkt seiner Untersuchungen zum Molluscum contagiosum war die damals umstrittene Auffassung, dass Molluscum contagiosum des Menschen übertragbar sei. Die Erfahrungen waren widersprüchlich, was Juliusberg in Zusammenhang mit der langen Inkubationsdauer brachte. Juliusberg berichtete, dass es ihm nach vielen negativen Versuchen gelungen war, in einem Fall das Entstehen von Molluscum längs der Impfstriche zu beobachten. Angeregt von der Veröffentlichung von Marx und Sticker aus dem Jahr 1902 über die Filtrierbarkeit der Hühnerpestviren, entnahm er aus einem Patienten der dermatologischen Klinik Presssaft aus verschiedenen Mollusca contagiosa, verrieb diesen Saft mit feinem Sand und einigen Tropfen Bouillon und filtrierte dann dieses Gemisch durch einen Chamberland-Filter. Dieses Infiltrat impfte er durch Einreiben an zwei Kollegen, die sich ihm zur Verfügung gestellt hatten, bei sich selbst inokulierte er dieses Filtrat an der Innenseite des linken Oberarms, nachdem er die Haut durch Reiben mit Schmirgelpapier empfindlich gemacht hatte. 50 Tage nach der Impfung konnte er Mollusca-contagiosa-Veränderungen nachweisen. [538]

Juliusberg hinterließ ein sehr umfangreiches Werk und war einer der bedeutendsten Dermatologen Deutschlands. Mit dem Beginn der nationalsozialistischen Herrschaft wurde Juliusberg schikaniert, 1936 wurde ihm die Approbation entzogen und seine Privatpraxis in Braunschweig geschlossen. Er übersiedelte nach Berlin und wählte, offensichtlich unter der schikanösen Repression der Nationalsozialisten, am 25. März 1939 den Freitod.

Eine Gedenktafel neben dem Eingang zur Pathologie des Vivantes Klinikums in Berlin-Friedrichshain erinnert an diesen herausragenden Dermatologen, der von den Nationalsozialisten in den Tod getrieben wurde. [32, 282]

16 Die Hundestaupe (1905)

Die Staupe ist bei Hunden seit Jahrhunderten bekannt, doch nicht nur bei Hunden, sondern auch bei Katzen, Hyänen, Mardern, Bären und Schleichkatzen nachweisbar. Die Tiere leiden unter Fieber, Abgeschlagenheit, Durchfall und Erbrechen. In dramatischen Verläufen kommt es zu zentralnervösen Erscheinungen mit Sehstörungen, Ataxien und Paresen. In weit fortgeschrittenen Fällen kommt es zu Muskelzittern, das als Staupetick bezeichnet wird.

Berichtet wurde über diese Erkrankung z. B. von Don Antonio de Ulloa aus den Jahren 1735 bis 1748. Spätere Quellen berichten über Staupeausbrüche in Madrid im Jahre 1763. [71]

1809 befasste sich Edward Jenner mit der Staupe, die im englischen Sprachgebrauch als Dog Distemper bezeichnet wird, und er vermutete eine infektiöse Krankheitsursache durch Miasmen. [532]

Erst 1905 hat der französische Virologie Henri Joseph Carré diese Erkrankung ausführlich beschrieben. [142] Carré (1870–1938) wurde in Avize im Département Marne geboren. Er studierte an der Universität Alfort Tiermedizin, ging dann an das Institut Pasteur in Paris, von wo aus er mehrere Auslandsreisen unternahm. 1901 wurde er von seinem Lehrer Edmond Nocard an das Laboratoire National de Recherches in Maisons-Alfort berufen. Schwerpunkt seiner Forschungen waren damals Untersuchungen zur Maul- und Klauenseuche. Er konnte verschiedene Typen des Maul- und-Klauenseuche-Virus charakterisieren. 1925 entwickelte er einen Impfstoff gegen diese Krankheit, indem er Viren durch Formol inaktivierte.

Die Analyse des auslösenden Agens bei der Hundestaupe war schwierig, weil fast alle erkrankten Hunde bakterielle Superinfektionen aufwiesen. Carré konnte mit dem Nasenausfluss der erkrankten Hunde andere Tiere infizieren. Dass die Erkrankung virusbedingt ist, wies er durch Filtration dieser Nasensekrete nach und konnte so eine bakterielle Ursache ausschließen. Diese Beobachtungen wurden von Joseph Lignières im Jahr 1906 bestätigt, der, ebenfalls mit einem Bakterienfilter, die Ergebnisse von Carré reproduzierte. [647, 1027]

Diese Aussagen wurden jedoch im weiteren Verlauf kritisiert, wobei insbesondere M'Gowan in der Zeit von 1911 bis 1913 glaubte, dass Bordetella bronchiseptica der Auslöser für die Hundestaupe sei. 1928 hat dann Patrick Laidlaw Carrés Aussagen bestätigt. [301, 607, 608, 675]

16 Die Hundestaupe (1905)

Eine kausale Heilung besteht bei dieser Viruserkrankung nicht. Erste Versuche, einen Impfstoff zu entwickeln, stammen aus den Jahren 1923 und 1924 von Putoni, wobei Hirngewebe von infizierten Hunden mit Formalin attenuiert wurde. Damit konnte er Hunde vor einem Ausbruch der Erkrankung bewahren. Kommerziell verkauft wurde ein Impfstoff erst 1950. Heute ist durch regelmäßige Impfungen die Hundestaupe zurückgedrängt, Einfuhren aus dem Osten lassen jedoch in letzter Zeit wieder die Fallzahlen steigen.

17 Das Dengue-Fieber (1907)

Dengue-Fieber ist eine Erkrankung, die als Epidemie erstmals Ende des 17. Jahrhunderts beschrieben wurde und sich im Laufe der Zeit über fast alle tropischen Gebiete ausgebreitet hat. Es ist die häufigste durch Arthropoden übertragene Arbovirenerkrankung weltweit. Die Symptome des Dengue-Fiebers sind zunächst unspezifisch wie bei einer schweren Grippe. Die meisten Fälle verlaufen oligosymptomatisch. Oft kommt es zu Fieber bis zu 40°C mit Schüttelfrost, heftigen Kopf-, Muskel- und Gliederschmerzen und einem Exanthem. Die harmlosen Verläufe klingen nach einem bis zu 7 Tage dauernden Krankheitsbild spontan ab, 2–4% der Fälle entwickeln jedoch das hämorrhagische Dengue-Fieber und ein Dengue-Schocksyndrom, beide Komplikationen können zum Tode führen. Nach Schätzung der WHO erkranken 50–100 Millionen Menschen an Dengue-Fieber, von denen 22.000, zumeist Kinder, sterben. Bei den schwer verlaufenden Erkrankungen kommt es zunächst zu heftigen Blutungen, Flüssigkeitsverlust, Krampfanfällen, Koma, Bluterbrechen, Teerstuhl und allen Zeichen des Schocks. [1066 S. 150–152]

In Zusammenhang mit dem spanisch-amerikanischen Krieg, in dem die US-amerikanische Armee bereits wegen des Gelbfiebers schwere Verluste erlitten hatte, wurden die Soldaten in der Karibik, Puerto Rico, Kuba und den Philippinen zusätzlich zum Gelbfieber auch mit dem Dengue-Fieber konfrontiert.

Als im Fort William McKinley auf den Philippinen eine Dengue-Epidemie ausbrach, veranlasste der Sergeant General der Armee eine Erforschung dieser Erkrankung und insbesondere die Klärung einer moskitobedingten Übertragung. Beauftragt wurden die Militärärzte Captain Percy Moreau Ashburn und First Lieutenant Charles F. Craig.

Ashburn (1872–1940) wurde in Batavia, Ohio, geboren, studierte am Jefferson Medical College in Philadelphia, wo er 1893 promovierte. 1898 trat er in das US Army Medical Department ein. Von 1899 bis 1909 war er auf den Philippinen stationiert. 1914 wurde er General Inspector of the Health Department in Panama. Dieses Amt hatte er bis 1917 inne, anschließend wurde er Chief Medical Officer im Fort Benjamin Harrison und danach Colonel Chef der Division of Veneral Diseases, die in der Medical Field Service School in Carlisle, Pennsylvania, eingerichtet wurde. Anschließend war er 4 Jahre lang Professor für Militärhygiene in West Point. 1927 wurde er Leiter der Library Division in the Surgeon General's Office and Librarian of the Army Medical Library. Dort blieb er bis zu seiner Pensionierung 1932. [314]

17 Das Dengue-Fieber (1907)

Charles F. Craig blieb ebenso wie Ashburn Militärarzt. Er verfasste mehrere Bücher über parasitäre Erkrankungen. Im Ersten Weltkrieg setzte er wichtige Maßnahmen für die Prävention und Kontrolle von epidemischen Erkrankungen durch. Er hatte zuletzt den Rang eines Brigadegenerals inne. Craig starb 1950.

In ihrer Arbeit zeigen die Forscher ihre Überlegungen und Ergebnisse auf. Die Voraussetzungen für die Analyse waren günstig, da, wie bereits erwähnt, im Fort McKinley 4 Meilen außerhalb von Manila 800 Soldaten am Dengue-Fieber erkrankten. Von diesen standen 128 für die Erforschungen im Dengue-Krankenhaus in Manila zur Verfügung. Die Forscher berichten, dass seit Längerem nach der Ursache des Dengue-Fiebers gesucht worden war und dass praktisch alle Flüssigkeiten, Sekrete, Exkrete des Körpers untersucht worden waren. Viele dieser Untersuchungen seien allerdings in der Frühzeit der Bakteriologie vorgenommen worden und würden jeglicher wissenschaftlicher Sorgfalt entbehren. Die früheren Dengue-Forscher hatten die Hypothese, dass es sich bei der Erkrankung um eine bakterielle oder um eine Protozoen-Krankheit handele. So hat 1886 McLaughlin Blut von Patienten in Gelatinekulturen angelegt und diese über Wochen hinweg inkubiert. Mikroskopisch fand er Mikrokokken in verschiedenen Farben, weitere Untersuchungen konnten jedoch die Beobachtungen von McLaughlin widerlegen.

1903 postulierte Graham, dass es sich bei der Ursache des Dengue-Fiebers um ein Protozoon handelt, das in den roten Blutkörperchen eingeschlossen sei und den Malaria-Plasmodien ähnle. Er konnte diese angeblichen Erreger jedoch weder im gefärbten Ausstrich sehen, noch hatte er sporenbildende Formen beobachtet. Er vermutete, dass dieser Organismus ein Entwicklungsstadium innerhalb der Moskitos durchmache, und glaubte, dies in den Speicheldrüsen der Moskitos nachgewiesen zu haben. Er konnte diese Beobachtungen jedoch nicht reproduzieren und bestätigen. Immerhin postulierte er die Übertragung der Erkrankung durch Moskitos. Viele Forscher haben versucht, den Parasiten, den Graham vermutete, zu bestätigen, es ist jedoch nicht gelungen. Das Verdienst von Graham bleibt jedoch, auf die Übertragung durch Moskitos hingewiesen zu haben. Weitere Untersuchungen wurden in Panama von Carpenter und Sutton an 200 an Dengue erkrankten Patienten vorgenommen. Sie konnten weder McLaughlins Bakterium noch Grahams Protozoen nachweisen. Ihre Untersuchungen zur Übertragbarkeit durch Moskitos erbrachten kein einheitliches Bild. [33]

Guiteras und Cartaya versuchten 1905 in Havanna, Grahams Hypothese zu untersuchen, konnten jedoch keine parasitären Strukturen finden. Versuche zur Übertragbarkeit durch Moskitos verliefen bei ihnen negativ. Ebenso konnte Agramonte 1906 in Havanna keine Parasiten im Blut finden, auch war er nicht in der Lage, die Erkrankung durch Moskitos zu übertragen. Er schloss sich jedoch der Hypothese an, dass es wohl die Moskitos seien, seine negativen Ergebnisse begründete er durch einen wohl nicht erkannten technischen Fehler. Auch Kiewiet de Jonge und de Haan in Java und Stitt in Manila konnten keine Parasiten nachweisen. [33]

Ashburn und Craig begannen ihre Untersuchungen trotz der zitierten negativen Ergebnisse mit ausführlichen mikroskopischen und bakteriologischen Untersuchungen sowie von Blutausstrichen, indem sie das Blut durchgängig in jeder Krankheitsperiode untersuchten, insbesondere während der ersten zwei Tage und während des Endstadiums in der Zeit des Fieberanstiegs. Sie benutzten die Wright-Färbung, wie sie bereits in der Bakteriologie etabliert war. Sie berichteten, dass sie nicht in der Lage waren, die Ergebnisse von McLaughlin oder Graham zu bestätigen. Weitere hämatologische Untersuchungen zeigten, dass das Hämoglobin und die roten Blutkörperchen nicht verändert waren, in der Phase des hohen Fiebers wurden vereinzelt Poikilozytosen beschrieben. Bakterien konnten als Kontaminationen identifiziert werden und hatten keinen Zusammenhang mit der Krankheit. Bei den Leukozyten fanden sie als wichtigsten Befund eine ausgeprägte Leukopenie, die am fünften Krankheitstag am ausgeprägtesten gewesen war. Mit dem Fortschreiten der Krankheit konnte eine Eosinophilie diagnostiziert werden. Mit diesen Analysen bestätigten sie bereits veröffentlichte Beobachtungen von anderen. Die Thrombozyten erwiesen sich als unverändert und sie fassten ihre Ergebnisse zusammen:
1. Im Blut bei Dengue-Erkrankten fanden sich keine Organismen, weder Bakterien noch Protozoen.
2. Beim Dengue-Fieber tritt keine Anämie auf, es zeigen sich keine charakteristischen morphologischen Veränderungen der roten Blutkörperchen, der Leukozyten, der Blutplättchen oder des Blutplasmas.
3. Dengue-Fieber geht mit einer Leukopenie einher und einem Rückgang der segmentkernigen Neutrophilen sowie einem deutlichen Anstieg in den kleinen Lymphozyten.

Auch die von ihnen unter verschiedenen Bedingungen durchgeführten Blutkulturen ergaben keinen Hinweis auf ein Wachstum von Bakterien.

Nachdem sich für die Forscher diese Fragen geklärt hatten, gingen sie dazu über, Blut von Dengue-Patienten in gesunde Probanden zu injizieren. Sie berichten, dass sie angesichts der Tatsache, dass das Dengue-Fieber nicht tödlich verläuft, sich gerechtfertigt fühlten, diese Experimente zu machen. Sie hofften damit, das Vorliegen oder das Fehlen eines infizierenden Agens im Blut zu finden. Sie suchten nach Freiwilligen und fanden vier, die sich Blut injizieren ließen, wobei sich zeigte, dass alle vier durch die intravenöse Inokulation dieses Blutes an Dengue-Fieber erkrankten. Ashburn sprach diesen Probanden seine Anerkennung und Dankbarkeit aus. Er wies darauf hin, dass die Probanden kein Geld erhielten. Daraufhin warben sie weitere 16 Freiwillige an, wobei sich zeigte, dass von den 16 Probanden sieben aus dem Fort William

McKinley kamen und eine harmlose Form des Dengue-Fiebers durchgemacht hatten. Diese zeigten sich als absolut immun, drei wurden als relativ und einer als zweifelhaft immun eingeschätzt. Aus einer anderen Gruppe rekrutierten sie weitere Patienten, von denen sie nur einen als immun identifizierten. An weiteren Probanden, die keinen Kontakt mit Dengue-Fieber oder mit Moskitos hatten, führten sie eine Injektion durch, sie dokumentierten die Fieberverläufe und die klinischen Beschwerden. Diese Gruppe wurde mit nun ungefiltertem Blut von Dengue-Patienten behandelt. In einer weiteren Serie inokulierten sie dann Blut von Dengue-Patienten, das durch einen Kieselgur-Filter geführt wurde. Das Filtrat wurde auf Wachstum von Bakterien getestet und es zeigte sich über die Dauer von 2 Wochen steril. Alle Probanden, die ein Filtrat intravenös erhalten hatten, erkrankten, sodass gefolgert wurde, dass das auslösende Agens ein ultramikroskopisches Agens sein müsse. Über die Natur waren die Forscher sich nicht im Klaren, sie schlossen jedoch, dass es sich um einen lebenden Organismus handeln müsse und nicht um ein Toxin, denn zwischen der Verabreichung und dem Ausbruch der Erkrankung wurde eine gewisse Inkubationszeit beobachtet. Bei einem Gift hätte dieser Effekt schneller eintreten müssen. Eine weitere wichtige Beobachtung betraf die Intensität der Erkrankungen. Das Filtrat löste eine Erkrankung mit schweren Symptomen aus, die schlimmer waren als bei den vorangegangenen Experimenten mit nichtfiltriertem Blut. Die Forscher gaben zu, dass sie sich dieses Phänomen nicht erklären konnten. Im Weiteren führten sie noch Übertragungsversuche mit Moskitos durch und unterstützten die Aussage von Graham, der schon auf eine Übertragung durch Moskitos hingewiesen hatte. Sie identifizierten den Mosquito culex fatigans als den Hauptüberträger. Die Experimente, die sie durchführten, bestanden darin, dass sie Moskitos in einem Zelt freiließen, in dem an Dengue erkrankte Patienten lagen, sammelten diese ein, wenn sie die Patienten gestochen hatten, hielten sie dann für bis zu 6 Tagen in einem Glas und brachten sie dann mit Gesunden zusammen. Die Reaktion war höchst unterschiedlich. Bei einigen kam es nicht zu einem Krankheitsausbruch, andere zeigten die typischen Symptome. In ihrer Zusammenfassung hoben die Forscher hervor, dass die Inokulation von Blut von Dengue-Patienten mit ungefiltertem und gefiltertem Blut zur Krankheit führte, und sie glaubten, dass es sich dabei um ein ultramikroskopisches Gebilde handeln müsse. Überträger sei der Moskito Culex fatigans. Die Inkubationszeit variiert zwischen 14 Stunden und 3 Tagen. Dengue sei nicht durch direkten Kontakt übertragbar.

In ihrer sehr sorgfältig geschriebenen Arbeit verwandten Ashburn und Craig in keinem Zusammenhang das Wort Virus. Heute wissen wir, dass der weltweit wichtigste Überträger das Weibchen der Gelbfiebermücke Aedes aegypti und Aedes albopictus und Aedes stegomyia ist. Es konnten vier Subtypen identifiziert werden. Ähnlich wie beim Gelbfiebervirus gelangen die Viren nach dem Stich der Mücke in den Magen der Mücke, wo sie sich vermehren, von dort gelangen sie in das Blutsystem und in die Speicheldrüse. Mit dem Stich der Mücke kommt aus der Speicheldrüse der Erreger in das Blut des Opfers. Seit Ende 2015 gibt es einen Impfstoff unter dem Namen Dengvaxia, der einen 93%igen Impfschutz bietet.

Das Dengue-Fieber gehört zu den emerging viruses, also Viren, die sich schnell ausbreiten. Von 1960 bis 2010 hat sich die Zahl der Erkrankten verdreißigfacht (WHO).

Eine schwere Verlaufsform des Dengue-Fiebers ist das Dengue Hemorrhagic Fever, das in den letzten Jahren an Inzidenz zugenommen hat. Durch die Mobilität der modernen Gesellschaft kam es im 20. Jahrhundert, nicht zuletzt durch den Zweiten Weltkrieg, zu einer raschen geographischen Ausbreitung dieser Erkrankung, begleitet von einer Zunahme der komplikationsreichen Form des hämorrhagischen Dengue-Fiebers. In den 1980er und 1990er Jahren kam es zu mehreren Epidemien in Asien und in Amerika. Analysen der WHO erbrachten den Befund, dass 2004 2,5 bis 3 Milliarden Menschen in den Risikogebieten leben. Es wird geschätzt, dass 50–100 Millionen Neuinfektionen auftreten, davon 500.000 Fälle des hämorrhagischen Dengue-Fiebers mit Tausenden von Toten, besonders unter den Kindern. [423, 424, 425, 887, 1085]

18 Das Pappataci-Fieber (1908)

Das Pappataci-Fieber wurde 1886 von dem österreichischen Militärarzt Alois Pick beschrieben. Es handelte sich damals um ein unklares Krankheitsbild, das Gastroenteritis endemica genannt wurde. Pick schlug vor, diese Erkrankung Hundskrankheit zu nennen. Es handelte sich dabei um eine Erkrankung, die im Mittelmeerraum grassierte. Man stellte fest, dass diese Erkrankung hauptsächlich im Sommer viele Menschen befiel. [794]

Alois Pick (1859–1945) wurde in Wien geboren, er studierte in Prag Medizin, wo er 1883 promovierte. Anschließend ging er an das Institut für experimentelle Pathologie in Prag und wurde anschließend Militärarzt. Während seiner Zeit im Garnisonsspital in Trebinje untersuchte er dieses bis dahin unklare Krankheitsbild.

Nach Ausbildungsabschnitten bei Robert Koch arbeitete er anschließend am Wiener Allgemeinen Krankenhaus. 1890 habilitierte er sich an der Universität Wien und wurde 1918 zum Professor ernannt. Er hinterließ ein umfangreiches Werk zu Problemen der Lungenerkrankungen, insbesondere des Emphysems und zur Lungenphysiologie, aber auch über Herzphysiologie und Pathophysiologie sowie über Magen-Darm-Krankheiten. Er publizierte mehrere Bücher. Bis 1932 war er Präsident der israelitischen Kultusgemeinde in Wien, sein letzter militärischer Rang war Feldmarschall-Leutnant. [770]

Ab 1904 untersuchte Taussig die Epidemiologie dieser Erkrankung und beschrieb die Ausbreitung in der Herzegowina. Da diese Erkrankung nur im Sommer auftrat, vermutete Gabel, dass es sich dabei um eine Akklimatisationskrankheit handele. [353, 1008]

Das Krankheitsbild verläuft oft inapparent, in der Regel zeigt sich nach einer Inkubationszeit von 3–5 Tagen ein akuter Krankheitsbeginn mit hohem Fieber, schwerem Krankheitsgefühl, Kopfschmerz, Gliederschmerzen, Übelkeit, Schwindel, Erbrechen, Steifheitsgefühl. Bei bestimmten Varianten kommt es zu einer Meningoenzephalitis und serösen Meningitis. Diese Erkrankung führte zu erheblichen Beeinträchtigungen, insbesondere in Kasernen der österreichischen Armee. Taussig identifizierte den Moskito der Variante Pappataci, eine Beobachtung, die 1907 auch von Giovanni Battista Grassi in Rom gemacht wurde. [406] 1908 wurde ein Komitee von Militärärzten abgeordnet, um diese Krankheit zu untersuchen. Mitglieder waren R. Doerr, K. Franz und S. Taussig.

Ein wichtiges Experiment machte Robert Doerr, indem er verdünntes Blut durch einen Berkefeld-Filter filtrierte und das Filtrat an zwei gesunde Freiwillige subkutan einspritze. Er injizierte 1–2 cm³ des Filtrates. Beide Versuchspersonen erkrankten nach 6 bzw. 6½ Tagen, beide Probanden erholten sich. Doerr stellte fest, dass der Erreger, der dieses Phlebotomus-Fieber auslöst, ultravisibel und filtrierbar sei. Eine Reihe von Untersuchungen in Italien, Syrien und Palästina bestätigten Doerrs Aussage. [511]

Ähnlich wie beim Gelbfieber fand Doerr heraus, dass der Erreger in dem Moskito auch eine sogenannte extrinsische Inkubation aufwies, denn zwischen der Blutaufnahme in den Moskito bis zur Infektivität müssen mindestens 5 Tage vergehen.

Doerr, Franz und Taussig fassten 1908 in einem Buch ihre Ergebnisse zusammen und stellten fest, dass die Erreger, die im Blut der Kranken enthalten sind, nicht an Blutkörperchen gebunden, sondern im Serum nachweisbar sind, und dass der Erreger bereits zu Beginn der Erkrankung im Blut kreist. Das entnommene Blut ist mindestens 3½ Tage virulent und das Virus des Phlebotomus-Fiebers ist ultravisibel und filtrierbar. Viruzide Antikörper sind nicht vorhanden. [233, 235]

Da die Erkrankung weit verbreitet war, hatte sie je nach Beobachtungsort unterschiedliche Namen. Die Bezeichnung Pappataci-Fieber kommt von Taussig und Doerr, andere Bezeichnungen waren Sandmücken-Fieber, Toskana-Fieber, Dalmatien-Fieber, Chitral-Fieber, Karimabad-Fieber, und auch nach dem Entdecker bzw. Erstbeschreiber dieser Erkrankung, Pick-Fieber. Während des Zweiten Weltkriegs hatte diese Erkrankung viele Soldaten in der US-Armee befallen. [899]

Der Leiter der militärischen Kommission war Robert Doerr (1871–1952). Er wurde in Técsö geboren, studierte in Wien, wo er 1897 promovierte. Nach der Promotion wurde er Militärarzt, 1909 habilitierte er sich in Wien und wurde 1912 außerordentlicher Professor. 1919 erhielt er einen Ruf als ordentlicher Professor für Hygiene und Mikrobiologie an die Universität Basel, eine Position, die er bis 1943 innehatte. Robert Doerr war ein ungewöhnlich vielseitiger und aktiver Forscher. Bekannt ist er noch heute als Mitherausgeber des Handbuchs der Virusforschung. [234] Er beschäftigte sich neben der Virologie auch mit Immunologie, allergischen Erkrankungen, der Anaphylaxie und publizierte auch über Dengue-Fieber, Herpes und Geflügelpest. [1025]

19 Die Arboviren

Die Beobachtung, dass das Gelbfieber, das Dengue-Fieber und das Pappataci-Fieber, das Newcastle-Disease-Virus und das Rift-Valley-Fieber von Stechmücken übertragen werden, führte zur Definierung einer eigenen Gruppe von Viren, nämlich den arthropod(Gliederfüßler)-borne viruses. Diese Benennung war das Ergebnis einer Diskussion, die 1958 in Lissabon bei einem Treffen von Virologen geführt wurde, die sich schwerpunktmäßig mit Krankheiten befassten, die von Insekten übertragen werden.

Charles Calisher, der ein mitreißendes Buch über die Entstehung und Erforschung der Arboviren geschrieben hat, berichtete, dass auf diesem Kongress der Vorschlag gemacht wurde, dieses Forschungsgebiet mit einem spezifischen Namen zu benennen. Die sehr lebhafte Diskussion endete mit dem Vorschlag, diese Viren „Arboviren" zu nennen. Die WHO sollte diese Bezeichnung zu einer weltweit akzeptierten Benennung machen. Daraufhin meldete sich jedoch der russische Forscher Anatol Smirodintsev mit einem Einwand. Während der Diskussionsleiter William Reeves schon befürchtete, dass es hier wieder zu einer Konfrontation Russland gegen die USA kommen würde, sagte Smirodintsev lediglich, dass die Bezeichnung „Arborviruses" nichts mit Bäumen zu tun habe, das Wort „arbor" hingegen schon. Reeves schlug daraufhin vor, das zweite „r" rauszunehmen und das Virus „Arbovirus" zu nennen. Smirodintsev akzeptierte dies und damit wurde dieser Kongress abgeschlossen. Diese Anekdote wird von Charles H. Calisher in seinem Buch über die Arboviren berichtet. [138]

Die heutige Definition, also die Zusammenfassung der arthropod-borne viruses, umfasst Viren, die von Wirbeltieren, die das Virus beherbergen, von blutsaugenden Arthropoden, also Insekten wie Moskito und Zecke, übertragen werden. Diese Übertragung wird als biologische Übertragung bezeichnet, was bedeutet, dass die Viren sich in dem Insekt vermehren und somit eben keine reine mechanische Übertragung vornehmen.

Der Begriff Arboviren ist ein Überbegriff, der Viren unterschiedlichster Familien zusammenfasst, wie z. B. die Togaviren, die Flaviviren, die Bunyaviren, die Reoviren und die Raptoviren. Davon sind die Flaviviren, die Togaviren und die Bunyaviren für den Menschen am bedeutsamsten, denn die Flaviviren sind verantwortlich für das Gelbfieber, für die West-Nil-Viruserkrankung und für das Dengue-Fieber sowie für die japanische Enzephalitis, die Murray-Valley-Enzephalitis und die St.-Louis-Enzephalitis. Die Togaviren sind die Ursache für das Chikungunya-Fieber, das O'nyong-Fieber, die epidemische Polyarthritis, das Sindbis-Fieber, das Brama-Forest-Fieber und das Mayaro-Fieber. Zu den Bunyaviren gehören die Erreger der California-Enzephalitis, des Rift Valley Fever.

Die geographische Ausbreitung dieser Viren ist sehr genau erfasst, wobei sich in den letzten Jahren zeigte, dass sich die Verbreitungsgebiete dieser Viren deutlich erweitert haben. Mit der Klimaveränderung ließ sich zeigen, dass sich bestimmte Stechmücken bereits in Mitteleuropa ausbreiten. So wurden z. B. im Jahr 2010 in Südfrankreich einzelne Fälle von Dengue-Fieber beobachtet. 2009 wurde im Rheintal das Sindbis-Virus beobachtet, wobei die Stechmücken, die in diesen Gebieten heimisch sind, unabhängig von den tropischen Stechmückenarten in der Lage sind, diese Viren zu übertragen. [111, 537]

Als Quelle für die Viren dienen Rückkehrer, die in den entsprechenden Ländern das Virus übertragen bekommen haben. [34, 35, 225, 792]

Zurzeit kennt man über 350 verschiedene Arboviren, von denen 95 auf Menschen übertragen werden können. [593]

20 Die Poliomyelitis (1909)

Die Poliomyelitis oder Kinderlähmung ist eine Erkrankung, die seit vielen hundert Jahren bekannt ist, jedoch bis ins 19. Jahrhundert nur in kleineren Endemien aufgetreten ist. Nach dem Ende des 19. Jahrhunderts kam es zu einem epidemischen Auftreten dieser Erkrankung. Während z. B. in Stockholm 1887 eine Epidemie mit 44 Patienten auftrat, betraf der erste größere Polioausbruch 1894 119 Patienten.

1916 kam es zu 30.000 Erkrankungen, 6000 Patienten starben. Allein in New York erkrankten damals 9000 Patienten, von denen 2000 starben. [785]

Die meisten Infektionen verlaufen ohne Symptome. Eine weitere Verlaufsform ist die sogenannte abortive Poliomyelitis, bei der es zu einer etwa 3 Tage andauernden Erkrankung mit Fieber, Halsschmerzen, Müdigkeit, Durchfall und Erbrechen kommt, die dann aber spontan ausheilt. Bei 5–10 % kommt es zu einer Beteiligung des zentralen Nervensystems, wobei zunächst Symptome wie bei der abortiven Polio auftreten, und im weiteren Verlauf kommt es zu einer nicht eitrigen Hirnhautentzündung, die sich in Form von Fieber, Kopfschmerzen und Nackensteifigkeit manifestiert. Bei 1 % der Patieten entwickelt sich die sogenannte paralytische Poliomyelitis, die sich dann als Kinderlähmung manifestiert, bei der es zu schlaffen Lähmungen vor allem an der Oberschenkelmuskulatur kommt. Weiterhin kann es zu einem Befall des Rückenmarks kommen, bei dem die Interkostalmuskulatur, Harnblase, Mastdarm und Zwerchfell betroffen sind. Wenn die Atemmuskulatur befallen ist, drohen die Patienten zu ersticken. Man hat deshalb die sogenannte „Eiserne Lunge" entwickelt, mit der die Patienten über lange Zeit beatmet werden konnten. Die meisten Symptome bilden sich innerhalb eines Jahres zurück, manchmal bleiben jedoch Lähmungen und trophische Hautstörungen zurück. Lange Zeit war man sich über die Art der Krankheit nicht im Klaren. Klinisch beschrieben wurde die Poliomyelitis erstmals von dem englischen Arzt Michael Underwood. [1048]

Eine präzisere Beschreibung erfolgte von dem Orthopäden Jakob von Heine in seinem 1840 erschienen Buch mit dem Titel „Beobachtungen über Lähmungszustände der unteren Extremität und deren Behandlung". 1860 prägte er den Begriff „spinale Kinderlähmung". [383, 459]

Jakob von Heine (1800–1879) wurde in Lauterbach geboren, studierte ab 1823 Medizin in Würzburg und legte sein Examen 1827 mit der Promotion ab. 1829 wurde er als Arzt approbiert. Er eröffnete in Cannstadt eine Fachpraxis für Orthopädie. Im

Rahmen dieser Tätigkeit kam er mit Kindern in Verbindung, die die typischen Lähmungszustände der unteren Extremitäten hatten. Heine wurde später geadelt. [693]

Weitere wichtige Beiträge kamen von dem schwedischen Arzt Karl Oskar Medin (1847–1927), der die Hypothese äußerte, dass diese Erkrankung epidemisch verläuft.

Er betrachtete die Polio als eine ansteckende Erkrankung, hielt es aber nicht für möglich, dass die Erkrankung von Person zu Person übertragen wird. Er war wahrscheinlich noch zu stark in der Miasmentheorie verhaftet.

Karl Oskar Medin wurde 1847 in Axberg geboren, studierte in Uppsala und Stockholm Medizin und war nach seinem Examen 1876 Assistenzarzt am Kinderkrankenhaus Stockholm, wo er 1880 promovierte. Später wurde er Dozent am Karolinska-Institut und 1884 zum ordentlichen Professor für Kinderheilkunde ernannt. [1097 S. 11–13]

Auch der amerikanische Arzt Caverly, der 1894 die erste größere Polioepidemie in den USA im Staat Vermont analysierte, glaubt nicht, dass die Polio übertragen werden kann. [161, 704]

Eine ähnliche Ansicht vertrat der amerikanische Arzt R. W. Lovett, der auch der Meinung war, dass es sich bei der Polio nicht um eine Infektionserkrankung handele, die von Mensch zu Mensch übertragen werden könne. Er hielt Rückenmarksverletzungen, Sepsis, Trauma, bestimmte Infektionen, Masern oder Toxine wie Blei oder Arsen für mögliche Ursachen. Erst später musste er die weiteren Erkenntnisse akzeptieren und änderte seine Meinung. [663]

Noch 1954 wurde diskutiert, ob nicht bestimmte Nahrungsmittel wie Früchte und Gemüse mit der Polio in Zusammenhang stehen, da sich eine saisonale Inzidenz der Polio zeigte, die mit der Erntezeit korrelierte. [941]

Derartige Überlegungen führten zu einem großen Forschungsprogramm, dessen Aufgabe es war herauszufinden, ob das Poliovirus im Waschwasser von frischen Früchten oder Brunnenwasser zu finden sei. Es ließ sich hierbei nichts belegen. Diese Untersuchung hat jedoch immer wieder zu spekulativen Aussagen, wie sie von Scobey gemacht wurden, geführt. [941, 1026]

1884 erkannte der Leipziger Internist Adolf von Strümpell diese Erkrankung als eine Infektionskrankheit. Strümpell stellte seine Erkenntnisse 1884 auf der Magdeburger Naturforscherversammlung vor. Neuroanatomische bzw. neuropathologische Untersuchungen hatten histologische Veränderungen der Vorderhornzellen und der grauen Substanz des Rückenmarks erbracht. [992] Ähnliche Beobachtungen machte Rösler 1888. [868]

Wichtige Erkenntnisse brachten die Arbeiten von Ivar Wickmann (1872–1914), der als Schüler Medins epidemiologische Untersuchungen in Schweden durchführte. Seine Forschungen führten zur Anerkennung der bisher als Hypothese geäußerten Art der Übertragung, nämlich die Übertragung durch Körperkontakt. In mehreren schwedischen Epidemien im Jahr 1905 analysierte er über 1000 Fälle und konnte die

Ausbreitungswege dieser Erkrankung nachvollziehen und dokumentieren. So konnte er bestätigen, dass sich die Krankheit entlang einer Straße an einer Eisenbahnlinie ausbreitete. Weitere Analysen bewiesen, dass die öffentliche Schule ein Streuherd der Poliomyelitis war. Er differenzierte die unterschiedlichen Verlaufsformen, also die abortiven, nicht paralytischen und die paralytischen Verläufe, und konnte die Hypothese äußern, dass Patienten, die keine Symptome hatten, den Erreger dennoch übertragen konnten. Vielfältige Versuche, um den Erreger der Polio zu identifizieren, insbesondere an Liquor oder Rückenmarksemulsionen, führten nicht zu einem brauchbaren Ergebnis.

Eine wichtige Beobachtung von Wickman war, dass bei seinem Kollektiv, das er in Schweden analysierte, schwerpunktmäßig im Sommer und Frühherbst die Krankheitsinzidenz dramatisch anstieg. [1086, 1087, 1088]

Ivar Wickmann wurde 1872 in Lund geboren, er studierte am Karolinska-Institut, wo er auch promovierte. Seine Dissertation aus dem Jahr 1906 trug den Titel „Poliomyelitis acuta". Er wurde Privatdozent. Seine epidemiologischen Analysen waren bahnbrechend. Im Alter von 41 Jahren nahm sich Wickmann das Leben. [315 S. 1679–1680]

20.1 Karl Landsteiner

Ein entscheidender Fortschritt kam von Karl Landsteiner. Er wurde 1868 in Baden bei Wien geboren und ist als der Entdecker des AB0-Systems der Blutgruppen präsent. Für diese Leistung, die er 1901 erbrachte, wurde er 1930 mit dem Nobelpreis ausgezeichnet. 1940 entdeckte er zusammen mit Wehner und Levin den Rhesusfaktor. Ab 1885 studierte er Medizin an der Universität von Wien und promovierte 1891. Die folgenden 5 Jahre verbrachte Landsteiner in verschiedenen Laboratorien, in Zürich bei Arthur Hantzsch, in Würzburg bei dem Chemiker und Nobelpreisträger Emil Fischer und in München bei Eugen Bamberger. Nach seiner Rückkehr nach Wien ging er zunächst an die chirurgische Klinik zu Theodor Billroth und wechselte dann als Assistent an das hygienische Institut unter Max von Gruber. Dort begann er seine Untersuchungen über Immunität und Antikörperbildung. 1919 wurde er Prosektor an einem katholischen Krankenhaus in Den Haag. In dieser Position beschrieb er die Haptene als „spezifische Substanzen", die die Bindung an ein Protein benötigen, um ein sogenanntes Vollantigen zu werden. 1922 ging Landsteiner an das Rockefeller-Institut New York, dort beschäftigte er sich weiterhin mit Untersuchungen zu den Blutgruppen und hat dort, wie bereits erwähnt, den Rhesusfaktor beschrieben. Weitere Untersuchungen betrafen die paroxysmale Kältehämoglobinurie, aus der die Donath-Landsteiner-Reaktion entwickelt wurde, mit der diese Krankheit diagnostisch gesichert werden konnte. 1930 gelang es ihm, den Erreger des Fleckfiebers, Rickettsia prowazekii, zu züchten.

Im Vergleich zu seinem immensen Werk, das 346 Einzelpublikationen umfasst, waren seine Untersuchungen zur Polio ein vergleichsweise kleiner Teil. Seine Untersuchungen zu dieser Erkrankung unternahm er während seiner Arbeit am Wilhelminenspital in Wien. [969]

Landsteiners Mitarbeiter in dieser Zeit war Erwin Popper, ein österreichischer Arzt, der 1879 geboren wurde. 1903 promovierte er in Wien und war anschließend Militärarzt, dann Sekundararzt im Wiener Spital, wechselte dann in das Wilhelminenspital und war dort Assistenzarzt in der Kinderabteilung der allgemeinen Poliklinik. Popper emigrierte 1938 nach England und war 1942 Medical Officer in Kinderheimen und von 1942 bis 1945 Resident Medical Officer in Cheshire. [969 S. 150]

Zu dieser Zeit wurde bereits versucht, mit Liquor oder Rückenmarksemulsionen von Erkrankten die Polio zu übertragen. Untersuchungen an Kaninchen, Meerschweinchen oder Mäusen blieben jedoch ohne ein Ergebnis. Der Durchbruch kam, als Landsteiner Rückenmarkssubstanz eines an Poliomyelitis verstorbenen Kindes mit steriler Kochsalzlösung verrieb und an 2 Affen intraperitoneal inokulierte. Das eine Tier wurde am 6. Tag krank und starb am 8. Tag nach der Injektion. Die Obduktion erbrachte vollkommen normale innere Organe. Eine mikroskopische Untersuchung des Rückenmarks zeigte jedoch die typischen Veränderungen einer Poliomyelitis. Bei dem zweiten Affen wurden 17 Tage nach der Injektion Lähmungen der hinteren Extremitäten beobachtet. Auch hier zeigten sich die typischen histologischen Veränderungen des zentralen Nervensystems, während die inneren Organe völlig intakt waren. Landsteiner schreibt: „Es ist daher die Vermutung naheliegend, dass ein sogenanntes invisibles bzw. ein der Klasse Protozoen zugehörendes Virus die Krankheit verursacht." [616, 617, 618, 619, 620, 621, 636, 637, 638]

Damit war klar, dass der Erreger ein spezifisches Virus ist. Unklar war jedoch der Übertragungsweg.

1911 äußerte Flexner die Hypothese, dass das Poliovirus nur neurotrop sei und dass die Infektion über die Atemwege erfolge und von den Atemwegen in das zentrale Nervensystem gelange. Flexner belegte seine Aussage durch Experimente an Rhesusaffen, indem er direkt in die Nasenschleimhaut virushaltiges Material inokulierte. Er konnte nicht wissen, dass bei Rhesusaffen die Infektion nicht über den Magen-Darm-Trakt erfolgt. Hätte er z. B. einen Schimpansen untersucht, wäre er zu einem anderen Ergebnis gekommen. Mit dieser Aussage blockierte er die Forschung zum Übertragungsmodus über die Dauer von 25 Jahren. Flexners Wort war Gesetz. [320, 321, 322, 323]

Leider hat Flexner die Untersuchung von Kling, Pettersson und Wernstedt aus dem Jahre 1912 aus Schweden nicht zur Kenntnis genommen. Zu dieser Zeit grassierte in

Schweden eine Polioepidemie mit vielen tödlichen Verläufen. Sie fanden bei ihren Analysen das Virus im Oropharynx, in der Trachea, aber auch in der Darmwand, im Darminhalt und in den Fäzes. Diese sehr sorgfältig durchgeführten Untersuchungen, die damals schon den Nachweis einer oralen Aufnahme belegten, wurden von den Forschern ignoriert. [565, 566, 567] Erst die Untersuchungen von Trask und Paul und später von Albert und Ward aus dem Jahr 1941 sowie von Horstmann bestätigten die schwedischen Forscher, sodass dann anerkannt wurde, dass das Nervensystem und der Magen-Darm-Trakt das Virus beherbergen und aufnehmen können. Von diesen Forschern wurde auch die Aussage von Wickmann bestätigt, der bereits angemerkt hatte, dass gesunde Virusträger die Erkrankung verbreiten können. Melnick hat in weiteren Untersuchungen nachgewiesen, dass das Poliovirus in großen Mengen in Schmutzwasser auftrat. [501, 504, 706, 708, 785, 1028, 1029, 1030, 1062, 1063, 1064]

Weitere Beiträge kamen von Constantin Levaditi. Er wurde 1874 geboren, stammte aus Rumänien und studierte in Bukarest Medizin. Seine Forschungsaufenthalte absolvierte er am Collège de France in Paris und in Frankfurt bei Paul Ehrlich. 1900 begann er am Pasteur-Institut, um in der Gruppe von Metschnikov zu forschen. Zusammen mit Landsteiner isolierte er das Poliovirus, zusammen mit Kling und Lepiné führte er den Nachweis, dass das Poliovirus im Magen-Darm-Trakt nachweisbar ist, wobei diese Aussage, wie bereits erwähnt, ignoriert wurde. [542, 564, 565, 566, 567]

Levaditi versuchte, das Poliovirus auf Gewebskulturen zu isolieren, wobei er Gewebe von Tonsillen, Speicheldrüsen, Pharynxschleimhaut, mesenterische Lymphknoten und andere Gewebe benutzte. [635, 636]. 1910 entdeckte er zusammen mit A. Netter Antikörper, die das Virus neutralisieren konnten. [746]

Die Beobachtungen von Netter und Levaditi führten dazu, dass Netter Polioerkrankte mit Rekonvaleszentenserum behandelte mit dem Ziel, die darin enthaltenen Antikörper therapeutisch einzusetzen. Er publizierte eine Studie über seine Ergebnisse an 30 Patienten, wobei er über überraschend schnelle Gesundungen berichtete. Netter musste sich jedoch die Kritik gefallen lassen, dass seine Belege auf subjektiven Interpretationen beruhen. [745]

Forscher in den USA, die diese Methode übernahmen und ähnliche Studien durchführten, konnten Netters optimistische Einschätzung nicht nachvollziehen. [785 S. 191]

Levaditi und Landsteiner versuchten, eine aktive Immunisierung an Affen vorzunehmen, indem sie das Virus für die Zeit von 30–60 Minuten erhitzten, konnten aber keinen Schutz der Affen erreichen. Dennoch stellten diese Untersuchungen die Grundlage für die weitere Entwicklung eines Impfstoffes zur Bekämpfung der Poliomyelitis dar. [637, 638]

20.2 Die Impfung gegen Poliomyelitis

Die Versuche von Levaditi und Landsteiner und anderen zur Bekämpfung der Poliomyelitis konnten noch nicht zum Ziel führen. Die Forscher waren jedoch angesichts der Erfolge der Pocken- und der Tollwutimpfung ermutigt, auch andere Viruskrankheiten mit Impfungen zu bekämpfen. Dass es einen Schutz geben müsse, wurde aus der klinischen Beobachtung abgeleitet, wonach Kinder, die eine Poliomyelitis überstanden hatten, nicht wieder erkrankten. Aufgrund dieser Beobachtungen, u. a. von Netter, gewann man Serum von Rekonvaleszenten und verabreichte es durch eine Lumbalpunktion in den Spinalkanal. Erste Berichte beschreiben ein gutes Ansprechen bzw. konnten feststellen, dass die so geimpften Patienten keine Polio entwickelten. Weitere Untersuchungen in den folgenden Jahren mit unterschiedlichen Versuchsbedingungen wie subkutane oder intramuskuläre Verabreichungen sowie wiederum in den Spinalkanal brachten jedoch extrem widersprüchliche und meist negative sowie aufgrund unklarer Studienbedingungen oft uninterpretierbare Ergebnisse. Eine definitive Bewertung war erst 1951 möglich, als man an 54.000 Kindern während eines Polioausbruchs in Utah, Texas und Iowa diese Methode verwendete. Es zeigte sich, dass die Immunglobuline Individuen schützen konnten, wenn sie vor dem ersten Kontakt mit dem Poliovirus verabreicht wurden, dass aber der Schutz nur 2–5 Wochen anhielt. [444]

Im Gegensatz zur Immunglobulintherapie setzte man größere Hoffnungen auf die aktive Immunisierung. Man war sich klar, dass die Verabreichung von unveränderten Viren nicht zu einem Schutz führen, sondern die Krankheit nur weitergeben würde. Von Pasteur stammt die Überlegung der Attenuierung. Bei seinen Untersuchungen zur Entwicklung eines Anthrax-Impfstoffs hatte Pasteur die Vorstellung, die Bakterien so zu behandeln, dass sie in einem fremden Medium außerhalb des Körpers überleben, und sie so zu verändern, dass sie weiterhin antigen sind und dadurch eine Immunantwort produzieren, die dann den Patienten schützt.

Es kostete viel Mühe und viele Versuche und brachte viele Enttäuschungen, bis man klare Vorstellungen von der Methode der Attenuierung erarbeitet hatte. Erste Versuche machten Flexner und Lewis im Jahr 1910, die unverändertes Poliovirus aus Affen verabreichten. Ihre Vorstellung war, dass dadurch eine Immunantwort induziert wird, die das Virus abtöten würde, bevor es das Nervensystem erreicht hat. Mit diesen Untersuchungen haben Flexner und Lewis viele Affen infiziert, konnten aber keinerlei Schutz induzieren. [322, 323] Andere Versuche von Flexner, das Poliovirus zu züchten, führten nicht zum Erfolg. [324]

Andere Forscher versuchten in Anlehnung an Pasteur, durch Hitzebehandlung, Phenol oder Formalinbehandlung das Virus zu attenuieren. Es zeigte sich jedoch, dass diese Viren mit dieser Behandlung nicht mehr antigen waren, also keine Antikörperproduktion mehr induzierten. Auch Kombinationen mit Poliovirus und Immunseren führten nicht zum Erfolg. Diese Untersuchungen knüpften an Emil von Behrings Untersuchungen mit dem Diphtheriebakterium an, der damit einen Schutz gegen die Diphtherie erzielen konnte. [846]

Flexner resignierte und war der Ansicht, dass es zu seiner Zeit nicht gerechtfertig sei, weitere Versuche zu unternehmen, um eine aktive Immunität zu induzieren.

Noch 1935 schreibt er in Science: „No adequate evidence exists showing a physical or chemical agent can attenuate poliomyelitis viruses to preserve its immunity power while driving it of its potential paralysing power". [319]

Diese Aussage Flexners hielt jedoch die Virologen langfristig nicht davon ab, sich weiterhin mit der Frage der Impfung bzw. Attenuierung von Polioviren zu beschäftigen. Die Situation damals war in der Tat nicht sehr stimulierend, da man erkannt hatte, dass ein durch Hitze, Phenol oder Formalin attenuiert behandeltes Virus zwar nicht mehr infektiös war, aber auch seine Fähigkeit zur Induktion von schützenden Antikörpern verloren hatte. Andererseits war der Druck auf die Virologen sehr groß, da immer wieder Polioepidemien beobachtet werden mussten. Es waren zwei Forschergruppen, die die Idee der Virusinaktivierung aufgriffen, zum einen Brodie und Parks in New York und John A. Kolmer in Philadelphia.

Maurice Brodie wurde 1903 in Liverpool geboren, ist in Ottawa aufgewachsen und hat an der McGill University in Montreal Medizin studiert. Als bester Absolvent seines Jahrgangs wurde er mit der Goldmedaille ausgezeichnet. Er beschäftigte sich zunächst mit neurophysiologischen Themen, wechselte aber dann über zur Polioforschung. Er widersprach Flexner, der sehr doktrinär die Ansicht vertrat, dass die Polio allein über die Nase aufgenommen wird und so zur Infektion führt. Er vermutete, dass die Polioviren auch über den Blutstrom zu einer Infektion führen können und dabei von zirkulierenden Antikörpern bekämpft werden können. [101] Es gelang ihm, die Poliomyelitis auf die Maus zu übertragen. [102]

Er unternahm zuerst Versuche mit formalinbehandelten Viren an Affen, um zu prüfen, ob eine Antikörperproduktion induziert wird. Er fand keine entsprechende Reaktion. Er versuchte es weiterhin mit polioinfiziertem Rückenmark von Affen, das er für 2 Tage in einer 0,1%igen Formalinlösung inkubierte. Diesen Impfstoff verabreichte er in großen Dosen unter die Haut und konnte damit gesunde Affen schützen. [98, 99, 103, 104, 105]

Diese Publikationen führten zu einer Einladung zum bakteriologischen Institut am New York City Board of Health unter ihrem Direktor William H. Park.

Park wurde 1863 geboren und war in seiner Zeit ein angesehener Bakteriologe, der ein gewichtiges Textbuch, „Pathogenic Bacteria", veröffentlich hat. Er hatte große Verdienste bei der Etablierung von Maßnahmen zur Vorsorge.

Es gelang Park, 65.000 Dollar einzuwerben, mit denen Brodie seine Versuche umsetzen konnte. Brodie arbeitete unter großem Zeitdruck, da er sich mit John Kolmer in einem Wettbewerb befand. Er musste sich vorwerfen lassen, dass ein wichtiger Test über den Wert seines Impfstoffs an nur 20 Affen geprüft wurde. Immerhin testete er den Impfstoff an sich selbst und an vier Kollegen und gab an, dass keine Nebenwirkungen beobachtet worden seien. Daraufhin impfte er 12 Kinder mit einem Extrakt aus formalinbehandeltem Poliorückenmark, wobei er eine deutliche Antikörperproduktion beweisen konnte. [100, 1097 S. 176 f.]

Brodie konnte dann mit diesem Impfstoff über 3000 Inokulationen vornehmen. Unter dem Druck des Wettbewerbs mit der anderen Arbeitsgruppe verletzte Brodie die Regeln der seriösen, wissenschaftlichen Publikation und gab die Informationen an den Literary Digest weiter, wo er großes Aufsehen erregte. Zu diesem Zeitpunkt war Brodie noch nicht in der Lage, seine Ergebnisse eindeutig zu belegen.

Der Konkurrent Brodies war der Direktor des Research Institute of Cutaneous Medicine in Philadelphia, John A. Kolmer, der 1886 geboren wurde und ähnliche Vorstellungen von der Virusattenuierung hatte.

Kolmer hatte an der University of Pennsylvania 1908 sein Examen abgelegt. Er beschäftigte sich mit bakteriziden und antimikrobiellen Substanzen, unter anderem mit Salvarsan. Durch viele Lehrbücher war er ein bekannter und angesehener Forscher geworden. [1097 S. 182]

Im Gegensatz zu Brodie arbeitete er an einem Lebendimpfstoff. Sein Material war der von Flexner isolierte MV-Stamm (mixed virus), der von Flexner von Affe zu Affe über 10 Jahre passagiert wurde. [323] Kolmer entnahm den MV-tragenden Affen das Rückenmark, behandelte es eine Woche in Glycerin, homogenisierte es dann mit Rhizinoleat, einem Rhizinderivat, brachte es auf eine Temperatur von 37 °C, kühlte es dann für 2 Wochen auf 12 °C und verabreichte es dann subkutan. Auch er prüfte diesen Impfstoff zunächst an Affen, im Gegensatz zu Brodie an 42 Tieren, injizierte sich dann den Impfstoff selbst und seiner technischen Assistentin Miss Roule und fand keine Nebenwirkungen. Anschließend inokulierte er ihn bei seinem Sohn und 23 Kindern von Freunden und Kollegen. [576, 577]

Anschließend verschickte er 30.000 Dosen an über 700 Ärzte in 40 Staaten in den USA und in Kanada und konnte so erreichen, dass 10.000 Kinder mit seinem Impfstoff geimpft wurden, jedoch ohne eine Kontrollgruppe. Unter dem offensichtlichen Konkurrenzdruck zu Brodie machte auch er den Fehler, seine Ergebnisse unseriös in der Laienpresse zu veröffentlichen, was zu unkritischer Propagierung und Emotionalisierung führte. Beide präsentierten dann ihre Ergebnisse beim Kongress der American Public Health Association in Milwaukee. Dieses Vorgehen fand die absolute Missbilligung der Scientific Community. Die Aussagen von Brodie und Kolmer, dass es keine Nebenwirkungen gegeben habe, wurden heftig kritisiert, denn es konnte ihnen nachgewiesen werden, dass es in der Kolmer'schen Gruppe zu 10 Polioerkrankungen gekommen war. Fünf dieser Kinder starben. In seiner Publikation im Journal of the American

Medical Association unterschlug Kolmer diese Nebenwirkungen. Auch wenn das Verhältnis von 1:1000 an Erkrankungen im Vergleich zu anderen experimentellen Therapien vergleichsweise gering war, wurde er heftig kritisiert. Kolmer und Brodie mussten sich vorwerfen lassen, dass sie die klinischen Studien zu einem Zeitpunkt begonnen haben, als die Tierversuche die Sicherheit noch nicht eindeutig belegt hatten. [577]

Dies führte dazu, dass Tom Rivers vom Rockefeller Center, einer der renommiertesten Virologen seiner Zeit, und James P. Leake vom US-Public Health Service beauftragt wurden, die Arbeiten von Kolmer und Brodie zu prüfen. [956] Sie analysierten die Daten von Brodie und Kolmer sehr präzise und konnten nachweisen, dass die Ergebnisse bei Weitem nicht so günstig waren, wie sie veröffentlich wurden. Sie kritisierten die geringe Zahl an Tierversuchen und warfen vor, dass die Vakzinen nicht ausreichend sicher waren. Beim jährlichen Treffen der amerikanischen Society of Public Health in St. Louis 1935 hielten Brodie und Kolmer ihre Vorträge. Beide beanspruchten, dass ihre Impfstoffe effektiv seien, dass sie zu einer Antikörperproduktion führten und komplett sicher seien. In der darauf folgenden Diskussion wurden sie von Leake und Rivers „vernichtet". [58, 624]

Dieses Ereignis führte dazu, dass die Entwicklung der Poliovakzine für fast 2 Jahrzehnte blockiert war. Die Heftigkeit der Ablehnung durch Leake und Rivers führte dazu, dass keiner der Virusforscher es zu dieser Zeit wagte, sich nochmals mit dem Problem der Impfentwicklung zu beschäftigen.

Letztlich muss man feststellen, dass die Brodie- und Kolmer-Vakzine keine Gelegenheit hatten, in weiteren Versuchen ihren Wert definitiv prüfen zu lassen.

Mit dem enttäuschenden Ergebnis der Untersuchungen von Kolmer und Brodie war zunächst nicht mehr an eine weitere Entwicklung von Polioimpfstoffen zu denken. Erst in den 1950er Jahren kam Bewegung in die Entwicklung, als man die Thematik neu aufgriff.

20.3 Hilary Koprowski

Wichtige Impulse kamen von Hilary Koprowski.

Koprowski wurde 1916 in Warschau geboren, 1939 promovierte er an der medizinischen Fakultät zum Doktor der Medizin. Seit seinem 12. Lebensjahr nahm er Klavierunterricht und schloss 1939 auch sein Studium der Musik am Warschauer Konservatorium ab. Nach dem Überfall Deutschlands auf Polen floh Koprowski mit seiner Frau, einer Ärztin, die zu diesem Zeitpunkt schwanger war, zunächst nach Rom und gelangte über Frankreich, Spanien und Portugal nach Brasilien. Das Visum für Brasilien wurde ihm ermöglicht, weil er während seiner Zeit in Rom oft Klavierkonzerte in der brasilianischen Botschaft gegeben hatte. Nur über diese Verbindung war es möglich, seiner Frau und seiner Mutter ein Visum zu beschaffen. Nach dieser abenteuerlichen Flucht musste er sich mit Klavierstunden durchschlagen, erst nach sechs Monaten bekam er an einer Außenstelle der Rockefeller Foundation in Rio de Janeiro eine Stelle, wo er sich wissenschaftlich mit der Auswertung der Gelbfieberimpfung beschäftigte. Seine Frau arbeitete zunächst als Krankenschwester, bekam aber dann bald eine sichere Stelle als Pathologin in einem großen Krankenhaus. [1055]

In dieser Position konnte Koprowski sich in die Probleme der Virologie unter der Anleitung des Leiters dieser Foundation, Edwin Lennette, einarbeiten. Die Zusammenarbeit zwischen Lennette und Koprowski resultierte in der Zeit zwischen 1944 und 1946 in Publikationen, die sich unter anderem mit dem Gelbfieber, mit Untersuchungen über das venezolanische Pferdeenzephalitis-Virus, das japanische Enzephalitis-Virus, das St.-Louis-Enzephalitis-Virus und das West-Nil-Virus beschäftigten. Wichtig für Koprowski war, dass er von Lennette die Arbeiten von Max Theiler kennenlernte, sodass er bald mit den Methoden der Virusattenuierung vertraut wurde. Eine Erkenntnis aus Theilers Arbeit bestand darin, dass die Propagierung dieses Virus in nicht natürlichen Wirten, z. B. in Hühnerembryonen, das Virus soweit veränderte, dass es sich an den Wirt adaptierte und dabei die Fähigkeit verlor, die Krankheit in Menschen auszulösen. Ein wichtiges Ergebnis der Arbeit von Koprowski und Lennette war die Beobachtung, dass eine Infektion mit einem Virus das Wachstum eines anderen Virus inhibieren konnte. Damit haben sie eine Substanz entdeckt, die wir heute als Interferon kennen. [631]

1940 übersiedelte Koprowski mit seiner Frau und Familie nach New York, wo er durch Vermittlung von Peter Ulitzky mit Harold Cox, dem Direktor des Virologie-Departments zusammenkam. Cox bot ihm eine Forschungsstelle in den Lederle-Laboratorien an.

In diesem Labor entwickelte Koprowski einen Lebendimpfstoff gegen Polio, der oral verabreicht werden konnte. Er hatte Rückenmark und Hirngewebe von Ratten sowie Polioviren nach mehreren Passagen in Baumwollratten homogenisiert. Koprowski und sein Mitarbeiter im Labor, Thomas Norton, tranken von dieser Mischung, wobei sie bei sich keinerlei Nebenwirkungen feststellen konnten. Koprowski fütterte nun Affen mit diesem Impfstoff und infizierte diese mit virulenten Typ-II-Polioviren. Keiner der Affen erkrankte.

1950 wurde schließlich eine Studie an geistig behinderten Kindern in Letchworth Village von einem Landarzt durchgeführt. Insgesamt wurden 20 Kinder mit der oralen Vakzine geimpft, 17 von ihnen entwickelten Antikörper, bei 3 Kindern stellte sich heraus, dass sie bereits Antikörper nach einer Infektion produziert hatten. Keines der Kinder zeigte irgendwelche Komplikationen oder Unverträglichkeitsreaktionen. [581, 582]

Als Koprowski diese Ergebnisse 1950 bei einem Kongress präsentierte, wurde er heftig angegriffen, da es damals als inakzeptabel galt, lebendes Virus zu verabreichen.

Heftig attackiert wurde er insbesondere von Sabin. Damit war Koprowskis Reputation beschädigt, sodass er in den USA keine weiteren Versuche mit seinem Impfstoff durchführen konnte. 1957 wechselte Koprowski zum Wistar Institute, wo er bis 1991 als Direktor tätig war. Dort wurde unter seiner Leitung an einem Impfstoff für Röteln gearbeitet, der 1960 von Stanley Plotkin hergestellt wurde.

Nachdem Koprowskis Impfstoff in den USA in die Verbannung geschickt wurde, gelang es ihm jedoch in Afrika, insbesondere im Kongo, seinen Impfstoff einzusetzen. Es wurden viele hunderttausend Menschen mit diesem Impfstoff geschützt. [806]

1999 veröffentlichte der englische Journalist Edward Hooper ein Buch, in dem er die Hypothese vertrat, dass das AIDS-Virus in den späten 1950er Jahren durch Kroprowskis Polioimpfungen entstanden sei. [494]

Seriöse Analysen haben diese Anschuldigungen, die einen großen Aufruhr verursacht hatten, entschieden zurückgewiesen. [579, 695, 805, 806]

Koprowski hat in seiner späteren Position als Präsident der Biotechnology Foundation Laboratorys an der Thomas Jefferson University in Philadelphia noch viele Gebiete im Bereich der Immunologie und der Virologie erforscht.

Weiterhin beschäftigte sich Koprowski mit einem Impfstoff gegen das Colorado-Zeckenfieber. Er entwickelte ebenfalls einen Impfstoff aus Hühnerembryonenzellen. [580, 785 S. 238–239, 1055]

Eine wichtige Voraussetzung für die Entwicklung der Impfstoffe war die Etablierung eines experimentellen Modells, das gut reproduzierbare Ergebnisse liefert und technisch möglichst nicht aufwendig ist. Für die Entwicklung des Polioimpfstoffes war deshalb die Beobachtung von Charles Armstrong aus dem Jahr 1939 relevant. Er injizierte den sogenannten Lansing-Stamm in das Hirn der Cotton-Ratte, ein Nagetier in Nordamerika. Es gelang ihm, mit diesen Experimenten eine Paralyse auszulösen. Damit war ein einfaches Modell entwickelt, das wesentlich günstiger und weniger zeitaufwendig war als die bisherigen Versuche mit Affen. In weiteren Untersuchungen gelang es Armstrong, diesen Lansing-Stamm auch auf die normale weiße Maus zu übertragen. [27, 28]

1953 gelang es Li und Schaeffer, den Typ I des Poliovirus, der die Ursache der meisten Polioepidemien war, ebenfalls auf die Maus zu übertragen. [645]

Eine wichtige Voraussetzung für die Entwicklung von Impfstoffen war die Klärung, wie viele unterschiedliche Virusstämme für die Auslösung der Polio existierten. Eine weitere wichtige Voraussetzung war es, sichere und stetige Quellen für die Produktion von unterschiedlichen Virustypen zu entwickeln, um saubere experimentelle Verhältnisse zu haben. Zu Zeiten von Koprowski, Salk und Sabin war die Diskussion immer noch von Flexners Aussage beherrscht, dass die Polio durch Inhalation über die Nase entsteht und nur das Nervengewebe betrifft.

Die Klärung der Frage, wie viel Poliovirusstämme es gibt, wurde von einer Arbeitsgruppe von David Bodian aus der Johns Hopkins Universität, von Tom Francis aus Michigan und von Albert Sabin Cincinnati bearbeitet.

David Bodian (1910–1992) wurde in St. Louis, Missouri, in einer jüdischen Familie geboren, die aus der Ukraine in die USA ausgewandert war. Er begann sein Studium an der Universität in Cleveland Ohio und konnte schon mit 30 Jahren eine Methode zur Silberfärbung von Nervenfasern in Paraffinschnitten entwickeln. Anschließend studierte er an der Universität von Chicago, wo er 1931 den Grad eines Bachelors of Science in Zoologie erwarb. 1934 erwarb er den Titel eines PhD in Anatomie und 1937 promovierte er zum Doktor der Medizin. Da der Vater schon 1929 starb, verarmte die Familie. Da Bodian jedoch überragende Leistungen bot, konnte er dank eines Stipendiums seine Studien fortführen. Im Anschluss an seine anatomischen und insbesondere neuroanatomischen Arbeiten wandte er sich jedoch der Polioforschung zu. In diesem Bereich konnte er wichtige Beiträge liefern, so wies er nach, dass das Virus sich innerhalb der Nervenzellen im Hirn und im Rückenmark ausbreiten konnte und charakteristische Läsionen hervorrief. Er widerlegte, wie Dorothy Horstmann, die Aussage von Flexner, wonach das Virus nicht über die olfaktorischen Nerven in das Hirn gelangte, sondern über den Magen-Darm-Trakt.

Diese Untersuchungen machte er an der Universität von Cleveland. 1942 kehrte er an die Johns Hopkins University zurück, wo er zunächst als Associate Professor, später dann als Professor für Anatomie arbeitete. Von 1947 bis 1957 war er Herausgeber des Journal of Epidemiology, in späteren Jahren Mitglied des Editorial Boards der Zeitschriften Virology, Experimental Neurology, Anatomical Records und Journal of Comparative Neurology. Nach seinen Forschungen zur Poliomyelitis wandte er sich wieder der Neuroanatomie, insbesondere der Elektronenmikroskopie zu und lieferte auch hier wichtige Beiträge. Nach seiner Emeritierung ging er als Professor für Neurobiologie an die Johns Hopkins University. [777]

Die Virustypisierung war zu dieser Zeit eine langweilige monotone Arbeit, die immer wieder die gleichen technischen Prozeduren erforderte. Sie war jedoch wichtig, denn ein effektiver Impfstoff musste gegen alle Untergruppen wirken. In den Laboratorien wurden Dutzende von Virusstämmen anhand von Stuhlproben, Proben aus dem Kehlkopf und Nervengewebe von Verstorbenen untersucht. Insgesamt wurden 196 Poliokulturen analysiert, wobei sich zeigte, dass lediglich 3 Stämme unterschieden werden konnten. Typ I erhielt den Namen Brunhilde, nach dem Namen eines Schimpansen aus Bodians Labor. Typ II wurde Lansing-Stamm genannt nach einem an Polio verstorbenen Patienten aus Michigan. Typ III erhielt den Namen Leon nach einem Kind aus Los Angeles, das an Polio gestorben war.

Es zeigte sich bei den vielen analysierten Stämmen, dass 82 % dem Typ I Brunhilde, 10 % dem Typ II Lansing und 8 % dem Typ III Leon zugeordnet werden konnten.

[78, 79] Immer noch stand die Meinung von Flexner im Raum, der unbeirrt darauf beharrte, dass die Polioinfektion direkt über die Nase ins Hirn geht. Insofern war es wichtig, dass weitere Untersuchungen dem Flexner'schen Dogma widersprachen. Sabin sammelte Material aus Verstorbenen und konnte nachweisen, dass der Darmtrakt von Polioopfern voll mit Polioviren war. Somit konnte bewiesen werden, dass das Poliovirus oral in den Körper gelangt. [730, 900]

Bestätigt wurden Bodians Untersuchungen von Burnet. [122]

Eine methodisch wichtige Erkenntnis setzte sich 1949 durch. Das Entscheidende dabei war, dass es der Arbeitsgruppe um Enders gelang, das Poliovirus in Zellen unterschiedlicher Herkunft in der Kultur zu züchten. Frühere Versuche, z. B. von Sabin und Olitzki, zeigten zwar ein Wachstum im Hirn, aber nicht in anderen Geweben. Sabin und Olitzki konnten damals nicht wissen, dass sie einen ganz bestimmten, hoch neurotropischen Stamm, den MV-Stamm, benutzten, von dem sich später herausstellte, dass er nur in Nervengewebe wachsen kann. Damit war die Aussicht in weite Ferne gerückt, Zellkulturen zu etablieren, aus denen man ein Virus für den Impfstoff gewinnen konnte. Die Experimente von Sabin und Olitzki zu diesem Problem wurden sehr sorgfältig durchgeführt, sodass zunächst kein Widerspruch von anderen Virusforschern erfolgte. [898]

Ein Durchbruch kam dann schließlich von der Arbeitsgruppe von John Enders, Thomas Weller und Frederick Robbins.

John Enders wurde in Connecticut als Sohn eines reichen Bankiers geboren. Er studierte zunächst englische Literatur in Harvard und schloss dieses Studium 1922 mit dem Grad eines Magister artium ab. Während des Ersten Weltkriegs unterbrach er sein Studium und meldete sich freiwillig zur Marine und wurde Marineflieger. Nach 3 Jahren beim Militär nahm er seine Studien wieder auf. Als er bereits eine Promotion in Literatur geplant hatte, wechselte er jedoch seine Studien. Sein Kommilitone Hugh K. Word aus Australien machte ihn mit Hans Zinsler bekannt, dem Leiter des Department of Microbiology an der Harvard Medical School. Diese Begegnung brachte ihn zum Studium der Biologie, das er 1930 mit der Promotion zum PhD abschloss. Die Arbeit beschäftigte sich mit der Reinigung anaphylaktogener Carbohydrate aus dem Mycobacterium tuberculosis. Bis 1946 blieb Enders in Harvard, wechselte aber dann in das Children's Medical Center in Boston, wo er ein eigenes Labor bekam.

Bereits 1939 begann er mit Experimenten zur Züchtung von Viren, wobei es ihm gelang, Influenza- und Mumps-Viren zu züchten und weiter zu propagieren. Mit Weller und Robbins unternahm er viele Experimente zur Züchtung von Viren, wobei ihm seine wichtigste Entdeckung mehr oder weniger zufällig gelang. Enders, Weller und Robbins haben sich nicht primär mit der Poliomyelitis beschäftigt, vielmehr arbeiteten sie am Varicella-Virus, das sie in gemischten Kulturen mit menschlichen embryonischen Haut- und Muskelzellen inkubierten. Sie hatten angeblich noch einige

Zellkulturflaschen übrig und inokulierten diese mit Polioviren des Lansing-Stamms, die zufällig in einem Labor neben dem von Elford aufbewahrt wurden.

Weller und Robbins waren zunächst skeptisch, denn sie kannten die Arbeit von Sabin und Olitzki, die zu dieser Zeit nicht angezweifelt wurde. Enders setzte sich jetzt durch, denn seine Überlegungen waren: Wenn so viele Polioviren im Gastrointestinaltrakt gefunden werden konnten, dann müssen sie auch außerhalb des Nervengewebes wachsen können.

Diese Kulturen wurden über die Dauer von 20 Tagen inkubiert, wobei dreimal das Medium gewechselt wurde. Dann stellten sich die Forscher die Frage, ob diese Kulturen in der Lage waren, in ihren Testmäusen eine Lähmung herbeizuführen. Nachdem diese Mäuse Lähmungserscheinungen zeigten, war klar, dass das Poliovirus in Kulturen außerhalb des Nervensystems gezüchtet werden konnte. Damit war das starre Dogma von Flexner widerlegt. Bestätigt wurden die Ergebnisse von Enders Arbeitsgruppe durch Riordan.

Mit dem Nachweis, dass der Lansing-Stamm in Haut, Muskel und Nierengewebe wuchs, begannen Enders und seine Mitarbeiter, ähnliche Untersuchungen mit dem Typ I und dem Typ III des Poliovirus durchzuführen und konnten ebenfalls diese Viren in Nichtnervengewebe züchten.

Mit dieser Züchtungsmethode waren die Forscher nicht mehr auf Hirne oder Rückenmarksgewebe von Affen angewiesen und man hatte einen wesentlich besseren Zugang zu der Frage, was in einer polioinfizierten Zelle passiert. Die Zellkulturen waren leicht zu handhaben und frei von Kontaminationen. Außerdem war es jetzt möglich, die Viren in Massenproduktionen für eine Vakzine herzustellen. [279, 625, 853, 862, 863, 864, 965, 1079, 1081]

In biographischen Rückblicken haben die Forscher ihre Leistung wohl etwas heruntergespielt. So sagte Robbins, es sei alles sehr einfach gewesen. Weller sagte, es seien glückliche Umstände gewesen und Enders sagte, „ich glaube, wir waren etwas verrückt".

Frederick Chapman Robbins wurde 1916 in Auburn, Alabama, geboren, seine Eltern waren beide Professoren für Botanik. Sein Medizinstudium begann er an der University of Missouri und setzte nach dem Erwerb des Bachelor's Degree sein Studium an der Harvard Medical School fort. Er arbeitete zunächst als Bakteriologe am Kinderkrankenhaus in Boston und beschäftigte sich während des Zweiten Weltkrieges in der Armee mit der Behandlung von Hepatitis, Typhus und Q-Fieber. Robbins war bis zu seinem Tod 2003 Professor für Pädiatrie an der Chase Western Reserve University of Medicine in Cleveland.

Der dritte Mitarbeiter von Enders, Thomas Huckle Weller, wurde 1915 in Ann Abor, Michigan, geboren. Neben seiner Arbeit im Poliolabor von Enders hat er den Rötelnerreger isoliert. Nach dem Krieg schloss Weller seine Ausbildung als Pädiater ab und ging zur Arbeitsgruppe von Enders, der die Leitung der Research Division of

Infectious Diseases am Children's Hospital übernommen hatte. Im Labor von Enders versuchte er, das Varicella-Virus in humanen Embryohautzellen zu züchten.

Als Enders informiert wurde, dass er für seine Leistung mit dem Nobelpreis ausgezeichnet werden sollte, lehnte er diese Auszeichnung ab, er schrieb an das Komitee, er würde den Preis nur akzeptieren, wenn er ihn mit den Mitarbeitern teilen könne, die „die Arbeit machten". Das Nobelpreis-Komitee stimmte dem zu, sodass dann 1954 der Nobelpreis an alle 3 Forscher verliehen wurde. [867]

Ein wichtiger Beitrag kam von Robbins, der nachwies, dass die Polioviren in Proben von Fäzes von Patienten nachgewiesen werden konnten, wobei alle 3 Poliostämme in der gleichen Kultur zum Wachstum gebracht werden konnten. In diesen Arbeiten isolierte die Arbeitsgruppe um Enders auch Viren, die später als Coxsackie-Viren und Echoviren bezeichnet wurden. [254, 546, 633, 1078, 1079, 1081, 1099]

20.4 Jonas Salk

Wie bereits angemerkt, hat das Desaster von Kolmer und Brodie die Entwicklung von Impfstoffen gegen die Poliomyelitis fast 15 Jahre lang blockiert. Hinzu kommt, dass der von Koprowski entwickelte Lebendimpfstoff aufgrund methodischer Fehler zunächst keine Chance hatte. In den 1950er Jahren kam es jedoch immer wieder zu Polioepidemien, sodass der gesellschaftliche Druck auf die Politik und Forschung sehr groß wurde. Eine interessante Arbeit, die erfolgversprechende Ergebnisse brachte, stammt aus dieser Zeit von Isabell Morgan, der Tochter des Begründers der modernen Genetik, Thomas H. Morgan. [731] Sie hat am Johns-Hopkins-Institut einen Formalin-inaktivierten Totimpfstoff entwickelt, bei dem sie nachweisen konnte, dass die Affen nach intrazerebraler Injektion mit Polioviren geschützt waren. Leider hat sie diese Untersuchungen nicht weitergeführt. 1949 gab sie die Forschungstätigkeit auf und gründete eine Familie.

Isabell Morgan konnte bei ihren Versuchstieren einen hohen Antikörpertiter gegen Polio nachweisen. [729, 730]

In den 1940er und 1950er Jahren hat die Polio in den USA 20.000–30.000 Menschen pro Jahr befallen.

Eine Wiederaufnahme der Virusforschung, die deshalb von großem gesellschaftlichem Interesse war, erfolgte im Wesentlichen durch die beiden Forscher Jonas Salk und Albert Sabin.

Jonas Salk (1914–1995) wurde in New York City als Kind russisch-jüdischer Eltern geboren. Er fiel sehr schnell als hochbegabter Schüler auf und immatrikulierte sich mit 15 Jahren am City College von New York. Dort schloss er als einer der besten Studenten seines Jahrgangs mit dem Bachelor of Science ab. Aufgrund dieser Leistung erhielt er ein Stipendium für ein Medizinstudium an der New York University, studierte zwischenzeitlich Biochemie, konzentrierte sich in der weiteren Entwicklung auf die Bakteriologie und wurde 1939 zum Doktor der Medizin promoviert. Schon während des Studiums kam er mit Thomas Francis in Verbindung, der einer der bedeutendsten Mikrobiologen seiner Zeit war. Er war bekannt als Entdecker des Influenza-Virus Typ B und damit einer der Pioniere der medizinischen Virologie. In seiner Stellung als Virologe an der University of Michigan hat Salk einen Totimpfstoff gegen Influenza entwickelt.

Nach dem Abschluss des Medizinstudiums arbeitete Salk zunächst als Assistenzarzt am Mount Sinai Hospital im Labor von Francis und wechselte dann 1941 mit einem Stipendium des National Research Council nach Ann Arbor, Michigan. Dort arbeitete er zunächst an der Entwicklung eines Influenza-Impfstoffes. [767]

1947 wechselte Salk an die University of Pittsburgh, wo er ein eigenes Labor erhielt und selbständig forschen konnte. Hier begann er seine Arbeiten zum Polioimpfstoff. [965]

Eine wichtige Voraussetzung war die Möglichkeit, das Poliovirus verlässlich und reproduzierbar in Zellkulturen weiterzuzüchten. Diese Voraussetzung war durch Enders, Weller und Robbins geschaffen worden.

Bei der Entwicklung von Impfstoffen gibt es prinzipiell die Möglichkeit, mit einem abgetöteten Virus oder mit einem lebenden Virus zu impfen. Salk entschloss sich, das Problem mit getöteten Polioviren anzugehen. Im Labor von Francis hatte er die Methoden der Viruszüchtung und der Attenuierung ausgiebig gelernt. Ein Problem war die Finanzierung. Durch die National Foundation for Infantile Paralysis war es möglich, die Forscher bei ihrer Arbeit gegen Polio zu unterstützen. Gegründet wurde diese Stiftung von Franklin D. Roosevelt, dem damaligen Präsidenten, der selbst an Kinderlähmung erkrankt und auf einen Rollstuhl angewiesen war. Nachdem zunächst reiche Stifter die Anschubfinanzierung geleistet hatten, hat einer der Fundraiser, Eddy Kantor, humorvoll die Öffentlichkeit angeregt, Dimes direkt an den Präsidenten zu schicken. Überraschenderweise wurde Roosevelt persönlich mit 3 Millionen Dimes, also 10-Cent-Stücken, überschüttet, sodass damals vom sogenannten March of Dimes gesprochen wurde.

Dieser March of Dimes ist der Grund, weshalb das heutige Dime-Stück auf seiner Rückseite das Profil von Roosevelt trägt.

Weitere Unterstützung kam Anfang der 1950er Jahre durch den „Mothers' March on Polio", bei dem viele freiwillige Mütter von Tür zu Tür gingen, um Geld für die Polioforschung zu sammeln. Diese Initiative, die zunächst in Phoenix, Arizona, startete, wurde bald im ganzen Land initiiert. 1945 kamen so 20 Millionen Dollar zusammen.

Salk als Schüler von Francis favorisierte die Entwicklung eines Totimpfstoffes. Dies hatte den Vorteil, dass er einfacher herzustellen war und damit schneller den

Kindern zur Verfügung stand. Die National Foundation hatte großes Interesse daran, dass möglichst schnell ein Polioimpfstoff zur Verfügung stand, und unterstützte Salk deshalb zunächst.

Salk erhielt von Enders die Viruskulturen. Enders selbst hatte kein Interesse an der Massenproduktion bzw. an der Entwicklung eines Impfstoffs. Dies war dann die Aufgabe die Salk mit der Ender'schen Methode übernahm. Enders selbst hatte den Weg vorgezeigt, indem er darauf hinwies, dass Langzeitkulturen, die immer weitergeführt werden, das Virus so weit schwächen, bis sie als spezifisches immunisierendes Agens wirken konnten, aber nicht mehr die Krankheit auslösten.

Mit den Zellkulturen war die Methodik im Vergleich zu den immens aufwendigen Untersuchungen an Schimpansen vergleichsweise einfach. Mit einer einzigen Affenniere konnte man 2000 Kulturröhrchen ansetzen, damit konnte man Versuchstiere sparen. Diese Untersuchungen wurden von Salks Mitarbeiter Youngner vorgenommen. [1118]

Den Effekt der verschiedenen erzeugten Viren konnte Youngner mit einem pH-Indikator überprüfen, der einen Farbumschlag gab, wenn die infizierten Nierenzellen abgetötet wurden und deren sauren Inhalt freigaben. [903]

Damit konnten die verschiedenen von Salk hergestellten Virustypen ohne größeren Aufwand auf ihre Effektivität geprüft werden.

In ersten Versuchen beobachtete Salk einen geringen Antiköperanstieg. Das führte ihn zu der Vorstellung, dass mehrere Injektionen gegeben werden sollten, und legte damit fest, dass mindestens drei Booster-Injektionen erfolgen sollten. Diese Methode erwies sich als effektiv.

Salk verwendete als Inaktivator für die Viren Formalin. Die Effektivität der Abtötung konnte er zusammen mit einem Mitarbeiter, Julius Youngner, durch dessen kolorimetrischen Test quantifizieren, wobei sie feststellen konnten, dass die Zahl der infektiösen Viren über mehrere Tage hinweg stetig zurückging. Seine Schätzungen erbrachten die Aussage, dass eine Inaktivierungszeit von 6 Tagen in Formalin von 100 Millionen Viren nur ein einziges Partikel überleben würde. Die Methode, mit der er diese Beobachtungen quantifizierte, war jedoch nicht im strengen Sinne korrekt, da es sich um Schätzungen handelte. Aus diesem Grund erweiterte Salk die Inkubationszeit mit Formalin um 2 Tage. [902]

Mit diesen Ergebnissen konnte Salk es wagen, klinische Studien vorzunehmen, um die Effektivität zu prüfen. Nach vielen präklinischen Tests war mit diesem Totimpfstoff schließlich der Weg frei für eine Prüfung des Impfstoffs in größerem Maße.

Sabin, der die Lösung mit einem Lebendimpfstoff anstrebte, konnte bei dem Tempo, das Salk mit seinem Totimpfstoff vorlegte, nicht mithalten und fühlte sich zur Seite geschoben. Er blieb aber fest bei seiner Meinung, dass ein Lebendimpfstoff dem Totimpfstoff überlegen ist.

Nachdem bei Tests an Affen endgültig nachgewiesen war, dass der Impfstoff keine Paralyse oder andere Probleme hervorruft, machte Salk erste Studien an Menschen. Diese erste Verträglichkeitsstudie führte Salk an behinderten Kindern, zum Teil mit Hydrocephalus und anderen Beeinträchtigungen, durch. Solche Studien an Behinderten waren in den USA damals nicht unüblich, obwohl der Nürnberger Prozess über medizinische Kriegsverbrechen erst wenige Jahre zurücklag. Immerhin injizierte Salk sich selbst und seine Familie sowie alle Mitglieder seines Teams. Bei der Analyse der geimpften Kinder zeigten alle hohe Antikörpertiter, es zeigten sich auch keine Nebenwirkungen bzw. kein Kind entwickelte im folgenden Sommer eine Polio.

Überwacht wurde diese Kampagne durch Thomas Rivers, einen der maßgeblichen und bedeutendsten Virologen seiner Zeit, der damals Direktor am Rockefeller-Institut war. Rivers hatte zwar die Vorstellung, dass ein Lebendimpfstoff günstiger sei, aber unter dem Zeitdruck und dem gesellschaftlichen Druck wollte er die Menschen nicht länger auf die ideale Vakzine warten lassen. Diese Reaktion ist verständlich, wenn man bedenkt, dass man 1950 mit 57.849 Erkrankungsfällen von Poliomyelitis in den USA einen Höhepunkt erreicht hatte. [58]

Die Impfung mit Totimpfstoff hatte den Nachteil, dass die Impfungen in 3 Portionen erfolgen mussten, denn der Totimpfstoff stimuliert zuerst das Immunsystem und erst die zweite und dritte Dosis induzieren bei dem sensibilisierten Immunsystem schützende Antikörper gegen das Virus auf Dauer.

Die Impfkampagne von Salk war die größte klinische Studie bisher. Eine wichtige methodische Voraussetzung war, dass diese Impfungen auch gegen eine Placebogruppe geprüft wurden, eine für heute selbstverständlich geforderte Maßnahme. Damals wehrte Salk sich dagegen, weil er es nicht verantworten konnte, Erkrankungen von Kindern in Kauf zu nehmen, die bewusst in der Placebogruppe waren.

Der Erfolg war überwältigend, die Analysen konnten nachweisen, dass 80 % der Kinder nach 3 Poliodosen des Salk-Impfstoffes geschützt waren.

Eine Evaluation nach 5 Jahren erbrachte, dass die Inzidenz an Polioerkrankungen über 90 % zurückgedrängt werden konnte.

Überschattet wurde dieser Erfolg von Salk durch den sogenannten Cutter-Zwischenfall. Zu der damaligen Zeit hatten 5 Pharmafirmen diese Vakzine produziert. Es waren Eli Lilly, Park Davis, Wyeth, Pitman-Moore sowie die Cutter Laboratories. Im April 1955 wurden 200.000 Kinder mit einem qualitativ nicht ausreichenden, schlecht inaktivierten Impfstoff der Firma Cutter Laboratories geimpft. Es kam zu 40.000 abortiven Poliomyelitisfällen, eine Erkrankung, die gut überstanden wird ohne Befall des Nervensystems, 56 Kinder erlitten eine paralytische Poliomyelitis, 5 starben. Belastend war auch die Beobachtung, dass die inokulierten Kinder, die die Krankheit erlitten, andere Kinder ansteckten, sodass über diesen Weg 113 Kinder an paralytischer Polio erkrankten und fünf davon starben. Ein Kongressausschuss tadelte die NIH-Laboratorien of Biological Controls, da sie angeblich nicht ausreichend und sorgfältig genug die Vakzine-Hersteller kontrolliert hätten. Und in der Tat muss das NIH sich vorwerfen lassen, nicht ausreichend eigene Kontrolluntersuchungen gemacht zu haben. Bernice Eddy, eine Mikrobiologin beim NIH, die mit der Qualitätskontrolle der Vakzine beschäftigt war, fand heraus, dass die Cutter-Vakzine, immer wenn sie Affen injiziert wurden, zu Lähmungen führte. Eddy meldete dies ihren Vorgesetzten, es führte jedoch nicht zu einer Reaktion.

Bernice Eddy hat 1959 das SV40-Virus entdeckt, das sich in Millionen von Impfdosen befand und Hunderten von Millionen Menschen injiziert wurde. Glücklicherweise ist das SV40-Virus nicht menschenpathogen, sodass die Geimpften keinen Schaden davontrugen.

Die späteren Untersuchungen zu diesem Problem konnten zeigen, dass Salk an dieser Katastrophe unschuldig war. Die daraufhin verstärkt eingeführten Qualitätskontrollen führten dazu, dass es im weiteren Verlauf mit der Salk-Vakzine in den USA keinerlei Schwierigkeiten gab.

Salk selbst hatte den Ehrgeiz, die Sicherheit und die Effizienz seines Virusimpfstoffes auf 100 % Verlässlichkeit und Erfolg zu erhöhen. Er reduzierte die Inkubationszeit in Formalin von 12 auf 9 Tage, filterte die Kultur extrem sorgfältig, um Zelltrümmer, die unter Umständen noch Lebendvirus beherbergen könnten, abzutrennen, und konnte so erreichen, dass tatsächlich kein Lebendvirus mehr in dem Impfstoff war.

Die Cutter-Impfstoffe wurden sofort zurückgezogen, die anderen impfstoffproduzierenden Firmen versicherten, dass ihr Impfstoff perfekt sicher sei. Trotzdem hat dieses Ereignis dazu geführt, dass die Eltern vorsichtig wurden, sodass die Bereitschaft zur Impfung erheblich zurückging. Impfprogramme in England, Frankreich und Schweden wurden sofort blockiert. Weitere sorgfältige Analysen brachten an den Tag, dass die internen Qualitätskontrollen von Cutter die Beobachtungen von Bernice Eddy bestätigt hatten, nämlich, dass die Hälfte der Impfstoffe lebende Viren enthielten. Cutter selbst hatte nichts unternommen, um herauszufinden, was falsch gelaufen war. Es zeigte sich, dass der letzte Filtrationsschritt, bei dem ein Glassieb anstatt Salks Asbestfilter benutzt wurde, nicht in der Lage war, Zellteile und Detritus, in denen sich lebende Viren befanden, die vom Formalin nicht inaktiviert wurden, herauszufiltern.

Salk musste sich, obwohl er persönlich nicht verantwortlich war, Vorwürfe anhören, er musste sich vor einem Untersuchungsausschuss verantworten, wurde aber nicht belangt, da ihm selbst kein Fehler vorzuwerfen war.

Nachdem dieser Cutter-Zwischenfall analysiert worden war, wurden die Impfungen mit dem Salk-Impfstoff fortgeführt, sodass zwischen 1955 und 1962 über 40 Millionen Dosen verabreicht wurden. Während 1952 noch 58.000 Menschen erkrankten, von denen 9000 starben, sind 2 Jahre nach dem Beginn der Salk-Vakzinierung nur noch 5500 Patienten paralytisch geworden, 220 von ihnen starben. 1962 waren es 910 Fälle, davon 60 Todesfälle. Heute ist die Poliomyelitis praktisch ausgestorben. [763]

1955 wurde Salk in einem Interview gefragt, wer das Patent für seinen Impfstoff besitze. Salk antwortete: „There is no patent. Could you patent the sun?"

20.5 Albert Sabin

Während Salk seine Arbeit mit dem Impfstoff sehr schnell und mit großem Erfolg vorantrieb, hatte Albert Sabin, der parallel zu Salk seinen Lebendimpfstoff entwickelte, „das Rennen verloren".

Albert Sabin (1906–1993) wurde in Białystok, damals Russland, heute Polen, in einer jüdischen Familie geboren. 1920 siedelte die Familie in die USA über und vereinfachte den ursprünglichen Namen Saperstein in Sabin. Er studierte Medizin an der New York University und promovierte 1931. 1939 wurde er Professor für Pädiatrie an der University of Cincinnati. Diese Position hielt er bis 1969. [107 S. 315]

Im Labor von Francis an der New York University erhielt er seine Ausbildung in Bakteriologie und arbeitete an der Inaktivierung des Influenza-Virus. Während des Zweiten Weltkriegs war er als Militärarzt mit der Behandlung und Erforschung des Sandfly Fever, des Dengue-Fiebers und der japanischen Enzephalitis beauftragt.

1951 begann Sabin mit seiner Arbeit an der Poliovakzine 1951. Wie Salk erhielt auch er Unterstützung von der National Foundation.

Während seiner Arbeit im Labor von Francis hatte er die Methoden der Virologie und Mikrobiologie profund gelernt. Nach sechsjähriger Zusammenarbeit ging er nach Pittsburgh an die University Medical School und widmete sich von da ab dem Poliovirus. Zu dieser Zeit arbeitete Hilary Koprowski bereits an seinem Lebendimpfstoff, hatte aber Schwierigkeiten, die Anerkennung der Universitätsforscher zu erwerben, weil er in einem Labor der Pharmaindustrie arbeitete.

In seiner Zeit am Rockefeller-Institut von 1935 bis 1939 kam Sabin mit Max Theiler zusammen, der zu dieser Zeit an einem Lebendimpfstoff gegen Gelbfieber arbeitete. Theilers Überlegungen, dass eine Lebendvakzine einen sichereren und länger anhaltenden Schutz bieten könnte, beeinflussten Sabin später bei seiner Arbeit über den Polioimpfstoff.

Allerdings war es wesentlich schwieriger, einen Lebendimpfstoff herzustellen als einen Totimpfstoff. Das attenuierte Virus muss nämlich in der Lage sein, sich im Darmtrakt zu vermehren und die Immunität zu induzieren, ohne das Nervensystem zu zerstören.

Die Arbeit von Sabin bestand wie die von Theiler darin, diese Vakzine durch sukzessive Passagen in Affengewebe immer wieder zu transferieren, bis dann schließlich ein Virus entstand, das die oben genannten Bedingungen erfüllte. Die entsprechend produzierten Impfstoffe wurden immer wieder an Affen geprüft, indem sie in deren Rückenmark injiziert wurden, wobei dann Sabin schließlich nach vielen Versuchen zeigen konnte, dass diese Tiere keine Paralyse entwickelten. Der physiologische Hintergrund war die Überlegung der damaligen Virologen, dass eine lebende Vakzine einen Entzündungsprozess induziert, der der natürlichen Infektion möglichst nahekommt und damit einen höheren Effekt hat. [682] Was man damals nicht wissen konnte, war, dass nur eine Lebendvakzine die T-Zell-aktivierte Immunität induzieren kann. Sabin verwendete die Virustypen I, II und III. Die immer wieder wichtigen Versuche, die Impfstoffe auf Infektiosität oder Schutzeigenschaften zu prüfen, kostete Tausende von Affen das Leben. [889, 890, 891]

Sabin kannte 1949 die Arbeiten von Enders, Weller und Robbins, die die Möglichkeiten eröffneten, das Poliovirus in der Zellkultur zu vermehren. Ein weiterer Vorteil dieser Zellkulturen war, dass die Virusinfektion in der Kultur quantitativ abgeschätzt werden konnte, da der von Enders entwickelte zytopathische Effekt eine Quantifizierung der Abtötung ermöglichte. Sabin griff die Zellkulturverfahren auf. [888, 897]

Sabins Leistung bestand darin, das Virus so zu aktivieren, dass es immer wieder sukzessive durch Affengewebe weiterverbreitet wurde, bis sich nachweisen ließ, dass das Virus keine Paralyse mehr auslösen konnte, wenn es in das Rückenmark der Affen eingeführt wurde.

Mit diesem neuen Impfstoff machte Sabin zunächst Therapieversuche an 30 Gefangenen des Bundesgefängnisses in Chillicothe, Ohio. Dies ist umso bemerkenswerter, da Sabin zu den Ärzten gehörte, die die Studien von Koprowski an behinderten Kindern heftig kritisiert hatten. Als er am Anschluss an diese Experimente den Antrag stellte, 60 behinderte Kinder in einer Nachfolgestudie zu untersuchen, wurde er stark kritisiert und das Virus Research Committee zog seine Unterstützung der Forschung von Sabin zurück. Es gelang ihm jedoch, weitere Untersuchungen an Gefangenen zu machen, die sich freiwillig meldeten und dafür Geld und eventuell eine Verkürzung der Haft bekamen. [892, 893, 894, 895]

Eine größere Studie in den USA, wie sie von Salk durchgeführt wurde, war für Sabin nicht mehr möglich, denn zum einen hatte sich die Salk-Vakzine bewährt und viele Kinder geschützt, zum anderen hatte man bei der frisch entwickelten Vakzine Bedenken, ob nicht wiederum durch Nebenwirkungen Patienten infiziert werden könnten. Außerdem waren bereits Millionen von Amerikanern geimpft, sodass es nicht möglich war, weitere Probanden für eine Studie mit dem Lebendvirus zu rekrutieren.

Sabin war überzeugt, dass sein Impfstoff dem Totimpfstoff von Salk überlegen war, er hatte jedoch große Probleme, sich gegen Salks Impfstoff durchzusetzen. Sein Ansehen in der Scientific Community der Virologen war trotz seiner vielen Publikationen nicht sehr hoch. Sicherlich hat er auch, wie erzählt wird, durch seine unhöfliche und brüske Art sich viel Ablehnung verschafft.

Die Vorstellung Flexners über eine direkte nasale Aufnahme schloss auch die Möglichkeit einer Verteilung des Virus im Blut theoretisch aus. Es war Dorothy Horstmann, die es wagte, der Autorität Flexners zu widersprechen, denn sie nahm an, wenn das Poliovirus durch den Mund aufgenommen werden kann und in den Magen-Darm-Trakt kommt, es nur über den Blutstrom in das Nervensystem gelangen kann. Sie sammelte Blut von jedem Patienten, der 1943, als sie an der Yales Polio Unit arbeitete, gewesen war, und hatte bald 111 Blutproben zusammen, die dann auf das Poliovirus getestet wurden, und konnte nur aus einer Probe das Virus gewinnen. Dieses Ergebnis war nicht sehr ermutigend, sie ließ sich aber nicht beirren und vermutete, dass das Poliovirus nur eine kurze Zeit im Blut nachweisbar sein könnte. Sie verabreichte deshalb einer Serie von Schimpansen das Virus oral und analysierte dann sequenziell das Blut und stellte fest, dass es 4–6 Tage nach der Fütterung in der Tat im Blut nachweisbar war und über diesen Weg in das Hirn gelangte. [498, 503]

Diese Befunde konnten von der Arbeitsgruppe Koprowski bestätigt werden, die das Poliovirus in einer Maus nachwiesen, die mit dem Serum eines Poliopatienten inokuliert worden war. [583]

In weiteren Untersuchungen bestätigte Horstmann an Patienten die am Schimpansen gemachte Beobachtung. Es gelang ihr, bei Affen, die sich in der Inkubationszeit befanden und/oder bereits geringe Symptome der Polio aufwiesen, nachzuweisen, dass die Viren im Blut zirkulierten. Damit hatte sie bereits 1947 die genaue Inkubationszeit der Poliomyelitis bestimmt.

Sie konnte nachweisen, dass eine überstandene Infektion zu einem Schutz gegenüber diesem entsprechenden Virusstamm führt. Sie zeigte, dass das Virus, wenn es Probanden gegeben wurde, die eine Polio überstanden hatten, nicht im Darm Halt finden konnte und nicht in den Exkrementen nachweisbar war. [497, 500, 502, 503, 900]

Flexner selbst erlebte die Widerlegung seiner Vorstellungen nicht mehr. Er starb 1947. Sein Bild in der Geschichte der Medizin ist zwiegespalten, zum einen hat niemand mehr Interesse für die Poliomyelitis aufgewendet, andererseits hat er jedoch durch seine dogmatische Haltung lange Zeit die Weiterentwicklung von neuen Ideen blockiert.

Horstmann und ihre Mitarbeiter haben lange gebraucht, um dieses Ergebnis zu erreichen. In früheren Versuchen haben die Forscher zu lange mit der Entnahme von Blutproben gewartet und erst nach dem Auftreten von Symptomen das Virus nachzuweisen versucht. Zu dieser Zeit hatten sich jedoch schon Antikörper gebildet, die das Virus neutralisierten, sodass in der Kultur bzw. im Tierversuch kein infektiöses Virus mehr nachweisbar war. [501, 504, 707, 708, 1062]

Der Sabin-Impfstoff induziert die Bildung von IgG-, IgM- und IgA-Antikörpern und führt weiterhin zu einer zellulären Immunreaktion. Konsequenz war die von Dorothy Horstmann nachgewiesene Immunität für Darm und Rachen. Nach einer Sabin-Impfung kann sich das Wildvirus im Organismus nicht mehr ansiedeln.

Mit der Vakzine von Salk war es nicht möglich, diese Ergebnisse in gleicher Weise zu erzielen. Mit Salks Impfstoff konnten Polioviren in den Blutstrom gelangen und so das individuelle Risiko einer Lähmung reduzieren, aber es konnte nicht eine fäkale orale Übertragung bei der Infektion ausschalten.

Der Salk-Impfstoff induziert auch, wie der Sabin'sche, eine Immunreaktion. Bei diesem Impfstoff werden jedoch nur Antikörper der IgM- und IgG-Klasse gebildet. Ein schleimhautgängiger Antiköper der Klasse IgA wird nicht induziert. Ein Geimpfter kann daher infiziert werden, wobei die Infektion sich jedoch nicht generalisiert, da der Impfling geschützt ist. Nach dem Salk-Impfstoff ist es jedoch möglich, dass man das Virus im Darm hat und ausscheidet. Damit ist der Impfling zwar nicht gefährdet, kann das Virus jedoch in sich bergen.

Ein entscheidender Vorteil von Sabins Impfstoff war, dass er nur einmal oral gegeben werden musste und dann zu einem dauerhaften Schutz führte.

Dorothy Horstmann wurde 1911 in Spokane geboren und studierte zunächst an der University of California in Berkeley und anschließend 1940 an der University of California San Francisco, wo sie promovierte. Ihre Ausbildung absolvierte sie am Vanderbilt University Hospital. Als Frau hatte sie es schwer, in die Männerdomäne der Virologie hineinzukommen. Es gelang ihr jedoch, eine Position an der Sektion für Präventivmedizin an der Yale School of Medicine zu erreichen. Dorothy Horstmann war die erste Frau, die eine Professur an der Yale School of Medicine erhielt.

Mit der Polioepidemie in New Haven wandte sie sich der Epidemiologie zu, um die Polioepidemien in verschiedenen Bundesstaaten der USA zu analysieren und zu verfolgen. Sie untersuchte die hygienischen Verhältnisse, analysierte die Gefahr und die Möglichkeiten einer Übertragung von Polioinfizierten auf Gesunde. Einen wichtigen Beitrag lieferte sie zusammen mit Ward und Melnick, indem sie nachwies, dass auch durch Fliegen kontaminierte Speisen die Polio übertragen können. [1063]

Obwohl viele Analysen für Sabins Impfstoff sprachen, war es, wie bereits erwähnt, schwierig, ihn in den USA gegen den Salk-Impfstoff durchzusetzen. Eine Wende für Sabins Situation ergab sich 1956, als eine verheerende Polioepidemie in Russland ausgebrochen war. Dort hatte man versucht, den Salk-Impfstoff herzustellen, es zeigte sich aber, dass diese Proben nicht verlässlich waren. Daraufhin reiste eine russische Delegation in die USA, um Salk einzuladen. Dieser lehnte aus persönlichen und familiären Gründen ab. Sabin lud die Delegation in sein Labor ein, um ihnen sein Konzept vorzustellen. Leiter der Delegation waren die russischen Virologen Anatoli Smorodintsev vom Institut für experimentelle Medizin in Leningrad sowie Mikhail

Chumakow, Direktor des Instituts für Polioforschung in Moskau, sowie Marina Voroshilova. Die Forscher hatten Arbeiten über insektenübertragende Enzephalitis-Viren untersucht und viele hundert Arbeiten publiziert. [173]

Chumakow wurde von der russischen Regierung beauftragt, eine Kampagne gegen die Polioepidemie zu übernehmen. Sabin wurde 1956 eingeladen, auf dem Kongress der Epidemiologen, Mikrobiologen, Hygieniker in Leningrad zu sprechen. Dort kam er in Kontakt mit dem stellvertretenden Gesundheitsminister Viktor Zhdanov, der Russland bei der WHO repräsentierte. Obwohl Sabin unermüdlich die Vorteile seines Impfstoffes zu propagieren versuchte, war es immer noch schwer, gegen Salk anzutreten.

Im Gegensatz zu vielen amerikanischen Virologen, die Sabins Impfstoff ablehnten, u. a. der renommierte Thomas M. Rivers, entschied sich Chumakow, den Sabin'schen Impfstoff einzusetzen und etablierte eine Fabrik zur Herstellung dieses Impfstoffs.

Die Bedingungen in Russland für eine große Feldstudie waren ideal. Es gab dort gute Wissenschaftler und Laboratorien, man hatte ein großes Volk, das bisher mit Impfstoffen nicht konfrontiert gewesen war. Die Bevölkerung befolgte die Vorgaben der Regierung, ohne die Problematik der Impfstoffe zu diskutieren.

Sabin schickte den Stamm 1 im März 1956 an Smorodintsev und im Juli die Stämme 2 und 3. Die russischen Forscher vermehrten diese Virusstämme in Zellkulturen, verglichen sie mit den Sabin'schen Originalimpfstoffen und fanden eine ausreichende Attenuierung in Tierversuchen. Die Impfkampagnen begannen im Frühling 1957.

Chumakow und seine Arbeitsgruppe impften 10 Millionen Kinder, wobei die Ergebnisse so überzeugend waren, dass die russische Regierung verfügte, alle unter 20 Jahren zu impfen, sodass schließlich 77 Millionen russische Bürger geimpft wurden. [174, 896]

Überwacht, begleitet und ausgewertet wurden diese Studien von Dorothy Horstmann. In ihren Berichten schreibt Horstmann, dass der Sabin-Impfstoff in den Kampagnen in der UDSSR fast 100% effektiv war, er sei absolut sicher und einfach anzuwenden, sodass dies das Bestreben der Sowjetregierung, alle Personen zu impfen, ermöglichte. [495,496]

In dieser Zeit lieferten sich die Anhänger des Totimpfstoffes und des Lebendimpfstoffs heftige Polemiken. Insbesondere wurde dem Impfstoff von Sabin wenig Vertrauen entgegengebracht, da die Vorstellung „lebend" ein Gefühl der Unsicherheit hervorrief. Die Ergebnisse aus Russland und später auch in der Tschechoslowakei und Polen führten jedoch zu einer zunehmenden Anerkennung des Lebendimpfstoffs.

Auch die Berichte von Horstmann führten dazu, dass der Salk-Impfstoff, der damals nur eine Sicherheit von 80% zum Schutz gegen Paralyse bieten konnte, ins Hintertreffen geriet. Grund war, wie angedeutet, dass sich der Salk-Impfstoff im Darm nicht vermehren und keine Darmimmunität indizieren konnte. Außerdem wurde in dieser Zeit beobachtet, dass eine gewisse Impfmüdigkeit in den USA unter dem Salk-Impfstoff eintrat, was dazu führte, dass es bei den ärmeren Schichten wieder zu Polioausbrüchen kam. 1958 wurden 6000 Erkrankungen gemeldet, von denen 3000 mit Lähmungen einhergingen. [60]

Die Berichte von Horstmann führten zu einer zunehmenden Akzeptanz des Sabin-Impfstoffes in den USA. 1959 war es dann möglich, in Cincinnati und im Hamilton County eine Impfstudie durchzuführen, in der 179.000 Kinder und 3000 Erwachsene eingeschlossen waren. Die Ergebnisse waren positiv, jedoch überschattet von der Beobachtung, dass 3 Kinder in den ersten 10 Wochen nach der Impfeinnahme paralytisch wurden und verstarben. Trotzdem wurde Sabins Lebendimpfstoff zunehmend anerkannt. Entscheidend war der Bericht von Mikhail Chumakov von 1960, der auf der zweiten internationalen Konferenz der Panamerican Health Organization berichten konnte, dass durch den Lebendimpfstoff die Polio in Russland ausgerottet sei. [771]

Weitere Analysen erbrachten aber, dass es zu einer Erkrankung an Paralyse pro Million Geimpfter gekommen war. Man musste feststellen, dass in einzelnen Fällen das attenuierte Virus aus unbekannten Gründen wieder virulent wurde. Diese Beobachtung war umso bedeutsamer, weil die mit einem solchen Impfstoff behandelten Patienten eine Bedrohung für die nicht geimpfte Umgebung waren, da diese die Erkrankung übertragen konnten. Trotz der immens guten Ergebnisse von Sabins Impfstoff führten diese Beobachtungen dazu, dass das Center of Disease Control im Jahre 2000 eine Rückkehr zur Salk-Vakzine empfahl, während der Sabin'sche Impfstoff in den Entwicklungsländern weiter eingesetzt wird.

Ganz aus der Welt geschaffen ist die Polio nicht, weil in Ländern wie Pakistan, Afghanistan und Nigeria aufgrund politischer, sozialer und religiöser Verhältnisse die Impfkampagnen keinen Erfolg hatten. Ein großes Hindernis sind u. a. religiöse Fanatiker.

Aber auch in Holland gab es im sog. Bible Belt noch 1978 eine Polioepidemie, von der in sieben Monaten 110 nicht geimpfte Kinder betroffen waren. Im Bible Belt lebten damals ca. 250.000 orthodoxe Protestanten, die dem Glauben anhängen, dass der Mensch nicht das Recht habe, sich in die göttliche Vorsehung einzumischen. Diese Glaubensgemeinschaft lehnt auch die Impfung gegen Masern, Pocken, Mumps und Röteln ab. Bei einem Besuch von Mitgliedern dieser Gemeinschaft in Kanada infizierten diese Besucher 11 Kinder, 10 weitere Infektionen in den USA folgten. Genanalysen bewiesen, dass diese Erkrankung aus Holland kam. Da einige Familien trotz dieser Ereignisse sich nicht überzeugen ließen, kam es 1992 und 1993 erneut zu einem Polioausbruch, wobei 71 Kinder an Paralyse erkrankten. Ähnliche Berichte stammen aus Südafrika, wo 2010 35 Kinder von Mitgliedern der Johane Marange Apostolic Church erkrankten, von denen fünf starben. [1097 S. 249 f.]

In der westlichen Welt wurden aufgrund der nachlassenden Impfbereitschaft wieder einzelne Fälle von Polio beobachtet.

Die Impfstoffe von Salk und Sabin haben entscheidend dazu beigetragen, dass die Polio praktisch ihren Schrecken verloren hat und in der westlichen Welt keine Rolle mehr spielt.

Trotz dieser immensen Verdienste wurden weder Sabin noch Salk mit dem Nobelpreis ausgezeichnet.

In Deutschland wird zurzeit der Totimpfstoff favorisiert, weil es bei der Verwendung des Lebendimpfstoffs von Sabin jährlich in Deutschland zu 1–2 vakzineassoziierten paralytischen Polioerkrankungen gekommen ist. Deshalb hat 1998 die ständige Impfkommission empfohlen, die Sabin-Impfung zu verlassen.

21 Die Myxomatose (1911)

Im Jahr 1896 beobachtete Guiseppe Sanarelli in Montevideo, wo er als Direktor am Hygieneinstitut tätig war, bei seinen Laboratoriumskaninchen eine Erkrankung, die zunächst mit einer Blepharo-Konjunktivitis und schließlich mit geschwollenen Augenlidern einhergeht. Die Tiere entwickelten subkutane Tumoren im Bereich der Ohren und der Extremitäten. Weiterhin beobachtete er Schwellungen von Mund, Nase, Mastdarm, Geschlechts- und Harnorganen. Die Erkrankung führt in der Regel nach 4- bis 5-tägiger Inkubation in den nächsten 10 Tagen zum Tode. Er fand heraus, dass diese Erkrankung von Kaninchen zu Kaninchen übertragen wird. Hunde, Mäuse, Meerschweinchen, Geflügel, Affen und Menschen werden nicht von dieser Erkrankung befallen. Seine Untersuchungen im Hinblick auf den Erreger, insbesondere die Suche nach Bakterien, verlief frustran, sodass er feststellte: „ Das ätiologische Agens gehört keinem jener organisierten Wesen an, welche wir gegenwärtig als die Ursache spezifischer Krankheiten anzusehen gewohnt sind." Sanarelli versuchte 1898, den Erreger durch Filtration zu isolieren. Weiterhin versuchte er, durch Zentrifugation den Erreger zu fassen, wobei er im Zentrifugat ein optisch komplett reines und steriles Serum erhielt, das nach Übertragungsversuchen seine Infektiösität erhalten hatte. Eine Filtration des Virus gelang erst 1911 seinem Schüler Moses. [39 S. 268, 732, 907]

Sanarelli wurde 1864 in Monte San Savino geboren, war 1893 Professor für Hygiene in Siena, ab 1895 in Montevideo. Von dort wechselte er 1898 nach Bologna. Er starb 1940 in Rom. Sanarelli ist heute noch präsent durch die sogenannte Sanarelli-Shwartzman-Reaktion. Es handelt sich dabei um eine generalisierte lokale oder allgemeine Hypersensibilitätsreaktion der Gefäßendothelien als Reaktion auf wiederholte Injektion von Endotoxinen.

Finlay bestätigte diese Beobachtungen von Moses mithilfe eines Berkefeld-N-Filters. Ebenso passierte das Virus den Chamberland-L1-Filter, während es durch den Chamberland-L2 zurückgehalten wurde.

Zu Beginn des 20. Jahrhunderts kam die Myxomatose nach Europa, trat jedoch nur sporadisch auf. 1859 wurden erstmalig europäische Wildkaninchen nach Australien importiert. Sie vermehrten sich dort und breiteten sich auf dem ganzen Kontinent aus. Durch das Fehlen natürlicher Feinde verursachten sie große wirtschaftliche Schäden, indem sie Weideland abästen und somit die australische Fauna stark dezimierten. Um diese Vermehrung zu reduzieren, versuchte man in den 1940er Jahren, durch Verbreitung des Myxomatose-Virus den Bestand zu dezimieren; dies gelang zunächst nicht. 1952 konnte sich das Virus nochmals verbreiten. In der Zeit von 1952 bis 1955 wurden 99% der Kaninchen durch diese Seuche getötet. Heute steht ein Impfstoff zur Verfügung, eine Heilungsmöglichkeit besteht nicht.

22 Die Masern (1911)

Die ältesten Beschreibungen von Maserninfektionen datieren etwa aus der Zeit von 1000 nach Christus.

Der persische Arzt Rhazes lieferte die erste ausführliche und medizinisch exakte Beschreibung des Krankheitsbildes der Masern. Im Mittelalter waren die Masern sehr verbreitet und haben viele Todesopfer gefordert. Nach der Entdeckung Amerikas wurde das Masernvirus in die neue Welt verschleppt. Aufgrund der geringen Immunitätslage der Ureinwohner Amerikas kam es zu verheerenden Epidemien, denen bis zu zwei Drittel der Bevölkerung zum Opfer fielen. [63]

Im Laufe der Geschichte kam es immer wieder zu großen Epidemien, die viele Menschen erfassten. Im 17. Jahrhundert konnten die Masern von Thomas Sydenham durch epidemiologische Analysen von den Pocken abgegrenzt werden. Bis weit in das 19. Jahrhundert hinein wurden immer wieder, insbesondere in Europa, große Masernepidemien beschrieben. Wenn sie im Vergleich zu den Pocken nicht mit einer so hohen Todesrate einhergingen, so handelt es sich dabei immer noch um eine ernste Erkrankung. Bis zur systematischen Impfung in den 1960er Jahren kam es zum Beispiel in den USA zu 500.000 Erkrankungen pro Jahr mit 400 Todesfällen. [1098]

Epidemiologische Analysen in Deutschland und Österreich erbrachten, dass die Masernsterblichkeit vom Alter des Kindes, von seinem Allgemeinzustand und von der sozialen Lage abhing. In ärmeren Stadtteilen betrug die Masernsterblichkeit 10,9 %, in reichen Stadtteilen 0,55 %. [210]

Eine gefürchtete Komplikation ist die Masern-Enzephalitis, die bis zur Impfung ungefähr 4000 Patienten im Jahr befiel. Weitere Komplikationen sind die Otitis- und die Masern-Pneumonie. Es wird geschätzt, dass in der Dritten Welt ca. 20 Mio. Menschen mit den Masern infiziert sind, wobei es zu 500.000 Todesfällen kommt. Die Übertragung erfolgt durch Tröpfcheninfektion, wobei bis zu 5 m Distanz vom Virus überwunden werden können. Die Inkubationszeit dauert 8 bis 12 Tage, die Kontagiosität liegt bei 98 %. Dass eine überstandene Masernerkrankung eine lebenslange Immunität zur Folge hat, wurde 1846 von Peter Panum in einer Beobachtung auf den Färöer Inseln bestätigt. Die letzte Epidemie auf diesen Inseln ereignete sich 1781. 1846 konnte Peter Panum analysieren, dass ein Masernkranker aus Kopenhagen auf diese Inseln kam, daraufhin erlitten 6000 der 7782 Einwohner eine Maserninfektion. Panum stellte fest, dass alle Befallenen jünger als 65 Jahre alt waren, diejenigen, die älter als 65 waren, hatten von der Epidemie von 1781 noch ihre Immunität bewahrt. [772] Als eigene Entität wurden die Masern im 17. Jahrhundert von Sydenham beschrieben. Die Eintrittspforte des Virus sind die Epithelien des Respirationstraktes. Es kommt zu Vorläufersymptomen in Form von Fieber, Appetitlosigkeit, Konjunktivitis, Lichtscheu und Heiserkeit, gefolgt vom typischen Masernexanthem, das dann in der Regel nach dem 5. bis 6. Tag abklingt. Aufgrund des Ausbreitungsmodus war man sich schnell im Klaren, dass es sich um eine Infektionskrankheit handelt, auch wenn man lange den Erreger nicht nachweisen konnte.

Erste Versuche, die Masern zu inokulieren, stammen aus dem Jahr 1758 und wurden von dem englischen Arzt Francis Home vorgenommen. Francis Home wurde 1719 in Eccles geboren und starb 1813 in Edinburgh. Er war der erste Professor für Pharmazie in Edinburgh und studierte Medizin in Leiden, 1750 wurde er an der Universität von Edinburgh promoviert. Home war ein sehr vielseitiger Forscher. Seine Überlegungen, die Masern zu inokulieren, erfolgten mit der Absicht, eine Immunität zu induzieren, denn er bezieht sich in seiner Publikation auf die Erfahrungen aus der Türkei über die Pockenimpfungen, die damals bereits nach Europa übermittelt worden waren.

Home punktierte eine Vene und nahm das Blut in einen Wattebausch auf. Dann inzidierte er die Haut wie bei der Pockenimpfung und drückte den blutgetränkten Wattebausch in die Wunde. Home berichtete, er habe damit Masern übertragen. Er nahm diese Prozedur an zwölf Kindern vor. Diese Experimente wurden in ihrer Zeit widersprüchlich beurteilt. Es wurde darauf hingewiesen, dass eine schwere Masernerkrankung mit Lungenentzündung und anderen Affektionen die Folge sein kann. Und in der Tat waren die Proben, die Home verwendete, nicht attenuiert. Die Akzeptanz war auch dadurch erschwert, dass die Inokulationen höchst unterschiedliche Resultate zeigten. Eine Analyse der von Home inokulierten Patienten lässt erhebliche Zweifel aufkommen, dass überhaupt eine Übertragung gelungen ist. [268, 270, 493]

In der Folge und insbesondere zu Beginn des 19. Jahrhunderts haben viele Ärzte Impfungs- und Übertragungsversuche vorgenommen. Die Ergebnisse waren jedoch so widersprüchlich, dass sie aus heutiger Sicht schwer zu beurteilen sind. In dieser unklaren Situation machte 1905 Ludvig Hektoen Übertragungsversuche mit der Frage, ob das Blut der Erkrankten den Krankheitserreger in sich habe.

Ludvig Hektoen (1863–1951) wurde als Kind norwegischer Eltern in Vernon County, Wisconsin, geboren. Er studierte Medizin in Madison, Wisconsin, und erwarb später seinen B. A. am Luther College in Decorah, Iowa, und ging dann an das College of Physicians and Surgeons in Chicago, wo er 1888 zum MD promovierte. Hektoen war ein äußerst vielseitiger Pathologe, der sich mit Mikrobiologie, Immunologie und Infektiologie beschäftigte. 1898 wurde er Professor für Pathologie am Rush Medical College und 1901 Professor für Pathologie an der University of Chicago. [140, 317]

Seine Versuche zur Masernübertragung bestanden darin, dass er von einem 9-jährigen Jungen, der akut an Masern erkrankt war, Blut entnahm. Er inkubierte dieses Blut in Aszites, erhitzte es auf 55 °C über die Dauer von 54 Minuten, eine andere Probe inkubierte er bei 37 °C über die Dauer von 24 Stunden. Er überzeugte sich, dass die Flüssigkeit steril war und injizierte sie dann unter die Haut am Brustkorb eines gesunden 24-jährigen Medizinstudenten. Er konnte keine lokalen Symptome an der Injektionsstelle finden, am 13. Tag nach der Injektion entwickelte der Proband eine Temperatur von 38,3 °C und am 14. Tag ein Exanthem, das sich dann schnell über den ganzen Körper verbreitete. Der Proband erholte sich ohne größere Komplikationen. Für ein zweites Experiment entnahm er das Blut von einer 21-jährigen Patientin, die akut an Masern erkrankt war. Auch dieses Blut inkubierte er in Aszitesflüssigkeit und überzeugte sich, dass keine Bakterien im Spiel waren. Von dieser Patientin injizierte er eine Probe in eine 28-jährige Versuchsperson, die bisher keine Masern gehabt hatte. Bei dieser Person entwickelten sich nach 11 Tagen ein Fieberschub und eine milde Konjunktivitis, am 13. Tag kam es zu Husten und ebenfalls zu einem typischen Masernexanthem.

Hektoen schloss aus seinen Beobachtungen, dass das Masernvirus im Blut der Patienten mindestens in den ersten 30 Stunden nachweisbar ist. Das Virus behielte seine Virulenz über mindestens 24 Stunden, wenn es in Aszites bei 37 °C inkubiert wurde.

Interessanterweise hat Hektoen keine Filtrationsversuche vorgenommen. In seinen weiteren Forschungen hat er sich nie mehr mit der Masernerkrankung beschäftigt. [460, 461]

Die wichtige und definitive Klärung dieses Problems kam dann von den beiden amerikanischen Forschern Goldberger und Anderson.

Joseph Goldberger wurde 1874 in Ungarn in einer jüdischen Familie geboren, die Eltern emigrierten in die USA und ließen sich in Manhattan nieder. Er studierte zunächst Ingenieurswissenschaften am College of New York und wechselte 1892 an das Bellevue Hospital Medical College, wo er 1895 promovierte. Nach einer kurzen Zeit in einer medizinischen Praxis wechselte er 1899 in den öffentlichen Gesundheitsdienst im Hafen von New York, wo er neu eingetroffene Immigranten medizinisch untersuchte. Von 1902 bis 1906 hatte er mehrere Positionen in Mexiko, Puerto Rico, Mississippi und Louisiana inne, wo er als Epidemiologe im öffentlichen Gesundheitsdienst tätig war. Er trug dazu bei, öffentliche Maßnahmen zur Bekämpfung des Gelbfiebers, des Typhus und des Dengue-Fiebers zu etablieren. Schwerpunkt seiner Forschung war die Untersuchung der Pellagra. Er erkannte, dass diese Erkrankung mit der Nahrungsaufnahme verbunden war und widersprach damit der allgemeinen Meinung, dass dies eine Infektionskrankheit sei. Er führte große Studien mit experimenteller Diät durch, konnte jedoch das Problem nicht klären, da er bereits 1929 an einem Nierenzellkarzinom verstarb. [589]

Goldberger wurde fünfmal für den Nobelpreis vorgeschlagen. [752]

Mitarbeiter seiner Untersuchung zur Masernerkrankung war John F. Anderson (1873–1955). Er studierte an der Universität von Virginia und trat 1898 in den Marine Hospital Service ein und wurde dort 1909 Leiter des hygienischen Laboratoriums. [994] Seine Forschungsgebiete beschäftigten sich mit immunologischen Problemen, mit Cholera, Typhus, Poliomyelitis und Aufgaben der öffentlichen Gesundheitsvorsorge. Er machte Untersuchungen zur Anaphylaxie und zur Tuberkulose. Mit Goldberger zusammen arbeitete er am Problem der Masern. Sie wählten Rhesusaffen als Versuchstiere. Affen erkranken normalerweise in ihrem Habitat nicht an Masern. Goldberger und Anderson stellten sich die Frage, ob die Masern von Menschen auf diese Rhesusaffen übertragbar sind. Sie entnahmen Blut von Patienten auf dem Höhepunkt der Erkrankung und injizierten es intraperitoneal in die Versuchstiere. [1023]

Eine bakterielle Kontamination schlossen die Forscher durch Bakterienkulturen, die negativ verliefen, aus. Insgesamt inokulierten sie an 9 Rhesusaffen Blut von Masernpatienten. Von diesen 9 Tieren entwickelten 4 Fieber und 2 von diesen vier Tieren zeigten das Vollbild einer Masernerkrankung. In weiteren Experimenten analysierten sie die Inkubationszeit und konnten feststellen, dass diese Zeit bei den Affen sehr stark variierte. Sie entnahmen Blut, verdünnten es mit Kochsalzlösung und filterten es nach Definibrinierung in einem Berkefeld-Filter. An 3 Affen konnten sie feststellen, dass dieses Filtrat die Masernerkrankung auslösen konnte. Weiterhin stellten sie fest, dass bei Lagerung der Viren in trockener Umgebung diese nach über 35 Stunden noch infektiös waren. Nach einer Inkubation bei 55 °C hatte das Filtrat seine Infektiosität verloren. Ebenso konnten sie feststellen, dass eine Kühlung über 25 Stunden die Infektiosität nicht aufhob. In weiteren Untersuchungen wiesen Anderson und Goldberger nach, dass auch durch Sekrete aus der Mundhöhle und der Nase, die von Patienten bei Beginn des Exanthems entnommen wurden, bei Affen ebenfalls Masern ausgelöst werden konnten. Sie führten außerdem Untersuchungen über die Infektiosität von Masernhautschuppen durch, es gelang jedoch nicht, mit der Übertragung von Schuppen eindeutige Symptome zu erzeugen. [384, 385]

Damit war zwar definitiv geklärt, dass die Masern durch ein filtrierbares Virus ausgelöst werden, aber erst 1954 ist es dann gelungen, dieses Virus zu isolieren und in vitro in mehreren Zelllinien zu züchten. [11, 12, 13, 14, 15, 16]

Eine Heilung der Masern ist bis heute nicht möglich, deshalb hat die Impfung einen wichtigen Stellenwert. Degkwitz wies 1928 darauf hin, dass in Deutschland jährlich 40.000–50.000 Kinder an Masern starben, davon 90 % im Säuglings- und Kleinkindalter. Er machte deutlich, dass eine Expositionsprophylaxe völlig versagt, da die Masern bereits in den sehr frühen Stadien infektiös sind, d. h. vor dem Ausbruch von typischen Symptomen. Umso wichtiger sei ein effizienter Schutz durch Impfung. [21, 212]

Eine aktive Immunisierung ist erst seit den 1970er Jahren möglich, nachdem 1963 ein attenuierter Lebendimpfstoff entwickelt worden war. Frühere Untersuchungen mit einem passiven Impfstoff, der aus Serum von Rekonvaleszenten gewonnen worden war, stammen aus 1920er Jahren. Die Immunisierung mit Patientenserum stammt schon aus der Zeit Ende des 19. Jahrhundertes, als Richet und Héricourt versucht haben, gegen Staphylokokken-Infektionen zu impfen. Neisser hat 1892 menschliches Rekonvaleszenten-Serum bei der Pneumonie eingesetzt. Weisbecker benutzte erstmals Rekonvaleszenten-Serum von Masernpatienten. Er immunisierte jedoch nur wenige Patienten in relativ unsystematischer Weise, sodass es sehr heterogene Verläufe gab, die im Hinblick auf ihre Wertigkeit angezweifelt wurden.

Eine systematische Untersuchung der Möglichkeiten einer Immunisierung mit Rekonvaleszenten-Serum erreichte schließlich Rudolf Degkwitz, der damals Assistenzarzt in der Kinderklinik in München war. 1919 unternahm er erstmals Versuche, indem er Masernrekonvaleszenten-Serum von maserninfizierten Kindern vorsorglich injizierte. Degkwitz' Arbeiten bestanden in einer systematischen Analyse, um die Frage zu beantworten, zu welchem Zeitpunkt man die Impfung vornehmen solle und welche Menge von Serum injiziert werden soll. Er definierte als Dosiseinheit eine sogenannte Schutzeinheit und konnte feststellen, dass die Menge der zu verabreichenden Impfstoffe vom jeweiligen Stadium der Erkrankung abhängt. So konnte er durch systematische Untersuchungen feststellen, dass beim 1. bis 3. Tag nach Infektion eine Schutzeinheit genügte, um einen Ausbruch der Masernerkrankung sicher zu verhindern. Am 5. bis 6. Tag nach Infektion konnten mit zwei Schutzeinheiten die Krankheitsverläufe gestoppt werden, am 7. Tag konnte mit drei Schutzeinheiten nur in zwei Dritteln der Fälle ein Ausbruch der Krankheit bzw. eine Abschwächung der Erkrankung beobachtet werden. [210, 211]

Degkwitz stellte fest, dass in diesem Fall der Schutz nur ungefähr 2–3 Wochen anhält. Als weitere Möglichkeit schlug er eine kombinierte Immunisierung vor, also eine Schutzinjektion nach bereits abgelaufener Spontaninfektion. Das heißt: Einverleibung von Antigen und Antikörper, um bei weiter fortgeschrittenem Krankheitsverlauf den weiteren Verlauf zu verhindern bzw. eine lang dauernde Immunität zu erreichen. Hierbei waren die Ergebnisse recht unterschiedlich. Einige Kinder waren nach 9 Monaten noch geschützt, bei anderen Kindern zeigte sich, dass der Schutz nach 4½ Monaten erloschen war. Eine weitere Frage war, ob man durch bewusste Herbeiführung einer Maserninfektion mit nachfolgender Injektion von Schutzserum den Ausbruch der Erkrankung verhindern kann. Degkwitz berichtete, dass er bei einigen Kindern einen langen Schutz nachweisen konnte. Eine Auswertung erbrachte, dass bei Einhaltung der oben genannten Bedingungen Impfversagen in nur 3 % beobachtet werden konnte. Degkwitz hielt es für möglich, dass diese auf eine unklare Identifikation des Infektionsbeginns zurückzuführen sind. Spender für das

Masernrekonvaleszenten-Serum sollten kräftige Kinder sein, die älter als 3 Jahre sind und die Masern unkompliziert überstanden haben. Eine Lues musste durch den Wassermanntest ausgeschlossen werden, eine eventuelle Tuberkulose musste durch sorgfältige klinische Untersuchungen ebenfalls ausgeschlossen sein. Zur Gewinnung des Serums wurden nach Degkwitz' Empfehlung drei Proben gemischt, wobei 3 cm^3 des Mischserums als eine Schutzdosis definiert wurden. Dieses Serum wurde in einem Exsikkator getrocknet. Das Exsikkat wurde dann vor der Impfung mit 5 cm^3 sterilem Wasser aufgelöst und intragluteal injiziert. [210]

Der Degkwitz'sche Impfstoff ist mittlerweile durch die Aktivimmunisierung überholt. In seiner Zeit hatte er jedoch eine große Bedeutung.

Rudolf Degkwitz wurde 1889 in Ronneburg geboren, machte sein Abitur in Stralsund und studierte zunächst Naturwissenschaften. Ab 1911 studierte er Medizin, das Studium wurde im Ersten Weltkrieg unterbrochen, nachdem Degkwitz sich als Freiwilliger gemeldet hatte und an der Westfront eingesetzt war. In der Schlacht von Verdun wurde er schwer verwundet, konnte dann nach der Genesung sein Studium an der Universität München fortsetzen und absolvierte 1916 das Staatsexamen. Mit der November-Revolution 1919 schloss er sich dem Freikorps Oberland an und bekämpfte die Münchener Räterepublik. 1923 trat er in die NSDAP ein und nahm am 9. November 1923 am Marsch auf die Feldherrnhalle teil. Degkwitz distanzierte sich Anfang der 1930er Jahre von den Nationalsozialisten und engagierte sich für die Weimarer Republik und die parlamentarische Demokratie. Ab 1919 arbeitete er an der Universitäts-Kinderklinik München, 1932 wurde er Professor für Kinderheilkunde in Greifswald und erhielt 1932 den Ruf auf den Lehrstuhl für Pädiatrie an der Universität Hamburg im Universitätskrankenhaus Eppendorf. In seinen Vorlesungen bezog er immer wieder Stellung gegen die Nationalsozialisten, sodass er im Mai 1933 für ein halbes Jahr vom Dienst suspendiert wurde. Nicht nachvollziehbar ist, dass er sich in den 1930er Jahren erfolglos um einen Wiedereintritt in die NSDAP bemühte. Er kritisierte jedoch weiterhin die Nationalsozialisten, opponierte gegen Denunziantentum, Führerkult und Reglementierung der Wissenschaft. Er stellte sich gegen Antisemitismus, gegen die Verfolgung von Juden und gegen die in einigen Krankenhäusern praktizierte Kindereuthanasie. Er unterstützte die Candidates of Humanity, ein Gruppe von jungen Ärzten in Hamburg, die gegen das NS-Regime eintraten und die Kontakte zur Weißen Rose in München hatten. Degkwitz weigerte sich demonstrativ, seine Vorlesungen mit dem „Deutschen Gruß" zu eröffnen und wurde nach Denunzation von einem Kollegen wegen seiner regimekritischen Äußerungen verhaftet. Im Februar 1944 wurde er vom Volksgerichtshof in Berlin wegen Wehrkraftzersetzung zu sieben Jahren Zuchthaus verurteilt. Er sei von Freisler ausdrücklich nicht zum Tode verurteilt worden, weil er durch seine Masernprophylaxe 40.000 deutschen Kindern das Leben gerettet habe. Im April 1945 konnte er aus dem Zuchthaus Celle fliehen und bis zum Kriegsende untertauchen. Nachdem er seine Position als Chefarzt des Kinderkrankenhauses in Hamburg wieder aufgenommen hatte, bestand er auf einer rigorosen Säuberung der Universität und des Gesundheitswesens von Nationalsozialisten, konnte sich aber nicht durchsetzen. Er entschloss sich deshalb 1948 zur Übersiedlung in die USA, wo er für die Industrie tätig war. 1973 kehrte er nach Deutschland zurück und starb 1973 in Emmendingen. [488, 1050]

22.1 Der Masernimpfstoff

Obwohl Goldberger und Anderson bereits 1911 nachweisen konnten, dass der Erreger der Masern ein filtrierbares Virus ist, gelang es jedoch erst 1954, das Virus zu isolieren und in Kultur zu bringen. Die Kultivierung gelang John F. Enders, der bereits mit der Kultivierung des Poliovirus eine Impfung gegen diese Erkrankung ermöglich hat, und seinem jungen Mitarbeiter Thomas Peebles. Enders etablierte eine Zellkultur aus menschlichen Nierenzellen. Die Nieren erhielt er von einem Neurochirurgen, der an Kindern mit Hydrocephalus eine Nephrektomie vornahm, um Hirnflüssigkeit über eine Verbindung zum Ureter abzuleiten und so den Hirndruck zu mindern. Enders homogenisierte und vereinzelte die Zellen mithilfe von Trypsin. Diese Zellen wurden mit Viren infiziert, die Thomas Peebles aus Mund- und Rachenspülungen sowie Blutproben von infizierten Kindern nahm. Diese Kulturen wurden mehrfach passagiert. Der Name eines Spenders, aus dessen Virusprobe die Kultur angelegt wurde, war David Edmondston. Nach ihm wurde dann dieser Virusstamm Edmondston-Stamm genannt.

Aus Viren, die aus den frühen Passagen dieser Kultur entnommen worden waren, wurden Proben in Affen inokuliert, die dann entsprechend die Symptome mit Fieber und einer Virämie entwickelten. [267, 275, 276, 277, 788]

Nachdem die Technik der Shuntableitung aus Hydrocephali über den Ureter unter Opferung einer Niere nicht mehr angewandt wurde, standen für Enders nicht genug menschliche Nierenzellen zur Verfügung. Er ließ sich deshalb von einer nahe gelegenen geburtshilflichen Klinik die weggeworfenen Plazenten geben und präparierte die Amnionmembran. Deren Zellen wurden mit Trypsin vereinzelt und in Zellkulturen zum Wachstum gebracht. Auch in diesen Kulturen ließen sich Masernviren züchten, die entsprechend an Tieren auf ihren zytopathologischen Effekt untersucht wurden. [720]

Enders setzte seine Experimente fort, indem er nach 28 Passagen von menschlichen Amnionzellen Hühnerembryonen benutzte und in diese das Virus in die Amnionzellen inokulierte. Nach mehreren Passagen zeigte sich, dass auch in dieser Kultur die Viren produziert wurden. [552]

Nach mehreren Passagen wurden die Viren in Affen inokuliert, wobei sich keine Masern-spezifische Symptomatik beobachten ließ. Durch Komplementfixation ließen sich neutralisierende Antikörpern nachweisen. [274, 278]

Weitere Analysen erbrachten, dass die entsprechend inokulierten Affen komplett resistent gegen das Masernvirus waren.

Damit stellte sich die Frage nun nach der Prüfung an Menschen. Enders wandte sich an eine Anstalt für körperlich und geistig behinderte Kinder, von der bekannt war, dass dort regelmäßig Masernepidemien mit einer Reihe von Todesfällen auftraten. Nach Gesprächen mit dem Direktor dieser Anstalt und Zustimmung der Eltern wurden mehrere Dutzend Kinder, die noch keine Masern durchgemacht hatten, ausgewählt. Circa ein Dutzend Kinder wurden mit der Vakzine behandelt und mehrere mit einem Placebo. Einige Kinder, die mit diesem Impfstoff behandelt worden waren, reagierten mit Fieber und Exanthem. Sorgfältige Analysen von Mund- und Rachenspülungen sowie Blutanalysen zeigten, dass alle Kinder virusneutralisierende und komplementfixierende Antikörper in ihrem Serum hatten. [547, 548, 549, 550]

Weitere Untersuchungen an einer größeren Zahl von Patienten in Denver, New Heaven, Cleveland, New York und Boston erbrachten eine völlige Bestätigung der ersten Ergebnisse. Enders verteilte großzügig Proben seiner Vakzine und unterließ es, ein Patent zu sichern oder sich dieses Virus bezahlen zu lassen. Einige Firmen begannen daraufhin die Produktion des Edmondston-Virusstammes.

Maurice Hilleman griff diese Beobachtungen auf und machte weitere Versuche zur Attenuierung des Edmondston-Virus, indem er die Zahl der Passagen in Hühnerembryofibroblasten mit einer hohen Frequenz durchführte und diese Fibroblasten bei 32 °C inkubierte. Andere Arbeitsgruppen führten ähnliche Varianten durch. Sowohl die Lebend- als auch die inaktivierte Vakzine wurden 1963 in den USA zugelassen. In weiteren Studien zeigte sich, dass die inaktivierte Vakzine mit erheblichen Nebenwirkungen wie Fieber, Exanthem, Lungenveränderungen und zentralnervösen Symptomen verbunden war. Deshalb wurde dieser Impfstoff 1967 zurückgezogen. Im Gegensatz dazu zeigte sich, dass Millionen von Kindern, die den Lebendimpfstoff verabreicht bekommen hatten, keinerlei Komplikationen oder Nebenwirkungen aufwiesen. Weitere Analysen ergaben, dass 5–10 % der geimpften Kinder keine ausreichende Serokonversion hatten, erst nach einer zweiten Gabe zeigte sich ein Schutz. Nachweislich konnte über viele Jahre hinweg mit diesem Impfstoff verlässlich eine Immunität induziert werden. [271, 272, 548, 551]

Der Edmondston-Virusstamm zeigt eine Serokonversionsrate von über 90 %, nach der zweiten Impfung bis 98 %. [273] Mit der landesweiten Verbreitung dieser Impfung konnten in den USA die Maserninfektionen dramatisch reduziert werden. Während früher in den USA ca. 500.000 Kinder erkrankten, sind es jetzt nur noch 300. Nachdem die Analysen in den USA den Erfolg der Impfung verlässlich bestätigt hatten, wurden große Impfkampagnen in Nigeria und anschließend über die WHO in der ganzen Welt vorgenommen. Damit konnte Tausenden von Kindern die Erkrankung erspart und viele Leben konnten gerettet werden. [590]

23 Erkältungskrankheiten – Common Cold (1914)

Die Erkältungskrankheiten gehören zu den am weitesten verbreiteten Erkrankungen der Menschheit und jeder hat damit schon Erfahrungen gemacht. Die Statistiken sprechen davon, dass ein Erwachsener 2–4 derartige Erkältungsattacken pro Jahr durchmacht. Im ältesten erhaltenen medizinischen Text, dem Papyrus Ebers aus Ägypten, ist diese Krankheit bereits beschrieben. Ein weiterer Papyrus, in dem die Erkältungskrankheiten erwähnt sind, ist der Smith-Papyrus.

Auch im Corpus Hippocraticus aus dem 4./5. Jahrhundert vor Christus ist diese Erkrankung genannt. Der römische Arzt Galen beschrieb sie ebenfalls. Auf der Basis der Humoralpathologie interpretiert Galen, dass der Mucus in der Nase überwiegend ein Abfallprodukt ist, das entsteht, wenn das Phlegma im Körper umgewandelt wird. Es sei nicht ein direktes Zeichen für eine ernsthafte Invalenz der Säfte. [36, 245]

Der Erste, der im 20. Jahrhundert nach dem Erreger suchte, war der deutsche Pathologe Walter Kruse, der 1864 in Berlin geboren wurde und in Berlin studiert hat. 1888 wurde er zum Doktor der Medizin promoviert und arbeitete anschließend von 1889 bis 1892 als Bakteriologe in Neapel. Danach ging er nach Ägypten, um Durchfallerkrankungen zu erforschen. 1893 wurde er Assistent bei dem Hygieniker Karl Flügge in Breslau. 1898 wurde er Professor in Bonn und erhielt Rufe nach Königsberg, 1911 nach Bonn und 1913 Leipzig. Walter Kruses Schwerpunkt waren Parasitologie und Darminfektionen, von ihm wurde das gleichzeitig von Shiga beschriebene, heute Shiga-Kruse-Bazillus genannte Bakterium dargestellt.

1914 untersuchte er Nasensekrete von Patienten mit Schnupfen, bei denen er keine Bakterien nachweisen konnte. Er filtrierte diese Sekrete und konnte diese Erkrankung auf gesunde Probanden übertragen, bei denen er diese Flüssigkeit in die Nase einbrachte. [602]

1916 bestätigte der englische Arzt G. P. Foster Kruses Ergebnisse, auch er filtrierte Nasensekrete und konnte damit diese Erkältungskrankheit übertragen. [326, 327]

Kruse benutzte einen Berkefeld-Filter und träufelte das Filtrat in die Nase von 12 Personen, nachdem er sich von der bakteriellen Sterilität überzeugt hatte. Es zeigte sich nach 1–3 Tagen bei 4 von diesen Probanden ein Schnupfen. In einem anschließenden Versuch mit 36 Teilnehmern konnte er bei 42 % nach 2–3 Tagen die klassischen Symptome des Schnupfens feststellen. Foster machte ähnliche Versuche und träufelte sein Filtrat 10 Soldaten in die Nasenlöcher, in 9 Fällen entwickelte sich nach einer Inkubation von 6–30 Stunden ein Schnupfen.

Spätere Versuche von Foster, das Erkältungsvirus zu züchten, blieben ohne Erfolg. Erst 1931 gelang dies Dochez, Mills und Kneeland in einem Maidland-Medium, bestehend aus Hühnerembryonalgewebe, Pepton-Bouillon und Gelatine. Mit diesem Material konnten Versuchspersonen infiziert werden. [226, 227, 230, 568]

Die Erkältungskrankheiten wurden im Laufe der Jahre intensiv erforscht, mittlerweile wurden mehr als 101 Serotypen der humanen Rhinoviren beschrieben. [1119]

24   Rift Valley Fever oder Rifttal-Fieber (1931)

1931 wurde eine weitere durch Moskitos übertragbare Krankheit beschrieben, die sowohl Tiere als auch Menschen befällt, das Rift Valley Fever oder Rifttal-Fieber, benannt nach dem Rifttal in Kenia, wo diese Krankheit zum ersten Mal beobachtet wurde. [207]

Zunächst wurde die Erkrankung an Lämmern beobachtet, die eine 95%ige Mortalität aufwiesen. Bei Schafen war diese weniger ausgeprägt. Diese Erkrankung kann auch auf den Menschen übertragen werden und verläuft mit Fieber und extremen Gelenkschmerzen ähnlich wie das Dengue-Fieber.

Die Übertragung auf den Menschen erfolgt durch den Kontakt mit Blut, Körperflüssigkeiten oder Gewebe von infizierten Tieren. Ein hohes Risiko besteht bei der Schlachtung oder Operationen an infizierten Tieren. Seltener erfolgt die Infektion bei den Menschen durch Moskitos. Eine Übertragung von Mensch zu Mensch wurde nicht beschrieben.

Die weiteren Analysen erbrachten, dass auch Mäuse, Ratten und Affen empfänglich sind. Pferde, Schweine, Kaninchen, Meerschweinchen und Vögel sind refraktär. Die Krankheit geht bei den Tieren mit eitrig-schleimigem Nasenkatarrh einher. Es zeigen sich typische herzförmige Lebernekrosen.

Entdeckt wurde die Erkrankung von Daubney, Hudson und Garnham, die das Virus mit Chamberland-Filtern isoliert haben. [199, 200, 305, 306, 790, 940]

1934 wurde über den Fall einer Laborinfektion mit dem Rifttal-Fieber berichtet, der durch eine Thrombophlebitis kompliziert war.

Ein effektiver Impfstoff steht trotz intensiver Forschungen für den Menschen noch nicht zur Verfügung.

Eine kausale Therapie existiert ebenfalls noch nicht. Eine gewisse Beeinflussung zeigte sich im Frühstadium durch die Gabe von Ribavirin oder Interferon alpha. Ein Problem ist die Ansteckung von Viehzüchtern und Veterinären oder Schlachthausarbeitern, da durch Kontakt von Blut und Körperflüssigkeit von Tieren diese Erkrankung übertragen werden kann.

25 Mumps (1916)

Mumps ist eine Erkrankung, die seit der Antike bekannt ist. Hippokrates beschrieb sie als Schwellung vor den Ohren bei jungen Leuten, welche den Kampfplatz und die Turnhalle besuchten, mit schmerzhaften Entzündungen der Testikel, doch allgemein wieder zurückgehend ohne kritische Phänomene. Celsus nannte sie einfach Halsschwellung oder Angina maxillaris (Kiefereinklemmung). Die Krankheit tritt in unterschiedlichen Verlaufsformen auf, manifestiert sich am häufigsten als schmerzhafte Schwellung der Ohrspeicheldrüsen. Aber auch andere Organe können betroffen sein, besonders die Hoden, wobei ein Befall der Hoden zur Sterilität führen kann. Weiterhin kann das Mumpsvirus Pankreas und Nieren befallen. [686 S. 201]

Als Erreger vermutete man zunächst Kokken, diese Vermutung konnte jedoch schnell widerlegt werden, die beobachteten Kokken waren Sekundärinfektionen, die man im Entzündungsgewebe gefunden hat. 1908 wurden Untersuchungen zur Infektiosität vorgenommen, indem durch sterile Filtrate aus Homogenaten von Drüsengeweben bei Versuchstieren Drüsenschwellungen und Temperaturanstiege beobachtet werden konnten.

Übertragungsversuche mit Speichelfiltrat eines an Parotitis Erkrankten auf Kaninchen haben erbracht, dass das Kaninchen mit fieberhafter Reaktion reagiert. 1916 erfolgte die Isolierung des Virus nach Filtration durch einen Berkefeld-N-Filter.

1916 hat die amerikanische Pathologin Martha Wollstein systematische Untersuchungen vorgenommen. Martha Wollstein wurde 1868 in einer deutsch-jüdischen Familie geboren und studierte Medizin am Women's Medical College der New York Infirmery, das später der Cornell-Universität zugeordnet wurde. Sie war nach ihrem Examen zunächst in einem Kinderkrankenhaus in New York tätig und begann 1892 ihre Ausbildung zur Pathologin. Sie erforschte Malaria, Tuberkulose und Typhus. 1904 ging sie an das Rockefeller Institute for Medical Research zu Simon Flexner, wobei sie parallel auch weiterhin am Kinderkrankenhaus arbeitete. An diesem Institut führte sie Experimente zu Polio und Pneumonie durch.

Mit ihrer Arbeit über Mumps gelang es ihr, mit Speichelinfiltraten von an Mumps erkrankten Kindern und Soldaten, Mumps auf Katzen zu übertragen und in weiteren Passagen auch auf andere Katzen zu propagieren. Sie überprüfte die infizierten Drüsen histologisch und fand die typischen Mumpsveränderungen. Wenn Speichel von Mumpskranken mit Rekonvaleszentenserum vermischt und bei 37 °C inkubiert wurde, zeigte sich in Infektionsversuchen, dass die Krankheit nur noch in ganz milder Form auftrat. Weitere Versuche von Martha Wollstein beschäftigten sich mit der Mumps-Meningitis, eine gefürchtete Komplikation im Rahmen einer Mumpsinfektion. Sie sammelte Material von an Mumps erkrankten Kindern, filtrierte dieses Material und inokulierte es in die Parotis und in den Subarachnoidalraum von Katzen. Die Katzen, die die Inokulation in die Parotis bekamen, entwickelten einen Mumps mit allen typischen klinischen Zeichen. Diejenigen Katzen, die das Virus in den Subarachnoidalraum gespritzt bekamen, zeigten alle Zeichen einer Meningits, wobei bakteriologische Untersuchungen keinen bakteriologischen Befund ergaben. Es gelang Martha Wollstein auch, diese Meningitis von Katze zu Katze zu propagieren. [1106, 1107, 1108]

Entscheidende Fortschritte gelangen erst Ernest William Goodpasture und seinem Mitarbeiter Claude D. Johnson. Ihnen gelang es 1933, das Virus zu isolieren. Sie injizierten es in Affen und passagierten es über mehrere Tiere und konnten zeigen, dass sich die Krankheit jeweils übertragen ließ.

Goodpasture und Johnson bestätigten ihre Untersuchungen durch große Feldversuche und konnten damit den Zusammenhang zwischen Mumps und diesem infektiösen Agens eindeutig herstellen. [533, 534, 535, 536]

In weiteren Versuchen sammelten Johnson und Goodpasture Mundspülungen von Patienten mit Mumps, die ihren Mund mit Salzwasser spülen und dann in sterile Glasbehälter spucken mussten. Mit diesem Material wurden die Parotiden von Affen infiziert, nach 7 Tagen hatten die meisten der Affen mit Fieber und Schwellung der Parotisdrüsen reagiert. Die Speicheldrüsen dieser Affen wurden entnommen und homogenisiert. Das Material wurde auf Bakterien und Leptospiren untersucht, wobei sich kein bakterielles Wachstum ergab. Durch Filtration wurde schließlich das Virus isoliert. Histopathologische Untersuchungen bestätigten, dass es sich dabei um ein Krankheitsbild identisch zu dem des Menschen handelt.

In weiteren Versuchen an Freiwilligen und an Affen konnten Johnson und Goodpasture beweisen, dass ein überstandener Mumps eine Immunität induziert.

Es ist in Goodpastures Labor jedoch nicht gelungen, das Virus zu züchten. Dies gelang erst Karl Habel. [296, 436, 437]

Ihm gelang es, mit Enders 1945 das Mumpsvirus im Hühnchenembryo zu züchten. Die Propagation des Virus in Embryonen und Zellkulturen führten schließlich zur Entwicklung eines attenuierten Lebendvirus. [438, 481]

1946 wurde mit diesen Kulturen in der Arbeitsgruppe um Enders ein Impfstoff entwickelt und 1951 in klinischen Studien geprüft. [266, 269, 271]

Ein Lebendimpfstoff wurde in den 1960er Jahren in den USA und in Russland entwickelt. [967]

Der heute verwendete Impfstoff gegen Mumps stammt von der Arbeitsgruppe Hilleman. Ausgangspunkt war die Mumpserkrankung seiner Tochter Jeryl Lynn. Von ihr nahm er, als sie akut unter Mumps litt, Rachenabstriche. Er inokulierte Material aus diesem Abstrich in bebrütete Hühnereier und propagierte das Virus über mehrere Eier. Er homogenisierte dann einen Embryo mithilfe von Enzymen in Einzelzellen, die sich dann in der Zellkultur schnell vermehrten. Er passagierte diese Zellen mehrfach mit dem Ziel einer Attenuierung. Zusammen mit Weibel und Stokes jun., beide Pädiater, unternahm er die ersten Studien. Weibel und Hilleman testeten den Impfstoff an geistig behinderten Kindern, eine Maßnahme, wie sie heute undenkbar ist, bis in die 1960er Jahre hinein jedoch in den USA sehr geläufig war. Immerhin war eines der ersten Kinder, die dann jenseits dieser Studien mit Hillemans Impfstoff vakziniert wurden, seine zweite Tochter Kirsten. Dieser Virusstamm trägt bis heute den Namen Jeryl Lynn Strain. Als Weibel seine Versuche an behinderten Kindern durchführte, zeigten sich Antikörper gegen Mumps, die Kinder erkrankten aber nicht. Damit war zunächst bewiesen, dass der Impfstoff Antikörper gegen Mumps hervorrief, aber damit war noch nicht bewiesen, dass es den Ausbruch der Erkrankung verhinderte. Stokes und Weibel haben deshalb mithilfe von Flugblättern die Eltern informiert und warben um Teilnahme an diesem Impfversuch. Sie konnten ungefähr 400 Kinder rekrutieren, 200 erhielten den Impfstoff, 200 wurden nicht vakziniert.

Die Effizienz der Jeryl-Lynn-Vakzine wurde von anderen Arbeitsgruppen geprüft und konnte die Arbeiten der Gruppe um Hilleman bestätigen. [112, 134, 135, 477, 481, 871, 990, 1072]

Als einige Monate später eine Mumpsepidemie in Philadelphia auftrat, erkrankten 63 Kinder, zwei von ihnen waren geimpft, die anderen nicht. Damit war bewiesen, dass Hillemans Impfstoff effektiv war. Bis 2007 wurden über 150 Millionen Dosen an Mumpsimpfstoff in den Vereinigten Staaten appliziert. Es wird geschätzt, dass bis zum Jahr 2000 ungefähr eine Million Kinder durch die Impfung von Mumps verschont blieben und insbesondere kam es nicht mehr zu Meningitis und Taubheit, wie es früher bei Tausenden von Kindern der Fall gewesen war. Die Serokonversionsrate erreichte eine Sicherheit von bis zu 95 %.

1986 wurde ein weiterer Mumpsimpfstoff aus diploiden Zellen mit dem Rubini-Virus entwickelt und klinisch geprüft. [381]

26 Influenza (1919)

Die Erkrankungen an Influenza sind seit Langem historisch belegt. Die erste historisch gut beschriebene Pandemie stammt aus dem Jahre 1387. Die Epidemie erstreckte sich von Italien aus über Deutschland und Frankreich. 1743 ereignete sich erneut eine Influenza-Epidemie in Italien. Zu einer weiteren Pandemie kam es in den Jahren 1889 bis 1890. Diese Erkrankungen waren mit einer hohen Mortalität verbunden. [854]

Man schätzt, dass in der größten Influenza-Pandemie von 1918 bis 1919 2–5 % der Infizierten starben. Weltweit erkrankten schätzungsweise 700 Millionen Menschen, über 20 Millionen starben. Allein in Deutschland wurde in diesem Zeitraum über 196.000 Tote, in England über 150.500, in Spanien über 140.000 Tote berichtet. Der Begriff Influenza wurde im 18. Jahrhundert geprägt und von dem Verb influre, also hineinfließen, beeinflussen, abgeleitet. In Frankreich wurde diese Erkrankung Grippe genannt, abgleitet von „gripe", erwischen, erhaschen.

Im Ersten Weltkrieg befiel die Influenza die Soldaten auf beiden Seiten der Westfront. Zeitweilig starben mehr Soldaten an der Influenza als im Gefecht. In der ersten Oktoberwoche 1918 waren 16.000 amerikanische Soldaten an Grippe erkrankt. Auf deutscher Seite hat die Grippe, nicht zuletzt durch die schlechte Versorgung und die Mangelernährung, die Kampfkraft mehr geschwächt als die der Alliierten. [575]

Die Pandemie aus dem Jahre 1918 wurde, da man vermutete, dass sie sich von Spanien aus verbreitet hatte, Spanische Grippe genannt. Angesichts der verheerenden Verläufe war die Suche nach einem Erreger von Anfang an Gegenstand intensiver Forschungen. Vermutet wurde zunächst, dass der Erreger der damals sogenannte Pfeiffer'sche Influenza-Bazillus, heute Haemophilus influenzae, sei, eine Aussage, die zunächst nicht widerlegt werden konnte, da bei vielen verstorbenen Menschen und Tieren sich das Bakterium im Sinne einer Superinfektion nachweisen ließ. [575, 793]

Man ging davon aus, dass dieses 1892 aus dem Sputum von Erkrankten isolierte gramnegative Stäbchen die Ursache sei. In späteren Versuchen zeigten sich jedoch höchste uneinheitliche Befunde nach unterschiedlichen Übertragungsversuchen, sodass der Pfeiffer'sche Bazillus als Erreger nicht infrage kam. Erste Versuche von Leschke aus dem Jahr 1919 legten die Vermutung nahe, dass es sich bei dem Influenzaerreger um ein filtrierbares Virus handle. Leschke hat aus Lungensaft und Sputum von Grippekranken ein filtrierbares Virus isolieren können, mit dem er die Krankheit auf gesunde Versuchspersonen übertragen konnte. [634]

Ein Beitrag zur Virusgenese kam von Selter aus dem Jahr 1918. Er filtrierte Gurgelwasser eines Influenzapatienten in einem Berkefeld-Filter. Er selbst und sein Assistent inhalierten dieses Filtrat über ein Aerosol und beide erkrankten. [944]

Im Rahmen dieser Untersuchungen analysierte Selter über 100 Influenzapatienten und hatte nur einmal den Pfeiffer'schen Bazillus nachweisen können. Viele Experimentatoren aus dieser Zeit kamen zu ähnlichen Ergebnissen, jedoch waren diese Untersuchungen nur episodisch und zu heterogen, um eine sichere Fundierung zu liefern. [435]

Viele Übertragungsversuche waren im Hinblick auf eine virale Genese schwer zu interpretieren, da es oft zu bakteriellen Verunreinigungen, auch der Infiltrate, kam.

Erste wirklich fundierte Ergebnisse kamen mit den Untersuchungen von Shope.

Angeregt wurde Shope vom Inspektor des Büros für landwirtschaftliche Tierhaltung von Fort Dogde in Iowa, Dr. J. S. Koen. Er beobachtete eine Schweinekrankheit, die sich heftig verbreitete und den Landwirten große finanzielle Verluste zufügte. Koen vermutete, dass es sich dabei um eine der Spanischen Grippe ähnliche Erkrankung handelte. [573]

Weitere Untersuchungen zeigten, dass diese Erkrankung durch Mucus und Gewebe aus dem Respirationstrakt vom Schwein auf andere Schweine übertragen werden konnte. Filtrationsversuche mit einem Chamberland-Filter erbrachten jedoch, dass die Filtrate aus diesem Material nicht infektiös waren. Shope wurde „abgeordnet", um diese Erkrankung zu untersuchen.

Auf dem Höhepunkt der Influenza-Pandemie wurden viele Untersuchungen zum Problem des Erregers und zur Übertragbarkeit angestellt. Insbesondere Versuche mit menschlichen Freiwilligen und Soldaten erbrachten schon den Hinweis, dass die Erkrankung von Mensch zu Mensch übertragen wird, jedoch waren die Ergebnisse uneinheitlich und insbesondere der Übertragungsmodus war nicht klar. Im November 1918 machte man einen systematischen Versuch zur Frage der Ansteckung. 62 Matrosen eines Trainingslagers der US-Marine, die wegen dienstlicher Vergehen eingesperrt waren, wurde die Begnadigung angeboten, wenn sie sich an einem Infektionsversuch beteiligen. [955]

Nach heutigen Maßstäben wären solche Versuche aus ethischen Gründen nicht mehr möglich, damals rechtfertigte man dieses Experiment mit der Hoffnung, vielen Menschen helfen zu können. Zum damaligen Zeitpunkt hatte man auch kein Tiermodell, um mit dieser Fragestellung weiterzukommen, man glaubte damals, dass die Influenza ausschließlich den Menschen befallen würde.

Die Matrosen kamen auf eine Quarantänestation auf Gallops Island im Hafen von Boston. Die Studienärzte nahmen Sekret aus dem Nasenrachenraum von schwer erkrankten Influenzapatienten und sprühten es den Testpersonen in Nase und Rachen. Andere Versuche wurden mit Schleim unternommen, der von der Nasenscheidewand von Patienten abgeschabt und dann in die Nasenscheidewand der Testpersonen eingerieben wurde. Weitere Versuche wurden mit Filtraten vorgenommen, die bakterienfrei waren. In einer weiteren Serie entnahm man den Grippekranken Blut und spritzte es den Versuchspersonen unter die Haut. Andere Infektionsversuche bestanden darin, dass gesunde Männer zu schwerkranken Patienten gingen, um deren Atem einzuatmen und längere Zeit mit ihnen in Kontakt zu bleiben. Die Überraschung war, dass keine der Versuchspersonen an einer Influenza erkrankte.

In anderen Ländern wurden ähnliche Versuche mit Freiwilligen durchgeführt, wobei sich höchst heterogene Ergebnisse zeigten, die keine schlüssige Beantwortung der Frage Bakterien oder Virus zuließ. Auch Tiermodelle waren zu dieser Zeit nicht aussagefähig.

Epidemiologische Untersuchungen erbrachten überraschende und schwer interpretierbare Befunde. So war nicht erklärbar, warum die Krankheit an vielen unterschiedlichen Orten fast zur gleichen Zeit auftrat, insbesondere in Militärcamps, in vielen zum Teil weit voneinander entfernten Staaten der USA. [954, 955]

Lange glaubte man noch, dass der Pfeiffer'sche Bazillus die Influenza verursacht, aber wie bereits erwähnt, ließ sich dies in vielen Studien nicht sicher belegen. Nach Abklingen der Epidemie war die Situation noch völlig unklar. Man vermutete, dass zwischen der Schweineinfluenza und der menschlichen Influenza ein Zusammenhang bestehe. Es war nicht klar, warum die Grippe 1918/1919 abflaute, während sie bei Schweinen, die sich möglicherweise beim Menschen angesteckt hatten, persistierte.

Shope begann systematisch, suchte im Schleim der erkrankten Tiere nach Erregern und machte damit Infektionsversuche an gesunden Tieren. Er fand, wie andere vor ihm, wiederum den Pfeiffer'schen Bazillus und als er Schweine mit dem gereinigten Bakterium Haemophilus influenzae infizierte, erkrankten diese Tiere auch. Shope musste jedoch feststellen, dass diese Übertragungsversuche nicht reproduzierbar waren. Wenn er jedoch den normalen unbearbeiteten Schleim aus dem Nasen- und Rachenraum erkrankter Tiere entnahm, konnte er mit diesem Material die Schweinegrippe erzeugen. Er machte daraufhin Filtrate aus diesem Mucus. Zunächst gelang es ihm damit nicht, die Schweineinfluenza zu übertragen. [952]

Erst 1931 gelang es ihm, ein filtrierbares Virus zu isolieren. Wenn er dieses Virus auf die Schweine übertrug, entwickelten diese eine Erkrankung, die wesentlich milder war als die bekannte Schweineinfluenza, die man natürlicherweise beobachtete. Er fasste damit die Idee, dass wahrscheinlich das Bakterium Haemophilus influenzae und dieses filtrierbare Virus für die Entstehung der Erkrankung nötig waren. Shope konnte jedoch mit diesen Ergebnissen nicht beweisen, dass das von ihm isolierte Virus auch für Menschen pathogen ist. [947, 948]

Ein klärender Beitrag kam 1933 aus England von der Arbeitsgruppe Smith, Andrewes und Laidlaw. Als 1933 in England erneut eine Influenzaepidemie ausbrach, gingen diese Forscher am National Institute for Medical Research, Farm Laboratories Mill Hill, davon aus, dass es sich dabei um eine Viruserkrankung handelt. Sie sammelten Mucus und Gurgelwasser von Patienten und filterten es, um es dann an verschiedenen Versuchstieren zu prüfen. Sie berichten, dass sie eine ganze Reihe von unterschiedlichen Tieren verwendeten, wobei alle derartigen Versuche zunächst erfolglos waren. Erst als sie Frettchen als Versuchstiere benutzten, gelang es ihnen, durch intranasale Instillation alle typischen Symptome dieser Grippe zu erzeugen. Frettchen waren keine klassischen Versuchstiere. Verwendet wurden sie für die Erforschung der Hundestaupe. Die Forscher konnten feststellen, dass die Erkrankung auch von Tier zu Tier übertragen werden konnte. Es gelang ihnen, 26 Passagen einer Viruscharge vorzunehmen. Sie konnten sowohl mit unfiltriertem als auch mit filtriertem Mucus die Krankheit vom Menschen auf das Tier übertragen. Als Filter benutzten sie einen Gradokol-Membran-Filter, der ihnen von W. J. Elford zur Verfügung gestellt worden war. Ob die Sekrete bakterienfrei waren, wurde in permanenten Bakterienkulturen überprüft. Interessanterweise gelang es, über subkutane, intraperitoneale oder intrazerebrale Injektionen die Erkrankung zu übertragen. Shope und die Arbeitsgruppe Smith, Andrewes und Laidlaw nahmen Kontakt auf und nachdem Shope sein Filtrat aus den Schweinen der englischen Gruppe zur Verfügung gestellt hatte, gelang es ihnen auch, mit diesem Filtrat bei Frettchen die Schweineinfluenza zu erzeugen. Weitere Untersuchungen erbrachten, dass die Menschen- und die Schweineinfluenza-Viren identisch waren. Diese Untersuchungen wurden von anderen Arbeitsgruppen in der Folge bestätigt. [966]

Später gelang es der Arbeitsgruppe Andrewes, Laidlaw und Smith, dieses Virus vom Frettchen auf Mäuse zu übertragen, wobei die Erkrankungen genau denselben pneumotropen Verlauf nahmen. Andere Arbeitsgruppen haben dann in den 1930er Jahren Übertragungsversuche mit Kaninchen, Meerschweinchen, Ratten und Affen vorgenommen.

Eine wichtige Entdeckung machten die britischen Forscher, indem sie ein Virusfiltrat mit Serum von Patienten oder von Frettchen mischten, die die Grippe überstanden hatten. Als sie diese Mischung von Filtrat und Serum gesunden Frettchen übertrugen, zeigte sich, dass die Erkrankung nicht auftrat.

Mit der Beobachtung, dass das Schweineinfluenza-Virus Frettchen infizieren und diese Erkrankung von Frettchen wieder auf Schweine übertragen werden konnte, wobei beide Tiere eine schwere Lungenentzündung entwickelten, ließ bei Shope die Frage aufkommen, ob es sich dabei um das Virus der Grippeepidemie von 1918 handeln könnte.

Versuche von Shope zu Übertragungen des Virus auf Versuchstiere, die eine Grippe überstanden hatten, zeigten, dass sie nicht infiziert werden konnten. Damit konnte Shope nachweisen, dass die Tiere Antikörper gebildet hatten, die das Virus blockierten. Antikörperversuche mit Serum von Menschen und Schweinen zeigten, dass diese beiden Viren nicht vollkommen identisch waren. Antikörper von Menschen, die die Grippe überstanden hatten, blockierten das vom Menschen stammende Virus, während es bei der Schweinegrippe nur teilweise gelang. Damit ließen sich die Grippestämme von 1918 von den in den 1930er Jahren auftretenden Viren unterscheiden. Die Theorie Shopes, dass es sich bei dem Schweineinfluenza-Virus um Viren aus der Epidemie von 1918 handelte, überprüfte er, in dem er Serum von Menschen entnahm, die die Grippe von 1918 überstanden hatten. Mit diesen menschlichen Antikörpern konnte er das Schweinegrippevirus blockieren. Patienten, die nach 1918 geboren worden waren, zeigten keine Antikörper dieser Art. [951]

Shope vermutete, dass es sich bei diesem Virus um das Virus, das 1918 viele Menschen infiziert hatte, handelte. Weitere Analysen ergaben jedoch, dass die Viren nicht identisch waren, jedoch eine Reihe von Antigenen gemeinsam hatten. [955]

Mit diesen Ergebnissen wurde dann auch bereits zu Beginn der 1930er Jahre versucht, das Influenza-Virus zu züchten. Dochez, Mills und Kneeland konnten aus Nasenrachenspülungen eines Kranken ein Filtrat herstellen, das im Hühnerembryo über viele Passagen kultiviert werden konnte. [228, 229]

Mit diesem Virus konnte auch eine Rückübertragung auf den Menschen vorgenommen werden. Bei anderen Influenzastämmen wurde festgestellt, dass sie nach Kultivierung nicht mehr so pathogen waren wie zu Beginn. Andererseits konnte Burnet 1937 einen Influenzastamm über mehr als 70 Generationen auf der Chorioallantois kultivieren und feststellen, dass die Virulenz des Virus mit der Zahl der Passagen zunahm. [126, 966]

Shope analysierte weiterhin den Zyklus des Schweineinfluenza-Virus. Er fand heraus, dass das Virus der Schweinegrippe in einem Parasiten, dem Lungenwurm, der die meisten Schweine im mittleren Westen infiziert hatte, heimisch werden konnte. In den Eiern des Lungenwurms gelangt das Virus in die Faeces der Schweine, diese werden von Regenwürmern aufgenommen, in denen der Lungenwurm mehrere Lebenszyklen durchmacht. Wenn diese Regenwürmer von Schweinen gefressen werden, gelangen die Lungenwürmer, die das Schweineinfluenza-Virus beinhalten, wiederum in die Lungen der Schweine. Hier können die Erreger eine passive Phase durchmachen, können aber wiederum aktiviert werden. Stimuli dieser Aktivierung können feuchtes Wetter, Kälte oder Ähnliches sein. [952, 953, 957]

Wenn die Lungenwürmer durch diese Trigger aktiviert werden, werden sie in der Regel von den Schweinen ausgehustet und können so andere Schweine infizieren.

Richard Shope (1901–1966) studierte an der University of Iowa, wo er 1924 sein Examen ablegte und anschließend als Dozent für Pharmakologie arbeitete. Zunächst beschäftigte er sich mit der Tuberkulose, 1928 begann er seine Forschungsarbeiten im Bereich der Virologie an der Rockefeller University, wo er die grundlegenden

Forschungen über die Schweineinfluenza vornahm. Seine weiteren Forschungen beschäftigten sich mit den Papilloma-Viren und Toga-Viren bei Kaninchen und er entwickelte im Zweiten Weltkrieg einen Impfstoff gegen die Rinderpest.

Christopher Andrewes (1896–1987), Mitglied der englischen Arbeitsgruppe, die mit Shope eng zusammenarbeitete, wurde in London geboren, arbeitete zunächst am Rockefeller Institute in New York und ging 1927 an den Medical Research Council in Hampstead in London. Zusammen mit Laidlaw und Smith gelang es ihm, das Grippevirus zu isolieren. In weiteren Untersuchungen gelang es Andrewes auch, Viren, die für die Erkältungskrankheiten verantwortlich sind, zu isolieren.

Patrick Laidlaw (1881–1940) wurde in Glasgow geboren und studierte am St. John's College in Cambridge und am Guy's Hospital in London, wo er 1904 promovierte. 1914 wurde er Professor für Pathologie am Guy's Hospital und 1922 ging er an das National Institute for Medical Research. 1923 hat er mit Dunkin zusammen das Virus der Hundestaupe isoliert und einen Impfstoff gegen diese Erkrankung entwickelt.

Der dritte Forscher in dieser Arbeitsgruppe war Wilson Smith (1897–1965), der in Great Harwood bei Blackburn geboren wurde. Im Ersten Weltkrieg war er Sanitätssoldat. 1919 begann er sein Studium der Medizin in Manchester, wo er 1923 promovierte. 1927 graduierte er im Fach Bakteriologie und trat in den Medical Research Council ein, wo er sich der Virusforschung widmete. 1939 wurde er Professor für Bakteriologie an der University of Sheffield, 1946 am University College der Universität London.

Eine wichtige Entdeckung machte der amerikanische Virologe George K. Hirst. Er beobachtete bei seinen Arbeiten an Viruskulturen der befruchteten Hühnereier, dass Flüssigkeiten aus dieser Kultur, in denen sich Viren befanden, in der Lage sind, Blut zur Agglutination zu bringen, d. h., die roten Blutkörperchen kleben aneinander und bilden unlösliche Klumpen. Ursache sind Oberflächenantigene, die Hirst Hämagglutinine genannt hat und die bis heute von großer Bedeutung sind. Hirst entwickelte einen Hämagglutinationstest, mit dem man Influenza-Viren differenzieren kann. Es wurden mittlerweile 16 unterschiedliche Hämagglutinine gefunden, die im sogenannten Hämagglutination-Hemmtest differenziert werden können. Das Prinzip besteht darin, dass bestimmte Antikörper hämagglutinierende Virusbestandteile hemmen. Wenn man das Serum von Patienten, die eine Virusinfektion durchgemacht haben, einem solchen Hämagglutinationstest zufügt, kann man das Ausmaß und die Spezifität des Antikörpers gegen das Virus mithilfe einer Titration genau bestimmen, denn die Antiköper verhindern die Agglutination. Dieser Hämagglutinationsinhibitonsassay wird inzwischen bei vielen anderen Viren verwendet. Er ist bis heute ein wichtiger serologischer Test für die Typisierung von Influenza-Antikörpern. [486, 487]

Eine weitere Entdeckung von Hirst war die intrinsische Enzymaktivität des Influenza-Virus, die die Hämagglutination rückgängig machen kann. Diese Beobachtung war innovativ, weil man bisher annahm, dass Viren keine Enzyme beinhalten. Es handelt sich dabei um die Influenza-Neuraminidase, ein Glykoprotein auf der Oberfläche der Viren, das als Sialidase wirkt.

Mit der Entdeckung der Neuraminidase hat Hirst 1942 das erste virale Enzym beschrieben. Erst 1956 wurde die Poly(D)-Polymerase beschrieben, es folgten dann noch eine Reihe von anderen Enzymen wie die A-Polymerase, Proteinkinasen, Lysozyme, die reverse Transkriptase, APA, Subpoly(A)-Polymerase, Proteinase. [397 S. 183]

Hämagglutinin und Neuraminidase sind wichtig für den Lebenszyklus des Virus, um die Viren aus der Wirtszelle auszuschleusen.

Eine weitere Funktion der Neuraminidase besteht darin, Glykoproteine auf der Oberfläche von Wirtszellen und Viren zu spalten. Weiterhin unterstützt die Neuraminidase die Ausschleusung von Viren aus bereits infizierten Zellen, sodass durch die Freisetzung von Viren die weitere Infektion von Zellen ermöglicht wird.

Diese Beobachtung führte zur Entwicklung von Inhibitoren der Neuraminidase, mit der man versucht, die Virulenz des Virus abzutöten. Auch die Neuraminidase ist stammspezifisch und kann differenziert werden. Diese Beobachtung führte zur Charakterisierung der Influenza-Virus-Subtypen. Die einzelnen spezifischen Hämagglutinine und Neuraminidasentypen ermöglichen eine genaue Charakterisierung der Subtypen. Man kennt 16 Hämagglutinine und 9 Neuraminidasemodifikationen, so hat z. B. die Spanische Grippe den H1N1-Typ, die Asiatische Grippe den H2N2-Typ, die Hongkong-Grippe den H3N2-Typ. [574, 622]

George Hirst (1909–1994) wurde in Wisconsin geboren, er studierte am Hobart College in Geneva, New York, und anschließend an der Yale University, wo er 1933 promovierte. Er arbeitete zunächst am Rockefeller Institute for Medical Research in New York, anschließend an den Rockefeller Foundation International Division Laboratories in Lancefield und ging dann an die Rockefeller Foundation International Health Division Laboratories. Er erforschte zunächst die Pneumokokken und Streptokokken und begann 1940, sich mit dem Influenza-Virus zu befassen. In dieser Position entwickelte er das Phänomen der Hämagglutinine durch Influenza-Viren und entdeckte den nach ihm benannten Hämagglutination-Hemmtest. Weiterhin entdeckte er, dass die Neuraminidase Bestandteil des Influenza-Virus ist. Damit gelang es ihm, bis heute verwendete serologische Tests für die Charakterisierung von Viren zu entwickeln. Von ihm stammt die Beobachtung, dass die Virusgenome aus separaten Untereinheiten bestehen.

Tab. 1 Auftreten antigener Subtypen des Influenza-A-Virus im Zusammenhang mit pandemischen oder epidemischen Erkrankungsfällen (aus: Suttorp N, Möckel M, Siegmund B, Dietel M [Hrsg.]. Harrisons Innere Medizin, 2016)

Zeitraum	Subtyp	Ausmaß des Ausbruchs
1889–1890	H2N8[a]	Schwere Pandemie
1900–1903	H3N8[a]	Mittelschwere Epidemie
1918–1919	H1N1[b] (früher HswN1)	Schwere Pandemie
1933–1935	H1N1[b] (früher H0N1)	Leichte Epidemie
1946–1947	H1N1	Leichte Epidemie
1957–1958	H2N2	Schwere Pandemie
1968–1969	H3N2	Mäßige Pandemie
1977–1978[c]	H1N1	Leichte Pandemie
2009–2010[d]	H1N1	Pandemie

a Durch retrospektive serologische Untersuchungen von zu der Zeit lebenden Menschen erfasst („Sero-Archäologie").
b Früher als Hsw und H0 bezeichnet, nunmehr als Varianten von H1 eingestuft.
c Von diesem Zeitpunkt an bis 2008–2009 haben H1N1- und H3N2-Subtypen der Viren jährlich entweder alternierend oder gleichzeitig zirkuliert.
d Diese Pandemie wurde von einem neuen Influenza-A/H1N1-Virus verursacht.

Ausführliche epidemiologische Studien erbrachten völlig unterschiedliche Verlaufsformen der Grippeepidemien oder -endemien. Man erkannte bereits nach dem Zweiten Weltkrieg das Phänomen der Antigendrift. Es handelte sich dabei um spontane, kontinuierliche und zufällige Veränderungen der Oberflächenstrukturen von Viren, sodass bereits gebildete Antikörper nicht mehr wirksam sein können. Es entstehen dabei neue Virussubtypen, sodass das Virus permanenten Veränderungen unterliegt. Dies ist der Grund, weshalb die Impfstoffe jährlich an die jeweilig vorgefundenen, durch den Genshift hervorgerufenen Veränderungen angepasst werden müssen.

Bereits 1941 begann man, gezielt an einem Impfstoff gegen das Influenza-Virus zu arbeiten. Grundlage waren die Viruszüchtungen im befruchteten Ei, wie sie seit Langem in der Virologie verwendet wurden. Entwickelt wurde der Impfstoff aus Viren, die in der Allantois-Flüssigkeit gezüchtet wurden (siehe Kap. 35), wobei zunächst in Formalin inaktivierte Viren, aber auch lebendattenuierte Virusvakzine entwickelt wurden. Die klinischen Studien, die schwerpunktmäßig bei Soldaten der Vereinigten Staaten durchgeführt wurden, erbrachten eine Schutzrate von 73–90 %. In der gesamten Armee traten keine Endemien oder Epidemien an Influenza mehr auf. Das Problem ist, wie oben angemerkt, der Antigenshift des Virusgenoms, das dazu zwingt, jährlich neue, entsprechend der aufgetretenen Mutation angepasste Virusimpfstoffe herzustellen. Einer der entscheidenden Mitentwickler des Influenza-Impfstoffes ist der 1900 geborene amerikanische Virologe Thomas Francis jun. Er promovierte 1925 an der Yale University und ging dann an das Rockefeller Institute, wo er zunächst Impfstoffe gegen bakterielle Pneumonien entwickelte. Er war der Erste, der in den USA ein menschliches Influenza-Virus isolierte. [333, 340] 1941 wurde er Direktor der Kommission für die Influenza der amerikanischen Streitkräfte. In dieser Position konnte er große Feldstudien zur Prüfung des Influenza-Impfstoffes durchführen. Anschließend ging er an die University of Michigan, wo er ein Virusforschungslabor einrichtete. Salk, einer der Entdecker des Impfstoffs gegen Polio, war sein Doktorand. [332, 334, 335, 336, 337, 338,678, 679, 680]

Es gelang Francis, 1940, 1950 und 1956 jeweils einen weiteren Virustyp der Influenza zu charakterisieren. [341]

Francis benutzte die von Goodpasture und Woodruff entwickelte Chorioallantois-Methode und konnte so durch Passagieren der Kulturen einen Impfstoff entwickeln. Das Problem war der damals bereits beobachtete Antigenshift, der permanente Analysen der unterschiedlichen Virusstämme erforderte, sodass jährlich neue Impfstoffe entwickelt werden mussten. Wegen der unterschiedlichen Stämme werden inzwischen 3 bzw. 4 valente Impfstoffe verabreicht. Unterstützt wurde die Entwicklung von Impfstoffen vom amerikanischen Militär, die mit dem Rockefeller Institute, der Johns Hopkins University, der Yale University, Harvard University, der Vanderbilt University und anderen zusammenarbeiteten, um die Entwicklung von Impfstoffen voranzutreiben. Für das Militär war es immer noch ein Albtraum, dass von den im Ersten Weltkrieg gefallenen 112.855 amerikanischen Soldaten die Hälfte an Seuchen und die meisten von diesen an der Grippe gestorben waren. [339]

27 Newcastle Disease (1926)

1926 wurde eine Geflügelkrankheit in Java beschrieben, die ähnliche Symptome aufwies wie die Vogelpest. [588]

Ungefähr zur gleichen Zeit wurden in Newcastle-upon-Tyne in England die gleichen Beobachtungen gemacht. [239]

Die Erkrankung war für die befallenen Tiere mit einer 100%igen Mortalität verbunden. Sie kann auch Tauben und Hühnerküken befallen, Enten, Kaninchen und Meerschweinchen zeigten bei Übertragungsversuchen keine Reaktion. Die Tiere versterben mit Exsudaten, Blutungen und Diarrhoen.

Doyle konnte den Erreger nach Filtration nachweisen, er benutzte Berkefeld-, Chamberland- und Seitz-Filter und konnte zeigen, dass das Infiltrat infektiös ist. Aufgrund der Ähnlichkeit in den klinischen Symptomen vermutete man zunächst, dass es sich dabei um eine Variante der Hühnerpest handelt. Wichtig ist, dass diese Erkrankung auch auf Menschen übertragbar war und sich in Form von Konjunktivitis und influenzaähnlichen Symptomen manifestierte, jedoch nicht mit einer Mortalität verbunden war. Es konnte jedoch nachgewiesen werden, dass bei dem Hühnerpestvirus, das sich als Influenza-A-Virus erwies, und dem Newcastle-Disease-Virus deutliche Unterschiede bestanden. Burnet und Ferry haben anhand von Chorioallantois-Membran-Kultivierungen diese Unterschiede nachgewiesen. [130]

28 Herpes (1912)

Der Begriff Herpes ist bereits in der Antike in der Literatur zu finden, wobei sich aus heutiger Sicht unter diesem Begriff eine Reihe von Hauterkrankungen verbargen, die im Laufe der Geschichte genauer beschrieben, differenziert und voneinander abgegrenzt wurden. Der Name ist von dem griechischen Verb für kriechen abgeleitet. Die erste, in unserem Sinne genaue Beschreibung der Herpesinfektion stammt aus dem Jahre 1714 von Daniel Turner, der jedoch noch nicht von klassischem Herpes, dem Zoster und der Tinea, unterscheiden konnte. Im frühen 19. Jahrhundert hat Bateman die verschiedenen Hautmanifestationen differenziert. [62]

1919 wies Löwenstein nach, dass der Inhalt von Herpesbläschen der Haut auf die Kaninchenhornhaut übertragbar ist. [664]

Erst im 20. Jahrhundert konnte die Herpesforschung neue Erkenntnisse erbringen. So hat Wilhelm Grüter 1912 Material aus einer menschlichen Keratitis und Material aus Bläschen eines Herpes labialis im Tierversuch auf die Hornhaut eines Kaninchens übertragen und konnte damit ein Krankheitsbild erzeugen, das der Keratitis des Menschen entsprach. Diese Erkrankung konnte er in mehreren Passagen von Kaninchen auf Kaninchen übertragen. Auch konnte er schon nachweisen, dass nach Überstehen eines übertragenen Herpes die Kaninchenhornhaut eine lokale Immunität entwickelt hatte. [419]

In diesem Zusammenhang machten Doerr und Vöchting eine wichtige Beobachtung: Sie stellten fest, dass nach einer kornealen Infektion sich eine Enzephalitis entwickelte, die von ihnen Encephalitis herpetica genannt wurde. Es zeigte sich, dass sich diese Enzephalitis bei ca. 30 % der Tiere entwickelte, die eine korneale Infektion durchgemacht hatten. Ein weiterer von Doerr und Berger gezüchteter Stamm (Stamm Basel III) rief regelmäßig nach kornealer Infektion eine Enzephalitis hervor. Weitere Versuche zur Übertragung des Herpes-Virus zeigten, dass sich auch durch die Verimpfung des Virus in die Haut der Kaninchen eine Enzephalitis erzeugen lässt. Damit wurde nachgewiesen, dass die Herpesinfektion keine lokale Erkrankung ist, sondern sich systemisch ausbreiten kann. [236, 373]

Bestätigt wurden diese Versuche von Luger und Lauda. [667]

Auch am Menschen wurden Untersuchungen mit dem Herpes-Virus vorgenommen. Dabei konnte nachgewiesen werden, dass das Virus von der Haut des Menschen von Mensch auf Mensch übertragen werden und in mehreren Passagen fortgezüchtet werden konnte.

Die Untersuchungen zur Charakterisierung des Herpes-Virus erbrachten, wie nicht anders zu erwarten, eine Filtrierbarkeit durch Berkefeld- und Chamberland-Filter, aber auch durch die Collodionmembran-Filter. Die aufgrund dieser Untersuchungen geschätzten Größen der Virusteilchen wurden mit 100–150 mmµ von Elford und anderen angegeben sowie zwischen 100 und 300 mmµ von Levaditi und anderen. Die Untersuchungen von Bechhold und Schlesinger haben mit ihrer Zentrifugiermethode eine Größe von 180 bis 220 mmµ bestimmt.

Mit der Etablierung der Züchtungsmethoden wurde auch das Herpes-Virus kultiviert, wobei es gelungen ist, bis zu 10 Passagen des Virus zu kultivieren. Von Gildemeister et al. durchgeführte Untersuchungen erbrachten Dauerkultivierungen bis zur 22. Passage und später bis zur 60. Passage. Grundlagen waren Kaninchenhodengewebe, Kaninchenplasma und Milzextrakt. Bei diesen Passagen konnten biologische Veränderungen beobachtet werden, wobei sich zeigte, dass bestimmte Stämme ihre Infektiosität verloren haben.

Mittlerweile wurden über 200 unterschiedliche Herpes-Viren beschrieben, die in allen Wirbeltieren und auch bei Mollusken nachgewiesen worden sind. Für den Menschen wurden 8 humane Herpes-Viren inzwischen isoliert und charakterisiert. [714]

29 Die lymphozytäre Choriomeningitis (1934)

Zu Beginn der 1930er Jahre trat in St. Louis, USA, eine Epidemie mit einer Enzephalitis, also Hirnentzündung, auf, eine Erkrankung, die in den meisten Fällen inapparent oder mit grippeähnlichen Symptomen verläuft. Vereinzelt entwickeln sich jedoch Hirnentzündungen bzw. Meningoenzephalitiden, also Entzündungen der Hirnhäute und des Hirns. Durch Übertragung an Affen mit einem Material aus einem verstorbenen Patienten konnten Armstrong und Lillie diese Infektion über mehrere Passagen hinweg propagieren. Weitere Analysen erbrachten, dass sich diese Art von Erkrankung von der St.-Louis-Enzephalitis abgrenzen ließ, eine Erkrankung die von Moskitos übertragen wird und zur Familie der Arboviren gehört. [29, 30, 31]

1935 gelang es Traub, aus dem Material einer Maus ein Virus durch Filtration zu isolieren. Zur gleichen Zeit hatten Rivers und Scott zwei Stämme aus Patienten isoliert, die an einer nicht bakteriellen Meningitis litten. Es zeigte sich, dass einer dieser Patienten mit Mäusen zusammengekommen war, die von Traub als Infektionsquelle identifiziert wurden. In weiteren Analysen zeigte sich die Identität der von Armstrong und Lillie bzw. Traub und Rivers isolierten Viren. [858, 859, 1031, 1032]

Mit diesem Virus war das erste Virus beschrieben, das später zur Familie der Arenaviren gezählt wurde. Das Virus der lymphozytären Choriomeningitis ist weltweit bei Mäusen nachweisbar und wird von Mäusen auf den Menschen übertragen. Erst 20 Jahre nach der Entdeckung des lymphozytären Choriomeningitis-Virus wurden weitere Arenaviren entdeckt, so 1970 das Lassa-Virus. [113]

Mittlerweile wurden 10 Virustypen isoliert, die je nach Auftreten in Alte-Welt- und Neue-Welt-Arenaviren eingeteilt werden. [628]

Den Namen Arenavirus erhielt diese Gruppe von Viren wegen ihrer sandig ribosomalen Struktur im Inneren nach dem lateinischen Wort arenoso, sandig.

30 Die Röteln (1938)

In der Literatur sind die Röteln bereits im 16. Jahrhundert als eigenes Krankheitsbild unter dem Namen Rosalia oder Rosolia beschrieben worden.

Die beiden deutschen Ärzte de Bergan und Orlow hatten 1752 und 1758 die Röteln von anderen exanthematischen Erkrankungen als eigenständiges Krankheitsbild abgegrenzt. [3, 1056]

Eine ausführliche Beschreibung lieferte der deutsche Arzt George de Maton 1814. Der englische Militärarzt Henry Veale nannte diese Erkrankung 1866 Rubella. Auf eine Virusgenese wies erstmals 1914 der amerikanische Pädiater Alfred Fabian Hess (1875–1933) hin, der durch bakteriologische Analysen eine bakterielle Erkrankung ausschließen konnte. Durch Übertragungsversuche auf Affen konnte er die Röteln induzieren und kam so zu der Aussage, dass die Röteln durch ein Virus ausgelöst werden. [201, 473] Die Isolierung des Rötelnvirus gelang erst 1938 durch Hiro und Tasaka. [485] Sie isolierten das Virus durch Berkefeld- und Seitz-Filter aus dem Nasenrachensekret von Kindern, das sie im Anfangsstadium der Erkrankung bei Kindern im Alter von 7–9 Monaten entnommen hatten. Sie überimpften diese Infiltrate und konnten feststellen, dass 6 von 16 Kindern an Röteln erkrankten. Zwei Erkrankte erlitten kein Exanthem, zeigten aber eine Schwellung der Halslymphknoten nach einer Inkubation von 7–8 Tagen. [181, 325]

Weitere Untersuchungen folgten im Jahr 1949. Es wurden an gesunde Versuchspersonen Filtrate aus Nasenrachenwaschungen von Rötelnerkrankten versprüht, wobei 13 von 21 Probanden mit einem Ausschlag reagierten. Durch weitere klinische Untersuchungen bis in die 1960er Jahre konnte dieser Übertragungsmodus bestätigt werden.

1954 versuchte Anderson, das Virus in Affen-Nierenzellen zu vermehren.

Die Kultivierung des Rötelnvirus gelang erst 1962 durch Weller und Neva. [1080]

Im selben Jahr gelang es Parkman und anderen ebenfalls, das Virus darzustellen. In der Folge wurden von Parkman et al. 35 verschiedene Virusstämme isoliert. [776]

Sie züchteten das Rötelnvirus aus Blut von an Röteln erkrankten Rekruten der US Army in Nierenzellen aus einer äthiopischen Meerkatze zusammen mit Enteroviren und konnten so eine hohe Produktion von Viren erreichen. Sie hatten damit die Technik der Interferenzkultivierung etabliert, die bald eine wichtige Methode der Viruszüchtung wurde. [776]

In der Folge wurde an der Entwicklung von Impfstoffen gearbeitet. Zunächst versuchte man es mithilfe von Immunglobulinen, wobei nach Gabe von hohen Dosen der Ausbruch einer Rötelnerkrankung verhindert werden konnte. Es zeigte sich jedoch, dass die Gabe von Immunglobulinen nicht in allen Fällen zu einem Schutz führte, insbesondere konnte man nicht in allen Fällen eine Embryopathie verhindern. [106, 701]

Immunologische Analysen erbrachten, dass die meisten Menschen, die die Röteln durchgemacht hatten, Antikörper gegen dieses Virus aufwiesen. Nachdem man den Zusammenhang zwischen der Rötelninfektion und der Embryopathie gefunden hatte, schützte man zunächst schwangere Frauen, die gegenüber dem Virus exponiert waren, durch die Gabe dieser Antikörper, wobei es gelang, den Ausbruch von Röteln nach Exposition zu verhindern. Die Ergebnisse waren jedoch nicht eindeutig und man war nicht in der Lage, in einzelnen Fällen die Embryopathie damit zu verhindern. [231, 694]

Auch die Gabe von Hyperimmunglobulinen von Patienten, die die Röteln überstanden hatten, führte nicht zu einem Einsatz in die Klinik. [231]

Viele epidemiologische Untersuchungen zeigten, dass die Übertragung durch Tröpfcheninfektion stattfindet, wobei die Kontagiosität 50 % beträgt. Die Inkubationszeit dauert 14 bis 21 Tage, ab einer Woche nach Ausbruch der Krankheit ist der Patient infektiös. Das klinische Bild kann mit leichter fieberhafter Erkrankung mit Exanthem verlaufen. Viele Infektionen verlaufen asymptomatisch, bei Erwachsenen in höherem Alter kann es im Rahmen einer Rötelninfektion zu Gelenkentzündungen und Thrombopenien kommen. Seltener sind Enzephalitis, Bronchitis oder Otitis media bzw. Myoperikarditis.

Während die Erkrankung bei Kindern in der Regel ohne große Komplikationen verläuft, kann es jedoch bei Schwangeren zu dem schweren Bild der Röteln-Embryopathie kommen. Erkrankt eine Schwangere in den ersten 8 Wochen ihrer Schwangerschaft, kommt es mit einer 90%igen Wahrscheinlichkeit zu einer Erkrankung des Embryos. Mit fortschreitender Schwangerschaft geht das Risiko zurück. Die klinischen Folgen einer solchen Infektion sind Herzfehler, z. B. offener Ductus botalli, Septumdefekte und Fallot-Tetralogie, aber auch Linsentrübungen und Innenohrschwerhörigkeit.

Den Zusammenhang zwischen diesen Embryopathien und den Röteln entdeckte der australische Arzt Norman McAlister Gregg. Gregg (1892–1966) promovierte 1915 in Australien. Während des Ersten Weltkriegs war er Militärarzt bei der British Expeditionary Force und war an der Front in Frankreich eingesetzt. Als Captain im Royal Army Medical Corps wurde er wegen hervorragender Tapferkeit bei der Rettung von Verwundeten ausgezeichnet. Nach dem Krieg begann er seine Facharztausbildung in Sydney und spezialisierte sich auf das Fach Ophthalmologie. 1941 wurde er Senior Ophthalmic Surgeon am Royal Prince Alfred Hospital und am Royal Alexandra Hospital for Children.

1940 wütete in Australien eine heftige Rötelnepidemie, die sich rasch ausbreitete. Gregg beobachtete in diesem Jahr eine ungewöhnlich hohe Inzidenz von Neugeborenen mit Katarakt. Er nahm deshalb Kontakt mit anderen Ophthalmologen auf und befragte sie, ob auch sie bei Neugeborenen eine hohe Inzidenz an Katarakten gefunden hatten, und konnte so zunächst 78 Kinder mit Katarakt und 44 Kinder, die Herzfehler hatten, identifizieren. Gregg vermutete von Anfang an einen infektiösen Auslöser. Er beobachtete, dass die Linsen der Neugeborenen nur an der inneren Schicht befallen waren und führte aufgrund dessen eine retrospektive, fallkontrollierte Studie durch, indem er die Faktoren analysierte, die bei den Schwangeren aufgetreten waren. Er fand heraus, dass 68 Mütter von den 78 erkrankten Kindern in der frühen Schwangerschaft eine Rötelninfektion durchgemacht hatten. Daraufhin führte er eine postspektive Studie durch, indem er Populationsanalysen durchführte von Menschen, die mit dem Rötelnvirus in Kontakt waren. Er konnte eine Gruppe von schwangeren Frauen, die ein Exanthem erlitten hatten, identifizieren und verfolgte diese bis zur Geburt. Aufgrund dieser Analysen konnte er feststellen, dass die Röteln ursächlich für die kongenitalen Missbildungen verantwortlich waren. Greggs Analysen wurden zunächst mit Ablehnung zur Kenntnis genommen, da man damals der Ansicht war, dass alle kongenitalen Missbildungen angeboren sind. Man konnte sich schlecht vorstellen, dass eine im Kindesalter vergleichsweise harmlose Erkrankung bei Embryonen einen so schweren Defekt verursachen könnte. Ein weiteres Problem war, dass es damals keinen eindeutigen Labortest für die Röteln gab. [280, 412]

Greggs Aussagen wurden jedoch aufgegriffen und in einer großen Studie, die 1943 veröffentlicht wurde, bestätigt. Weitere statistische epidemiologische Analysen, die an der Universität von Sydney vorgenommen wurden, brachten eine weitere Bestätigung von Greggs Beobachtungen.

Neben seiner Tätigkeit als Arzt war Gregg ein hervorragender Athlet und Tennisspieler. Nur der Ausbruch des Ersten Weltkriegs verhinderte seine Teilnahme am australischen Davis Cup Team. [611, 612]

30.1 Die Rötelnimpfung

Parallel zu den Forschungen zur Therapie mit Immunglobulinen erfolgten bereits in den 1960er Jahren die Forschungen zur Entwicklung von aktiven Impfstoffen. Insbesondere aus dem Labor Hilleman erfolgten Entwicklungen von Impfstoffen, die zunächst aus Entenembryonen, Hundenierenzellen, Kaninchennierenzellen und anderen entwickelt wurden. [1073] Diese Impfstoffe waren jedoch nicht effektiv. Entscheidend für die Entwicklung eines Rötelnimpfstoffs war die Entwicklung von Zellen bzw. Zelllinien, die effizient hohe Mengen von Viren hervorbringen konnten. Ein wichtiger Schritt kam 1962 von Leonard Hayflick, der zu dieser Zeit am Wistar-Institut bei Hilary Koprowski arbeitete. Das Wistar-Institut in Philadelphia wurde 1892 gegründet und ist bis heute eines der prominentesten Institute für die Erforschung von Grundlagen für die klinische Anwendung. Gegründet wurde es von Isaak Wistar (1827–1905). Ein Begriff ist jedem Forscher die Wistar-Ratte, ein bis heute wichtiges Labortier. [478, 715]

Hayflick ist in der Literatur bekannt als Forscher, der die Vorstellung von Carrel, dass man Zellen unbegrenzt vermehren könne, widerlegte. [458] Er stellte fest, dass Zellen in Kulturen sich nur ca. 40- bis 60-mal vermehren können. Die Hayflick-Zahl ist ein fester Begriff in der Zellbiologie. Leonard Hayflick wurde 1928 als Sohn eines jüdischen Emigrantenehepaares in Philadelphia geboren. Er wuchs in ärmlichen Verhältnissen auf und erwies sich als hochbegabter Schüler. Nach seinem Hochschulabschluss wurde er an der University of Pennsylvania angenommen. Aufgrund der bescheidenen familiären Verhältnisse konnte die Familie jedoch die Universitätsgebühren nicht aufbringen. Hayflick unterbrach sein Studium und ging von 1946 bis 1948 zur US Army. Anschließend erhielt er ein 4-Jahres-Stipendium und eine Unterstützung von 75 Dollar monatlich, eine Unterstützung der Regierung, um heimkehrenden Soldaten ein Studium zu ermöglichen.

Er begann an der Universität von Pennsylvania sein Studium der Mikrobiologie und legte 1951 das Examen ab. Nach diesem Examen arbeitete er eine Zeit lang bei Merck, Sharp and Dohme in den Laboratorien als Forschungsassistent, kehrte aber dann an die Universität zurück und erwarb dort den Titel eines Masters mit einer Arbeit über Mycoplasmen. 1956 promovierte er zum PhD im Fach Medizinische Mikrobiologie und Chemie an der University of Pennsylvania. Er nahm 1956 eine Stelle am Department of Microbiology an der Universität von Texas in Galveston an, wo er unter Charles Pomerant die Methoden zur Kultivierung von Zellen erlernte. 1958 ging er nach Philadelphia zurück, wo er am Wistar-Institut unter Hilary Koprowski mit der Kultivierung von Zellen beauftragt war.

In dieser Position begann Hayflick seine Versuche mit der Kultivierung von menschlichen Embryozellen, die aus abgetriebenen Föten gewonnen wurden. Er erhielt diese Föten aus Schweden von Sven Gard, dem Direktor des Virologischen Instituts der Karolinska-Universität in Stockholm. Kennengelernt hatten sich Hayflick und Gard während eines Sabbaticals von Gard am Wistar-Institut. Nach vielen frustranen Versuchen zur Kultivierung von Embryozellen aus der Lunge gelang es ihm schließlich, eine Zelllinie mit diploiden Zellen zu züchten, die sich unbegrenzt vermehren ließen. Er nannte diese Zelllinie WI nach Wistar und gab ihr die Nummer 38. [457]

Die Zellen ließen sich beliebig vermehren und hatten den Vorteil, dass sie eingefroren werden konnten, um so für weitere Forschungen unbegrenzt zur Verfügung zu stehen. Diese Zelllinie war die erste Zelllinie, deren Zellen diploid waren, alle vorherigen waren haploid. Eine ähnliche Zelllinie wurde 9 Jahre später von Jacobs, Jones und Baille etabliert. [521]

Die WI-38-Zelllinie erwies sich für die Entwicklung von vielen Impfstoffen als hervorragendes Material. Erstmals verwendet wurde diese Zelllinie von Stanley Plotkin für die Entwicklung eines Rötelnimpfstoffs. Mehrere Arbeitsgruppen haben sich zu diesem Zeitpunkt um einen Rötelnimpfstoff bemüht, so z.B. die Arbeitsgruppe von Hilleman und anderen. [478, 715]

Stanley Plotkin wurde 1932 in der Bronx, New York, geboren. Seine Eltern waren jüdische Emigranten aus Ostpolen, die wegen antisemitischer Schikanen ausgewandert waren. Als hervorragender Schüler erhielt er ein Stipendium für ein Studium an der New York Medical School, das er 1952 mit dem Titel eines Bachelor abschloss. 1956 wurde er am Down State Medical Center der State University of New York zum Doktor der Medizin promoviert. Es folgte eine Facharztausbildung in Pädiatrie am Cleveland Metropolitan General Hospital und von 1961 bis 1963 am Children's Hospital in Philadelphia, anschließend am Hospital of Sick Children in London. Nach seiner Facharztanerkennung arbeitete er am Wistar-Institut, wo er sich dem Problem des Rötelnimpfstoffes zuwandte. Zu dieser Zeit hatten bereits Weller, der frühere Mitarbeiter von Enders, Neva und Parkman Stämme mit Rötelnviren isoliert. Für ihre Entwicklung von Impfstoffen verwendeten diese Arbeitsgruppen embryonale Zellen von Enten, Hunden und Kaninchen, wobei sich diese Methoden als nicht sehr effektiv erwiesen.

Plotkin erkannte, dass die diploiden menschlichen Zellen ein besseres Medium waren, um Viren zu vermehren und zu attenuieren. Voraussetzung war die Gewinnung eines möglichst reinen Rötelnvirenstammes. Plotkin benutzte abgetriebene Embryonen von Frauen, die an Röteln erkrankt waren. Er vereinzelte zunächst die Zellen verschiedener Organe mechanisch mithilfe von feinen Pinzetten und trennte sie in einem weiteren Schritt mit Trypsin in Einzelzellen. Nachdem er 27 Föten so verarbeitet hatte, gelang es ihm, Rötelnviren zu isolieren. Er nannte diesen Stamm RA27/3, wobei R für Röteln und A für Abortion steht. Die Zahl 27/3 bedeutet, dass es der 27. Fötus war und das 3. Organ dieses Fötus, das er untersucht hatte. Mit diesem Virus infizierte er die WI-38-Zellen und inkubierte diese Kultur bei 30°C. Nach 25 Passagen bei niedriger Temperatur stellt er fest, dass die Zellen keine Erkrankungen mehr induzieren konnten, jedoch noch in der Lage waren, eine Immunantwort hervorzurufen. Die Qualität dieses Impfstoffs war so gut, dass alle anderen Herstellungsverfahren mit anderen Zellen verlassen wurden. Mit den WI-38-Zellen, deren Ausgangsmaterial sehr sorgfältig analysiert wurde, war gesichert, dass es keine Bei-

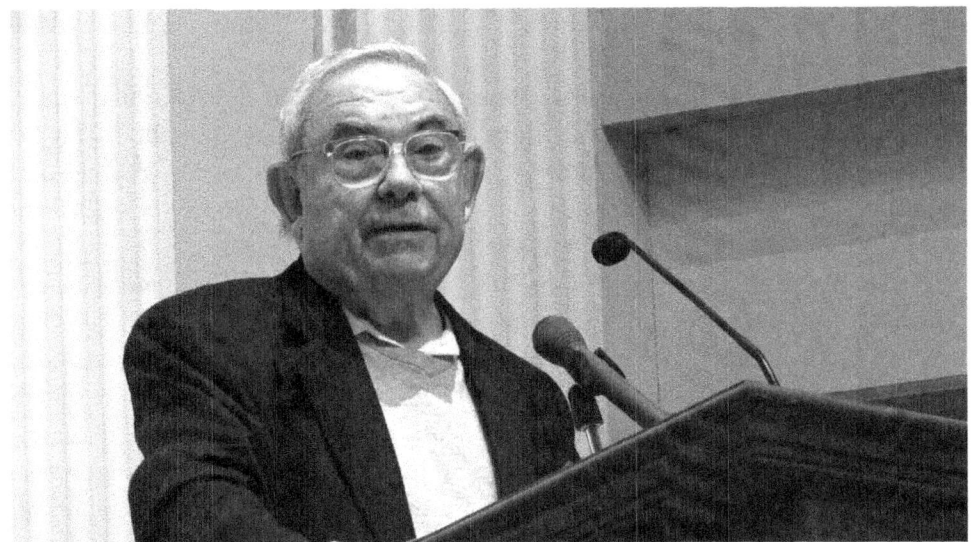

Leonard Hayflick

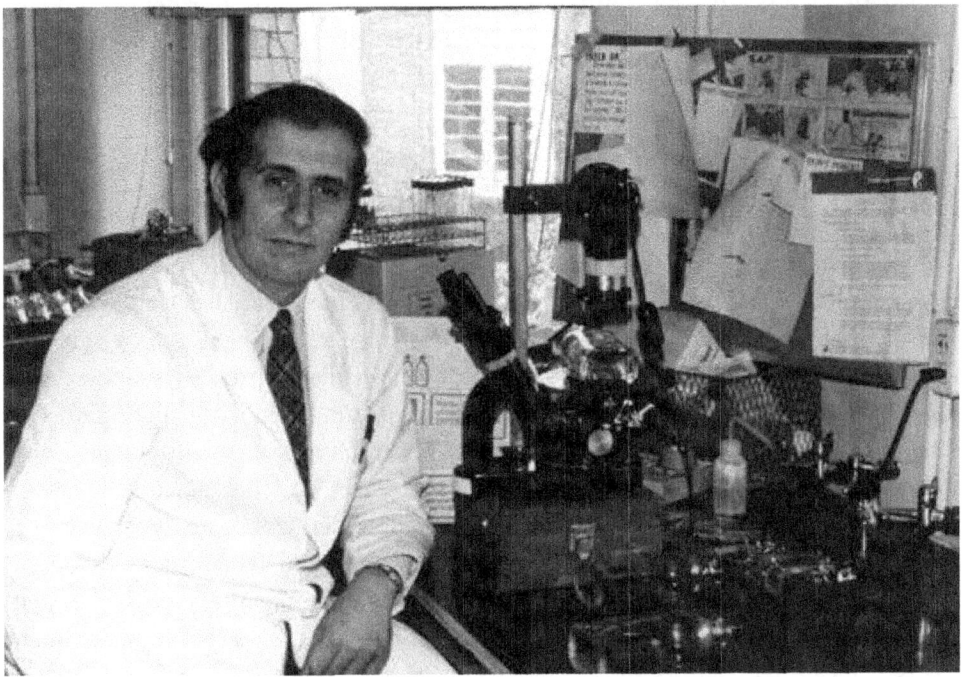

Stanley Plotkin

mengungen gab, wie z. B. beim Polioimpfstoff mit dem SV-40 beobachtet wurde. Plotkin und seine Mitarbeiter haben dann weitere Sublinien etabliert, die 15- bis 17-mal passagiert wurden. Die Sublinie 35c erwies sich dann als extrem effizient und produzierte mehr Viren als alle anderen Sublinien. Verwendet wurde schließlich ein Stamm der 25. Passage. [799, 800, 801, 802, 803, 804]

Der Impfstoff wurde zuerst 1970 in Europa zugelassen und in großem Maße angewandt. Er hatte ein sehr gutes Sicherheitsprofil und war hoch effektiv. In den USA hat die Food and Drug Administration die Zulassung zunächst verweigert, da noch Bedenken bestanden, ob die WI-38-Zellen nicht vielleicht doch kontaminiert sein könnten. Hintergrund war sicher die Beobachtung der Kontamination des Polioimpfstoffs mit SV-40. In den USA wurde dieser Impfstoff deshalb erst 1979 zugelassen. Heute wird er in Kombination mit dem Masern- und Mumpsimpfstoff verabreicht. Die Centers of Disease Control in den USA haben im Jahr 2005 die Vereinigten Staaten als rötelnfrei erklärt. Es wurden jedoch immer wieder durch Einwanderer Röteln eingeschleppt. Erst 2015 hat dann die WHO Amerika endgültig als rötelnfrei erklärt.

Mittlerweile werden die Hepatitis-A-Impfstoffe, die Windpockenimpfstoffe, der Impfstoff gegen Zoster, gegen Adenovirus Typ 4 und 7 sowie gegen Tollwut mit WI-38- oder MRC5-Zellen hergestellt.

Es wird geschätzt, dass diese Impfstoffe und deren Derivate aus der WI-38-Linie ungefähr 11 Millionen Menschenleben gerettet bzw. Todesfälle verhindert haben. [800]

Die Verwendung von embryonalen Zellen zur Gewinnung der WI-38-Linie des Rötelnstammes aus Embryonen hat in den USA zu einer heftigen Debatte geführt. Diese Debatte, in die der Vatikan unter dem damaligen Kardinal Ratzinger als Vorsitzendem der Glaubenskongregation einbezogen wurde, wurde insbesondere vom National Catholic Bioethics Center angefacht. Man kam nach heftigen Diskussionen jedoch zu dem Schluss, dass das Kirchenvolk moralisch frei sei, die Impfstoffe unabhängig von ihrer Herkunft zu benutzen. Der Grund sei, dass der Gewinn für die öffentliche Gesundheit größer ist als die Bedenken über den Ursprung dieser Vakzine.

Das National Catholic Bioethics Center hat jedoch die pharmazeutischen Gesellschaften angesprochen und ermuntert, für die Zukunft Impfstoffe ohne die Verwendung solcher Zelllinien herzustellen. Plotkin konnte sagen, dass sein Impfstoff mehr Menschen gerettet habe als alle Predigten der Priester. [630, 766]

31 Der moderne Impfstoff gegen Tollwut

Ein wichtiger Impfstoff, der durch die WI-38-Zelllinie entwickelt werden konnte, ist der moderne Impfstoff gegen Tollwut.

Zweifellos war die Entwicklung eines Tollwutimpfstoffes von Pasteur eine Pioniertat, von der viele profitiert haben. Bis in die 50er Jahre des 20. Jahrhunderts wurde der Tollwutimpfstoff aus getrocknetem Hirngewebe oder Rückenmarksgewebe von tollwutinfizierten Kaninchen gewonnen. Die Attenuierung erfolgte chemisch oder mit UV-Licht. Dieser Impfstoff war nicht sehr verlässlich, es zeigte sich immer wieder, dass er noch lebende Viren enthielt, und Menschen, die damit geimpft wurden, auch an Tollwut erkrankten. Es kam nach Impfungen zu Schwächezuständen, zu Lähmungen bis hin zu komatösen Zuständen oder heftigen allergischen Reaktionen auf das Nervengewebe. Extrem gefährlich war die allergische Enzephalomyelitis, die bei jedem 500. bis 600. Geimpften auftrat. Da in dieser Zeit zunehmend Fälle von Tollwut in den USA beobachtet wurden, begann die Firma Eli Lilly, einen Tollwutimpfstoff zu entwickeln. Zunächst wurde das Virus in Entenembryonen vermehrt und dann mit Beta-Propiolacton attenuiert. [787, 1116]

Ein Vorteil dieses Impfstoffes war, dass er kein Myelin enthielt, wie es bei den früheren Impfstoffen der Fall gewesen war. Dieser Impfstoff zeigte in der Tat ein günstigeres Nebenwirkungsprofil als die früheren Impfstoffe, ein Nachteil war jedoch, dass die Antikörperreaktion nicht so hoch war wie bei den früheren Impfstoffen.

Der Druck, effektivere Impfstoffe zu entwickeln, nahm zu, im Jahr 1961 wurden 2700 Fälle von Tollwut bei Tieren beobachtet. [45]

Während man lange Zeit der Ansicht war, dass sich der Tollwuterreger nur in Nervengewebe vermehren könne, ließ sich doch nachweisen, dass dieses Virus auch in Zellkulturen gezüchtet werden konnte, die aus Nichtnervenzellen bestanden. [559]

Versuche zur Entwicklung eines Tollwutimpfstoffs kamen von Hilary Koprowski. Er erhielt Virusmaterial von einem Kind namens Flury, das an der Tollwut gestorben war. Er injizierte dieses Virus in 8 Tage alte Hühnerembryonen und inkubierte diese über die Dauer von 10 Tagen. Er homogenisierte diese Embryonen, filtrierte das Homogenat und testete dieses Material an sich selbst und an seinem Mitarbeiter Martin Kaplin. Beide zeigten eine Rötung und Schwellung im Bereich der Injektion, aber keine weiteren Unverträglichkeitszeichen. Er prüfte den Impfstoff dann weiterhin an freiwilligen Studenten.

In weiteren Studien zeigten sich jedoch viele Impfversager, sodass der Flury-Impfstoff nicht verwendet wurde. [37, 578]

Koprowski gelang es schließlich mit seinen Mitarbeitern Wiktor und Fernandes, das Tollwutvirus im WI-38-Stamm zu züchten.

Ein wichtiger Mitarbeiter für Koprowski war der aus Polen stammende Veterinär Tadeusz Wiktor, der an der Veterinärakademie in Alford in Frankreich zum PhD promovierte. Wiktor und Koprowski lernten sich 1955 in Katanga kennen, einer Provinz von Belgisch-Kongo, wo Wiktor in tierärztlichem Dienst tätig war. Koprowski lud Wiktor ein, am Wistar-Institut zu arbeiten. Wiktor nahm an und war 25 Jahre an diesem Institut tätig. 1974 wurde er zum Professor ernannt. Er widmete sich schwerpunktmäßig der Entwicklung eines Tollwutimpfstoffs und entwickelte Methoden, die die Produktion der Viren vervielfachten. [1055 S. 121 f.]

Die Übertragung von Tollwutviren auf die WI-38-Zellen erwies sich als schwierig. Die Gewebezellen wurden mit Trypsin vereinzelt und man musste feststellen, dass das Virus nicht von der Flüssigkeitslösung in die Zellen ging; es zeigte sich, dass die Übertragung von Zelle zu Zelle und nicht durch das Flüssigkeitsmedium erfolgt. [1090]

Das Virus vermehrte sich in großem Maße in diesen Zellen. Die Attenuierung erfolgte mit Beta-Propiolacton. In Tierversuchen konnte nachgewiesen werden, dass eine hohe Antikörperreaktion folgte. Nach intensiven Tierversuchen wurde schließlich der Impfstoff patentiert und zugelassen. Damit waren die Risiken, die sich aus dem Impfstoff mit Nervengewebe ergaben, eliminiert. [474, 961, 1091, 1092, 1093]

Plotkin entwickelte ein Schema zur Tollwutimpfung. [808]

In weiteren Untersuchungen wurden auch andere Zelllinien benutzt. Ein weiterer Impfstoff wurde unter Verwendung von Tollwutvirus-Glycoproteingenen und Virus-Ribonukleoproteinen entwickelt. [222]

Plotkin wurde 1974 Professor für Pädiatrie an der School of Medicine der University of Pennsylvania, von 1965 bis 1973 war er Associate Physician und dann Senior Physician am Children's Hospital in Philadelphia, von 1960 bis 1973 assoziiertes Mitglied des Wistar-Instituts und an diesem Institut ab 1974 Professor, wo er bis 1991 tätig war. Neben seinen wichtigen Beiträgen zur Entwicklung des Rötelnimpfstoffs experimentierte er an Impfstoffen gegen Polio, gegen das Zytomegalievirus und gegen die Windpocken. Außerdem war er mit Hilary Koprowski und Tadeusz Wiktor am Wistar-Institut an der Entwicklung eines Impfstoffs gegen Tollwut, gegen Rotaviren sowie an der Entdeckung des Zytomegalievirus beteiligt.

Er ist Herausgeber eines in vielen Auflagen verbreiteten Lehrbuches zur Impfung. [807]

Leonard Hayflick erhielt 1968 einen Ruf auf einen Lehrstuhl für Mikrobiologie an die Stanford University und 1982 an die University of Florida in Gainesville, wo er

Leiter des Center for Gerontological Studies und Professor für Zoologie wurde. 1988 erhielt Hayflick einen Ruf an die University of California in San Francisco.

Als Hayflick das Wistar-Institut verließ, nahm er seinen Bestand an WI-38-Zellen mit und stellte sie anderen Forschern zur Verfügung, wobei er die Kosten für die Herstellung und für den Transport diesen Forschern in Rechnung stellte. Hayflick berichtete, dass er von diesen Gebühren nicht profitiert habe. Er wurde jedoch vom National Institute of Health angeklagt. Ihm wurde vorgeworfen, Dinge zu verkaufen, die nicht verkäuflich seien. Der Beamte des NIH war James W. Shriver. Er argumentierte, dass Hayflicks Forschungen von Mitteln des NIH unterstützt wurden und dass nur dieses Institut das Recht habe, diese Zellen zu verkaufen. Die Stanford University reagierte sehr schnell und entließ Hayflick wegen unethischer Handlungen. Die WI-38-Zellen wurden konfisziert und der Full Professor Hayflick war plötzlich arbeitslos.

Hilleman, der mit den WI-38-Zellen arbeitete, wurde aufgefordert, ein Gutachten gegen Hayflick abzugeben, er stellte sich jedoch auf die Seite von Hayflick und sagte, Hayflick sollte als wissenschaftlicher Held gefeiert werden, anstatt dass er verfolgt werde. Hayflick wehrte sich und führte einen Rechtsstreit über die Dauer von 6 Jahren, der zu seinen Gunsten entschieden wurde. Die Regierung erlaubte ihm, seine Zellen zu behalten. In Rahmen dieses Rechtsstreits haben sich 85 Wissenschaftler in Science auf die Seite von Hayflick gestellt. [41, 491, 991,1060]

Hayflick ist immer noch in verschiedenen wissenschaftlichen Komitees tätig, er lebt in Kalifornien.

32 Die Zentrifugation

Eine weitere Methode zur Charakterisierung von Viren neben der Filtration durch Berkefeld- oder Chamberland-Filter und Ultrafiltration ist die Charakterisierung der Anwendung von Zentrifugen zur Trennung von Viren.

Bechhold und Schlesinger haben Anfang der 1930er Jahre eine Zentrifuge entwickelt, die 4000 bis 6000 Umdrehungen pro Minute erreichte und eine Zentrifugalkraft von ungefähr 20.000 Mal die Gravitationskonstante erreichte.

Das Prinzip bestand darin, Glasröhrchen mit einem Durchmesser von 1 cm und einer Länge von 5 cm zu zentrifugieren. Der Boden dieser Glasbehälter wurde mit Filterpapier ausgelegt, um die Redispersion von sedimentierten Teilchen zu verhindern. Das Filterpapier konnte dann extrahiert werden, so konnte z. B. das Vaccinia-Virus mit einem Durchmesser von 210–230 mmμ bestimmt werden, das Herpes-Virus mit 220 mmμ, das Tabakmosaik-Virus mit 50 μ. [49, 50, 51, 52, 53, 259, 917, 923]

32.1 Die Ultrazentrifuge

Eine Weiterentwicklung der Zentrifuge war die Ultrazentrifuge, die Anfang der 1920er Jahre von Svedberg entwickelt wurde. Mit dieser Zentrifuge können bis zu 70.000 Umdrehungen in einem im Vakuum rotierenden Probenbehälter erreicht werden. Diese Zentrifuge erreicht Fliehkräfte bis zum 50.0000-Fachen der natürlichen Schwerkraft. Damit konnten Molekülmassen um 10.000 und darüber sedimentiert werden. Dieses Verfahren dient in der Biochemie, Molekularbiologie und Zellbiologie als Hilfsmittel zur Zellfraktionierung, zur Dichtegradientenzentrifugation, zur fraktionierten Zentrifugation. Für die Virologie war es möglich, die Massen bzw. Größen von Viren und Bakteriophagen zu bestimmen.

Mit diesen Zentrifugationsmethoden konnten die Durchmesser von Viren bestimmt werden. So wurde das Vaccinia-Virus von Bechhold und Schlesinger mit einem Wert von 210 bis 230 mmμ bestimmt. Mithilfe der Ultrazentrifugation nach Svedberg wurde dieses Virus mit einem Durchmesser von 210 mmμ bestimmt. Das Tabakmosaik-Virus wurde nach Bechthold und Schlesinger mit 50 mmμ bestimmt, mithilfe der Svedberg-Zentrifuge mit 30 mmμ.

Svedberg erhielt 1926 für die Entwicklung der Ultrazentrifuge den Nobelpreis für Medizin. [998, 999, 1000, 1001]

33 Die Einschlusskörperchen

Zytoplasmatische Zelleinschlüsse wurden von den Mikroskopikern schon im 19. Jahrhundert beobachtet. So haben Henderson und Petterson 1841 bei Hautzellen von Patienten mit Molluscum contagiosum Einschlüsse beschrieben. Sie vermuteten, dass diese die Erreger dieser Erkrankung seien. 1886 machte J. B. Buist in Zellen von Pockenerkrankten eine ähnliche Beobachtung. 1906 beschrieb E. Paschen ebenfalls an von Pocken befallenen Zellen Einschlusskörperchen. Er hielt diese Körperchen für die Krankheitserreger. [224, 247, 778, 791]

Bereits 1873 beschrieb Otto Bollinger bei Hühnern, die an Hühnerpocken erkrankt waren, Einschlusskörperchen. [81]

Bollinger (1843–1909) studierte an der Universität Berlin, wo er 1868 promovierte und sich 1870 habilitierte. Er war zunächst Dozent an der Tierärztlichen Hochschule Zürich, wurde dann später Professor an der Tierarzneischule München, wo er 1880 den Lehrstuhl für allgemeine Pathologie und pathologische Anatomie der Universität München übernahm. Zu seinen herausragenden Leistungen gehört die Erstbeschreibung der bovinen Aktinomykose.

Im Jahr 1903 beobachtete der italienische Bakteriologe Adelchi Negri in Kleinhirnzellen von Tieren, die an einer Tollwut verstorben waren, kleine zytoplasmatische Einschlüsse, die auch färbehistologisch gut nachweisbar waren. Negri vermutete zunächst, dass es sich dabei um einen parasitischen Einzeller handele und dass dies möglicherweise der Erreger der Tollwut sei. [743] Dem konnte Paul Remlinger, der das Tollwutvirus durch Filtration nachgewiesen hatte, widersprechen und wies die Vorstellung eines Protozoon zurück. [836, 837] 1906 bestätigte Negri die Versuche von Remlinger, indem er das Pockenvirus durch Filtration darstellen konnte. [744] Derartige Einschlusskörper wurden schon 1892 von Guarneri bei Pockengewebe nachgewiesen, wobei Guarneri zu seiner Zeit ebenfalls noch ein Protozoon vermutete. [422]

In dieser Diskussion vermutete von Prowazek, dass diese zytoplasmatischen Teilchen keine Viren seien, sondern Chlamydozoen. Er fand in Epithelzellen der Bindehaut und von Trachomerkrankten Einschlusskörperchen, die er mit Giemsa gefärbt hat. Er konnte Haufen von Zellen, kleineren rot gefärbten Körnchen, beschreiben. Er schrieb, dass die in der Zelle befindlichen Granula wie mit einem Mantel umhüllt seien und nannte sie deshalb Chlamydozoen, von Chlamys, altgriechisch „der Mantel".

Er hielt diese zunächst für Viren, es zeigte sich jedoch, dass mit den Chlamydien eine eigene Art von Erreger beschrieben worden ist. Heute wissen wir, dass es sich dabei um obligat intrazelluläre Bakterien handelt. [197, 821, 822]

Weitere Untersuchungen ergaben, dass derartige Einschlusskörperchen sowohl im Zytoplasma als auch im Kern nachweisbar waren. Frühere Beobachtungen von Weigert aus dem Jahr 1874 und von Renaut von 1881, die bereits kleine Kügelchen beobachtet hatten, fanden zu ihrer Zeit keine Beachtung. [840, 1077]

Aus diesen Beobachtungen entwickelte sich eine intensive Forschungsaktivität, an der viele Mikrobiologen teilnahmen und unterschiedliche Schlussfolgerungen zogen. So bildete sich eine Gruppe von Wissenschaftlern, die vermuteten, dass die Guarneri-Körperchen Protozoen sein. Ihnen gegenüber standen die Morphologen, die der Protozoennatur entschieden widersprachen. Einige hielten diese Körperchen für Degenerationsprodukte des Gewebes oder ausgestoßenes Kernmaterial. Eine andere Ansicht vertrat Victor Babeș, der 1893 die Behauptung aufstellte, dass es sich bei den Zelleinschlüssen um aus dem Zellkern ausgewanderte Nukleolen handele. Babeș machte die Beobachtung, dass in Zellen, die Einschlüsse aufwiesen, der Kern häufig keine Nukleolen habe und vermutete deshalb, dass es sich bei den Elementarkörperchen um ausgestoßene, entartete Nukleolen handele. [224]

Der Italiener Francesco Sanfelice stimmte dieser Einschätzung zu. Widerspruch kam von Wasilewski, der unter Verwendung der Giemsa-Färbung doch noch Nukleolen nachweisen konnte. Widerspruch kam auch von denjenigen Forschern, die feststellten, dass trotz der angeblichen Degeneration des Kernes die Kerne der befallenen Zellen sich normal verhielten und auch teilen konnten. [909, 1067]

Eine andere Auffassung vertrat der Franzose Paul Salmon, der vermutete, dass die Einschlusskörperchen Reste frakturierter Erythro- bzw. Leukozyten seien. [904]

Diese unterschiedlichen Auffassungen führten zu heftigen Diskussionen. Zum einen wurde argumentiert, dass die angeblichen Protozoen morphologisch in den Einschlusskörperchen nicht nachgewiesen werden konnten, da sie weder Kerne noch Zysten noch irgendwelche Entwicklungsstadien aufwiesen. Andere betrachteten die von Guarneri als Kerne interpretierten Körnchen als Chromatinbrocken, andere Morphologen vertraten ebenfalls die Ansicht, dass es keine Protozoen sein könnten, weil keinerlei Entwicklungsstufen nachgewiesen werden konnten. [505] Diese Debatte war lange festgefahren, Bewegung kam erst mit der Entdeckung von Negri, der, wie bereits erwähnt, im Gehirn tollwutkranker Tiere viele Elementarkörperchen bzw. Einschlüsse nachweisen konnte. Die ganze Diskussion über die Protozoen hat sich dann mit Einführung der Filtration durch Berkefeld- oder Chamberland-Filter erübrigt, da Protozoen die Filter nicht passieren können. Mit dem Vorliegen der Filtrate als infektiöse Agenzien und dem Nachweis von Elementarkörperchen in durch Viren hervorgerufenen Gewebserkrankungen stellte sich dann schnell die Frage, ob zwischen den Zelleinschlüssen und den Viren ein Zusammenhang besteht. Ein wichtiges Experiment lieferte in diesem Zusammenhang Stanislaus von Prowazek. Er benutzte einen Kolloidfilter, wie er von Bechhold 1907 eingeführt wurde und der eine so kleine Porengröße hatte, dass die Viren im Filter zurückgehalten werden konnten. Er färbte dieses Material nach Giemsa und fand winzige rote Körnchen, die er als Pockenerreger interpretierte. Damit wurde ein Zusammenhang zwischen Viren und Zelleinschlüssen hergestellt und so konnte man bei Pocken und Schafspocken, ebenso wie bei der Hühner- und Schweinepest, beim Molluscum contagiosum und anderen Erkrankungen tatsächlich einen Zusammenhang zwischen Einschlusskörperchen und Viruserkrankungen belegen und sie als Diagnostikum verwenden. [821]

Schließlich kamen neuere Untersuchungen zu dem Ergebnis, dass es sich bei den Einschlusskörperchen auch um Ablagerungen von Virusprotein und Viruspartikeln in den infizierten Zellen handeln kann.

Je nach dem Ort der Virusreplikation in der Zelle weiß man heute, dass vor allen Dingen bei RNA-Viren die Einschlusskörperchen im Zytoplasma entstehen und bei DNA-Viren sich die Einschlusskörperchen im Zellkern bilden. Einschlusskörperchen bilden sich jedoch auch unabhängig von Viruserkrankungen, nämlich als Proteinablagerungen von fehlerhaften, unvollständig gefalteten Proteinen, die nach exzessiver Synthese in Zellkern oder Zytoplasma ausfallen.

In den folgenden Jahrzehnten wurden die Einschlusskörperchen auch elektronenmikroskopisch untersucht. [244, 417]

Die elektronenmikroskopischen Untersuchungen von Eaves und Flewett erbrachten, dass die Einschlusskörperchen aus Massen von Viruspartikeln bestehen, die eine normale Komponente des Zytoplasmas umschließen. Das Innere dieser Körperchen besteht aus einer granulären Hülle, die durch eine Einzelmembran umfasst wird.

34 Versuche zur Größenbestimmung der Viren – die Ultrafiltration

Zu Beginn des 20. Jahrhunderts war zweifellos klar, dass die Filtrate aus Material von an Viren erkrankten Geweben infektiös waren. Eine Kultivierung wie bei Bakterien war nicht möglich. So richtete sich das Interesse der Forscher, unabhängig von den Untersuchungen der einzelnen Viren, auf die Frage nach der Natur dieses Filtrats und damit ergab sich zunächst die Frage nach der Größe.

Nachdem man den Wert der Filter für die Virologie erkannt hatte, wurde im Verlauf daran gearbeitet, die Filter immer weiter zu optimieren. Ein Ziel dabei war, die Porengröße möglichst genau zu definieren und Filter mit unterschiedlichen Porendurchmessern herzustellen. Auf die verschiedenen Porengrößen der Berkefeld-Filter wurde bereits hingewiesen. Es konnten Filter mit einer Porengröße von 3–4 µ, weiterhin von 5–7 µ und von 8–12 µ hergestellt werden. Damit konnte eine Reihe von Viren bereits nach Größe einsortiert werden. Bei der Entwicklung dieser Methodik ergab sich eine Reihe von Problemen, so z.B. dass bei Pockenviren, die zu den größeren gehören, der Filter schnell verstopfte.

Eine weitere Charakterisierung der Virusgröße konnte aus den Filtrationsdrücken abgeleitet werden, die aufgewendet werden müssen, um eine Probe durch die Filter zu bringen. Die ermittelten Charakteristika der Berkefeld-, Chamberland- und Mandler-Filter sind beispielhaft in der Tabelle, die Mudd zusammengestellt hat. [855]

Die Technik der Filtration erforderte großes Geschick. Zunächst musste der Filter mit destilliertem Wasser durchspült werden, um eventuell pulverisierendes Material zu entfernen. Die Untersuchungen mussten alle unter streng sterilen Bedingungen erfolgen. Ein Problem war die Absorption von Partikeln in den Filtern. Filtrationsvorgänge zeigten sich am günstigsten im alkalischen Milieu. Der isoelektrische Punkt erschien nicht von Bedeutung. Detritus musste vor der Filtration sorgfältig entfernt werden, Material mit größeren Partikeln musste vorher zentrifugiert werden, um die großen Teile zu entfernen.

Parallel zu den Filtrationsversuchen mit den Berkefeld- oder Chamberland-Filtern wurden von Chemikern sogenannte Ultrafilter entwickelt.

1907 entwickelten Bigelow und Gemberling sowie Bechhold die Filter zur Ultrafiltration. Das Prinzip bestand darin, Filterpapier mit Gelatine oder mit einem Gemisch aus Essigsäure und Kolloid herzustellen. Diese wiesen eine definierte Porengröße auf, sodass auch mit diesen Filtern Viren und kleine Partikel von größeren abgetrennt werden konnten. Diese Filter bestanden z. B. aus Nitrozellulose, mit dem ein Filterpapier imprägniert wurde, das dann zusammen mit Wasser zu einem Collodiongel wurde. Diese Präparation wurde gewaschen, bis der Säureanteil entfernt war. Eine Variante der Kolloidmembranen wurde mit einem Gemisch aus Äther und Alkohol hergestellt und mit Nitrozellulose vermischt.

Diese Membranen wurden dann entweder in Form von Beuteln oder als flache Scheiben verwendet. Der erste Filter dieser Art stammt von Bechhold, der das Filterpapier mit Essigsäure und Collodion imprägniert hatte, das im Wasser gelierte. Die Porosität der Membran hing von der Konzentration der Nitrozellulose ab und wurde immer kleiner, wenn die Konzentration der Nitrozellulose erhöht wurde.

Durch Verwendung unterschiedlicher Filter konnte die Grenzporenweite ermittelt werden, das heißt, die Porengröße, durch die ein Virus gerade noch hindurchtritt.

Die Collodionfilter waren nicht einfach zu benutzen. Die Länge eines Kanals im Filter ist mindestens tausendmal größer als dessen Durchmesser. Hierdurch kam es oft zu Verstopfungen. Deshalb sind das Lösungsmedium, der Filtrationsdruck und die Durchflussgeschwindigkeit von entscheidender Bedeutung.

Hinzu kommt die Wirkung von oberflächenaktiven Substanzen in der Lösung, sodass die Größenbestimmungen oft widersprüchlich waren. Wenn das Maul- und Klauenseuche-Virus in einer Phosphat-Kochsalz-Lösung filtriert wurde, wurde es bei einer Porengröße von 60 mµ zurückgehalten; wenn es in einer Bouillonlösung filtriert wurde, konnte es bis 25 mµ große Poren passieren. [46, 47, 48, 52, 53]

Bigelow und Gemberling machten 1907 vergleichbare Untersuchungen. Es gelang ihnen, reproduzierbare Filter mit genau definierter Porengröße herzustellen. Diese Membranen wurden Gradokol-Membranen genannt. Mit dieser Methode wurden dann praktisch alle verfügbaren, bis dahin bekannten Viren untersucht und die Größe der Viren bestimmt. [66]

Heinrich Jakob Bechhold, der Begründer der Kolloidchemie wurde 1866 in Frankfurt am Main geboren. Er studierte in Freiburg, Straßburg, Berlin und Heidelberg Medizin, Physik und Chemie. 1899 promovierte er in Heidelberg. Er hat neben seiner wissenschaftlichen Tätigkeit auch publizistisch gearbeitet und die Zeitschrift „Die Umschau" gegründet, die sich mit der Verbreitung von Fortschritten auf dem Gebiet der Wissenschaften, Technik, Literatur und Kunst beschäftigte.

1903 war Bechhold Mitglied des Institutes für experimentelle Therapie von Paul Ehrlich und wurde dort Professor. 1911 wurde von Theodor Neuberger ein Institut für Kolloidforschung gegründet, dessen Direktor Bechhold wurde.

1916 habilitierte sich Bechhold in Frankfurt im Fach physikalische Chemie. 1935 entzogen ihm die Nationalsozialisten die Lehrbefugnis, weil er jüdischer Herkunft war. 1937 schied Bechhold aus dem Leben, seine Witwe konnte Deutschland ver-

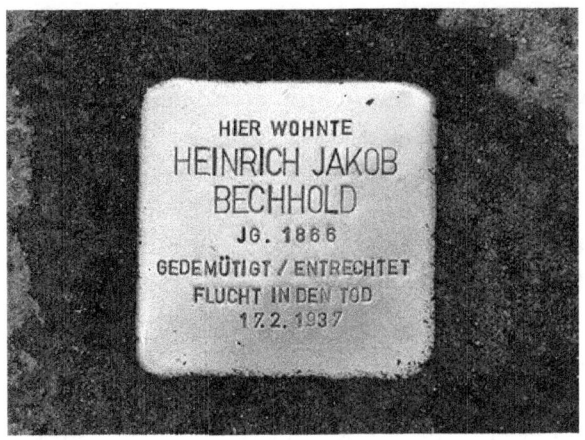

Stolperstein zur Erinnerung an Heinrich Jakob Bechhold

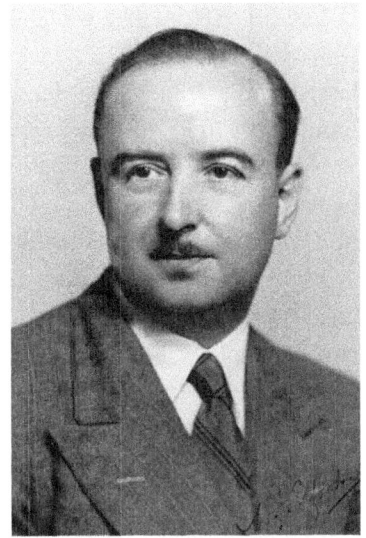

William J. Elford

Größenbestimmung von Viren durch Ultrafiltration [259]

lassen und starb 1949 in der Schweiz. Ein Stolperstein erinnert an der Niederräder Landstraße in Frankfurt an diesen überragenden Chemiker. [32]

Neben der Arbeitsgruppe um Bechhold hat der Engländer William Joseph Elford bedeutende Beiträge für die Ultrafiltration und für die Charakterisierung von Viren und Molekülen durch Ultrafiltration geliefert.

Elford (1900–1952) studierte Chemie an der University of Bristol, 1925 ging er an das National Institute for Medical Research in London unter McBain, der ein Freund von Bechhold war, sodass Elford von McBain auf die Untersuchungen von Bechhold hingewiesen wurde. [20] Elford widmete sich dann mit großer Intensität der Weiterentwicklung der Ultrafiltration und lieferte eine große Zahl von Beiträgen, sowohl für die Bestimmung der Größe von Proteinen als auch von unterschiedlichsten Viren. Eine hervorragende Zusammenfassung der Arbeiten zum Problem der Ultrafiltration gab Elford 1938 im Handbuch der Virusforschung, herausgegeben von Doerr und Hallauer mit dem Titel „The Sizes of Viruses and Bacteriophages and Methods for their Determination." [256, 257, 258, 259, 260, 261, 262]

35 Die Viruszüchtung

Mit der Vermutung, dass es sich bei den Viruserkrankungen um einen von einem infektiösen Agens ausgelösten Prozess handelt, haben die Forscher schon sehr früh versucht, den Erreger in Form von Kulturen nachzuweisen und zu charakterisieren. Die Methoden zur Züchtung der Bakterien, wie sie von Koch entwickelt wurden, dienten zunächst als Vorbild. Alle Versuche, mit derartigen Methoden eine Vermehrung der Viren zu erreichen, scheiterten jedoch.

In der Frühzeit der Virologie gab Beijerinck einen wichtigen Hinweis, als er formulierte, dass die mit dem Presssaft inokulierten Tabakblätter das aggressivste Wachstum der Mosaikkrankheit zeigten, wenn die Blätter jung und in einer Wachstumsphase waren. Man erkannte, dass die Wirkung von Viren nur in einer lebenden Zelle möglich ist. Die Vorstellung, dass der Erreger also lebendes Gewebe braucht, wurde bereits 1898 formuliert. 1899 versuchte S. M. Copeman, Pockenerreger in Eiern zu züchten, er hatte dabei aber noch die Vorstellung, dass es sich um einen klassischen Mikroorganismus handelt. Seine Idee war, damit eine Attenuation und durch Serienpassagen einen Impfstoff zu entwickeln. Die Ergebnisse waren jedoch nicht eindeutig und können keine wissenschaftliche Aussage beanspruchen. [182]

Auf die Versuche von Centanni, der bei seinen Versuchen mit der Hühnerpest schon sehr nahe an der Möglichkeit einer Züchtung stand, wurde bereits hingewiesen. Er benutzte Bouillon aus Hühnern, filterte Extrakt aus Hühnergewebe in physiologischer Kochsalzlösung, nahm Eiweiß und frischen Eidotter als Substrat. Mit diesem Verfahren erreichte er jedoch kein Wachstum. In weiteren Versuchen prüfte er die Infektiosität von Eiern, die von kranken Tieren gelegt wurden. Er mischte dieses Gewebe unter das Futter, das an gesunde Tiere verfüttert wurde, konnte aber keinen Effekt bei den gesunden Hühnern beobachten. Wichtig waren die Beobachtungen von Centanni in weiteren Untersuchungen, in denen er bebrütete Hühnereier mit dem Hühnerpestvirus inokulierte. Sein Gedanke war dabei, eine erworbene Immunität auf gesunde Tiere zu übertragen. [162]

Wahrscheinlich ist es Centanni gelungen, das Hühnerpestvirus in dem Embryo im bebrüteten Ei zu vermehren, denn er konnte mit einem Filtrat aus diesem Gewebe die Pathogenität nachweisen und Deformitäten bei infizierten Hühnerembryonen beobachten.

Eine wichtige Beobachtung kam von Murphy und Rous aus dem Jahr 1911. Ihnen gelang es, das Hühnerpest-Sarkomvirus im Ei zur Proliferation zu bringen.

Rous konnte im selben Jahr mithilfe von zellfreien Filtraten aus einem Hühnersarkom einen Tumor erzeugen. Darauf wird noch zurückzukommen zu sein. [875]

Eine wegweisende Arbeit stammt aus dem Jahr 1913 von Edna Steinhardt, C. Israeli und R. A. Lambert. Ihnen gelang es, bei normalen Hornhautexplantaten aus Kaninchen oder Meerschweinchen, die mehrere Minuten in einer Pockenvacciniae-Emulsion inkubiert wurden, ein Wachstum von Viren zu beobachten, wobei sie 3 Subkulturen gewannen, die, nachdem sie in Kaninchenhaut inokuliert worden waren, wieder typische Vacciniaeherde aufwiesen. [979, 980]

Ähnliche Versuche machte ebenfalls im Jahr 1913 Levaditi mit dem Poliomyelitis- und dem Tollwutvirus. Angeregt wurde Levaditi durch die Versuche von Marinesco und Menière, die in Rückenmarksganglien nach Inokulation nachweisen konnten, dass das Virus über längere Zeit erhalten blieb. Levaditi konnte diese Beobachtungen bestätigen und das Virus 3 Wochen lang in der Kultur halten. Eine Vermehrung konnte er aber nicht erreichen. [635]

Eine Methode dieser frühen Züchtungsversuche war die sogenannte Ein-Tropfen-Gewebekultur. Bei dieser Methode werden Gewebs- oder Organfragmente, bei denen eine bestimmte spezifische Gewebsaffinität für einen Virus bekannt war, mit Plasma und Gewebeextrakt in einem Tropfen auf ein Glimmerblättchen übertragen. Das Gewebestück wurde vorher in ein virushaltiges Material oder ein Filtrat inkubiert. Eine Variante war, Plasma von infizierten Tieren zuzugeben. Das Glimmerblättchen wird dann auf einen Objektträger mit einem Hohlschliff aufgebracht und die Ränder mit Vaseline oder Paraffin abgedeckt. Diese Gewebekammern wurden dann über mehrere Passagen inkubiert. Mit dieser Methode gelang es, eine Vermehrung von Viren zu beobachten, allerdings erbrachte diese Methode nur sehr wenig verwertbares Material.

Hintergrund dieser Untersuchungen war nicht nur die Züchtung von Viren, sondern auch die Gewinnung von Impfstoffen. Das Ziel war, durch mehrere Passagen das Virus in seiner Pathogenität abzuschwächen und dann als Impfstoff einsetzen zu können. Die Ergebnisse waren höchst unterschiedlich, so hat Hach 1925 ein explantiertes Milzstückchen eines Kaninchens in Kaninchenplasma in Ringer-Lösung bei 37–38 °C bebrütet. Durch Inokulationsversuche musste festgestellt werden, dass nach 12-tägiger Bebrütung die Virulenz der Viren nicht abgeschwächt war. [439] 1932 hatte Plotz ähnliche Versuche mit infizierten Hodenfragmenten angestellt, wobei den Kulturen immer wieder frische Hodenstückchen zugesetzt wurden. Das Virus konnte damit über 9 Passagen hinweg und über die Dauer von 54 Tagen am Leben erhalten werden. Eine Abschwächung trat nicht ein. [428, 430, 431, 432, 433]

Ein wichtiger Schritt für die Dauerkultivierung von Viren gelang 1925 Parker und Nye, indem sie Hodenstückchen in eine Vacciniae-virushaltige Kaninchenhodenemulsion inkubierten und nach 5- bis 7-tägiger Bebrütung immer wieder frisches

Hodengewebe zuführten. Damit gelang es nach 3 Monaten, 18 Passagen vorzunehmen. Nach der 24. Passage beobachteten sie eine Abnahme der Virulenz, nach weiteren Passagen ging die Viruskultur zugrunde. Anknüpfend an diese Untersuchung von Parker und Nye hat Haagen 1928 eine In-vitro-Kultur über 2 Jahre hinweg anlegen können, wobei der Grad der Virulenz gleich blieb. [773, 774]

Plotz gelang es, das Geflügelpestvirus in Hühner- und Entenembryozellen über 250 Passagen über die Dauer von 5 Jahren zu kultivieren. Am Ende des 4. Jahres ließ die Pathogenität nach. [809, 810]

Mit diesen Methoden wurden von einer Vielzahl von Forschern Viruszüchtungen mit praktisch allen damals bekannten Viren vorgenommen. Die Lebensdauer der Kulturen war höchst unterschiedlich, wobei sich bei vielen Untersuchern keine Abschwächung der Virulenz zeigte, wie z. B. bei Nauck und Paschen, die 1932 das Vacciniae-Virus in der Ein-Tropfen-Kultur über 110 Passagen züchten konnten und dabei keine Virulenzänderung feststellten. [738, 739, 775]

Eine Variante und eine technische Erweiterung der Gewebezüchtung kamen von Carrel und Rivers sowie von Maitland. Mit deren Verfahren gelang es, größere Virusmengen zu züchten. Benutzt wurden Schalen oder Erlenmeyerkolben, in denen große Gewebsmengen und größere Mengen von Nährböden gehalten werden konnten. Diese Methode wurde von Alexis Carrel entwickelt. Grundlage seiner Kulturverfahren war eine Mischung aus Fibrinkoagulum und Flüssigmedium, in dem Plasma und Gewebsextrakte zusammen mit Tyrode-Lösung gemischt waren. [143, 146, 148, 149]

Angeregt wurde Carrel durch die Untersuchungen von Harrison, dem es 1907 erstmals gelang, Nervenzellen eines Frosches in vitro zu züchten. Carrel schickte seinen Assistenten Burrows in Harrisons Labor, um diese Kulturtechnik zu lernen. Harrisons Forschungen befassten sich nicht mit der Analyse von Krankheitserregern, ihm ging es darum, ganze Organe in vitro zu züchten, und er war damit seiner Zeit weit voraus. [449, 450, 451]

Was Carrel und Burrows von Harrison im Wesentlichen lernen konnten, waren die Zusammensetzung der Nährlösungen, mit denen die Zellen, die mit den Viren zusammengebracht wurden, am Leben gehalten werden konnten.

Eine Variante der Methode zur Zellzüchtung kam von Rhoda Erdmann (1870–1935), die Viren der Hühnerpest über die Dauer von einer Woche in einer Zellkultur aus Knochenmark züchten konnte.

Rhoda Erdmann wurde 1870 in Hersfeld geboren. Bereits als junge Frau zeigte sie außergewöhnliches Interesse an Naturwissenschaften, musste aber auf Wunsch ihres Vaters zunächst eine Ausbildung zur Lehrerin absolvieren. Von 1903 bis 1908 studierte sie schließlich Zoologie, Botanik, Physik und Mathematik in Zürich und als dies in Deutschland ebenfalls möglich war, ab 1908 in Marburg, München und Berlin. 1907 musste sie eigens hierfür das Abitur nachholen. Sie promovierte 1908 bei

Richard Hertwig und war von 1909 bis 1913 wissenschaftliche Hilfskraft am Institut für Infektionskrankheiten bei Robert Koch. 1913 ging sie als Research Fellow an die Yale University, wo sie zunächst als Dozentin für Biologie arbeitete, anschließend wurde sie Research Associate am Rockefeller Institute. Im Ersten Weltkrieg galt sie 1918 als feindliche Ausländerin. Man unterstellte ihr Sabotage und die Vernichtung der Hühnerzucht in den USA, da sie mit dem Erreger der Geflügelpest experimentierte. Sie wurde schließlich ausgewiesen und kam 1919 nach Deutschland. In der Charité etablierte sie im Rahmen des Instituts für Krebsforschung ein Institut für experimentelle Zellforschung. 1920 habilitierte sie sich im Fach Medizin. 1924 wurde sie außerordentliche Professorin und 1929 beamtete außerordentliche Professorin und war damit eine der ersten deutschen Frauen, die eine Professur erhielten.

1933 wurde sie aufgrund einer Denunziation verhaftet. Ihr wurde unterstellt, sie würde Juden bei der Flucht unterstützen. 1934 erhielt sie Vorlesungsverbot. Rhoda Erdmann starb 1935. Von ihr stammt das erste deutschsprachige Buch zum Problem der Gewebezüchtung. [72, 255, 293, 294, 295]

Angeregt von Erdmanns Arbeiten hat Margaret Reed Lewis ähnliche Experimente durchgeführt, indem sie Knochenmarksproben aus Meerschweinchen kultivierte und Teilungsformen und Zellwachstum an der Oberfläche des Agars beobachten konnte.

Entscheidende Entwicklungen für Zellkultur, zunächst ohne die Anwendung in der Virologie, kamen von Carrel und Burrows, die seit 1911 alle Arten von Gewebe, einschließlich Embryogewebe, Erwachsenengewebe und Tumoren außerhalb des Körpers am Leben halten und zum Wachstum in vitro anregen konnten. Die Hauptleistung von Carrel war die Entwicklung von Kulturmedien, in denen dieses Wachstum möglich war.

Carrel und Burrows erweiterten die Technik Harrisons, sodass es ihnen gelang, auch Säugetierzellen zu züchten, unter anderem konnten sie bereits den Herzschlag von kultivierten Herzmuskelzellen beobachten. Carrel war so optimistisch, dass er sogar in Aussicht stellte, dass es gelingen würde, ganze Organe außerhalb des Körpers zu züchten. Er prägte den Begriff Gewebekultur. Seine frühen Versuche entsprachen der Kultur des hängenden Tropfens von Harrison. Er entwickelte jedoch die Zellkulturmethode weiter, indem er Kulturschalen oder Erlenmeyerkolben verwendete. Mit der Optimierung von Kulturbedingungen gelang es ihm, die Zellen über lange Zeit am Leben zu halten, indem er das Gewebe in immer wieder neues Medium übertrug und damit reaktivierte. [143, 144, 145, 148, 149, 613]

Er entwickelte dabei sehr präzise Techniken für die Einschätzung der Lebensfähigkeit der Zellen und konnte so Gewebe von Hühnerembryonen über 37 Tage am Leben halten. Er wagte die optimistische Aussage, dass Altern und Tod nicht ein notwendigerweise kontingentes Phänomen seien. Er sprach sogar nicht nur von Regeneration, sondern vom ewigen Leben des Gewebes außerhalb des Körpers und entwickelte eine Methode, mit der er Gewebsfragmente, die auf Zellulose gehalten wurden, durch einen langsamen Zirkulationsstrom von Serum am Leben erhalten wollte. Dies erwies sich jedoch als sehr schwierig. Er wechselte die Medien und die Gewebsstücke in kleinen Beuteln aus Seide. Dies erleichterte ihm den Waschvorgang, denn er konnte damit das Gewebe problemlos in frisches Plasma rekultivieren. [145]

Für ihn war das Problem des ewigen Lebens in Kultur nur eine Frage der richtigen künstlichen Ernährung. Er verschwieg jedoch, dass die Zellen von Passage zu Passage kleiner wurden und sich dann schließlich nicht mehr weiter vermehrten. In einer Vielzahl von wechselnden Bedingungen versuchte er, die Zellkulturen immer wieder zu verbessern. Mit diesen Ansprüchen der permanenten Kultur wurde Carrel von einer Reihe von Kollegen kritisiert. In weiteren Versuchen benutzte er die Zellkulturen zur Produktion von Antikörpern.

Alexis Carrel (1873–1944) wurde in Sainte-Foy-lès-Lyon geboren, er war einer der Pioniere der Gewebs- und Organtransplantation. 1902 veröffentlichte er eine Operationstechnik zur Verbindung von Blutgefäßen. Für die Entwicklung dieser Operationstechnik erhielt er 1912 den Nobelpreis. Neben seiner Arbeit als Chirurg, wobei er bereits Organtransplantationen vornahm und Herzklappenoperationen durchführte, beschäftigte er sich seit 1910 intensiv mit den Gewebekulturen. Nach seiner Promotion im Jahr 1900 arbeitete er in einem Krankenhaus in Lyon und wurde anschließend Dozent für Anatomie und Chirurgie. 1904 wechselte er in die Abteilung für Physiologie an der Universität in Chicago, 1906 ging er schließlich an das Rockefeller Institute for Medical Research, heute die Rockefeller University, wo er bis 1912 blieb.

Während des Ersten Weltkrieges war er Militärarzt im medizinischen Armeekorps. In dieser Zeit arbeitete er an der Verbesserung von Wundheilungsvorgängen. 1919 kehrte er in die Vereinigten Staaten zurück.

In dieser Zeit arbeitete Carrel an der Weiterentwicklung der Gewebskulturen sowie an Experimenten, in denen er Organe perfundierte. Charles Lindbergh, der Atlantiküberquerer, baute für Carrel eine Perfusionspumpe, mit denen isolierte Organe am Leben erhalten werden konnten.

Mit der Entwicklung der Perfusionspumpe wurde die Grundlage für die Operation am offenen Herzen und für die Organtransplantation gelegt. [703 S. 135–150]

Technische Unterstützung erhielt Carrel durch Charles Lindbergh, der Carrel bedingungslos bewunderte. Zwischen beiden entstand eine sehr enge Freundschaft, die vor allem von Lindberghs hoher Verehrung für Carrel geprägt war. Carrel arbeitete damals schon am Problem einer mechanischen Pumpe zur Organperfusion. Das Problem war jedoch, dass die üblichen Pumpen die Blutkörperchen zerstörten. Es kam rasch zu Infektionen. Lindbergh bot seine Hilfe an und konstruierte eine Pumpe, mit der ein Segment einer Katzenarterie über einen gesamten Monat am Leben gehalten werden konnte. 1935 gelang ihm eine Verbesserung der Pumpe, die aus 3 Kammern bestand. In der oberen Kammer befand sich das Organ, das über die das Organ versorgende Arterie mit einer Flüssigkeit durchblutet wurde. Die Nährlösung, die durch das Organ gelaufen war, wurde dann in die mittlere Druckausgleichskammer zurückgeführt und von da aus in die Kammer, aus der die Nährstoffe kamen. Mit dieser Methode konnte das Organ keimfrei gehalten werden. Lindbergh und Carrel konnten Nieren von Tieren, Herzen, Milzen, Ovarien, Nebennieren und Schilddrüsen auf diese Weise perfundieren. Diese Versuche wurden bis 1939 fortgesetzt. Insgesamt haben Carrel und Lindbergh über 900 Perfusionen durchgeführt. [150, 833 S. 86 f.]

1939 ging Carrel in sein Heimatland Frankreich zurück und erhielt 1941 eine Position im Gesundheitsministerium des Vichy-Regimes. Anschließend wurde er Direktor der Fondation française pour l'études des problèmes humains.

Neben seinen anerkannten, zweifellos überragenden Beiträgen in der Chirurgie und der Zellbiologie fällt jedoch ein Schatten auf Carrels Wirken, da er sich den Nationalsozialisten anschloss und vehement für die Eugenik und Maßnahmen gegen die Vermehrung „Minderwertiger" und Geisteskranker plädierte.

Neben der Anerkennung seiner grundlegenden Beiträge wurde jedoch immer wieder kritisiert, seine Gedankengänge seien mystisch, er habe Entwicklungen von anderen in der Zellbiologie behindert. Schwer wiegt natürlich seine Tätigkeit in der Vichy-Regierung als Eugeniker und als entschiedener Vertreter der Euthanasie. Von seinem Umfeld wird er als exzentrischer Mann beschrieben, der seine Grenzen nicht kannte.

In seinen Schriften plädierte er weiterhin entschieden gegen die Emanzipation der Frau, denn die Bedeutung der Frau bestehe nur in ihrer Fortpflanzungsfähigkeit. Er war ein Verfechter der Rassenlehre und der Ansicht, dass der weißen Rasse die Vorherrschaft in der Welt zustehe, denn sie habe ein überlegenes Nervensystem. [147, 205]

1943 begann Carrel, sich mit Wundern und dem Zusammenhang von Heilung und Glauben zu beschäftigen. 1944 veröffentlichte er ein Buch mit dem Titel „La prière", das Gebet, das ein Bestseller wurde. In Readers Digest von 1941 publizierte er ein Essay mit dem Titel „The power of prayer". Er unternahm eine Reise nach Lourdes. [833 S. 160 f.]

In dieser Zeit experimentierten einige Forscher mit Viruskulturen mit homogenisiertem Gewebe, wie z. B. Nieren der Hühner mit Tyrode-Lösung und konnten dabei große Mengen von Viren hervorbringen. C. H. Andrewes hat diese Technik für das damals sogenannte Virus III, ein Herpes-Virus der Kaninchen, verwendet, das er 1923 beschrieben hatte. Ähnliche Versuche machte Hallauer mit Gewebekulturen mit der Hühnerpest, indem er homogenisierte Hühnerembryonen als Kulturmedium verwendete. [18, 19, 430]

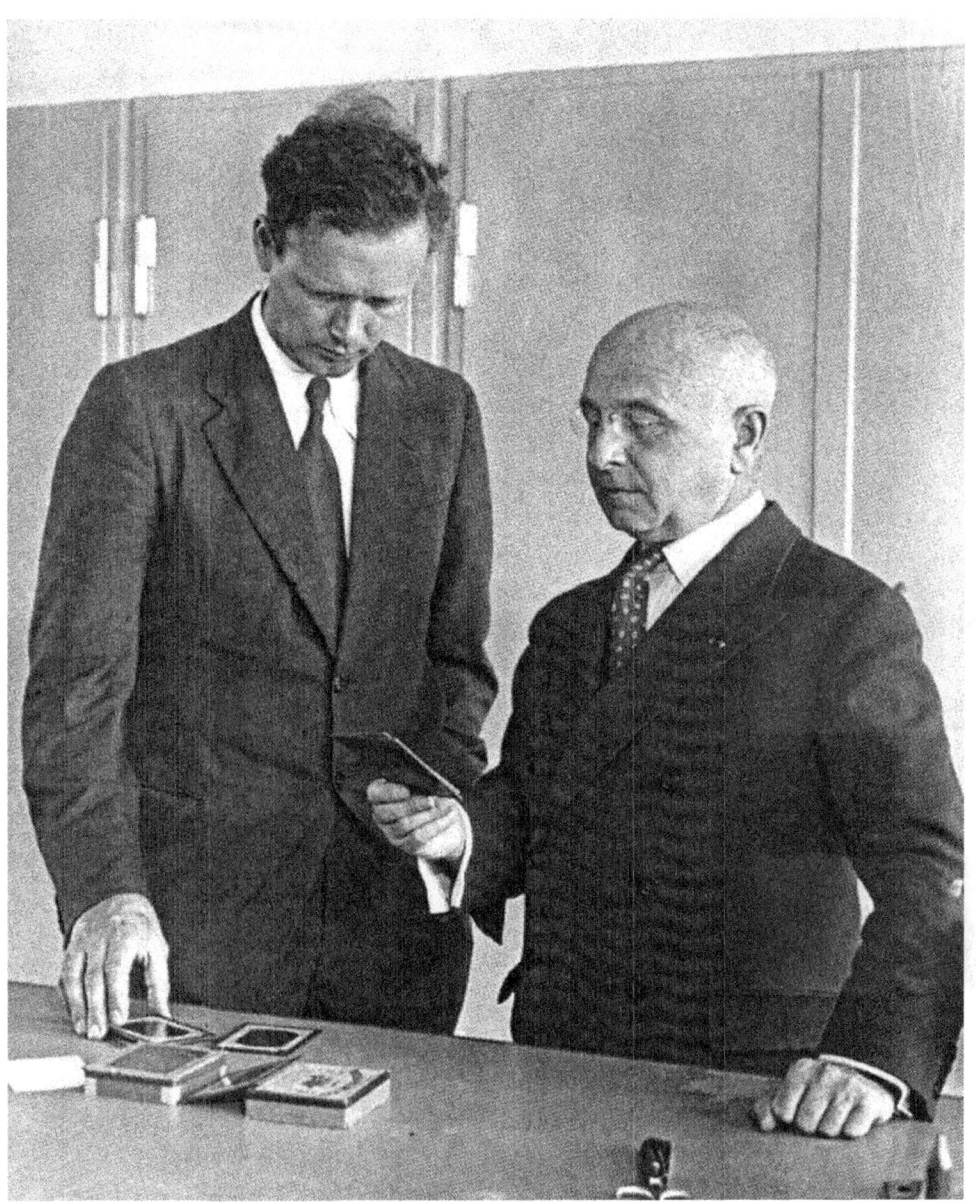
Alexis Carrel und Charles Lindbergh

36 Die Allantois-Kulturen

Ein entscheidender methodischer Fortschritt war die Weiterentwicklung der Kulturmethoden aus dem Labor von Ernest Goodpasture.

Ernest William Goodpasture wurde 1886 in Clarksville, Tennessee, geboren. An der Vanderbilt University Nashville Tennessee machte er 1912 den Bachelor und promovierte anschließend an der Johns Hopkins University in Baltimore, Maryland. Zunächst arbeitete er im Labor von James William Henry Welch und George H. Whipple, später am Peter Bent Brigham Hospital in Boston. 1917 wurde er Assistant Professor für Pathologie an der Harvard University in Cambridge. Den Medizinern ist er ein Begriff durch das von ihm 1919 beschriebene Goodpasture-Syndrom, einer schweren Autoimmunerkrankung, die mit Glomerulonephritis und Lungenblutung einhergeht. Goodpasture hinterließ ein vielseitiges Werk über Pankreatitis, Herpes, Influenza und Tollwut. [178]

Zusammen mit dem Ehepaar Woodruff gelangen Goodpasture Beiträge zur vereinfachten Züchtung von Viren. Mit seiner Assistentin Alice Woodruff entwickelte er die Methode zur Züchtung auf der Chorioallantois-Membran des bebrüteten Hühnereis. Hühnereier als Substrat für die Züchtung von Viren wurden schon mehrfach eingesetzt.

Erst 1931 machte Alice Woodruff einen entscheidenden Schritt. Sie benutzte die Chorioallantois des bebrüteten Hühnereis. Es handelt sich dabei um die dünne Haut direkt unterhalb der Schale. Diese Haut ist sehr gut durchblutet und versorgt den Embryo mit Sauerstoff. Die Chorioallantois-Membran besteht aus 3 Schichten, dem Chorion, dem Mesoderm und dem Endoderm der Allantois. Neben der Funktion als Sauerstoffversorger hat die Chorioallantois-Membran auch wichtige Funktionen für den Kalziumtransport zur Versorgung des Embryos mit Kalzium für die Knochenbildung. Das Kalzium kommt aus der Schale des Eies. Woodruff verwendete auf Anregung von Goodpasture das Hühnerpockenvirus. Frühere Versuche von Goodpasture, das Virus in Hühnernierengewebe zu kultivieren, waren gescheitert.

Der Vorschlag von Goodpasture, bebrütete Eier zu nehmen, war wahrscheinlich motiviert durch die Annahme, dass es sich dabei um ein steriles Substrat handelt, das in einem natürlichen sterilen Behälter eingeschlossen ist. Außerdem waren sie billig und leicht verfügbar. [386]

Alice Woodruff schnitt mit einem feinen Scherenblatt ein ca. 7 × 7 mm bis 10 × 10 mm großes Fenster in die Eierschale und inokulierte die Chorioallantois-Membran mit dem Hühnerpestvirus.

Ein großes Problem war die Gewinnung des Hühnerpestvirus. Die Gewinnung des Virus mithilfe eines Berkefeld-Filtrates hatte den Nachteil, dass das Virus durch den Filtrationsvorgang extrem verdünnt wurde und damit nicht die nötige Konzentration aufwies. Eine von Woodruff beschriebene Methode bestand darin, das Virus direkt von Geflügelpockenknoten aus der Haut eines Huhns zu entnehmen, das vorher mit dem Virus inokuliert wurde. 6–7 Tage nach der Inokulation entwickelte sich ein Gewebsknoten, der in 95%igem Alkohol desinfiziert wurde, anschließend wurden die Follikel mit einem Skalpell präpariert, zweimal mit steriler Tyrode-Lösung gewaschen und schließlich auf bakteriologische Kontamination in einer Bakterienkultur geprüft.

Die Tyrode-Lösung ist eine Mischung von Elektrolyten in physiologischer Zusammensetzung. Sie besteht aus Natriumchlorid, Kaliumchlorid, Kalziumchlorid, Magnesiumchlorid, Natriumdihydrogenphosphat, Natriumhydrogenkarbonat und Glukose. Entwickelt wurde diese von dem amerikanischen Pharmakologen Maurice Vejux Tyrode (1878–1930).

Mit diesem Material wurde die Eihaut inokuliert.

Eine Variante kam von Eugen Woodruff, dem Ehemann von Alice Woodruff, der im selben Institut an einem anderen Problem arbeitete. Ihm gelang es, Einschlusskörperchen aus dem Gewebe zu lösen und zu isolieren. Die Klumpen von Einschlusskörperchen wurden mit Trypsin inkubiert, um die Granula zu vereinzeln. Ein einziges Einschlusskörperchen konnte dann mit einer sterilen Pipette inokuliert werden und es gelang damit auch, das Virus zu vermehren. Die Virussuspension wurde dann auf die Allantois-Membran aufgebracht und täglich kontrolliert. Eine Variante der Inokulation bestand darin, den Embryo direkt zu infizieren. Es gelang, eine Kralle des Embryos zu infizieren. Dass die Schwellung an der Kralle tatsächlich vom Hühnerpestvirus stammte, ließ sich zeigen, indem man Material aus dieser Quaddel anderen Embryonen übertrug. Auch ließen sich in diesem Gewebe die typischen Inklusionskörper nachweisen.

Mit dieser Methode ließ sich dann eine ganze Reihe von anderen Viren züchten, wie Pocken, Tollwut, Herpes simplex und anderen. Damit war eine wichtige Voraussetzung für die Produktion von Impfstoffen geschaffen, die billig und in großen Mengen hergestellt werden konnten. Bis 1928 wurden mit dieser Methode 24 menschen- und tierpathogene Viren gezüchtet. [1109, 1110, 1111]

Zusammen mit seinem Mitarbeiter Buddingh hat Goodpasture an der Vanderbilt-Universität die Viruszüchtung und die Entwicklung von Impfstoffen in großem Ausmaß vorangetrieben. [386, 387, 388, 389, 390]

Alice Woodruff hat 1924 den Grad eines Master of Science und 1925 den PhD an der Yale University erworben. Von 1927 bis 1931 arbeitete sie als Forschungsassistentin an der Vanderbilt-Universität in der Arbeitsgruppe um Goodpasture. Nach ihren Arbeiten über die Entwicklung der Viruskulturen im bebrüteten Hühnerei zog sie sich aus der Forschung zurück und widmete sich ihrer Familie. [178]

Die Viren zeigten in der Allantois-Kultur speziesspezifische Foci.

Große Verdienste um die Weiterentwicklung und Optimierung der Allantois-Kulturen hatte der Australier Frank Macfarlane Burnet (1899–1985). Er studierte zunächst Medizin an der University of Melbourne und promovierte dort 1924 zum Doktor der Medizin. Eine Facharztausbildung zum Pathologen absolvierte er am Melbourne Hospital und ging dann ans Walter and Eliza Hall Institute of Medical Research in Melbourne. 1926/1927 war er Research Fellow am Lister Institute in London und erwarb dort 1928 den PhD. Zu Beginn der 1930er Jahre begann er seine virologischen Forschungen zunächst unter Henry Dale.

Burnet hat zum Problem der Viruskultivierung über 50 Publikationen verfasst. [126, 127, 128, 129, 945]

Später verließ Burnet die Virologie und beschäftigte sich mit immunologischen Problemen. Für seine Klon-Selektionstheorie des Immunsystems erhielt er 1960 den Nobelpreis für Medizin.

Die Allantois-Methode wurde dann schnell weltweit im großen Maße angewendet. Sie diente nicht nur der Vermehrung von Viren, sondern sie fand auch Anwendung für die Titration des Virusgehaltes von experimentellem Material, weiterhin zur quantitativen Abschätzung von virusneutralisierenden Antikörpern, für die Herstellung von immunisierendem Material, das frei von Bakterien und ungewünschten Viren war, und zur Herstellung von hohen Viruskonzentrationen als Antigen im Aggregations- oder Komplementfixationstest. Eine weitere Anwendung dieser Methode dient der Differenzierung und Diagnose von verschiedenen Viruserkrankungen. Mit passenden Antiseren kann innerhalb von 48 Stunden ein Virus komplett typisiert werden. [128]

Für die Immunologie bot diese Vermehrungstechnik ein großes Potenzial. Es ließ sich nachweisen, dass mit dieser Methode keine Kontaminationen mit anderen Viren zustande kamen, sodass man immer experimentell saubere Verhältnisse hatte.

Mit der seriellen Überimpfung von Viren in diesem System ließ sich beobachten, dass sich die Eigenschaften der Viren mit der zunehmenden Zahl der Propagationen änderten. So konnte man feststellen, dass die Virulenz von Viren abnahm, aber die Fähigkeit zur Immunisierung nicht beeinträchtigt war.

Andererseits konnte Burnet beobachten, dass bei einem vom Frettchen auf die Eikultur übertragenen Influenza-Virus mit zunehmender Zahl der Passagen die Virulenz immer aggressiver wurde. Bei der 50. Passage wurde der Embryo abgetötet.

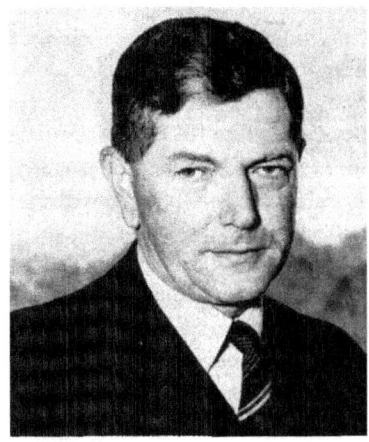 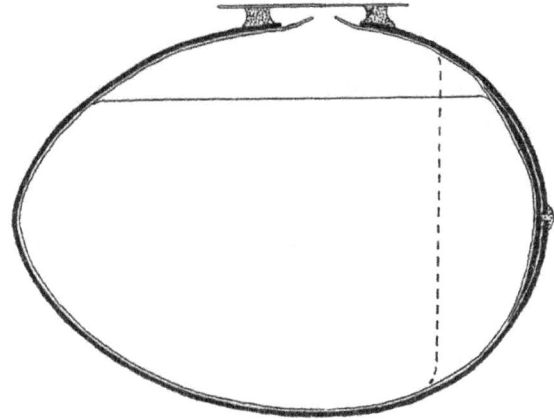

Frank M. Burnet   Schematische Darstellung des belüfteten Raumes

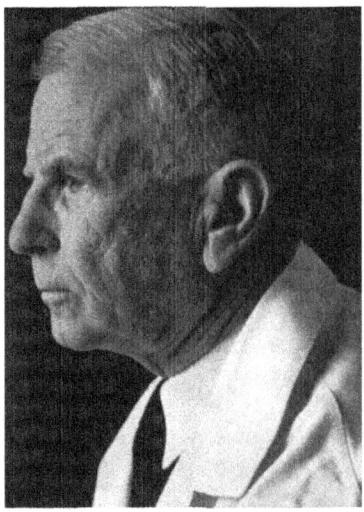 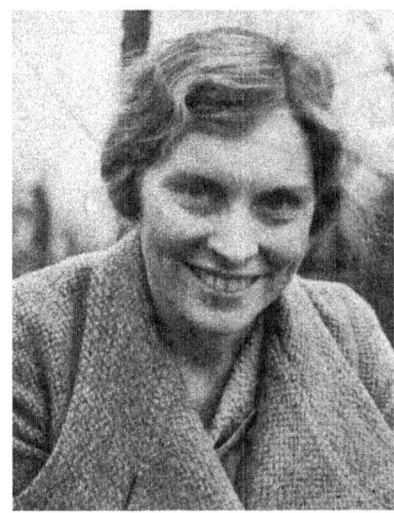

Ernest William Goodpasture   Alice Woodruf

36 Die Allantois-Kulturen

Mit dieser Methode wurden in der Folge praktisch alle bekannten Viren getestet, wobei es mit fast allen Viren gelang, den jeweiligen Erreger zu vermehren. [430]

Dieses Verfahren wurde schnell von vielen Forschern zur Entwicklung von Impfstoffen aufgegriffen. So haben bereits 1932 Max Theiler und Eugen Haagen mit dieser Methode einen Gelbfieberimpfstoff entwickelt. Sie züchteten diesen Impfstoff in embryonalem Gewebe von Mäusen und Hühnern und übertrugen ihn anschließend in die bebrüteten Eier. Dabei hat der Gelbfiebererreger seine Virulenz verloren. Als nützlich erwies sich auch die Entwicklung eines Tollwutimpfstoffes von Hillary Koprowski. Er verwendete dabei Enteneier, da man wusste, dass das Tollwutvirus sich sehr langsam vermehrt. Während die Bebrütungszeit bei Hühnern nur ungefähr 3 Wochen dauert, beträgt die Bebrütungszeit eines Enteneies 4 Wochen. So konnte damit mehr Material des Tollwutvirus gewonnen werden.

Die Allantois-Methode war einer der wichtigsten Schritte für die Entwicklung von Impfstoffen. In seiner Nobelpreisrede von 1960 sagt Burnet: „Nearly all the later practical advances in the control of viral diseases of man and animals sprang from this single discovery."

37 Die Bakteriophagen

37.1 Frederick Twort

Während mithilfe der Chamberland- und Berkefeld-Filter nach und nach viele Viren entdeckt wurden, kam es 1915 durch Frederick Twort zu einer Beobachtung, die die Virologie gewaltig erweitern und letztlich einen Grundstein für die Entwicklung der Molekularbiologie bilden sollte. Der englische Arzt Frederick Twort war Superintendent der Brown Institution an der London University, einem Forschungszentrum für Pathologie. Gleichzeitig war er Professor für Bakteriologie an der Universität in London. Seine Untersuchungen zur Bakteriologie beschäftigten sich mit einer chronischen Darminfektion von Kälbern, u. a. entdeckte er, dass das Vitamin K nötig ist für die Züchtung von Leprabakterien. Twort hatte, zunächst mit seinem Bruder, lange Zeit versucht, Viren in künstlichen Medien zu züchten, und hatte die Vorstellung von einer „essenziellen Substanz", die es erlauben würde, Viren in vitro zu kultivieren. Er nutzte u. a. die Pockenviren, die unter der Haut von Kälbern gezüchtet wurden, wobei er herausfand, dass dieses Material immer mit Staphylokokken kontaminiert war. Twort vermutete zunächst, dass dieses Bakterium die Quelle dieser essenziellen Substanz sei. Er züchtete diese Virusmaterialien in Agarkulturen und stellte ein Wachstum unterschiedlicher Bakterien fest. Seine Versuche zur Viruszüchtung beinhalteten Material wie Erde, Dung, Gras, Heu und Abflusswasser. Er benutzte unterschiedliche Medien, u. a. Agar, Eier oder Serum in einer Vielzahl von Varianten und unter unterschiedlichen Bedingungen. Er versuchte bestimmte Chemikalien, Pilzextrakte und vieles andere und beschäftigte sich damit viele Jahre. Diese Kulturen filtrierte er mit Bakterienfiltern, aber er konnte niemals ein Viruswachstum beobachten. Im Rahmen dieser Untersuchungen machte er eine Zufallsentdeckung: Er stellte fest, dass in einer Kultur ein bestimmtes Bakterium, ein Mikrokokkus, zum Wachstum kam. In diesen Bakterienkulturen beobachtete er „watery-looking areas and in cultures that grew micrococcus it was found that some of these colonies could not be subcultured, but if kept they became glassy and transparent". Die Bakterien waren also zerstört. Twort analysierte diese Beobachtung sehr sorgfältig und kam zu folgenden Aussagen:
1. Die affizierten Kolonien wachsen nicht in irgendeinem Medium.
2. Eine mikroskopische Untersuchung dieser transparenten Areale zeigte minimale Granula und keine Bakterien.

3. Wenn eine Reinkultur von Mikrokokken mit einer kleinen Menge aus diesen glasigen Arealen in Kontakt kam, kam es auch in diesen Kulturen zu einem durchsichtigen Fleck in der Bakterienkultur, die nach und nach die ganze Kolonie von Mikrokokken zerstörte.
4. Nach Filtration von Material aus diesen durchsichtigen Stellen durch einen Chamberland-Filter behielt dieses Filtrat seine Eigenschaft bei, Bakterien zu zerstören.
5. Diese Veränderung konnte an frischen Kulturen in einer unbegrenzten Zahl von Generationen fortgesetzt werden.

Twort schloss aus diesen Beobachtungen, dass die Ursache dieser Zerstörung von Bakterienkulturen ein infektiöses Geschehen war und dass das filtrierbare Agens, das die Bakterien tötete, sich in den Bakterien selbst vermehrte. Mit dieser Aussage hätte man sich zufrieden geben und ein Virus postulieren können, von dem man beobachtet hatte, dass es Bakterien abtötet. Twort zweifelte jedoch, er meinte, dass es schwer sei, definitive Schlüsse zu ziehen. Er hielt es für möglich, dass im Protoplasma ein Enzym gebildet wird. Er legte sich dabei nicht fest und schrieb: „In any case, what ever explanation is accepted, the possibility of its being an ultra-microscopy virus has not been definitely disproved because we do not know for certain the nature of such a virus."

In weiteren Überlegungen äußerte er die Vermutung, dass diese transparenten Flecken in der Bakterienkultur Folge einer vom Bakterium produzierten Substanz sein könnten.

Am Ende dieser Publikation berichtet er, dass er seine Forschungen nicht weiter fortsetzen könne, da ihm keine Forschungsgelder mehr zur Verfügung ständen.

Er griff mit der Vorstellung von einer giftigen Substanz auf die Gedanken von Beijerinck vom Contagium vivum fluidum zurück. Offensichtlich hatte er nicht den Mut, sich eindeutig festzulegen, ob es sich bei dieser Substanz um ein Virus handelt.

Bei Ausbruch des Ersten Weltkrieges wurde Twort Soldat im Royal Army Medical Corps und war in Saloniki in einem Labor stationiert, als 1915 die Arbeit über seine Beobachtungen publiziert wurde. In diesem Militärlabor war er dann stark beansprucht und hatte keine Möglichkeiten mehr, sich weiter mit diesem Problem zu beschäftigen. [1035]

Auch nach dem Krieg setzte Twort seine Untersuchungen zu diesem Problem nicht mehr fort. In einer Arbeit aus dem Jahr 1930 schrieb er, dass er keine weiteren Forschungen unternommen habe, weil er glaubte, dass zu dieser Zeit die größten Details dieses von ihm entdeckten Phänomens von anderen publiziert worden seien. [1037]

Nach Kriegsende kehrte Twort an seine frühere Stelle zurück, wo er seine Arbeiten unter ungünstigen Verhältnissen fortsetzte. Er erhielt keine Planstellen für Assistenten und musste alle Experimente eigenhändig durchführen.

Er versuchte, die Bakteriophagen als Therapeutikum einzusetzen, hatte jedoch keinen Erfolg damit. Er griff dann erneut die Idee vom „essenziellen Faktor" auf, mit dem er glaubte, bakteriolytische Agenzien aktivieren zu können, und beschäftigte sich mit der Möglichkeit der Viruszüchtung. Weiterhin versuchte er, Viren aus Organismen zu züchten, die angeblich in Form von Vorläuferorganismen in der Natur existieren.

Twort beteiligte sich 1922 nochmals an der Diskussion mit einer Arbeit unter dem Titel „The bacteriophage: the breaking down of bacteria by associated filter passing lysins" und 1949 mit der Arbeit „The discovery of the bacteriophage". [1036, 1038]

1929 wurde Twort Fellow of the Royal Society, 1931 wurde er zum Professor ernannt. 1936 wurden ihm endgültig seine Forschungsgelder gestrichen und nachdem 1944 das Institut durch Bomben zerstört worden war, hat die Universität London das Institut geschlossen und Twort „freigesetzt". [1034]

Aufgrund der ungünstigen Arbeitsbedingungen und der Kürzung der Forschungsmittel war es ihm nicht möglich, seine Arbeit von 1915 fortzusetzen.

Interessanterweise ist bereits 1896 in einer Arbeit des englischen Bakteriologen Ernest Hankin berichtet worden, dass mit einem Ultrafiltrat Vibrio-Cholerabakterien zerstört werden konnten. Hankin analysierte Choleraerkrankungen in Indien und fand heraus, dass in gewissen Abschnitten des Ganges und des Nebenflusses des Ganges Jumna keine Choleraerreger beobachtet werden konnten. Er vermutete, dass es im Schmutzwasser eine Substanz geben müsse, die das Cholerabakterium abtötet. Er filtrierte Proben aus diesem Flussabschnitt durch einen Chamberland-Filter und inkubierte Cholerabakterien zusammen mit dem Filtrat in vitro und konnte feststellen, dass die Choleravibrionen nach 24 Stunden verschwunden waren.

Hankin analysierte das Flusswasser des Jumna an der Stadt Agra und stellte fest, dass bei diesen Proben 100.000 Bakterien/cm^3 vorlagen. 5 km flussabwärts war die Zahl der Bakterien auf 90–100 Organismen/cm^3 reduziert.

Inkubationsversuche mit Ultrafiltraten erbrachten in Bakterienkulturen eine Reduktion der Bakterien auf 0 bereits nach 4 Stunden. [446, 447]

Diese Beobachtungen von Hankin haben eine gewisse Diskussion ausgelöst, denn sie legten nahe, dass Hankin bereits das Phänomen der Bakteriophagie beobachtet hat.

Eine Analyse von Abedon et al. lehnt die Vorstellung einer Bakteriophagie bei den Beobachtungen von Hankin ab. [1]

Hankin vermutete mit Recht, dass es sich dabei um eine Substanz im Flusswasser handeln müsse, konnte jedoch keine Erklärung bieten. Er stellte fest, dass sich, wenn die Wasserproben erhitzt wurden, der keimtötende Effekt nicht nachweisen ließ, Hankin verfolgte diese Problematik jedoch nicht weiter.

Zwei Jahre später hat der russische Bakteriologe Gamaleya über eine ähnliche Beobachtung bei Bacillus subtilis berichtet. Beide Veröffentlichungen hatten keine Konsequenzen. [363]

37.2 Félix Hubert d'Hérelle

Félix d'Hérelle wurde 1873 in Montreal als Sohn eines frankokanadischen Vaters und einer holländischen Mutter geboren. Er wuchs in Frankreich und Holland auf. Bereits in jungen Jahren unternahm er ausgedehnte Reisen nach Südamerika, in die Türkei, nach Ägypten, Algerien und Tunesien. D'Hérelle hat nie einen Universitätsabschluss gemacht und war im Bereich der Mikrobiologie Autodidakt. Er richtete sich ein Privatlabor ein und führte dort Experimente zu mikrobiologischen Problemen durch. Er hatte vielseitige berufliche Aktivitäten, u. a. entwickelte er Methoden zur Destillation von Ahornsirup, zur Herstellung von Schnaps und zusammen mit seinem Bruder betrieb er eine Schokoladenfabrik, die jedoch Bankrott ging. Er versuchte, ein Verfahren zur Gewinnung von Whisky aus Bananen zu entwickeln.

Kurzzeitig arbeitete er am Krankenhaus von Guatemala City als Bakteriologe. 1907 ging er nach Mexiko, wo er seine Studien zur Gärung fortsetzte und im Jahr 1909 eine Methode entwickelte, mit der er aus Sisal Schnaps produzieren konnte. Während seiner Zeit in Mexiko erlebte d'Hérelle eine Heuschreckenplage. Er analysierte tote Tiere und stellte fest, dass viele an einer Durchfallerkrankung zugrunde gegangen waren. Er fand heraus, dass es sich dabei um einen Coccobacillus handelt, den er in den Ausscheidungen der Heuschrecken nachweisen konnte. Er benutzte diese Beobachtungen, indem er diesen Coccobacillus auf Pflanzen sprühte und konnte so erreichen, dass die Heuschrecken infiziert wurden und starben. [995 S. 31–46]

Nach einem Zwischenspiel im Jahr 1911, als er in Paris als Assistent am Institut Pasteur arbeitete, erhielt er eine Einladung nach Argentinien, um seine in Mexiko gemachten Beobachtungen umzusetzen. In den Jahren 1912 und 1913 versprühte er, wie in Mexiko auch, den Coccobacillus und konnte damit die Heuschreckenplage reduzieren, wenngleich es ihm nicht gelang, sie vollständig zu beseitigen. Von Argentinien ging er nach Nordafrika, um auch hier seine Ergebnisse anzuwenden. Im Rahmen dieser Untersuchungen beobachtete er in der Kultur von Coccobacillus, ähnlich wie Twort, helle runde Aussparungen in den Bakterienkulturen. Er untersuchte Material aus diesen hellen Stellen, konnte aber mikroskopisch nichts feststellen. Er vermutete, dass die Ursache dieser Spots ein filtrierbares Agens sein müsse. Untersuchungen mit Filtraten bestätigten diese Vermutung, er musste jedoch feststellen, dass die Ergebnisse im Hinblick auf die Abtötung von Bakterien sehr inkonsistent waren.

1915 gelang es ihm, in Tunesien mithilfe seiner in Mexiko entwickelten Methode eine Heuschreckenplage einzudämmen. Im Rahmen dieser Untersuchungen beobachtete er erneut diese hellen Flecken. Nach seiner Rückkehr nach Frankreich untersuchte er dieses Phänomen systematisch. In einem Rückblick berichtet d'Hérelle,

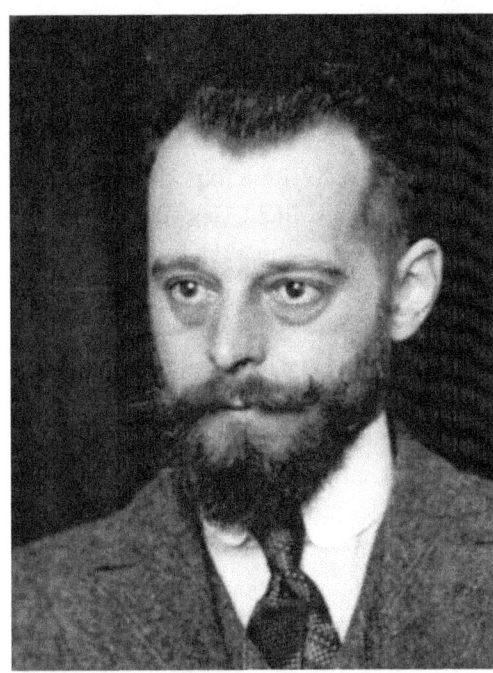

Félix Hubert d'Hérelle

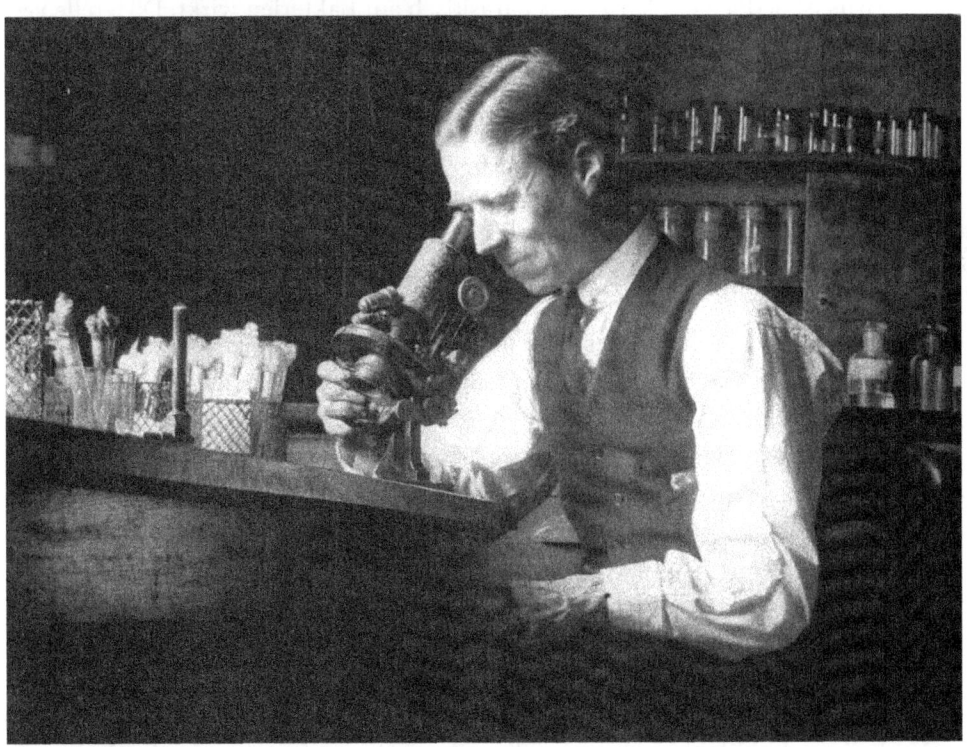

Frederick Twort

dass Charles Nicole, der Direktor des Institut Pasteur, mit dem er diese Ergebnisse diskutierte, bereits den Verdacht äußerte, dass es sich bei diesen bakterienabtötenden Agenzien um ein filtrierbares Virus handeln könne. Weitere Experimente in diese Richtung waren jedoch enttäuschend, denn sie waren nicht reproduzierbar. Als 1915 viele Soldaten an Durchfallerkrankungen litten, erforschte d'Hérelle am Institut Pasteur diese Erkrankungen. Er nahm Stuhlgang eines erkrankten Mannes und kultivierte ihn über 24 Stunden in einer Nährlösung. Dann filtrierte er diese Lösung in einem Chamberland-Filter, brachte dieses Filtrat in eine sterile Bouillon und kontaminierte es mit Shiga-Bazillen.

Diese Experimente machte er mit diesem Material täglich. In den ersten 3 Tagen kam es immer wieder zu einem Wachstum der Shiga-Bazillen. Am 4. Tag brachte er das Filtrat mit Dysenteriebazillen zusammen in Kultur, breitete es auf einen Agar-Nährboden aus und inkubierte es in einem Brutschrank bei 37 °C. Am nächsten Morgen stellte er fest, dass der Agar völlig klar war, alle Bakterien waren verschwunden. Auch die Bakterienkultur, in der er Filtrat und Shiga-Bazillen inkubiert hatte, war völlig klar. D'Hérelle schloss daraus, dass das entscheidende Agens ein filtrierbares Virus ist, jedoch ein Virus, das parasitisch auf Bakterien wirkt. D'Hérelle vermutete, dass der Patient, aus dessen Stuhl er dieses Agens isoliert hatte, nun gesund sein müsse. Er berichtet, dass er in das Hospital ging und feststellen konnte, dass der Erkrankte sich deutlich gebessert und von der Erkrankung erholt hatte.

D'Hérelle vermutete, dass die Natur der Phagen die von Parasiten sei, die sich auf Kosten der Bakterien vermehren. Er postulierte, dass es sich bei der Abtötung der Bakterien um einen immunologischen Prozess handle. [186, 187, 188]

D'Hérelle prägte den Begriff Bakteriophage, also Bakterienfresser. In dieser Publikation erwähnte er die Arbeiten von Twort nicht.

Einen wichtigen methodischen Beitrag lieferte D'Hérelle, indem er den Plaque-Assay beschrieb, der eine Quantifizierung seiner Bakteriophagen-Infektion ermöglichte. [189]

In dieser Arbeit formulierte er, dass das Verschwinden von Bakterien mit der Zunahme der Phagen korreliert. Seine Versuche mit Collodionmembranen brachten ihn zu der Aussage, dass die „Mikrobe" ungefähr so groß sei wie ein Albuminmolekül. Über Struktur und Vermehrungsweise könne man nur Hypothesen äußern. D'Hérelle schlug vor, diese Mikrobe als neues Genus, z. B. als „Bakteriophagum" oder „Bakteriophagum intestinale", zu bezeichnen. In der Folge veröffentliche D'Hérelle eine Reihe von Publikationen über die klinische Anwendung, in denen er seine Daten von Patienten mit Typhus darstellte. [190]

Nach diesen Publikationen wurden diese Ergebnisse aufgegriffen und weltweit von vielen Arbeitsgruppen weiter erforscht. Es gab die Überlegung, dieses Phänomen therapeutisch einzusetzen in der Hoffnung, damit Bakterien abtöten zu können.

Obwohl die Mehrzahl der Forscher d'Hérelles Theorie vom filtrierbaren Organismus teilte, gab es auch Widerspruch. 1921 wurde d'Hérelles These angezweifelt, man vermutete, dass das bakterienlysierende Agens kein lebender Organismus sei, sondern eine chemische Substanz im Sinne eines Profermentes, das in allen Bakterien nachzuweisen sei. Man formulierte die Hypothese, dass ein Bakterium von Leukozyten stimuliert werden muss, um ein lytisches Enzym zu produzieren und dieses Enzym dann die Bakterien abtöten kann. [83, 84, 539, 540]

Bordet und Ciuca behaupteten, dass sie dieses lytische Phänomen in praktisch jeder Mikrobe durch Leukozytenexsudate hervorrufen könnten. Die Autoren waren der Ansicht, dass das d'Hérelle'sche Phänomen auf einer Stoffwechselstörung der Bakterien beruhe. Sie postulierten, dass sich nach mehrfacher Injektion von Kolibakterien in Meerschweinchen ein Lysin gegen die Kolibakterien bildet, ohne dass die üblichen Stuhlfiltrate benutzt wurden. Die Bakteriolyse sei nur die Folge eines immunologischen Prozesses. [84, 85]

In der Arbeit von 1921 wiesen sie auf die Arbeit von Twort hin, die im Jahr 1915 bereits 2 Jahre vor d'Hérelle publiziert worden war. Sie griffen die von Twort diskutierte Möglichkeit eines enzymatischen Prozesses auf und unterstützten diese und wiesen noch einmal auf die Priorität von Twort bei dieser Entdeckung hin. Folge des Hinweises war eine Kontroverse zwischen der Arbeitsgruppe in Paris und der belgischen Forschergruppe. Von Gratia kam eine Veröffentlichung, in der er behauptete, dass die Phagen keine lebenden Organismen seien. [407, 408, 409]

Andere Forscher vermuteten, dass die Phagen ein Zerfallsprodukt der Bakterien seien. [376, 377] Gratia und Jaumain postulierten, dass das Twort'sche und das d'Hérelle'sche Phänomen identisch seien. [410]

D'Hérelle reagierte auf diese Publikationen, indem er anzweifelte, dass das Twort'sche Phänomen mit dem seinen identisch war. Er hielt es jedenfalls für sehr unwahrscheinlich. [191, 192] Es ist aus heutiger Sicht nicht gut nachvollziehbar, warum d'Hérelle sich von Tworts Beobachtungen so abgrenzen wollte.

D'Hérelle setzte sich mit diesen Diskussionsbeträgen intensiv auseinander. In seinem 625 Seiten starken Buch mit dem Titel „The bacteriophage and its behaviour" aus dem Jahr 1923 [193] diskutierte er die bis dahin gemachten Veröffentlichungen ausführlich. Er unterschied zwischen Bakteriolyse und Bakteriophagie und trennte diese beiden Begriffe scharf voneinander ab. Er stellte fest, dass die Bakteriolyse ein allgemeines Syndrom sei. Die Bakteriophagie habe nichts zu tun mit den Beobachtungen, wie sie früher von anderen Forschern gemacht worden seien. [265, 363]

Emmerich und Löw vermuteten eine besondere Substanz, die sie Nuklease-Immunproteidine nannten, die als bakterielles Produkt freigesetzt werden. [265] Eine ähnliche Vorstellung hatte der russische Bakteriologe Nikolay Gamaleya (1859–1949). [363] Wahrscheinlich hatte er ebenfalls bereits eine Bakteriophagenaktivität beobachtet. Durch seine Interpretation, dass dieses Phänomen von einem Enzym verursacht sei, hatte seine Beobachtung keine weiteren Konsequenzen. Ähnliche Vorstellungen von einer Enzymwirkung hatte der italienische Forscher Malfitano. [687]

Abedon und Mitarbeiter fanden 30 Publikationen, die vor 1918 erschienen sind und in denen bereits Phänomene beschrieben wurden, die als Bakteriophageneffekte interpretiert werden können. [1]

D'Hérelle stritt den Effekt von bakteriolytischen Substanzen nicht ab, betonte aber, dass sie nicht den geringsten Zusammenhang mit dem Phänomen der Bakteriophagie hätten. [193 S. 6–11]

In dem Buch von 1923 mit dem Titel „The bacteriophage and its behaviour" widmete er dem Twort-Phänomen, das er Bakteriolyse nennt, ein eigenes Kapitel. Und er meint, außer der Gemeinsamkeit, dass Bakterien zerstört werden, hätten diese Phänomene nichts miteinander zu tun.

Er zitiert ausführlich und z. T. wörtlich aus der Arbeit von Twort und stellte fest, dass Twort keine Lyse bzw. keine Auflösung von Bakterien beschrieben habe. Twort habe eine glasartige oder transparente Substanz beobachtet, die aus feinen Granula bestehe und sich mit Giemsa-Färbung rot färben lässt. Er führte an, dass dies ein Phänomen der Fragmentation der Kokken, also eine Bakteriolyse sei, wohingegen die Bakteriophagie eine komplette Auflösung des Bakteriums zur Folge habe, man finde in den hellen Plaques keine Rückstände. Weiterhin bemängelte er, dass Twort nicht beschreibe, was passiere, wenn er sein „transparentes Material zu einer Staphylokokkensuspension gibt". Er meinte, man könne Tworts und seine eigenen Experimente nicht miteinander vergleichen. Er interpretierte Tworts Versuche anhand der Kinetik bei der Entstehung der Plaques in der Bakterienkultur und verglich sie mit seinen Versuchen. Er stellte fest, bei Tworts Versuchen trete das Erscheinen der glasigen Plaques in anderer zeitlicher Folge und anderem Ausmaße auf als bei seinen Versuchen. Er beobachtete beim Phänomen der Bakteriophagie zunächst ein Wachstum der Staphylokokken, auf denen sich dann kleine rundliche Plaques bildeten, während sich auf dem Agar nicht die geringsten Spuren von Wachstum zeigten. Diese Plaques veränderten sich selbst nach mehreren Tagen nicht und sie drängen nicht in die umgebende Kultur ein und würden auch nicht von Bakterienwachstum überwuchert. Wenn man über das Agar ein Filtrat mit großen Mengen von Bakteriophagen ausbreite und dann die Staphylokokken in der Kultur aussäe, komme es zu keinerlei Wachstum in der gesamten Schale. Er versuchte mit viel Scharfsinn, wahrscheinlich marginale Umstände in der Phänomenologie der Plaques zu interpretieren und daraus einen prinzipiellen Unterschied zwischen Tworts Bakteriolyse und seiner Bakteriophagie festzustellen. Er postuliert komplett unterschiedliche Aspekte, nämlich dass die feinen Granula einen Zusammenbruch des Bakterienwachstums im Sinne einer Bakteriolyse zeigen würden, wohingegen bei der Bakteriophagie eine komplette

Auflösung der Bakterien stattgefunden habe, die keinerlei sichtbare Rückstände, bei welcher Vergrößerung unter dem Mikroskop auch immer, zeige. Er weist auch die Untersuchungen von Gratia, der die Gleichartigkeit von Tworts und seiner Beobachtung postuliert hat, mit einer von sophistischem Scharfsinn geprägten Argumentation zurück, die für den unbefangenen Leser schwer nachzuvollziehen ist.

D'Hérelle wehrte sich mit ungewöhnlicher Heftigkeit gegen alle Aussagen, die seinen Vorstellungen von der Bakteriophagie widersprachen. Twort hat sich an dieser Diskussion nicht beteiligt. Sein Problem war sicherlich, dass er die Enzymvorstellung diskutiert und für möglich gehalten hat, während d'Hérelle sofort alle anderen Möglichkeiten außer der Virustheorie zurückgewiesen hat. In seinem 1921 geschriebenen Buch „Le bactériophage, son rôle dans l'immunité" [192a] erwähnt er erstmals seine Beobachtungen aus Mexiko, wo er im Prinzip das Phänomen der Bakterienzerstörung schon gesehen habe. Wenn d'Hérelle tatsächlich zugegeben hätte, dass das Phänomen von Twort und das von ihm entdeckte identisch sind, hätte er die Priorität seiner Entdeckung verloren. Da er aber seine Beobachtungen aus dem Jahr 1910 nicht veröffentlicht hatte und möglicherweise damals auch gar nicht weiter interpretieren konnte, müsste er im Rahmen der Entdeckungsgeschichte akzeptieren, dass Twort vor ihm das Phänomen beschrieben und auch teilweise richtig interpretiert hatte. Diese Streitigkeiten mögen aus unserer Sicht heute schwer nachvollziehbar sein, aber in der Geschichte der Naturwissenschaften gab es immer wieder Diskussionen um die Priorität, da damit Ruhm und Ansehen verbunden sind. D'Hérelle hätte es sicherlich nicht nötig gehabt, so einen Streit zu führen, denn während Twort keine substanziellen Beiträge mehr geliefert hat, hat d'Hérelle seine Beobachtungen in einem unglaublichen Ausmaße bearbeitet und publiziert und ganz entscheidend dazu beigetragen, dass die Beobachtung der Bakteriophagie zu einem der faszinierendsten Forschungsgebiete wurde. D'Hérelle entwickelte den quantitativen Plaque-Assay, die quantitativen Verdünnungstechniken und analysierte den Vorgang des Bakteriophagenwachstums, wie es dann später von Ellis bestätigt wurde. [241, 263, 264]

Es ist sicherlich kein Problem, dieses Phänomen heute als das Twort-d'Hérelle-Phänomen zu bezeichnen, denn damit wird d'Hérelles Leistung in keiner Weise abgewertet. Möglicherweise hat d'Hérelle 1911 mit seinen Fäzeskulturen von Heuschrecken dieses Phänomen zum ersten Mal beobachtet, aber dessen Bedeutung nicht erkannt. Wie bereits berichtet, hat er in seinen ersten Arbeiten zur Bakteriophagie auch diese Beobachtungen nicht erwähnt. Sicher scheint zu sein, dass d'Hérelle Tworts Arbeiten damals nicht kannte, sodass von einer Täuschung keine Rede sein kann. Die Differenzen blieben bis in die 1930er Jahre hinein bestehen.

D'Hérelle versuchte bereits um 1920, die Phagen therapeutisch in größerem Maßstab einzusetzen und reiste deshalb nach Indochina, um Untersuchungen über Cholera und Pest aufzunehmen. Er behandelte mehrere hundert Cholerapatienten mit seiner Phagenlösung und konnte nachweisen, dass 48 Stunden nach der Behandlung keine Cholera-Vibrionen in den Stühlen der Patienten mehr nachweisbar waren. [194, 195, 196]

Kurzzeitig arbeitete er an der Universität von Leiden und ging dann nach Alexandria in Ägypten, wo er beim Conseil Sanitaire, Maritime et Quarantenaire d'Egypte arbeitete. Dieses Institut hatte die Aufgabe, Seuchen wie Pest und Cholera zu bekämpfen. Im Rahmen dieser Arbeit versuchte d'Hérelle bereits, diese Erkrankungen mit Bakteriophagen zu behandeln, die er aus pestinfizierten Ratten isoliert hatte. 1927 erforschte d'Hérelle die Cholera in Indien und versuchte auch hier, mit Bakteriophagen aus Choleraopfern diese Krankheit zu bekämpfen. Er gab Bakteriophagensuspensionen in die Zisternen, aus denen sich Dorfbewohner mit Wasser versorgten und konnte die Mortalität durch Cholera von 60 auf 8 % reduzieren.

In seinem Buch „The bacteriophage and its behaviour" beschreibt d'Hérelle ausführlich Bakteriophagenbehandlungen, die er in Paris am Kinderkrankenhaus vorgenommen hatte.

Er berichtete, dass er zuerst selbst Bakteriophagen eines gegen das Shiga-Bakterium gerichteten Bakteriophagenstamms zu sich genommen hatte, die zwischen 6 Tagen und 1 Monat alt waren. Er nahm bis 30 cm^3 dieser Bakteriophagenlösungen zu sich, ohne die geringsten Schwierigkeiten oder Symptome zu entwickeln. Im Weiteren gab er Bakteriophagenlösungen drei Mitgliedern seiner Familie, die ebenfalls keinerlei Symptome zeigten. D'Hérelle berichtet, dass er sich dann selbst subkutan eine Bakteriophagenlösung gespritzt hatte und fand weder eine lokale noch eine generalisierte Reaktion. Die Bakteriophagen gegen den Shiga-Bazillus isolierte er aus dem Stuhl von entsprechend erkrankten Patienten.

Diese Bakteriophagenlösungen wurden dann Kindern gegeben, bei denen eine Shiga-Infektion sicher diagnostiziert worden war. Er konnte feststellen, dass die Kinder sich alle gut erholten.

D'Hérelle zitiert in diesem Kapitel auch die Beobachtungen, die Oswaldo Cruz in Rio de Janeiro mit seiner Bakteriophagenlösung gemacht hatte. Oswaldo Cruz behandelte 24 Patienten. Bei 22 dieser Patienten verschwand die Blutbeimengung im Stuhlgang und nach 24 Stunden war ihr Zustand deutlich gebessert. In 2 Fällen kam es erneut zu Durchfällen und Blutbeimengungen. Diesen wurde wiederum eine Bakteriophagenlösung verabreicht und sie hatten dann keine Beschwerden mehr. [193 S. 540–578]

Kurzzeitig hatte d'Hérelle 1928 eine Professur in Yale, 1933 ging er auf Einladung von Georgi Eliava nach Tiflis und konnte dort mit Eliava ein Institut für Phagenforschung gründen. Eliava wurde im Rahmen der stalinistischen Terroraktionen 1937 verhaftet und erschossen. D'Hérelle verließ daraufhin Tiflis.

D'Hérelle kehrte mit seiner Familie nach Frankreich zurück. In den 1940er Jahren beschäftigte er sich mit der Frage der Natur der Bakteriophagen, er veröffentlichte

1942 einen Artikel mit dem Titel „Le critère de la vie", in dem er sich mit der die Frage der Bakteriophagen als Lebewesen auseinandersetzte. Er schrieb in dieser Zeit seine dritte Monographie mit dem Titel „Le phénomène de la guérison dans les maladies infectieuses". Nach einem Leben voller Unstetigkeit und polemischen Auseinandersetzungen fand er in diesen Jahren seine Ruhe. Als kanadischer Staatsbürger überstand er die deutsche Besetzung. Er lebte zuletzt in Vichy, wo er zwar unter der Kontrolle der Behörden stand, aber nicht unter Arrest. Er schrieb in der Zeit von 1940 bis 1946 seine Autobiographie, die jedoch bisher nur als Manuskript vorliegt. [995 S. 214]

1947 wurde er mit der Medaille des Institut Pasteur ausgezeichnet. Mehrfach wurde er für den Nobelpreis vorgeschlagen.

D'Hérelle starb 1949 an einem Pankreaskarzinom.

Die Bakteriophagen sind bis heute Gegenstand intensiver Forschungen. Mittlerweile sind über 6000 unterschiedliche Bakteriophagen beschrieben und morphologisch charakterisiert. Darüber hinaus wurden die Genetik, die Vermehrungszyklen, die Morphologie und die Art des Infektionsvorganges des Bakteriums in extenso beschrieben.

Mit der Entdeckung des Penicillins ging das Interesse an der Phagentherapie im Westen verloren. Und obwohl Berichte über Tausende von Heilungen mithilfe der Phagentherapie existieren, wurde ihr Wert immer wieder infrage gestellt, weil die von d'Hérelle berichteten Studien u. a. nicht den strengen experimentellen Vorgaben entsprechen, wie sie heute an klinische Studien gerichtet werden. D'Hérelle hat bei seinen Therapieversuchen keine Vergleichsgruppen vorgenommen und auch keine placebokontrollierten Studien durchgeführt. Das Interesse an der Phagentherapie ist aber trotz der Einführung der Antibiotikatherapie nicht erloschen.

Insbesondere das Auftreten antibiotikaresistenter Keime lässt erneut das Interesse an der Bakteriophagentherapie aufkommen. Die Berichte aus dem Eliava-Institut in Georgien, das sich schwerpunktmäßig mit der Phagentherapie befasst, beanspruchen große Erfolge. Allerdings liegen viele Publikationen auf Russisch vor und sind damit im Westen schwer zugänglich. Immer wieder wird auch darauf hingewiesen, dass diese Studien nicht den strengen westlichen Standards genügen und oft keine sauberen Kontrollen aufweisen. [166, 603, 994]

Das Elavia- und das Hirszfeld-Institut produzieren Phagen in großem Maßstab, die käuflich zu erwerben sind. Es werden dabei zwei Strategien genutzt: Zum einen ein Bakteriophage für ein bestimmtes Bakterium, zum anderen werden Bakteriophagen-Cocktails angeboten, die die therapeutische Sicherheit erhöhen bzw. wenn Mischinfektionen vermutet werden.

Durch die in den letzten Jahren vermehrt beobachtete Antibiotikaresistenz hat die Bakteriophagenforschung auch im Westen zunehmend Interesse gefunden. Mittlerweile existiert eine Reihe von Studien, die den Einsatz von Phagen bei bakteriellen Infekten favorisieren. [2, 1100]

Viele dieser Publikationen aus den letzten Jahren sind sehr optimistisch. Das Für und Wider dieser Therapie ist zurzeit Gegenstand intensiver Forschungen und Diskussionen. Ein Problem ist z. B., dass die Bakteriophagen eine extrem kurze Halbwertszeit haben, sodass zurzeit intensiv an der Entwicklung von Bakteriophagen mit längerer Halbwertszeit gearbeitet wird. [709]

Ein weiteres Problem ist die Antikörperbildung gegen Bakteriophagen, auch dieses Problem wird intensiv erforscht.

Ebenfalls ein Problem ist die Beobachtung, dass die Phagen nur jeweils ein einziges Bakterium vernichten. Die Arbeitsgruppen aus Tiflis haben deshalb, wie bereits erwähnt, Cocktails entwickelt mit dem Ziel, die therapeutische Breite zu vergrößern. Andererseits ist der Aufwand, jeweils einen Bakteriophagen für jeweils ein Bakterium herzustellen, sehr groß.

Ungeklärt ist auch, ob durch die Lyse der Bakterien unter Umständen Bakterientoxine frei werden. Zu den Vorteilen der Phagentherapie zählt die Beobachtung, dass die Phagen in dem Moment, wo sie in das Bakterium eingedrungen sind, sich exponentiell vermehren und damit genauso viel Phagen produzieren wie nötig sind, um das Bakterium abzutöten. Der Effekt der Phagen auf das Bakterium ist ein Alles-oder-nichts-Effekt. Ein Phagenpartikel reicht aus, um ein Bakterium zu töten.

Phagen können mutieren und damit auf eventuelle Mutation der Bakterien reagieren. Nach bisherigen Erfahrungen überschreiten die Phagen nicht die Grenzen einer Spezies, sodass eine eventuelle Resistenzentwicklung gegen Phagen nicht übertragen wird. Alle bisherigen Beobachtungen bestätigen, dass die Phagentherapie gut und ohne Nebenwirkungen toleriert wird. Es sind noch viele Fragen offen, die bisherigen Ergebnisse stimmen jedoch optimistisch. Große Studien, die nötig wären, um die Validität nach soliden Kriterien zu bestätigen, fordern hohe finanzielle Aufwendungen. Die Industrie hat zurzeit noch wenig Interesse an der Finanzierung solcher Studien. [141, 648, 717]

Die Bakteriophagentherapie ist in Deutschland nicht zugelassen. In Frankreich werden Forschungen mit Phagen am Institut Pasteur vorgenommen. Weitere Institute, die sich mit der Phagentherapie beschäftigen, sind u. a. in Brüssel das Queen Astrid Military Hospital, in den USA die Universität von Leicester. Eine aktive Forscherin, die sich seit Jahren mit der Phagentherapie beschäftigt, ist die amerikanische Chirurgin Betty Kutter am Evergreen State College in Washington. Mittlerweile gibt es eine Reihe von kommerziellen Instituten in Australien, Kanada, Frankreich, Indien, Österreich, Holland, Südkorea, England und den USA, die sich auf dem Gebiet der Grundlagenanalysen, aber auch der Entwicklung von Phagen mit dem Ziel klinischer Anwendung engagieren. [352, 605, 606]

Auch wenn in Deutschland die Phagentherapie zurzeit noch nicht möglich ist, so wird jedoch auch hier intensiv daran gearbeitet. Das Leibniz-Institut, das die deutsche Sammlung von Mikroorganismen und Zellkulturen in Göttingen unterhält, hat zurzeit rund 450 Bakteriophagen in seiner Sammlung. Auch hier wird das Ziel einer klinischen Anwendung verfolgt. [513]

38 Wendell M. Stanley

Bis in die 1930er Jahre hat die Virologie eine dynamische Entwicklung genommen. Schon 1912 konnte Wolbach in einem Übersichtsartikel 30 Erreger aufführen, die bis zu diesem Zeitpunkt beschrieben waren. [1101]

1928 hatte Rivers bereits über 60 Krankheiten zusammengefasst, die auf einer Virusgenese beruhen. [855]

Obwohl viele Forscher weltweit sich mit der Frage nach der Natur der Viren beschäftigten, wusste man bis in die 1930er Jahre noch vergleichsweise wenig über die Zusammensetzung der Viren. Im Raum stand immer noch die Frage nach einer chemischen Substanz, die Vorstellung von einer nicht sichtbaren Mikrobe und von Enzymen.

Bis Ende der 1930er Jahre waren die Virologen darauf angewiesen, sich nur über indirekte Effekte dem Problem der Viruseigenschaften zu nähern. Wie bereits angedeutet, haben Filtrations- und Zentrifugationsversuche sehr genaue Vorstellungen über die Größe der Partikel erbracht, man hatte schon klare Vorstellungen von der Tatsache, dass die Vermehrung von Viren nur in lebenden Zellen möglich ist. Über die Zusammensetzungen existierten jedoch nur Theorien. Ein Beitrag stammt schon aus dem Jahr 1912 von Mrowka, einem Veterinär. Er kannte die Grundlagen der Kolloidchemie, wie sie von Bechhold und anderen begründet wurde. Er vermutete, dass es sich bei den Viren um ein organisiertes Element handelt. Es seien keine Bakterien oder Protozoen und er schloss, dass es sich bei den Viren um eine Substanz kolloidaler Natur handeln müsse. Dem Einwand, dass der Erreger sich vermehren kann, begegnete er, indem er vermutete, dass das filtrierbare Virus nur im Wirtskörper gedeihen kann und auf ein spezifisches Protein des lebenden Körpers angewiesen sei und es diesem Kolloid nur dadurch möglich sei, sich zu vermehren. Er kam zu dem Schluss, dass es sich bei den Viren um ein Globulin handeln müsse. Er präzipitierte die Globuline mit Tannin, wusch sie, suspendierte sie erneut, zentrifugierte sie und konnte nach diesen Behandlungen eine Globulinfraktion gewinnen, die weiterhin infektiös war. Er machte diese Untersuchungen mit dem Hühnerpestvirus. Für ihn war die Konklusion klar, dass das Hühnerpestvirus sich in jeder Hinsicht wie ein Kolloidglobulin verhält. [733]

Mrowkas Arbeiten wurden zunächst nicht weiter beachtet, aber dann von Forschern, die das Tabakmosaik-Virus erforschten, wieder aufgegriffen. Wenn es sich wie ein Globulin verhielt, hielt man es für richtig, in Richtung Proteine weiterzuforschen. Unterstützt wurden diese Überlegungen von P. Andriewsky, der mit dem Hühnerpestvirus Filtrationsversuche mit Bechholds Ultrafiltration unternahm. Er kam zu dem Schluss, dass die Viruspartikel, die er so bearbeitet hatte, eine Größe im Bereich von mµ haben. [22]

Sicherlich hat der Ausbruch des Ersten Weltkriegs dazu beigetragen, dass derartige Gedanken zunächst versickert sind. Erst 1926 knüpfte Maurice Mulvania an die Experimente von Mrowka und Andriewsky an. Nach vielen Versuchen schloss er sich der Aussage von Mrowka an und war wie dieser der Ansicht, dass es sich bei den Viren um ein Globulinmolekül handeln müsse und dass dieses alle Charakteristika eines Enzyms habe. [735]

In dieser Zeit wurden die Methoden zur Isolierung von Enzymen bzw. Proteinen entwickelt, sodass die Möglichkeit zur Reinigung von Proteinen bestand. Schon Beijerinck versuchte, mit Alkohol das Virus zu präzipitieren. [54]

Ähnliche Versuche von anderen Forschern erbrachten noch kein plausibles Resultat. Erste Versuche zur Präzipitation des Tabakmosaik-Virus gelangen Vinson mithilfe von Bleiacetat. [1057]

Zu diesem Zeitpunkt begann der junge Chemiker Wendell Stanley, sich mit dem Tabakmosaik-Virus zu beschäftigen.

Stanley wurde 1904 geboren. Er studierte zunächst am Earlham College und promovierte 1929 an der University of Illinois zum PhD. Ein Stipendium ermöglichte es ihm, von 1929 bis 1930 in München bei dem Chemienobelpreisträger Heinrich Wieland zu hospitieren, 1931 erhielt er eine Stellung am Rockefeller Institute im Labor von W. J. V. Osterhout. 1932 wechselte er an die Abteilung für Pflanzenphysiologie, die von Luis Kunkel geleitet wurde. In dieser Position lernte er John Northrop und Moses Kunitz kennen.

John H. Northrop (1891–1987) studierte 1908 zunächst Zoologie und Chemie, unter anderem bei dem Genetiker Thomas Hunt Morgan. Er promovierte 1915 zum PhD im Fach Chemie und arbeitete anschließend im Labor von Jacques Loeb am Rockefeller Institute. Seine frühen Forschungen beschäftigten sich mit Carbohydraten und mit Theorien über die Dauer des Lebens. Später arbeitete er zusammen mit Jacques Loeb über Enzyme. 1929 isolierte er das Pepsin und kristallisierte es. Im weiteren Verlauf kristallisierte er das Trypsin, das Chymotrypsin, die Carboxypeptidase und das Pepsinogen.

1949 wurde Northrop Professor für Bakteriologie an der University of California, Berkeley und später Professor für Biophysik. [753, 759, 760, 761]

Moses Kunitz (1887–1978) wurde in Slonim, heute Weißrussland, damals Russland, geboren. Er immigrierte 1909 nach Amerika und wurde 1915 amerikanischer Bürger. 1916 erwarb er einen Grad in Chemie und studierte anschließend Elektroingenieurswissenschaften. Anschließend promovierte er 1924 zum PhD in Biochemie.

Er arbeitete zunächst als technischer Assistent im Labor von Jacques Loeb an der Rockefeller University. Zusammen mit Northrop arbeitete er am Problem der Proteinkristallisation, wobei es ihm gelang, unter anderem Trypsin, Chymotrypsin, die Hexokinase und die Vorstufen sowie Pepsin zu isolieren und zu kristallisieren. Weitere Untersuchungen, die Kunitz vornahm, betrafen die Enzymologie, die Kinetik und die Thermodynamik von Proteasereaktionen. Ihm gelang es, Ribonukleasen zu isolieren und zu kristallisieren. Er untersuchte weiterhin Proteaseinhibitoren. Kunitz wurde dreimal für den Nobelpreis vorgeschlagen. [470]

Die Technik der Kristallisation von Proteinen wurde von James B. Sumner etabliert, der 1926 als Erster das Enzym Urease kristallisierte. Im gleichen Jahr kristallisierte er das Canavalin A. [996]

James Sumner (1887–1958) wurde in Canton, Massachusetts, geboren, studierte zunächst Elektrotechnik und wechselte dann auf das Fach Chemie und schloss sein Studium 1910 ab. Er setzte sein Studium der Chemie anschließend nach einigen Zwischenspielen in Harvard fort und promovierte 1913 mit einer Dissertation über „The formation of urea in the animal body". Er wurde anschließend Assistenzprofessor für Biochemie an der Cornell University. 1929 wurde er Full Professor für Chemie.

Eine wichtige methodische Voraussetzung der Arbeit von Stanley war die Methode zur Ausfällung von Proteinen, ein Verfahren, das bereits 1888 von Franz Hofmeister entwickelt worden war und mit dem es gelang, mit Salzen gezielt Eiweiße auszufällen. [490]

Vor dem Hintergrund der von Sumner, Northrop und Kunitz entwickelten Methodik begann Stanley 1932 seine Forschungsarbeiten zum Tabakmosaik-Virus.

Bis zu dieser Zeit waren bereits viele Viren beschrieben worden, das Tabakmosaik-Virus blieb jedoch ein von den Forschern sehr geschätztes Modell, weil es beständig war, leicht vermehrbar, resistent gegen Temperaturen und andere Noxen, hoch infektiös (man konnte den Effekt bereits nach 1–2 Tagen feststellen), quantifizierbar und insgesamt leichter zu handhaben als die tierpathogenen Viren und damit ein zentrales Modell für die Erforschung der Grundlagen der Virologie darstellte. [183]

Als Stanley seine Arbeiten mit dem Tabakmosaik-Virus begann, war, wie er selbst berichtete, die wahre Natur der Viren ein komplettes Geheimnis. Man wusste nicht, ob sie anorganisch, Kohlenhydrate, Kohlenwasserstoffe oder Fette waren. Sein Ansatz war, die definitive Natur des Tabakmosaik-Virus zu erforschen. Stanley wählte aus den oben genannten Gründen das Tabakmosaik-Virus als Modell und weil unbegrenzte Mengen des Virus zur Verfügung standen. Ein weiterer Vorteil war, dass man durch Distraktion die Menge der Viren in den Präparationen leicht und schnell mit großer Genauigkeit bestimmen konnte.

Er begann zunächst, die proteolytische Wirkung von Pepsin und Trypsin auf das Tabakmosaik-Virus zu bestimmen sowie die Inaktivierungsrate bei unterschiedli-

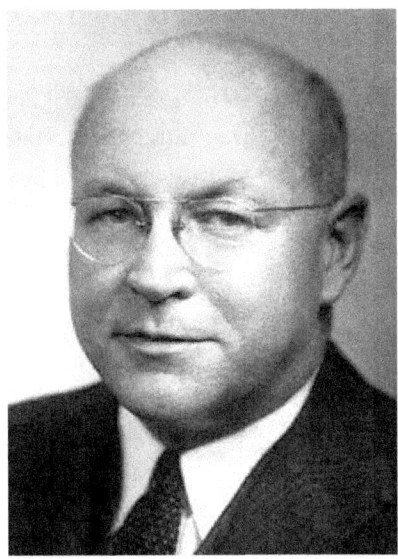

Wendell M. Stanley

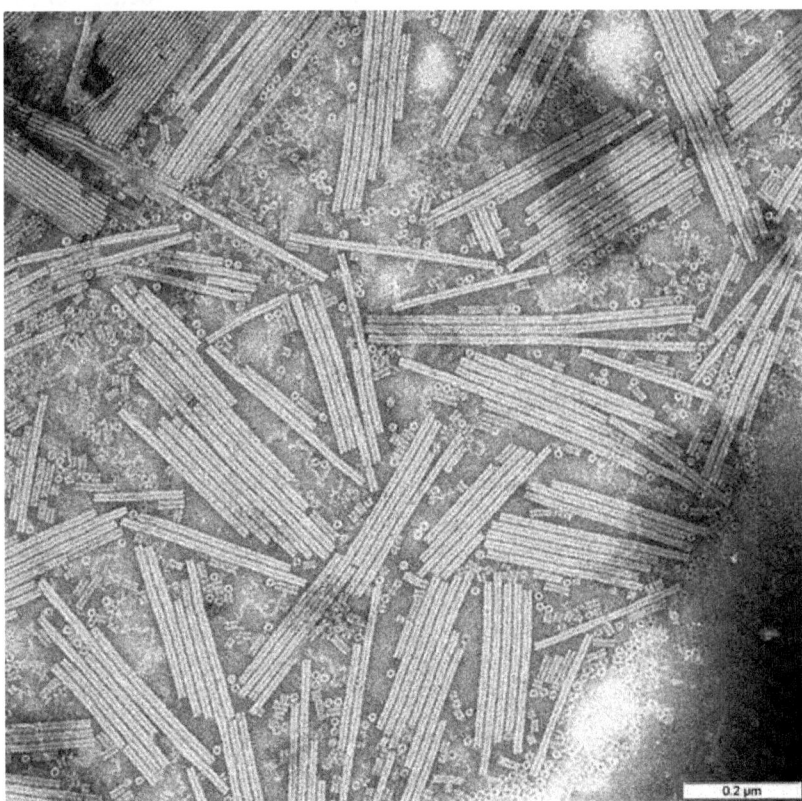

Tabakmosaik-Viruskristalle

chen pH-Werten und deren Effekt auf die Infektiosität. Weiterhin unternahm er Versuche zur Optimierung der Präzipitation und Reinigung der Viren durch Bleiacetat. Er konnte feststellen, dass Trypsin das Tabakmosaik-Virus bei neutralem pH inaktiviert, Pepsin inaktiviert das Virus bei niedrigem pH, bei neutralem pH gibt es keine Wirkung und er bestätigte damit das Charakteristikum des Pepsins, dass es nur im sauren Milieu wirkt. Er fand heraus, dass das Virus extrem stabil zwischen pH-Werten von 3 und 8 ist, weniger stabil bei einem pH von 1,5–2,5 und einem pH von 8–9. Alle diese Beobachtungen führten Stanley zu der Vermutung, dass das Virus ein Protein sei. Durch systematische Untersuchungen stellte er fest, dass der optimale pH-Wert für die Präzipitation mit Bleiacetat bei pH 9, pH 5,5 und pH 7 lag. [970, 971, 972]

Mit diesen Vorarbeiten erwies sich der knapp 30-jährige Wendell Stanley bestens gerüstet für die entscheidenden Arbeiten zur Isolierung des Tabakmosaik-Virus. Stanley ging stillschweigend davon aus, dass es sich auch bei dem Tabakmosaik-Virus um ein Protein handeln müsse.

Er begann seine Arbeit damit, dass er in den Gewächshäusern des Rockefeller Institute tonnenweise türkischen Tabak anbaute, den er mit dem Tabakmosaik-Virus infizierte. Die erkrankten Blätter erntete er nach 3 Wochen und fror sie zunächst bei −12 °C ein, damit durch den Gefriervorgang die Zellmembranen zerstört und somit der Inhalt der Zelle freigegeben wurde. Er verarbeitete insgesamt ungefähr 4000 kg Tabakpflanzen. Nach der Homogenisierung und Zugabe von Wasser filtrierte er das Material in Gazesäcken, presste diese anschließend aus und erhielt eine Tabaksaftlösung von 5000 l. Dieses Filtrat führte er durch einen Celit-Filter und durch einen Kieselgur-Filter und erhielt dadurch eine klare braune Flüssigkeit. Diese Filtrationsvorgänge wurden mehrfach wiederholt, wobei Stanley sich durch Infektionsversuche immer wieder versicherte, dass auch im jeweiligen Filtrat das Virus noch vorhanden war. Diese Extrakte bzw. Filtrate wurden dann mit Salpetersäure bei einem pH von 5 behandelt. Anschließend wurde Ammoniumsulfat zugegeben. Dies führte zum Ausfällen von Proteinen. Nach mehreren solchen Fällungsvorgängen erhielt er schließlich eine klare Flüssigkeit. Diese wurde immer wieder durch Celit-Filter weiter gefiltert. Nach Erhalt einer klaren Flüssigkeit erreichte er schließlich in einem letzten Schritt die Kristallisation durch Zugabe von Ammoniumsulfat bei einem pH von 4,5. Nach diesen aufwendigen Arbeitsschritten konnte er dann tatsächlich feststellen, dass sich in der Lösung Kristalle bildeten, die sich unter dem Mikroskop als kleine Nadeln darstellten.

Den Beweis, dass es sich wirklich um das Tabakmosaik-Virus handelte, erbrachte Stanley, indem er einige Kristalle auflöste und auf gesunde Tabakblätter übertrug. Es zeigte sich, dass bereits kleine Mengen nach kürzester Zeit die Tabakmosaik-Viruskrankheit auslösten, die Kristalle waren hundertmal stärker infektiös als der reine Ausgangstabaksaft.

Für Stanley war somit klar, dass es sich bei dem Tabakmosaik-Virus um ein Protein handeln müsse.

Die Community der Virusforscher war wohl zunächst irritiert, denn viele gingen davon aus, dass es sich doch um eine sehr kleine Mikrobe handle. Es wurde weiterhin diskutiert, ob Stanley nicht einfach ein Gift isoliert hätte oder dass es sich um Verunreinigungen handeln könnte. Stanley berichtet, dass innerhalb weniger Monate nach der Publikation in verschiedenen Laboren seine Versuche bestätigt wurden. [973, 976]

Mit Stanleys Nachweis, dass es sich bei den Kristallen um ein Protein handelt, wurde die Diskussion über die Art der Viren erneut angefacht. Er schrieb 1935: „Tobacco mosaic virus is regarded as an autocatalytic protein which, for the present, may be assumed to require the presence of living cells for multiplication."

Stanley war nach dieser eindrucksvollen Arbeit der Ansicht, dass das Tabakmosaik-Virus kein lebender Organismus, sondern eindeutig ein Protein sei. Die nachfolgenden Forscher, die bei einer großen Zahl von Pflanzenviren seine Experimente wiederholten, konnten ebenfalls die Viren kristallisieren, sodass sich zunächst tatsächlich die Meinung, Viren seien Proteine, durchzusetzen begann.

Zwei Jahre nach Stanleys Publikation kam jedoch eine neue Erkenntnis ins Spiel. Die englischen Biochemiker und Pflanzenphysiologen Frederic C. Bawden und Norman W. Pirie hatten nach Stanleys Vorschrift das Tabakmosaik-Virus ebenfalls kristallisiert, sie gingen jedoch in ihren Untersuchungen weiter und fanden heraus, dass in diesem Protein auch eine Säure vorhanden war, die von Bawden, Pirie, Fankuchen und Bernal als Ribonukleinsäure identifiziert wurde. Weitere Analysen erbrachten, dass ca. 6–10 % des Tabakmosaik-Virus aus Ribonukleinsäure besteht. Stanley hatte zunächst Schwierigkeiten, diese Entdeckung zu akzeptieren.

Frederic Bawden (1908–1972) wurde in North Tawton in Devonshire geboren, er studierte an der Universität Cambridge und war nach dem Examen an der Potato Virus Research Station in Cambridge tätig. 1936 wechselte er an die Rothamsted Experimental Station, wo er seinen Mitarbeiter Norman Pirie kennenlernte. Beide beschäftigten sich mit Pflanzenvirologie und der Analyse pathogener Pflanzenviren, Untersuchungen, die für die Landwirtschaft von großer Bedeutung waren. [797]

Bawdens Mitarbeiter Norman Pirie (1907–1997) wurde in Torrance geboren, studierte Biochemie an der Universität Cambridge und wurde nach dem Examen 1932 Dozent. In Cambridge traf er Bawden und sie gingen zusammen an die Rothamsted Experimental Station. Pirie und Bawden kristallisierten viele Pflanzenviren. Hilfe bekamen Bawden und Pirie von den Kristallographen Bernal und Fankuchen, die durch röntgenkristallographische Untersuchungen die Bestandteile des Virus differenzieren konnten. [42, 61]

Die Nukleinsäuren wurden bereits 1869 von Friedrich Miescher entdeckt. Er extrahierte aus Eiterzellen einen Extrakt, den er, da er nur in den Zellkernen vorkam,

Nuklein nannte. Seine Analysen zeigten, dass diese Phosphor enthielten. Er stellte auch fest, dass diese Nukleinsäuren nicht nur in Eiterzellen, sondern in allen möglichen Zellen vorhanden waren, und konnte sie von Proteinen abtrennen. Über die Funktion konnte er jedoch noch keine Aussagen machen. [719]

Im weiteren Verlauf seiner Forschungstätigkeiten wandte sich Miescher anderen Projekten zu.

Weiter untersucht wurden die Nukleinsäuren in der Folge im Wesentlichen von Albrecht Kossel (1853–1927), einem Arzt und Chemiker, der in Rostock geboren wurde. Sein Medizinstudium begann er in Straßburg und promovierte 1878 in Rostock zum Dr. med. 1881 wurde er in physiologischer Chemie habilitiert. 1883 ging er als Direktor an das Institut der chemischen Abteilung des Berliner Instituts für Physiologie. Er erkannte die Struktur von Proteinen, konnte die Nukleinsäuren, die Miescher entdeckt hatte, als Polymere identifizieren und isolierte die Basen Adenin, Cytosin, Thymin und Guanin. 1910 erhielt er den Nobelpreis für Medizin. [584, 585, 586]

Die Desoxyribonukleinsäure und die Ribonukleinsäure wurden im 20. Jahrhundert von Phoebus Levene entdeckt. Er erkannte, dass sich in den Kernen zwei Typen von Kernsäuren nachweisen lassen, die DNA und die RNA. Er entdeckte, dass die DNA die vier von Kossel entdeckten Basen enthielt, sowie, dass eine Phosphatgruppe in der Kernsäure vorhanden war. 1909 entdeckte er die Ribose und 1929 die Desoxyribose. Von ihm stammt der Begriff Nukleotid für die Einheit aus Desoxyribose, Phosphorsäure, Estern und den organischen Basen.

Phoebus Levene (1865–1940) wurde in Schagory im Gouvernement Kaunas geboren. Er studierte zunächst auf der Militärakademie Medizin, promovierte 1891. Da er als Jude antisemitischen Pogromen ausgesetzt war, emigrierte er in die USA. Er arbeitete kurzzeitig mit Albrecht Kossel zusammen. 1905 wurde er Leiter des biochemischen Labors am Rockefeller Institute of Medical Research. [640, 646 S. 574]

Neben den Problemen der Purine beschäftigte sich Levene mit dem Stoffwechsel der Kohlenhydrate, mit Lipoiden, mit Problemen der Stereochemie. Mit Landsteiner arbeitete er in den 1920er Jahren über Antigene, Haptene und Immunisierung.

Wendell Stanleys Entdeckung war in seiner Zeit sicher eine Sensation, in den folgenden Jahren baute er seine Entdeckungen weiter aus und untersuchte die Virusgenese von Pflanzenkrankheiten auch an anderen Pflanzen als dem Tabak. [974, 975]

Er stellte weiterhin Untersuchungen zur Optimierung seiner Reinigungsvorgänge an und analysierte seine Entdeckungen mit dem Elektronenmikroskop. [977, 978]

1946 wurde Stanley zusammen mit Sumner und Northrop mit dem Nobelpreis für Medizin ausgezeichnet.

Bei allen Verdiensten, die sich Stanley erworben hat, muss man klar sagen, dass seine Vorstellungen, wonach das Tabakmosaik-Virus ausschließlich ein Protein sei, die Virusforschung nicht weitergebracht hätten. Erst die Entdeckung, dass das Ta-

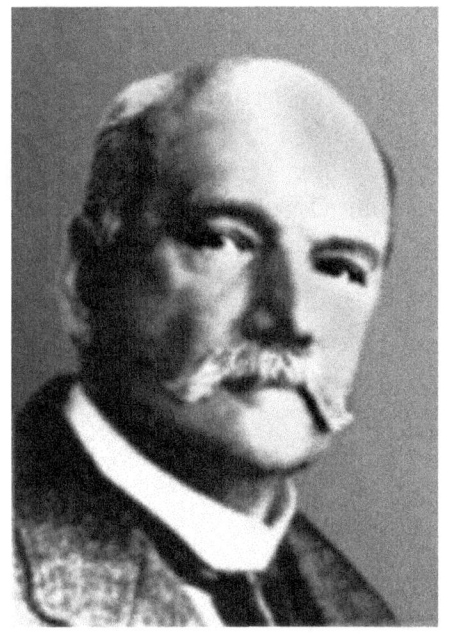
Albrecht Kossel

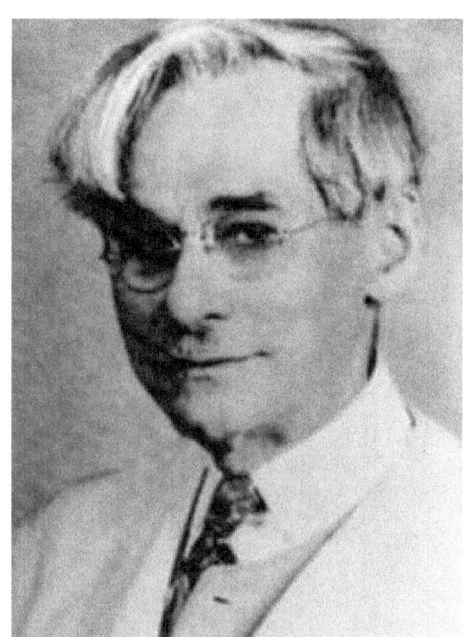
Phoebus Levene

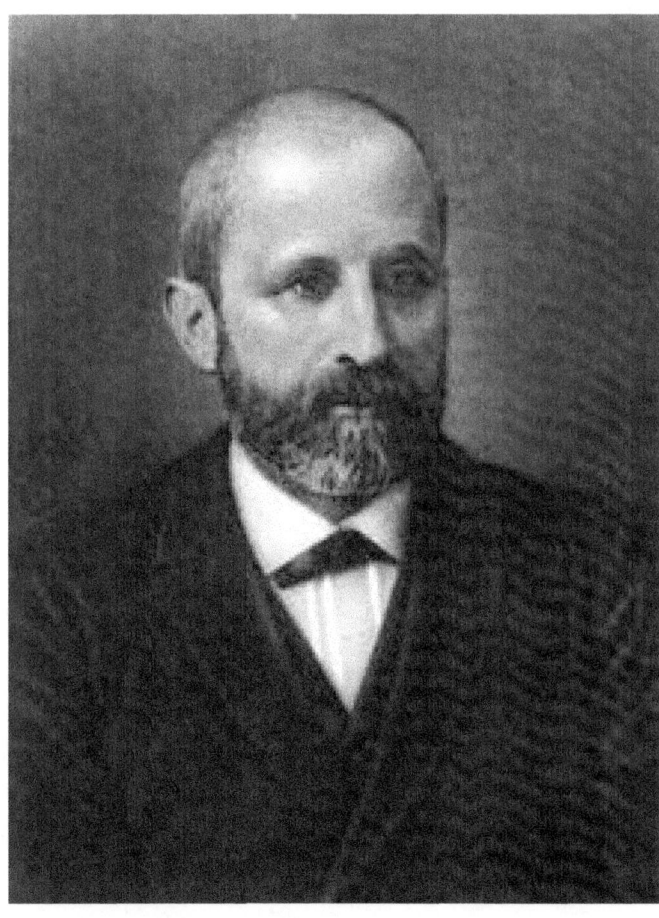
Friedrich Miescher

bakmosaik-Virus eine Ribonukleinsäure enthielt, hat neue Perspektiven für die Virusforschung eröffnet.

1948 ging Stanley an die University of California in Berkeley und gründete dort ein Viruslaboratorium und erhielt einen Lehrstuhl im Department für Biochemie. Später wurde er Professor für Virologie, er blieb in Berkeley für den Rest seiner Berufstätigkeit. 1969 wurde er emeritiert. Wendell Stanley starb 1971.

39 Die Tumorviren

Während zu Beginn des 20. Jahrhunderts nach der grundlegenden Entdeckung von Iwanowsky, Beijerinck und anderen mithilfe der verschiedenen Filter in rascher Folge ein Virus nach dem anderen entdeckt wurde, entstand 1911 ein neuer Zweig der Virologie, der bis heute Gegenstand intensiver Forschungsaktivtäten ist, nämlich die Tumorvirologie.

Ausgangspunkt war eine Entdeckung des amerikanischen Pathologen Francis Peyton Rous. Er wurde 1879 in Baltimore geboren, sein Vater ist englischer Abstammung, seine Mutter kam aus einer Hugenotten-Familie. Rous studierte an der Johns Hopkins University Medizin und erwarb den Titel eines Bachelor of Arts. Er musste im Jahr 1900 sein Studium unterbrechen, weil er sich bei der Sektion einer tuberkulösen Leiche an einem Finger verletzt und mit Tuberkulose infiziert hatte. Nach einem Jahr war die Tuberkulose ausgeheilt, sodass er sein Studium wiederaufnehmen konnte, das er 1905 mit der Promotion abschloss. Er begann eine Ausbildung zum Pathologen und konnte dank eines Stipendiums 1907 ein Jahr in Dresden arbeiten. Anschließend trat er eine Stelle am Rockefeller Institute for Medical Research an. [1115]

Die Entdeckung eines tumorinduzierenden Virus war mehr oder weniger ein Zufall. Im Jahr 1909 kam ein Geflügelzüchter in sein Institut und brachte ein Huhn der Plymouth-Rock-Rasse mit, an dem der Farmer am Brustmuskel eine große Geschwulst beobachtet hatte. Rous untersuchte den Tumor und diagnostizierte ein Sarkom, einen bindegewebigen Tumor. In seiner Publikation schreibt er in der Einleitung: „In a careful study of the growth, tests have been made to determine whether it can be transmitted by a filtrate free of the tumor cells."

Er nahm Gewebe aus diesem Tumor, homogenisierte es, verdünnte es mit Wasser und reinigte es zuerst durch ein normales Filterpapier, wie es, so schreibt Rous, bei anderen Forschern mit Ratten-, Mäuse- und Hundetumoren auch geschehen sei. Bereits mit diesem Material konnte er im Gegensatz zu den anderen Untersuchern nach Inkubation ein Tumorwachstum in Küken feststellen. Aufgrund dieser Beobachtungen erweiterte Rous seine Experimente, indem er das Homogenat 15 Minuten bei 3000 Umdrehungen/min zentrifugierte, von der obersten Schicht Flüssigkeit nahm, sie inokulierte und damit wiederum Tumorwachstum beobachten konnte. Daraufhin filterte er dieses Zentrifugat durch einen Berkefeld-Filter mit großen Poren (Nr. 2) und konnte mit diesem Filtrat wiederum bei vielen Küken Tumoren induzieren. Die weitere Analyse erbrachte, dass diese Tumoren auch Metastasen entwickelt hatten. Rous wiederholte diese Experimente mit Berkefeld-Filtern zunehmend kleinerer Permeabilität und mittlerer Porengröße und konnte feststellen, dass mit dem Infiltrat von diesem Filtertyp sich keine Tumoren entwickelten. Diese Experimente wurden bei Zimmertemperatur durchgeführt. In einem weiteren Experiment benutzte Rous den gleichen Tumor, den gleichen Filter, allerdings bei Temperaturen zwischen 38,5 und 39 °C und konnte dann wiederum eine hohe Rate von Tumorentwicklungen nach Inokulation feststellen. Rous experimentierte unter unterschiedlichsten Bedingungen, was die Temperatur, die Filterporengröße und die Verarbeitung angeht, und konnte schließlich definitiv berichten, dass dieses Filtrat in der Lage ist, Tumoren hervorzubringen. Er arbeitete die Beobachtungen genau aus, indem er die entstandenen Tumoren histologisch untersuchte und das histologische Bild präzise beschrieb. Auch konnte er beweisen, dass diese Tumoren sich von Tier zu Tier weiter übertragen ließen. Er beschrieb auch, dass die Inokulation von kleinen Stückchen des Tumors relativ schnell zu einem Tumorwachstum führte, wohingegen ein Filtrat erst nach 10 Tagen bis zu 3 Wochen einen Tumor hervorbrachte. Versuche, diese Tumoren auf andere Tiere wie Tauben oder Meerschweinchen zu übertragen, scheiterten. Bei Hühnern anderer Rassen kam es ebenfalls zu Tumorwachstum. Rous analysierte auch diese Art der Metastasenbildung.

In der Diskussion dieser ausführlichen, äußerst sorgfältigen Publikation und der Stellungnahme zu den bisherigen Theorien zur Krebsentstehung widersprach Rous den Überlegungen, dass Ursachen, die außerhalb der Zelle liegen, keine Relevanz für die Tumorentstehung haben. Er sagte, dass ein Tumor unabhängig von den Eigenschaften der Zelle induzierbar sei. Er diskutierte die Möglichkeiten, dass es sich um ein selbstvermehrendes Agens handelt, das als sehr kleiner parasitischer Organismus in der Zelle wirkt, und verglich das Gewebe mit erkrankten Geweben, die durch ultramikroskopische Organismen verursacht werden. Er hielt es auch für möglich, dass ein chemisches Stimulans von der neoplastischen Zelle produziert werde, die den Tumor induziert, und resümierte: „For the moment we have not adopted either hypotheses."

Interessant ist, dass Rous in der ausführlichen Publikation das Wort Virus nicht einmal benutzt. [873]

Rous war nicht der Erste, der die Chance hatte, einen Zusammenhang zwischen Virus und einer bösartigen Tumorerkrankung herzustellen. Im Jahr 1908 haben die Dänen Ellermann und Bang beim Huhn eine Leukämie diagnostiziert. Auch sie konnten durch ein zellfreies Infiltrat diese Leukämie übertragen. Diese Beobachtung wurde jedoch nicht zur Kenntnis genommen, da man damals die pathologische Vermehrung von Leukozyten nicht als tumoröse Erkrankung interpretiert hatte. [262a]

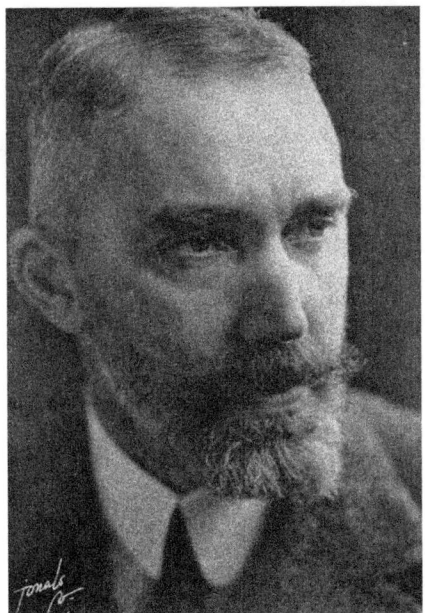
Oluf Bang

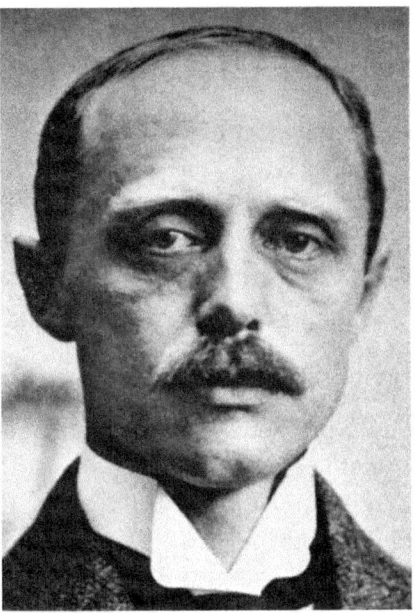
Vilhelm Ellermann

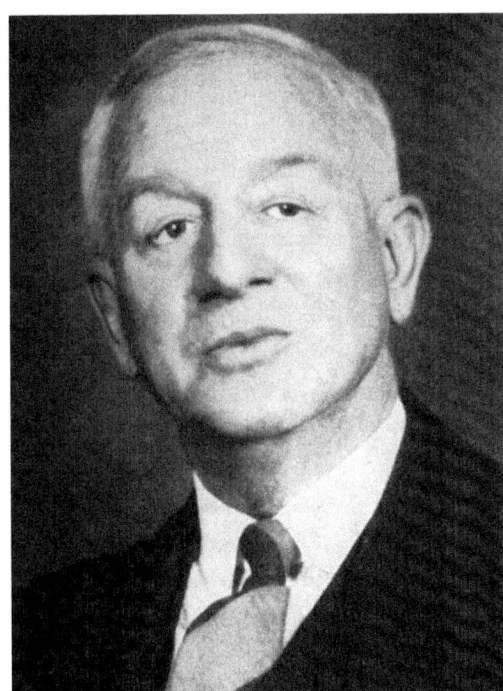
Peyton Rous

Die Beobachtungen von Borrel, der bereits 1903 epitheliales Wachstum durch Viren beobachtet hatte, wurden ebenfalls nicht beachtet. [87, 88, 1114]

Aber auch die Arbeit von Rous wurde lange Zeit mit großer Skepsis betrachtet. Die Theorien über die Entstehung von Tumoren beschränkten sich damals auf die Vorstellung erblicher Faktoren oder der chemischen Induktion von Krebs, z. B. durch Teer. Rous und sein Mitarbeiter James B. Murphy widersprachen diesen Vorstellungen und während Rous noch an eine Art Mikroorganismus dachte, interpretierte sein Mitarbeiter Murphy den Erreger als chemische Substanz und bezeichnete ihn als übertragbares Mutagen. Hinzu kommt, dass nachfolgende Forscher die Ergebnisse von Rous auf Säugetiere zu übertragen versuchten, wobei aber alle derartigen Versuche negativ verliefen.

Eine weitere Theorie dieser Zeit über die Krebsentstehung war die Parasiten-Theorie, die jedoch, trotz intensivster Forschungen, nicht bewiesen werden konnte.

Die Skepsis der Forschergemeinschaft führte dazu, dass Rous 1915 seine Forschungen zum Problem der Tumorviren zunächst einstellte.

Unterstützt wurde Rous jedoch durch die Arbeit von Keysser, der zunächst systematisch Mäusetumoren überimpfte, indem er Tumoren homogenisierte und diese damit übertragen konnte. Nachdem ihm das gelungen war, stellte er Filtrate mit einem Chamberland-Filter her und konnte ebenfalls Tumoren induzieren. [557]

Ähnliche Versuche mit Filtraten von Homogenaten aus Tumorgewebe wurden von Henke und Schwarz 1914 an Mäusekarzinomen gemacht. [466]

1914 konnten aus Filtraten eines Myxosarkoms Tumoren übertragen werden und 1917 konnte Morris ebenfalls mit Filtraten aus Tumorgewebe bei Mäusen und Ratten Tumoren erzeugen.

Rous war ein hervorragender Wissenschaftler. Neben der Arbeit zur Tumorvirologie leistete er entscheidende Beiträge zur Konservierung von Blutkonserven. Mit der von ihm entwickelten Citrat-Dextrose-Lösung konnten Blutkonserven bis zu 4 Wochen aufbewahrt werden. Damit waren die Voraussetzungen für die Etablierung von Blutbanken möglich. Während des Ersten Weltkriegs war diese Entwicklung für die verwundeten Soldaten von größter Bedeutung. Weitere experimentelle Arbeiten von Rous befassten sich z. B. mit der Kultivierung von retikuloendothelialen Zellen, mit Druckgradienten und Kapillarpermeabilität, mit der Physiologie von Kapillaren, Zellkulturen von Säugetierzellen, mit Problemen der Gallesekretion und vielem anderen. Nach fast 15 Jahren wandte sich Rous erneut dem Problem der Tumorviren zu. [874]

Erst um 1930 kam von dem Virologen Shope ein wichtiger Beitrag. Er fand bei Fibromen von Wildkaninchen ein Virus. Unmittelbar danach entdeckte er, dass die Papillome von Kaninchen ebenfalls von Viren verursacht sind. Er bewies seine Beobachtungen mit dem klassischen Filtrationsversuch, bei dem er zellfreie Filtrate dieser gutartigen Tumoren auf andere Kaninchen übertrug. [949, 950]

Shopes Filtrationsversuche wurden mit Berkefeld-Filtern V und N vorgenommen. Seine Analysen erbrachten, dass dieses von ihm isolierte Virus immunologisch mit dem Myxomatose-Virus verbunden war, denn wenn er Hauskaninchen die Tumorsuspension injizierte, kam es zu großer Tumorbildung, die aber dann nach 10–12 Tagen wieder verschwand. Es zeigte sich, dass die Tiere in der Folge nicht nur gegen das Papilloma-Virus, sondern auch gegen das Myxomatose-Virus immun waren.

Shope isolierte noch weitere Viren bei Kaninchen, die Fibrome hervorbrachten, aber nicht mit dem Myxomatose-Virus assoziiert waren.

Er beobachtete, dass einige durch Filtrate übertragene Papillome maligne entarteten.

Angeregt durch die Publikationen von Shope Anfang der 1930er Jahre, nahm auch Rous wieder seine Virusforschungen auf, in denen er sich mit Shopes Papilloma-Viren bei Kaninchen beschäftigte. Er beobachtete, ebenso wie Shope, dass dieses Papilloma-Virus, das gutartige Tumoren hervorgebracht hatte, bei den Hauskaninchen auch bösartige Tumoren induzieren konnte. [874, 875]

Bereits 1925 hatte der englische Pathologe William Ewart Gye die Ergebnisse von Rous bestätigt und die These vertreten, dass Tumoren durch Viren erzeugt werden können. Gye inkubierte Proben eines Hühnersarkoms in einem Medium aus Bouillon, Kaninchenserum, Zucker und Kaliumchlorid. Dieser Kultur wurde Gelee aus Hühnerembryonen zugegeben. Aus diesem Material konnten bei gesunden Hühnern Tumoren erzeugt werden. [429]

William Ewart Gye (1889–1925) studierte zunächst Chemie und erwarb in diesem Fach den Titel eines Bachelor of Science. Anschließend studierte er Medizin an der Edinburgh University und promovierte dort zum Doktor der Medizin. Während des Krieges war er in einem Feldlazarett eingesetzt und beschäftigte sich nach dem Krieg zunächst mit der Gangrän und der Silikose. In den 1920er Jahren bestätigte er mit seinen Untersuchungen Rous' Beobachtungen, die auf heftigen Widerstand stießen.

Andere Forscher hingegen vertraten die Ansicht, dass die Tumorerkrankungen im Körper selbst entstehen und nicht durch äußere Einflüsse verursacht werden.

Als Rous dann Anfang der 1930er Jahre wieder seine tumorvirologischen Forschungen aufnahm und 1935 in der Harvey Lecture den Standpunkt vertrat, dass Tumoren durch Viren hervorgerufen werden können, erntete er heftigen Widerspruch. James Ewing, einer der bedeutendsten amerikanischen Tumorpathologen und Professor für Pathologie an der Cornell University, kritisierte Rous und lehnte jegliche Relevanz von Tumorviren für das menschliche Krebsproblem ab. [1051]

Ewing war Mitbegründer der American Association of Cancer Research 1907 und Gründer der American Cancer Society 1913. Sein Name ist heute noch über den von ihm beschriebenen besonderen Knochenkrebs, das Ewing-Sarkom, bekannt.

Ewing vertrat die Ansicht, dass Tiermodelle wenig zum Krebsproblem beitragen würden und dass Laboruntersuchungen nur bei menschlichen Tumoren vorgenommen werden sollten. Trotz der Erfolge, die Rous gelangen, indem er sein Virus auf viele Tiere übertrug, wagte er es noch nicht, das Wort Virus zu benutzen, er schrieb immer nur vom Agens oder von der filtrierbaren Ursache bzw. vom Auslöser. Die damals diskutierte Vorstellung einer Entzündung wies Rous zurück, da er als Pathologe keinerlei Charakteristika infektiöser Vorgänge beobachten konnte.

Die Mehrheit der Pathologen und Onkologen waren gegen die Vorstellung der Tumorentstehung durch Viren. Auch Einzelbeobachtungen, z. B. von Lucké aus dem Jahr 1934, blieben ohne Resonanz. Lucké hat ein Virus isoliert, das bei Leopardfröschen ein Nierenkarzinom hervorrufen kann. [665, 666]

40 Das Mammakarzinom der Mäuse

1936 machte John Joseph Bittner eine eindrucksvolle Beobachtung. Bittner arbeitete am Roscoe B. Jackson Memorial Laboratory in Bar Harbor, Maine, mit einem durch Inzucht selektierten Mäusestamm, in dem sich über alle Generationen hinweg Mammakarzinome entwickelten. Ein weiterer Stamm in seinem Labor zeigte keine Präferenz für Tumoren. Er nahm einige neugeborene Mäuse aus einem Stamm mit einer hohen Inzidenz für Brustkrebs und gab sie zur weiteren Aufzucht an Mäuse, die keine hohe Inzidenz aufwiesen. Andererseits nahm er Mäuse des nicht brustkrebsgefährdeten Stammes und ließ sie von Muttermäusen des Brustkrebsstammes säugen. Es zeigte sich, dass 75 % der Mäuse, die von dem gesunden Stamm kamen, nach Aufzucht mit der Milch des Brustkrebsstammes Krebs entwickelten und daran starben, während die Mäuse, die von der Krebsfamilie in Gesunde verbracht und dort aufgezogen wurden, gesund blieben. Diese Beobachtungen führten zur Vorstellung, dass die Entstehung von Tumoren nicht durch eine unspezifische Disposition verursacht ist, vielmehr postulierte man, dass bestimmte Gene zum Tumorwachstum führen. Kreuzungsversuche zwischen Mäusen mit hoher Tumorinzidenz und „normalen" Mäusen erbrachten eine hohe Tumorinzidenz, wenn das Muttertier aus einem Stamm mit hoher Tumorinzidenz kam, wenige Tumoren entstanden, wenn das weibliche Tier aus einem „normalen" Stamm und das männliche Tier aus einem Stamm mit hoher Tumorinzidenz kam.

Den Forschern stellte sich die Frage, ob die Übertragung der Tumoren aus dem Zytoplasma, dem Ei oder durch die Milch stattfindet.

Bittner kam zu dem Schluss, dass etwas in der Mäusemilch diese Krankheit übertragen kann, wobei er genetische und hormonelle Einflüsse nicht ausschließen wollte. Weiterhin beobachtete Bittner, dass nicht alle Mäuse, die mit diesem Milchvirus behandelt wurden, Tumoren entwickelten, andererseits kam es auch bei Mäusen ohne „Milchfaktor" zu Karzinomen. [69]

Diese Resultate stimulierten die Forscher, die Ursache von Tumoren in jeder Richtung, genetisch, hormonell, immunologisch und chemisch, zu suchen. Es wurde deutlich, dass die Entstehung von Tumoren von vielen Faktoren abhängt.

Man bezeichnete das entscheidende Agens als „Bittner Milk Factor". 1966 konnte man nachweisen, dass es sich tatsächlich um ein Virus handelt, das über lange Zeit im Körper vorhanden war, und dass es erst im mittleren Lebensalter der Maus unter veränderten hormonellen Bedingungen zum Ausbruch des Mammakarzinoms kam. Dieses Virus wird Mouse Mammary Tumor Virus genannt. [70]

1953 konnte man das Mouse Mammary Tumor Virus elektronenmikroskopisch darstellen. [569]

Bittner wurde 1904 in Meadville, Pennsylvania, geboren, studierte an der University of Michigan und promovierte 1930 zum PhD. 1943 wurde er Professor und Direktor der Division of Cancer Biology an der Universität von Minnesota, wo er bis zu seinem Tod 1963 tätig war.

Mittlerweile wurde das Mouse Mammary Tumor Virus in vielen Studien analysiert und die Morphologie, der Lebenszyklus, die Genetik und die Immunologie wurden aufgeklärt. [1122]

Diese Beobachtungen haben die Forschung nach Tumorviren deutlich stimuliert, obwohl die Mehrzahl der Onkologen der Möglichkeit einer Virusgenese immer noch skeptisch gegenüberstanden. Auch Bittner hat, ähnlich wie Rous, es vermieden, das Wort Virus in den Mund zu nehmen, er sprach vom Tumorwirkstoff. Einer der Gründe für die Ablehnung wird wohl darin zu finden sein, dass man bei Tieren wie Hühnern, Kaninchen, Fröschen und Mäusen Tumoren mit Viren auslösen konnte, bei Menschen jedoch noch kein sicherer Zusammenhang hergestellt werden konnte. Die Schwierigkeiten der Scientific Community, diese Leistung anzuerkennen, zeigt sich daran, dass Rous erst über 50 Jahre nach seiner Entdeckung, also 1966, mit dem Nobelpreis für Medizin ausgezeichnet wurde. Francis Peyton Rous starb 1970 in New York.

Mit diesen eindrucksvollen Beobachtungen erhielt die Tumorvirusforschung einen erheblichen Stimulus. Auch wenn damals noch kein Virus entdeckt wurde, das eindeutig menschenpathogen war, so brachten die Tierversuche doch eine große Menge von Informationen zur Frage der Tumorentstehung.

Die Beobachtungen von Bittner, wonach das Mammakarzinom von entsprechend gefütterten Mäusen erst nach einer langen Latenz auftrat, hat schon damals die Vermutung nahegelegt, dass auch hormonelle Komponenten eine Rolle spielen.

41 Die Mäuseleukämien

Bereits 1931 wurde von Maude Slye über bestimmte Mäusestämme berichtet, die in hohem Maße spontane Leukämien und Lymphosarkome entwickelten. Dabei stellte man fest, dass diese Erkrankungsraten besonders bei bestimmten Mäusefamilien zu beobachten waren. Slye vermutete als Ursache eine genetische Disposition. [962]

Auf dieser Basis wurde dann eine Reihe von Mäusestämmen gezüchtet, die eine hohe Inzidenz von Leukämien aufwiesen. Über die Ursache wusste man in den 1930er Jahren noch nicht viel. Immerhin hat man bereits Ende der 1920er, Anfang der 1930er Jahre die Leukämie durch Zellen von Mäusen auf Mäuse übertragen, wobei sich diese Leukämien auch auf Mäusestämme inokulieren ließen, die hinsichtlich des biologischen Verlaufs keine hohe Spontanrate an Leukämien aufwiesen. [702, 850, 851, 852]

41.1 Ludwik Gross

Wichtige Beiträge kamen von dem polnisch-amerikanischen Virologen Ludwik Gross, der die Mäuseleukämie erforschte und das heute nach ihm benannte Gross-Mäuseleukämievirus aus leukämischen Zellen durch Filtration isolierte.

Es handelt sich dabei um ein Polyomavirus, also ein Virus, das in der Lage ist, verschiedene Krebsarten in unterschiedlichen Geweben hervorzubringen. Gross konnte weiterhin zeigen, dass beim Vorliegen eines solchen Virus eine vertikale Transmission der Erkrankung stattfindet, d. h., die Krankheit wird über das Ei von einer Generation auf die nächste übertragen, wobei diese Übertragbarkeit nach wenigen Generationen erlischt. [413]

Dieses Mäuseleukämievirus hat seine Entsprechung beim T-Zell-lymphotropen Virus I. Das Polyomavirus hat eine enge Beziehung zum Merkelzell-Polyomavirus, das menschenpathogen ist. Weiterhin entdeckte Gross, dass Mäuse, die er mit dem Leukämievirus infiziert hatte, Karzinome der Parotis entwickelten. Damit hatte Gross zwei wichtige Viren entdeckt, die eine grundlegende Bedeutung als Modelle für die weiteren Analysen von menschenpathogenen Viren haben. [415]

Gross entdeckte einen Inzucht-Leukämie-Mäusestamm, der spontan Leukämie und Lymphosarkome entwickelte. Bestätigt wurde diese Beobachtung von Slye. [962]

Gross ging davon aus, dass die Ursache dieser Leukämien genetischen Faktoren zuzurechnen sei. Dieser Leukämie-Mäuse-Stamm C58 wurde im Labor von Gross über Inzucht vermehrt. Mit diesen Züchtungen konnte Gross feststellen, dass 82 % der Mäuse nach 5½ bis 18½ Monaten eine Leukämie entwickelten. [414]

Gross (1904–1999) wurde in Krakau in einer jüdischen Familie geboren, er hat in Warschau an der Jagiellonen-Universität studiert und konnte 1940 nach dem Überfall auf Polen nach Amerika fliehen. Während des Zweiten Weltkriegs diente er als Militärarzt. Er wurde Direktor der Cancer Research Division am Bronx Veterans Administration Medical Center. Das Wissen über die Tumorvirologie seiner Zeit hat Gross in einem eindrucksvollen, fast tausendseitigen Buch zusammengefasst. [416]

Die Arbeiten von Ludwik Gross wurden in seiner Zeit mit großer Skepsis beurteilt. Eine Bestätigung erhielt Gross erst einige Jahre nach seinen Publikationen durch den Amerikaner Jacob Furth. Furth hat seit Beginn der 1930er Jahre an der Cornell University eine Reihe von Inzucht-Mäusestämmen gezüchtet, die in hohem Maße spontan Leukämien entwickelten. Etwa 80 % einzelner Stämme entwickelten eine lymphatische Leukämie im Alter von ca. einem Jahr. Von Furth erhielt Gross einen Stamm, mit dem er seine Untersuchungen vornahm. Er züchtete diese Mäuse weiterhin durch Inzuchtvermehrung und konnte in einzelnen Stämmen, ähnlich wie Furth, bei bis zu 90 % der Tiere Leukämien beobachten. [415]

Aufgrund der Ergebnisse von Gross wiederholte Furth diese Experimente und konnte Gross vollständig bestätigen. [351]

Diese Arbeiten dienten vielen Virologen als Anregung. Es wurden Filtrate von allen möglichen Tumoren hergestellt und neugeborenen Mäuse injiziert, wobei sich die Ergebnisse dann auch bei Hamstern, Ratten, Katzen, Affen und einigen Vögeln durchführen ließen.

41.2 Sarah Stewart und Bernice Eddy

1953 entdeckte die Virologin Sarah Stewart zusammen mit Bernice Eddy das erste Maus-Polyomavirus. Es ist das erste Virus der Papovaviren, das bei ungeborenen Mäusen Tumoren unterschiedlicher Typen hervorrufen kann.

Sarah Stewart (1905–1976) studierte zunächst an der New Mexiko State University und promovierte an der University of Massachusetts Amherst 1930 zum PhD im Fach Mikrobiologie. Anschließend ging sie zum National Institute of Health, wurde dann Dozentin für Mikrobiologie an der Georgetown University of Medicine. Sie arbeitete auch an der Entwicklung eines Polioimpfstoffs mit. Ihre Hauptleistung war 1953 die Entdeckung des Polyomavirus. Zusammen mit Bernice E. Eddy gelang es ihr, dieses Virus zu züchten. 1971 wurde sie Professorin an der Georgetown University.

Bernice Eddy wurde 1903 geboren. Sie promovierte 1927 zum PhD an der Universität von Cincinnati. Zusammen mit Sarah Stewart konnte sie nachweisen, dass das gemeinsam entdeckte Polyomavirus von Tier zu Tier übertragen werden kann. Sie entdeckte das SV40-Virus, das zur Familie der Polyomaviren gezählt wird. Das S steht für Simian, eine Affenart. Bei bestimmten Affen wirkt es onkogen, wohingegen Menschen, die mit diesem SV40-Virus Kontakt hatten, nicht an Tumoren erkrankten. Sie entdeckte, dass ein erheblicher Teil der Polioimpfstoffe mit diesem SV40-Virus kontaminiert war. Mit dieser Entdeckung stellte sich die Frage, ob geimpfte Personen ein erhöhtes Krebsrisiko hatten, was durch ausführliche Analysen jedoch nicht bestätigt wurde.

1961 entdeckte Eddy, dass Extrakte aus Affennierenzellen, wie sie für die Herstellung der Poliovakzine verwendet wurden, bei neugeborenen Hamstern Tumoren erzeugen können. In der Folge konnte sie nachweisen, dass sich aus diesem Material Tumoren induzieren ließen, die ähnliche Eigenschaften hatten wie die durch das Polyomavirus induzierten Tumoren. Mit diesen beiden Viren, dem SV40-Virus und den Extrakten aus den Affennierenzellen, konnte sie mit entsprechend hergestellten Infiltraten Tumoren über mehrere Generationen induzieren. [248, 249, 250, 251, 728]

Stewart und Eddy gelang es, einen Impfstoff gegen das Polyomavirus herzustellen, der bei Hamstern 80 % der Tumorentwicklung verhinderte. Mit dem Nachweis dieser Viren durch Gross sowie Stewart und Eddy schien ein Bann gebrochen, denn in rascher Folge wurde eine Reihe von Tumorviren entdeckt.

41.3 Arnold Graffi

1957 beschrieb A. Graffi die Chloroleukämie der Maus. [398]

Arnold Graffi (1910–2006) wurde in Bistritz in Siebenbürgen geboren, kam nach dem Ersten Weltkrieg mit seinen Eltern nach Deutschland und studierte 1930 bis 1935 Medizin an den Universitäten Marburg, Leipzig und Tübingen und promovierte 1940. Von Anfang an richtete sich sein Interesse auf die experimentelle Medizin. Nach Forschungstätigkeiten in Prag und Budapest ging er 1943 nach Berlin und war dort in einem Labor der Schering-Werke tätig. Parallel arbeitete er am Kaiser-Wilhelm-Institut für Zellphysiologie bei Otto Warburg. 1948 habilitierte er sich in Berlin und erhielt einen Ruf an das Institut für Medizin und Biologie in Berlin-Buch. Dort beschäftigte er sich zunächst mit chemischer Karzinogenese.

Mit den Arbeiten von Gross über die zellfreie Übertragung von Mäuseleukämien auf neugeborene Mäuse war eine wichtige methodische Basis geschaffen. Hier knüpften Graffi und seine Arbeitsgruppe an, indem sie eine Reihe von Experimenten durchführten mit dem Ziel, filtrierbare onkogene Erreger von unterschiedlichen Mäusetumortransplantaten zu isolieren. Auch Graffi verwendete neugeborene Mäuse und übertrug Filtrate von unterschiedlichen Tumoren. Das überraschende Ergebnis für Graffi war, dass er bei den inokulierten Mäusen nicht den Tumor fand, mit dessen Gewebe er die Infiltrate hergestellt hatte, sondern dass diese Mäuse in den meisten Fällen myeloische Leukämien entwickelten mit einer charakteristischen grünlichen Färbung der Lymphknoten, die er als Chloroleukämie bezeichnete. In Nachfolgeexperimenten konnte Graffi zeigen, dass Mäusetumoren latent Leukämieviren beherbergen und dass aus zellfreien Extrakten, die aus mehreren dieser Tumortypen hergestellt wurden, diese Leukämie erzeugt werden konnte. Er beobachtete, dass es Tumoren gab, die ein hohes leukämisches Potenzial besaßen, er zeigte dies z. B. am Ehrlich-Aszites-Karzinom, mit dem er bei über 50 % myeloische Leukämien nach einer Latenz von 8 Monaten induzieren konnte. Ein hohes leukämisches Potenzial hatten Viren, die er aus Retikulumzellsarkomen gewonnen hatte. Bei anderen Tumoren dagegen konnte er nach Filtration keine Entstehung einer Leukämie beobachten. [402]

Graffi stellte sich auch die Frage nach einer horizontalen Übertragung des Virus und inokulierte sein Filtrat in die Hälfte eines Wurfes, während die andere Hälfte keine Injektionen bekam, aber mit den infizierten Tieren im gleichen Nest blieb und gemeinsam gefüttert wurde. Von den infizierten Mäusen, die für sich gehalten wurden, entwickelten 6 % eine Leukämie, wohingegen inokulierte Mäuse, die zusammen mit nicht infizierten Mäusen in einem Nest gemeinsam gefüttert wurden, nur 2 % eine spontane Leukämie entwickelten. Eine weitere Beobachtung machte Graffi indem er ein gehäuftes Auftreten von Leukämien an Mäusen feststellte oder beobachtete, die mit Filtraten aus Sarkomen behandelt worden waren.

Weitere Untersuchungen zur Transmission des Virus machte Graffi mit seiner Arbeitsgruppe zur Frage der Übertragung durch die Muttermilch. Er knüpfte damit an die Experimente von Bittner an, der das Mammakarzinom-Virus in der Milch von leukämischen Muttertieren nachweisen konnte. Auch Graffi und seine Mitarbeiter stellten fest, dass unter bestimmten experimentellen Bedingungen das Virus von Muttertieren, die mit dem Virus infiziert waren, durch die Milch auf ihre Nachkommen übertragen wurde. [399, 400, 401, 405, 591]

In weiteren Versuchen gelang es Graffi, die Mäuseleukämie auch auf Ratten zu übertragen. Damit wurde zum ersten Mal nachgewiesen, dass das Mäuseleukämievirus auch bei Ratten eine Leukämie hervorrufen kann. Verwendet wurden Wistar-Ratten, die 3–8 Monate nach der Injektion eine lymphatische oder myeloische Leukämie entwickelten. [378, 379, 403, 404]

Die Differenzierung der Leukämien hing ab vom Mäusestamm, vom Alter und vom hormonellen Stadium. Ende der 1960er Jahre entdeckte Graffi ein weiteres Tumorvirus, das bei Hamstern Tumoren induziert. Es handelte sich dabei um ein Papova-Virus, dessen Genomstruktur am Zentralinstitut für Molekularbiologie Ber-

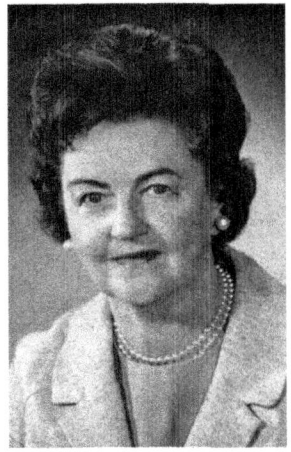
Bernice E. Eddy

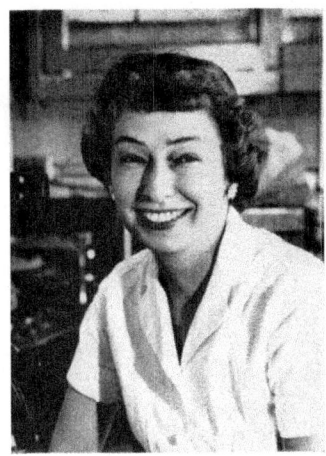
Charlotte Friend

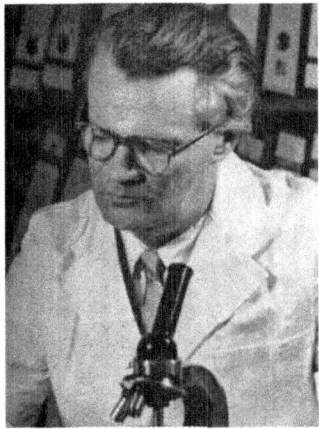
Arnold Graffi

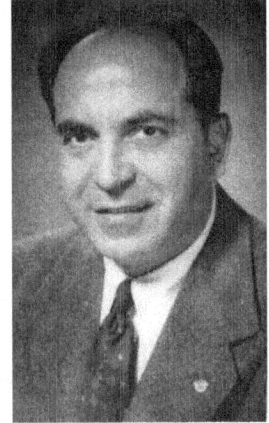
Ludwik Gross

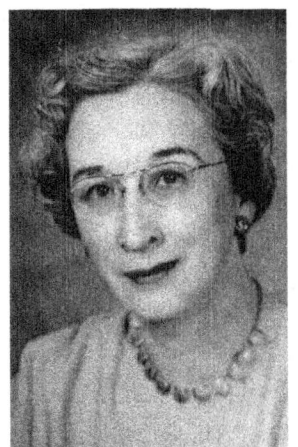
Sarah E. Stewart

lin aufgeklärt wurde. Graffi war bis ins hohe Alter aktiv, er war zuletzt Leiter des Zentralinstituts für Krebsforschung und Leiter des experimentellen Bereichs.

Graffi war neben seiner wissenschaftlichen Tätigkeit ein ausgezeichneter Klavierspieler, er komponierte und war ein meisterhafter Aquarellist, der vor allem Landschaftsbilder malte. [65, 849]

41.4 Charlotte Friend

1957 beschrieb Charlotte Friend das nach ihr benannte Friend-Virus, das nur bei Mäusen Leukämie hervorruft. [346, 347]

Charlotte Friend wurde 1921 als Tochter eines russischen Emigranten in New York geboren. Nach ihrem Abschluss an der Hunter High School und am Hunter College in New York trat sie 1943 in die US-Marine ein und arbeitete im hämatologischen Labor in Kalifornien. Nach dem Krieg studierte sie Medizin und Mikrobiologie, sie promovierte 1950 zum PhD mit einer Arbeit über den Einfluss von Natriumsalicylat auf die Antigen-Antikörper-Reaktion.

Nach ihrer Promotion arbeitete sie am Sloane-Kettering-Institut, wo sie mithilfe eines Elektronenmikroskops Tumorzellen des Ehrlich-Aszites-Karzinoms untersuchte. Dabei fand sie im Zytoplasma Strukturen, die sie an Veränderungen erinnerten, die sie in Dünnschnitten von virusinfizierten Zellen beobachtet hatte. Sie inokulierte zellfreie Extrakte aus Asziteszellen in neugeborene Mäuse, wie es wenige Jahre zuvor von Ludwik Gross vorgenommen wurde. Die Mäuse blieben 14 Monate lang gesund. Weitere Untersuchungen erbrachten, dass bei 6 Mäusen Leber und die Milz vergrößert waren. Sie selbst stellte überrascht fest, dass die Mäuse eine Leukämie entwickelt hatten. Sie injizierte daraufhin Zellsuspensionen der veränderten Milzen in gesunde Mäuse und konnte wenige Monate später feststellen, dass einige dieser Tiere Milzvergrößerungen zeigten. In weiteren Passagen dieser Zellsuspensionen bzw. Filtraten von Zellextrakten zeigte sich, dass ein großer Teil der Mäuse eine Leukämie entwickelt hatte, wobei die Latenzzeit von der Injektion bis zum Auftreten der Leukämie nach mehreren Passagen nur noch 2–3 Wochen dauerte. Weitere Analysen zeigten, dass es sich dabei um eine Leukämie handelte, die sich von der von Ludwik Gross beschriebenen unterschied: Sie fand Erythroblasten und eine Anämie. Damit waren die Kriterien einer Erythroleukämie beschrieben. Weitere Versuche erbrachten, dass dieses Virus auf andere Mäusestämme übertragen werden konnte, wobei die Inkubationszeit von Passage zu Passage immer kürzer wurde. Elektronenmikroskopische Untersuchungen, die Charlotte Friend zusammen mit Étienne de Harven vornahm, ergaben, dass es sich um ein Typ-C-Virus handelte, was später durch weitere genomische Analysen als Retrovirus bzw. RNA-Virus beschrieben wurde. [346, 347]

Als Charlotte Friend 1956 ihre Ergebnisse in einem Vortrag präsentierte, stieß sie auf heftige Ablehnung. Ihr wurden viele Fragen gestellt, die sie kompetent beantwortete. Sie hatte sich nicht vorstellen können, einen solchen Sturm der Ablehnung zu erleben. In einem Rückblick aus dem Jahr 1977 berichtete sie, dass sie zwar etwas verletzt, aber ungebeugt aus dieser Diskussion herausgegangen sei und sie konnte sich über die Kritiker lustig machen: Diejenigen, die auf ihrer Meinung über Tumorviren beharren würden, hätten „either holes in their heads or holes in their filters". [220, 348]

Das Friend-Leukemia-Virus ist bis heute ein wichtiges Modell für die genetische, immunologische und molekularbiologische Analyse der virusbedingten Transformation.

Eine wichtige Entdeckung war, dass eine Impfung gegen das Friend-Virus entwickelt werden konnte, indem man attenuierte Viren, Virusproteine, Peptide und Teile des Friend-Virus-Gens verwendete. Bei Mäusen konnte man die immunologischen Epitope identifizieren, die zu einer immunologischen Antwort führten.

41.5 John B. Moloney, Frank J. Rauscher und William Jarrett

1960 beschrieb Moloney ein Leukämievirus. Er benutzte Viren aus einem Maussarkom, das seriell von Tier zu Tier übertragen wurde. In 175 aufeinanderfolgenden Transplantationen präparierte Moloney einen zellfreien Extrakt, der nach Homogenisierung und mehrfachen Zentrifugationsvorgängen gewonnen wurde. Zur Filtration dieses Extraktes wurde ein Berkefeld- oder ein Mandler-Filter benutzt.

Mit diesem Extrakt aus dem Sarkoma-37-Filtrat konnte Moloney lymphatische Leukämien bei neugeborenen BALB-C/c-Mäusen induzieren. Von den neugeborenen Mäusen entwickelten nach einer Latenz von 8 Monaten alle eine Leukämie. Wenn er dieses Filtrat auf erwachsene Tiere übertrug, kam es nur in 70 % zu einer Leukämie. [722, 723]

Eine Variante dieser Tumorviren publizierte Frank J. Rauscher vom National Cancer Institute in Bethesda Maryland. Er stellte ein Ultrafiltrat aus Material einer virusindizierten Leukämie von erwachsenen „Swiss"-Mäusen dar und führte Passagen mit dem BALB/c-Stamm durch. Damit konnte er eine erythroblastoseähnliche Erkrankung hervorrufen, also eine Leukämie, die durch erythrozytäre Vorstufen gekennzeichnet ist. Vereinzelt fand er ein Lymphoblastom, einen bösartigen Lymphknotentumor. Weitere Varianten des Virus induzierten nach einer kurzen Latenzzeit von 2–3 Wochen nach der Inokulation eine extreme Vergrößerung der Milz und der Leber. Das Interessante am Rauscher-Virus ist, dass es zum einen eine Erythroblastose-Leukämie entwickelte, zum anderen unter bestimmten experimentellen Bedingungen eine lymphatische Leukämie und Lymphosarkome induzieren konnte. [824]

Ein weiteres tierpathogenes Virus wurde 1964 von William Jarrett beschrieben. Jarrett war Veterinärpathologe und studierte am Glasgow Veterinary College, wo er 1949 sein Examen ablegte. 1953 erwarb er den Titel eines PhD. 1949 wurde er Mitarbeiter einer Arbeitsgruppe an der Veterinary School der University of Glasgow. Dort beschäftigte er sich zunächst mit einem parasitischen Wurm, der bei Kälbern schwere Bronchitiden hervorrief und den Rinderzüchtern beträchtlichen Schaden zufügte. Es gelang ihm, einen Impfstoff namens Dictol herzustellen, der bis heute die einzig effektive Vakzine gegen einen Nematoden-Parasiten, also einen Fadenwurm, darstellt. [524]

Anfang der 1960er Jahre beobachtete er an Katzen die Entwicklung von Lymphomen, die aus T-Zellen entstanden und das klinische Bild einer Leukämie boten. Es gelang Jarrett, diese Erkrankung von Katzen auf Katzen zu übertragen. Er konnte außerdem nachweisen, dass die Übertragung über Schleimhäute, transplazentar und durch direkten Kontakt erfolgt. Das Virus löst nur bei Katzen diese Erkrankung aus, die Vermehrung erfolgt nur in lymphatischem Gewebe. Die Erkrankung ist für Katzen immer tödlich. Weitere Analysen erbrachten, dass es sich bei diesem Virus um ein Retrovirus handelt, von dem 4 Subtypen differenziert werden konnten, wobei nur der Subtyp A die Krankheit auslöst. [523, 525]

Die Beschreibung dieses auf den Befall von T-Zellen beschränkten Virus regte den amerikanischen Forscher Robert Gallo an, sich mit T-Zell-Tumoren zu beschäftigen. Diese Untersuchungen führten dann schließlich zur Entdeckung des humanen Leukämievirus HTLV.

1968 wurde Jarrett Professor für Veterinärpathologie in Glasgow, wo er bis zur Emeritierung tätig war. In seinen weiteren Untersuchungen beschäftigt er sich mit der Analyse eines Darmtumors bei Rindern, wobei er ein Papillomavirus isolierte, das für diese Erkrankung ursächlich war. Jarrett erkannte, dass die Tiere, die an diesem Papillomtumor erkrankten, Adlerfarn gefressen hatten, das chemische Karzinogene enthält. Damit lieferte Jarrett einen wichtigen Beitrag für die Tumorinduktion durch Viren. [522, 526] In der Folge entwickelte er einen Impfstoff gegen diese tierischen Papillomaviren und kann als Vorläufer der Papilloma-Virusimpfung an Menschen angesehen werden. [527]

42 Die Adenoviren

Nachdem die Methodik zur Suche nach onkogenen Viren durch Forscher wie Gross, Graffi, Rauscher, Friend, Moloney, Shope und vielen anderen etabliert worden war, wurden aus allen möglichen Tiertumoren Viren isoliert, die diese Publikationen immer nur bestätigten.

Einen neuen Aspekt brachte 1962 die Arbeit von John Trentin, Yoshiro Yabe und Grant Taylor. Sie verwendeten dazu ein Adenovirus Typ 12.

Die Adenoviren wurden 1953 aus Rachenmandeln (Adenoiden) isoliert. Die Forscher suchten damals ein infektiöses Agens, das für viele Erkrankungen verantwortlich sein sollte. Die Analysen erbrachten, dass das infektiöse Agens ein Virus war. Es wurde Adenovirus genannt. Zurzeit kennt man über 130 serologisch unterscheidbare Virustypen, die bei Menschen unterschiedlichste Entzündungskrankheiten verursachen, jedoch keine Tumoren. [958]

Durch Injektion von Kulturlösung des humanen Adenovirus 12 in neugeborene Mäuse, entstanden nach einer Inkubationszeit von 1–3 Monaten bei Mäusen bösartige Tumoren.

Trentin und seine Mitarbeiter haben 9 verschiedene Typen von Adenoviren getestet und fanden mit dem Adenovirus 12 ein geeignetes Modell. Nach intraperitonealer und subkutaner Injektion bei neugeborenen syrischen Hamstern entwickelten sich nach 33–90 Tagen Tumoren im Mediastinum, an der Brustwand und am Zwerchfell. Eine Übertragung durch eventuelle Verunreinigungen von Tumorzellen konnte ausgeschlossen werden. Die pathohistologische Analyse erbrachte den histologischen Befund eines undifferenzierten Sarkoms, wobei auch Lebermetastasen beobachtet wurden. [1033]

Ähnliche Untersuchungen wurden von der Arbeitsgruppe von Robert Huebner durchgeführt. Sie konnte, ähnlich wie Trentin, durch menschliche Adenoviren des Typs 12 und 18 ebenfalls Tumoren bei Hamstern induzieren. [492, 506, 507, 509]

Robert Huebner (1914–1998) wurde in Cheviot, Ohio, geboren, er begann sein Medizinstudium an der University of Cincinnati und setzte es 1938 an der St. Louis University School of Medicine fort, wo er 1942 sein Examen als einer der Jahrgangsbesten ablegte. Während des Zweiten Weltkriegs war er in einem Marinehospital in Seattle und anschließend auf einem Küstenwachschiff in Alaska tätig. 1945 erforschte er das Fleckfieber. Zusammen mit dem Entomologen Charles Pomerantz stellte er fest, dass diese Erkrankung durch Milben verursacht wird, die Bakterien der Gattung Rickettsia übertragen. 1947 erforschte er das Q-Fieber und identifizierte als Ursache das Bakterium Coxiella burnetii. Er wandte sich dann der Tumorforschung zu und konnte mit den Arbeiten zur Tumorinduktion mit Adenoviren ähnliche Ergebnisse publizieren wie sie von Trentin beobachtet wurden. [508]

Huebner war entgegen dem damaligen virologischen Mainstream fest davon überzeugt, dass alle Tumoren Folge einer Virusinfektion seien. Er prägte den Begriff „Onkogen" und postulierte, dass in den von ihm untersuchten RNA-Viren solche Onkogene seien. Karzinogene von außen wie Chemikalien etc. würden den Tumor nur induzieren, indem sie ein latentes Virus aktivieren. Heute wissen wir, dass RNA-Viren keine Onkogene beinhalten, er konnte jedoch in seiner Zeit das amerikanische Gesundheitsministerium überzeugen und erreichte, dass 60 Millionen Dollar an Forschungsgeldern für die Erforschung der Virusgenese von Tumoren bereitgestellt wurden. Es gelang Huebner nicht, seine Hypothese zu belegen, aber immerhin war ein wichtiges Ergebnis dieser Forschungen die Beobachtung, dass das Zytomegalie-Virus bei Patienten mit Immundefizienz eine wichtige Rolle spielt. Ein weiteres Ergebnis war, dass eine Vakzine gegen Hepatitis B entwickelt werden konnte, die zu einem drastischen Rückgang des hepatozellulären Karzinoms führte. Insgesamt war es jedoch nicht möglich, Huebners Voraussagen zu bestätigen.

Huebner wurde 1968 Leiter des National Cancer Institute Laboratory of Virocarcinogenesis und hatte diese Position bis zu seiner Pensionierung 1982 inne.

43 Das Burkitt-Lymphom

Ein Meilenstein in der Erforschung von tumorpathogenen Viren war die Entdeckung des ersten menschenpathogenen Tumorvirus, des Epstein-Barr-Virus. Auslöser war die Beschreibung eines Lymphoms, das in Zentralafrika bei Kindern beobachtet wurde. Es handelt sich dabei um einen sich meist im Gesicht manifestierenden Tumor, der zu extremen Gesichtsschwellungen und Deformierungen führt, metastasieren kann und innerhalb weniger Wochen zum Tod der Patienten führt. Erstbeschreiber dieses Lymphoms war der englische Chirurg Denis P. Burkitt. Burkitt wurde 1911 geboren, studierte zunächst Ingenieurswissenschaften und wechselte dann, wahrscheinlich unter dem Einfluss eines Onkels, der Tropenmediziner in Kenia war, zur Medizin. 1935 legte er sein Examen ab und begann eine Ausbildung zum Chirurgen am Royal College of Surgeons. Seine Bewerbungen für eine Position in den Kolonien wurden zunächst abgelehnt, weil er nach einer Verletzung auf dem rechten Auge erblindet war und somit als nicht geeignet angesehen wurde. Zu Beginn des Zweiten Weltkriegs wurde er jedoch akzeptiert und Militärarzt im Royal Army Medical Corps. Er diente von 1943 bis 1945 in Kenia und Uganda. 1966 ging Burkitt nach England zurück. Während seiner Zeit in Uganda wurde er mit einem 5-jährigen Jungen konfrontiert, der an einem extremen Gesichtstumor litt. Systematische Untersuchungen im Lande zeigten, dass es sich dort um eine relativ häufige Erkrankung handelte.

Burkitt vermutete zunächst, dass diese Erkrankung durch äußere Faktoren bedingt war, da sie nur in Gebieten auftrat, in denen auch die Malaria zu finden war. Er machte systematische Analysen und unternahm mit seinen Kollegen Ted Williams und Clifton Nelson eine 10.000 km lange Safari, in der sie das Verbreitungsgebiet des Lymphoms erfassten. Dieses Gebiet erstreckte sich von der Ostküste Afrikas bis Dakar im Westen. Burkitt und seine Kollegen haben über 50 Krankenhäuser besucht und viele Ärzte in medizinischen Stationen befragt. Burkitt berichtet, dass zum Zeitpunkt, als er mit der Krankheit konfrontiert war, in den vorangegangenen 8 Jahren bereits 200 Fälle beschrieben waren. Burkitt stellte fest, dass im Westen und in Zentralafrika die nördliche Grenze des Verbreitungsgebietes ungefähr am 15. Breitengrad lag, im Osten lag die Linie beim 10. Breitengrad. Ihm fiel auf, dass in der Nähe des Äquators die Erkrankung nicht in Gebieten auftrat, die über 1524 Meter hoch lagen. Burkitt fasste zusammen: In Uganda, Kenia und Tanganjika ist der Tumor überall zu finden, außer in Höhen über 1524 Meter. Die vorgelagerten Inseln Sansibar und

Bemba sind nicht betroffen. In Rhodesien wurden Krankheitsfälle in den Great River Valleys gefunden und an der Küste des Nyasa-Sees.

Der Tumor wurde auch an der Küstenebene von Mosambik beobachtet, in Südafrika ließ er sich nicht nachweisen. Burkitt vermutete, dass der limitierende Faktor eine minimale Temperatur von 15,5 °C sei. Dies führte zu der Hypothese, dass die Verteilung dieser Krankheit von klimatischen Faktoren abhängt. Er vermutete weiterhin einen Vektor, möglicherweise ein Moskito. Bereits damals, 1962, wurde über ein onkogenes Virus spekuliert. [115, 116, 117, 118, 119, 120, 121]

Dass dieser Tumor nicht nur auf Afrika beschränkt war, zeigten weitere Untersuchungen, die nachwiesen, dass auch im Gebiet von Papua Neuguinea diese Krankheit zu beobachten war und ähnlich verlief wie die von Burkitt beschriebenen Fälle, wobei sich keine geographischen oder klimatischen Besonderheiten beobachten ließen. [1013]

Zuvor gab es nur vereinzelte Fallberichte, z. B. einen in Arabien und einen auf Sansibar, drei Fälle wurden an weißen europäischen Kindern in Südafrika beobachtet, fünf Fälle wurden in Natal in Südafrika beschrieben, sechs Fälle von Burkitt-Lymphom bei Kindern in Kolumbien beobachtet. [57, 167, 382, 558]

In den 1960er Jahren häuften sich dann einzelne Berichte über Erkrankungen in den USA, deren histologische Analysen ähnlich den histologischen Befunden der Burkitt-Tumoren waren, sodass man zu dem Ergebnis kam, dass das Burkitt-Lymphom nicht auf den „lymphoma belt" in Äquatorialafrika beschränkt ist.

In der Folge wurden diese Burkitt-Lymphome sorgfältig histologisch und elektronenmikroskopisch analysiert. Die Tumorzellen wurden in vitro gezüchtet und in Serie passagiert. [289]

Entscheidende Versuche zur weiteren Aufklärung kamen von der Arbeitsgruppe von Anthony Epstein, einem 1921 in London geborenen Virologen. Er studierte an der St. Pauls School in London, am Trinity College in Cambridge, an der Middlesex Hospital Medical School und war von 1968 bis 1985 Professor für Pathologie an der University of Bristol.

Als er sich erstmals mit dem Burkitt-Lymphom konfrontiert sah, war er am Middlesex Hospital tätig und beschäftigte sich mit dem Rous-Tumorvirus. [283, 284]

Nachdem Epstein einen Vortrag von Burkitt über dessen Ergebnisse gehört hatte, wandte er sich der Erforschung des Burkitt-Tumors zu und hielt von Anfang an eine virale Genese für sehr wahrscheinlich. Damals war die Virushypothese noch nicht allgemein akzeptiert, trotzdem erhielt er Forschungsgelder, um in Uganda Biopsien der Lymphome von Patienten mit Burkitt-Tumoren zu erhalten. Er versuchte, mit den Standardmethoden das Virus zu isolieren, konnte jedoch keine klaren Ergebnisse erzielen. Auch elektronenmikroskopische Untersuchungen erbrachten zunächst keine schlüssigen Ergebnisse. Epstein hatte 1956 im Labor von George Palade gearbeitet,

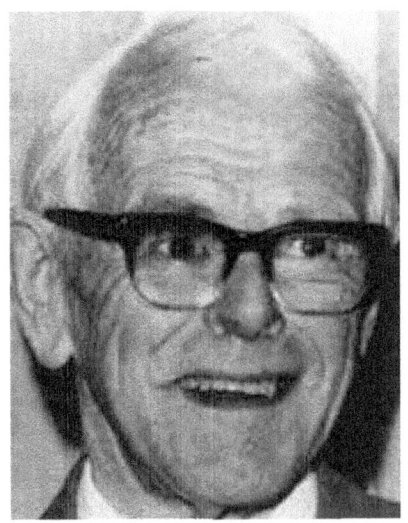

Denis P. Burkitt

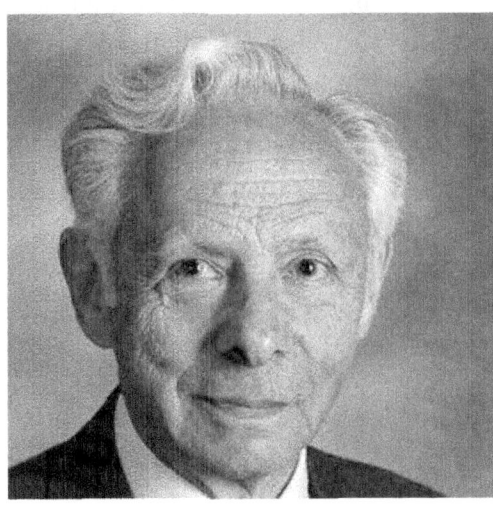

Anthony Epstein

der einer der Pioniere der elektronenmikroskopischen Analyse war und 1974 mit dem Nobelpreis ausgezeichnet wurde. [285]

Es gelang, einen Tumorstamm in eine kontinuierliche Zellkultur zu überführen und über 6 Monate in der Kultur zu halten. [290]

Ebenfalls gelang es, Zelllinien des Raji-Stamms, bekannt nach einem 11-jährigen Jungen aus Nigeria, über viele Monate in Kultur zu halten. [287, 291, 823]

Übertragungsversuche von zentrifugierten Extrakten und von frischem Biopsiematerial an 4 Affensäuglingen führte nicht zu einem typischen Lymphom. Es entstanden fibrotisches Gewebe und Zysten im Knochenmark. Ein Burkitt-Tumor wurde nicht beobachtet. [292]

Während man in dieser Zeit bereits Tumorzellen in Kultur halten konnte, war man bis dato nicht in der Lage, Lymphozyten in Kultur über längere Zeit zu vermehren. Trotz der Berichte versuchte Epstein, solche Kulturen zu induzieren, die aber zunächst alle negativ verliefen. Zu dieser Zeit wurde lediglich über Zellkulturen mit Mäuselymphomzellen berichtet, welche in Einzelzellsuspensionen gezüchtet werden konnten. [312, 313]

Eine Zufallsbeobachtung brachte dann jedoch den Durchbruch. 1963 erhielt Epstein eine Tumorprobe aus Uganda, die mit dem Flugzeug transportiert wurde. Als er die Kulturflasche in Empfang nahm, beobachtete er wolkige Veränderungen in der Flüssigkeit und vermutete zunächst eine bakterielle Kontamination. Als er jedoch diese Flüssigkeit mikroskopisch untersuchte, fand er, dass die Probe nicht bakteriell kontaminiert war, sondern dass viele frei flottierende Lymphomzellen, die sich von der Tumorprobe abgelöst hatten, in der Kulturflüssigkeit waren. Aus diesen Einzelzellen legte er Zellkulturen an und konnte feststellen, dass tatsächlich die Lymphozyten in Kultur züchtbar waren. Damit war es ihm als Erstem gelungen, menschliche Lymphozyten in Serie zu kultivieren und zu vermehren. Epstein berichtet, dass die Arbeit, die er zur Publikation eingereicht hatte, von den Reviewern abgelehnt wurde, weil sie nicht glauben konnten, dass diese Zellen kultiviert werden können.

Weitere Analysen erbrachten jedoch enttäuschende Ergebnisse, da es nicht gelang, ein Virus in diesen Zellen nachzuweisen. Er machte daraufhin elektronenmikroskopische Untersuchungen, wobei damals elektronenmikroskopische Bilder als Beweis für einen Virus abgelehnt wurden. Man akzeptierte als Nachweis nur Viren, die sich über biologische Effekte oder spezifische Antikörper nachweisen ließen. 1964 gelang es Epstein, zweifelsfrei Viruspartikel in den kultivierten Lymphomzellen bildlich darzustellen und identifizierte sie als Mitglieder der Herpesgruppe, ohne diese weiter differenzieren zu können. Zusammen mit seinem Assistenten Bert Achong, der die elektronenmikroskopischen Arbeiten machte, und mit Yvonne Barr, die die Zellkulturen durchführte, publizierte er 1964 eine Arbeit, die einer der Klassiker in der virologischen Literatur ist. [286]

Diese Aussage wurde anerkannt, jedoch war es Epstein immer noch nicht gelungen, das Virus selbst zu isolieren.

Epsteins Mitarbeiter Bert Achong (1928–1996) wurde in Trinidad geboren, er ist chinesischer Abstammung. Nach dem Studium in Trinidad erhielt er ein Stipendium, um in Europa zu studieren, und er setzte seine Studien am University College in Dublin fort, wo er 1953 promovierte. 1963 kam er an das Institut zu Anthony Epstein am Middlesex Hospital, wo er als Dozent und Pathologe bis zu seiner Pensionierung 1985 arbeitete. Neben der Arbeit am Burkitt-Lymphom unternahm Achong weitere virologische Untersuchungen und konnte 1971 das sogenannte Foamy-Virus isolieren und damit das erste Retrovirus darstellen, das Menschen infiziert.

Yvonne Barr wurde 1932 in Irland geboren, studierte Zoologie am Trinity College in Dublin und promovierte 1966 an der Universität London. Ihr Arbeitsgebiet waren die Zellkulturen. Yvonne Barr wanderte später nach Australien aus, heiratete und gründete eine Familie. [286]

Da es Epstein mit seinen Mitteln nicht gelang, das Virus biologisch darzustellen, wandte er sich an Werner und Gertrud Henle in Philadelphia, wo die biologische Aktivität bestätigt werden konnte. [291]

Das Ehepaar Werner und Gertrud Henle hat über viele Jahre hinweg in vielen Bereichen der Virologie und Immunologie bedeutende Beiträge geliefert. Werner Henle wurde 1910 in Dortmund geboren und ist Enkel des Anatomen Friedrich Gustav Jakob Henle (1809–1885), der 1862 die jedem Mediziner geläufige Henle-Schleife der Nierenkanälchen beschrieben hatte. Er studierte in Heidelberg Medizin, wo er auch promovierte. 1936 emigrierte er mit seiner Frau in die USA, wo beide am Kinderkrankenhaus der Universität Philadelphia tätig waren. Werner Henle starb 1987 in Bryn Mawr in Pennsylvania.

Seine Frau Gertrud wurde 1912 in Mannheim geboren, ihre Mutter wurde 1943 von den Nationalsozialisten ermordet. Ihr Vater starb 1938. Gertrud Henle studierte ab 1931 Medizin in Heidelberg und machte 1936 ihr Examen. Dort lernte sie ihren späteren Ehemann kennen und ging mit ihm 1936 in die USA, wo sie zusammen mit ihrem Mann an der University of Philadelphia als Virologin forschte. 1941 wurde sie Associate Professor für Virologie. 1982 legte sie ihr Amt nieder. Gertrud Henle starb 2006 in Newton Square in Pennsylvania.

Die Forschungsarbeiten des Ehepaares betrafen nicht nur die Virologie des Epstein-Barr-Virus, sie entwickelten Impfstoffe, einen Test zum Nachweis von Mumps und lieferten wichtige Beiträge zur Pathologie der AIDS-Krankheit und vieles andere.

Im weiteren Verlauf konnte das Ehepaar Henle durch Immunfluoreszenz das Virus in Burkitt-Lymphomzellen nachweisen. [467]

1967 gelang es Epstein zusammen mit Achong, über immunologische Verfahren das Virus in Burkitt-Lymphomzellen nachzuweisen. [288]

Die weiteren Untersuchungen erklärten, warum es so schwer war, das Virus biologisch nachzuweisen. Man fand heraus, dass nur relativ wenige Rezeptoren für das Epstein-Barr-Virus vorhanden sind. Ohne das Elektronenmikroskop hätte man das Virus nicht weiter abklären können. Insofern, schreibt Epstein, ist das Epstein-Barr-Virus das erste Virus, das allein durch Elektronenmikroskopie bewiesen wurde. [285]

Nachdem Epstein seine Proben an das Labor der Henles in Philadelphia geschickt hatte, publizierte Henle eine Arbeit, in der die Autoren ohne Rücksprache mit Epstein, das Virus „Epstein-Barr-Virus" nannten.

In der Folge wurde diese Bezeichnung problemlos akzeptiert und ist bis heute in Gebrauch. Es ist nicht geklärt, weshalb der Mitarbeiter Bert Achong nicht in die Nomenklatur einging. [468]

Nach diesem entscheidenden Beitrag zur Rolle des Epstein-Barr-Virus für die Entstehung des Burkitt-Tumors stellte sich immer drängender die Frage nach der Natur des Epstein-Barr-Virus. Die vorangegangenen Arbeiten zeigten zweifellos, dass es sich beim Epstein-Barr-Virus um ein Herpes-Virus handelt, welches bei vielen Patienten, aber auch bei gesunden Personen nachweisbar ist. Zu diesem Zeitpunkt konnte man das Virus auf kultivierte hämatopoetische Zellen übertragen. Man stellte fest, dass die Verbreitung von Antikörpern gegen das Epstein-Barr-Virus ähnlich weit verbreitet ist wie die Antikörper gegen Masern, Mumps und Polio vor der Impfära.

Die Arbeitsgruppe Werner und Gertrud Henle und deren Mitarbeiter Volker Diehl untersuchten eine große Zahl von Seren von Kindern. Dabei konnten bei Kindern, die eine „nicht bakterielle Tonsillitis" hatten, Antikörper nachgewiesen werden. Diese Antikörper ließen sich auch bei zufällig ausgewählten Kindern zwischen 4 und 15 Jahren nachweisen.

Bei den Untersuchungen von Lymphozyten einer technischen Mitarbeiterin des Labors, die ihre Lymphozyten für Experimente gespendet hatte, wuchsen diese nicht in der Zellkultur. Es ließen sich auch keine Antikörper gegen das Epstein-Barr-Virus nachweisen. Im weiteren Verlauf machte die Spenderin eine Infektion durch, die als infektiöse Mononukleose diagnostiziert wurde. Die daraufhin durchgeführten Tests mit den mononukleoseveränderten Lymphozyten erbrachten einen positiven Antikörpertest. Anschließend konnten diese Lymphozyten auch in Kultur zum Wachstum gebracht werden. Untersuchungen an einer größeren Patientenzahl bestätigten den Zusammenhang von Epstein-Barr-Virus und Mononukleose.

In der Diskussion formulieren die Autoren ihre Ergebnisse sehr vorsichtig. Sie schreiben: „The evidence strongly implies that EBV is aetiologically related to infectious mononucleosis and the available information on EBV and its seroepidemiology seems to fit well with what is known about infectious mononucleosis." [468]

Eine eindeutige Verbindung zu Tumorerkrankungen jenseits der afrikanischen Kinder ließ sich nicht herstellen. Weitere Analysen zeigten, dass das Epstein-Barr-Virus auch in hohem Maß mit dem Naropharynx-Karzinom in China assoziiert ist. Die viralen Genome in diesen lymphoblastoiden Zellen wurden 1970 von Harald zur Hausen nachgewiesen. [468, 1127]

Der Koautor dieser entscheidenden Arbeit über das Epstein-Barr-Virus und die Mononukleose ist Volker Diehl. Er wurde 1938 in Berlin geboren, studierte Medizin in Marburg, Wien und Freiburg und promovierte 1966. Seine Ausbildung begann er im Labor von Werner und Gertrud Henle in Philadelphia, wo er den Zusammenhang zwischen dem Epstein-Barr-Virus und der Mononukleose zusammen mit dem Ehepaar Henle entdeckte. Kurz nach ihm stieß Harald zur Hausen zu dieser Arbeitsgruppe. Gemeinsam erforschten sie Probleme in Zusammenhang mit dem Burkitt-Lymphom. Auf Empfehlung des Ehepaars Henle unternahm Diehl eine Forschungsreise nach Uganda, wo er Gewebe- und Serumproben zum Burkitt-Lymphom sammelte. Anschließend setzte er seine Arbeiten am Karolinska-Institut in Stockholm in der Arbeitsgruppe um Georg Klein fort und ging 1973 nach Würzburg an das Institut von zur Hausen, wo er sich mit der Arbeit „Epstein-Barr-Virus (EBV) in lymphoiden Zellen: ein humanes Tumorvirus?" habilitierte.

Von 1974 bis 1982 arbeitete er an der Medizinischen Hochschule Hannover, wo er Facharzt für Innere Medizin und Hämatologie/Onkologie wurde. 1993 erhielt Volker Diehl einen Ruf auf den Lehrstuhl für Innere Medizin in Köln, den er bis zu seiner Emeritierung innehatte. Seine klinischen Arbeiten befassten sich in der Folge mit dem Morbus Hodgkin, wobei ein Höhepunkt seiner Leistungen war, Hodgkin-Zellen und Sternberg-Reed-Zellen zu züchten. Mit der Gründung der deutschen Hodgkin-Studiengruppe entwickelte er bahnbrechende Therapiekonzepte und lieferte wichtige Beiträge zur Pathogenese des Morbus Hodgkin.

44 Harald zur Hausen

Obwohl bereits in den 1960er Jahren viele krebserzeugende Viren gefunden wurden, hatten die Tumorvirologen immer noch einen schweren Stand, da es nicht gelungen war, einen Zusammenhang zwischen menschlichen Tumoren und Viren herzustellen. 1962 hat John Trentin beobachten können, dass das menschliche Adenovirus, das von Wallace Rowe und Hilleman entdeckt wurde und das beim Menschen Atemwegserkrankungen hervorrufen kann, bei neugeborenen Hamstern Tumoren auslösen konnte. [484, 878, 1033]

Später wurde auch das onkogene Potenzial des SV40-Virus entdeckt. Dieses Virus ist für den Menschen völlig ungefährlich, kann aber bei Tieren Tumoren hervorrufen. [250, 1005]

Auch die Entdeckung des Zusammenhanges zwischen dem Epstein-Barr-Virus und dem Burkitt-Lymphom, einem B-Zell-Lymphom, als erstes menschenpathogenes B-Zell-Lymphom, konnte die Skepsis der etablierten Virologen im Hinblick auf die Tumorentstehung beim Menschen nicht überwinden.

In dieser Situation hat Harald zur Hausen schon als junger Forschungsassistent entgegen dem Mainstream sehr früh die Spur der Tumorgenese von Viren am Menschen verfolgt.

Harald zur Hausen wurde 1936 in Gelsenkirchen-Buer geboren, er studierte in Bonn, Hamburg und Düsseldorf Medizin, 1930 promovierte er und war dann am Institut für medizinische Mikrobiologie und Hygiene in Düsseldorf unter Professor Walter Kickuth tätig. Durch Vermittlung von Kickuth kam zur Hausen an das Labor des Ehepaars Henle in Philadelphia. In seinem fesselnden Buch mit dem Titel „Gegen den Krebs, die Geschichte einer provokativen Idee" beschreibt zur Hausen die Bedingungen im Labor des Ehepaars Henle und seine Arbeit in den USA. Hier berichtete er auch, dass noch 1959 der australische Forscher Macfarlane Burnet in einem Gespräch mit den Henles die Meinung äußerte, für ihn seien Viren eine Spielerei der Natur, weshalb er sich von der Virologie abwende und sich wieder seiner ersten Liebe, der Immunologie, widmen würde. Alle wichtigen Dinge, die mit Viren möglich seien, wären bereits getan. [1126 S. 36]

Offensichtlich konnten auch die vielen Beispiele der onkogenen Viren bei Hühnern, Mäusen, Ratten, Hamstern, Kaninchen und Fröschen die Skeptiker nicht überzeugen, dass die Virusgenese von Tumoren ein sinnvolles Forschungsgebiet sei. Zur

Hausen berichtet: „Als ich 1966 bei den Henles anfing, war also keineswegs klar, ob überhaupt und auf welche Weise Viren, insbesondere das Epstein-Barr-Virus, normale Zellen des Menschen in Krebszellen verwandeln." [1126 S.44] Immerhin berichtet zur Hausen jedoch, dass die Zeit der „hochgezogenen Augenbrauen" vorüber zu sein schien, ein Indiz hierfür war die Verleihung des Nobelpreises 1966 an Peyton Rous.

Zur Hausen beschäftigte sich im Labor von Henle zunächst mit der Analyse von Chromosomen unterschiedlicher Tumorzellen, von Burkitt-Lymphomzellen, aber auch von Leukämiezellen und konnte eine Arbeit über chromosomale Aberrationen publizieren. Hintergrund waren u.a. die Überlegungen von Boveri aus dem Jahre 1914, der die Ursache von Tumoren in unregelmäßigen Chromosomenbeständen postulierte. Er fand aber damals keine Beachtung. [91, 95]

Zu dieser Zeit stieß Volker Diehl zur Arbeitsgruppe von Henle und bald bildeten zur Hausen und Diehl ein freundschaftliches Team. Auf die Leistungen von Diehl im Zusammenhang mit dem Epstein-Barr-Virus und der Mononukleose wurde bereits hingewiesen.

Während der Zeit in Philadelphia lernte zur Hausen auch Hybridisierungstechniken im Labor von Koprowski, insbesondere von dem slowakischen Biochemiker Frantisek Sokol. Sie konnten nachweisen, dass das Adenovirus Typ 12 in Stücken in die Chromosomen der Zellen eingebaut ist. Damit war klar, warum in Zellen, die durch ein Virus infiziert waren, das Virus nicht mehr isoliert werden konnte. Diese Entdeckung war wichtig für das weitere Verständnis und die weitere Analyse, denn damit hatten sie bewiesen, dass das Erbgut eines Virus nicht mehr frei in der Zelle vorliegt. Zur Hausen unterbrach die Tätigkeit in Philadelphia, um am schweizerischen Krebsforschungsinstitut in Lausanne unter der Leitung von Roger Weil weitere molekularbiologische Methoden zu erlernen. Zurück in Philadelphia erhielt zur Hausen das Angebot von Eberhard Wecker, an dessen virologischem Institut in Würzburg seine Arbeiten weiterzuführen. Zwischenzeitlich wurde zur Hausen zum Assistant Professor of Virology an der University of Pennsylvania ernannt.

In seinem Buch berichtet zur Hausen, dass eine Veröffentlichung in dem Journal Bacteriological Review über Warzenviren ihm den Anstoß gegeben hat, diesen Virustyp, die Papillomaviren, zum Gegenstand seiner weiteren Forschungen zu machen. [1126 S.76]

Man wusste damals bereits viel über diese Papillomviren, da sie bei vielen Tieren untersucht worden sind. Man konnte diese Viren übertragen und an anderen Tieren Wucherungen auslösen, die aber meist gutartig waren. In der Arbeit, die zur Hausen in Philadelphia studierte, fand er Berichte, dass gutartige Warzen im Genitalbereich gelegentlich Krebsgeschwüre auslösen können.

Doch zunächst beschäftigte sich zur Hausen in seiner Würzburger Position weiterhin mit dem Epstein-Barr-Virus. Man hatte damals beobachtet, dass nur relativ wenige Zellen eines Epstein-Barr-infizierten Gewebes das Virus enthielten. Zur Hausen vermutete, dass in den Zellen, in denen keine Viren nachgewiesen werden können, das genetische Material vorhanden sein müsse. Es gelang ihm, anhand von Raji-Zellen das genetische Material des Virus in Tumorzellen nachzuweisen. Damit war der erste Nachweis geliefert, dass das Genom des Epstein-Barr-Virus auch in sogenannten „virusfreien" Zellen enthalten war. In der Folge gelang es zur Hausen, auch beim Schmincke-Tumor, einer Krebsart des Nasenrachenraums, der besonders in Asien verbreitet ist, ebenfalls das Virus nachzuweisen. Zur Hausen berichtet, dass in den frühen 1970er Jahren zwei Ansichten über Krebs und Viren bestanden. Eine Gruppe nahm die Virusgenese für Tumoren einfach nicht ernst, eine andere Gruppe vermutete, dass es sich dabei um Retroviren handelt, was 1969 zur Hypothese der Onkoviren führte, die von Huebner und Todaro aufgestellt wurde. Die beiden Forscher formulierten, dass jeder Mensch das genetische Material dieser Viren in sich trage, das meist inaktiv sei. In einigen einzelnen Fällen jedoch würden sich diese Gene aktivieren und eine Krebszelle verursachen. Beweisen konnten die beiden Forscher ihre Theorie nicht.

Zur Hausen und sein Jugendfreund Heinrich Schulte-Holthausen versuchten, das DNS-Herpes-Virus in Gewebe von Gebärmutterhalskrebs nachzuweisen, es gelang jedoch nicht. Auch weitere Untersuchungen mit einer verfeinerten Methode brachten keinen Aufschluss darüber, ob Herpes-Viren in den Tumorzellen nachweisbar sind. Daraufhin wandte sich zur Hausen der Analyse der Papillomviren zu. Wie zur Hausen berichtet, riet ihm sein Würzburger Chef Eberhard Wecker ab, denn warum sollten ausgerechnet RNS-Viren, die völlig harmlose Warzen hervorbringen, für einen Tumor verantwortlich sein. [1126]

Nach seiner Habilitation erhielt Harald zur Hausen 1972 einen Ruf auf den Lehrstuhl des Instituts für klinische Virologie nach Erlangen. Dort konzentrierte er sich auf die Frage, ob das Papillomavirus ursächlich für den Gebärmutterhalskrebs sei. Die Ergebnisse verliefen zunächst alle negativ und zur Hausen berichtete, dass er auf internationalen Kongressen schwere Kritik einstecken musste. [1126 S. 116 f.]

Im Besonderen wurden ihm methodische Mängel vorgeworfen. Wie schwer es die Tumorvirologen hatten, berichtet zur Hausen in einer weiteren Anekdote. Sein Doktorand Hans Wolf hatte mithilfe von In-situ-Hybridisierungen an Schmincke-Tumoren in Tumorzellen das Epstein-Barr-Virus nachweisen können. Damit widersprach er der bisherigen Annahme, dass das Epstein-Barr-Virus nur in Lymphozyten eindringen würde. Er berichtet, dass er auf einem internationalen Kongress von Robert Gallo, schon damals einer der bedeutendsten Virologen, heftig kritisiert wurde. Auch der bedeutende Virologe und zur Hausen wohlwollend zugetane Georg Klein, der am Karolinska-Institut arbeitete, unterstellte Hans Wolf und zur Hausen, dass sie Artefakten aufgesessen seien. [1126 S. 123]

Mit der Hinwendung zu Papillomaviren war zur Hausen fast allein in der virologischen Forschung. Lediglich der Pariser Virologe Gérard Orth vom Institut Pasteur beschäftigte sich ebenfalls mit Papillomaviren. Dessen Mitarbeiterin Stefania Jabłońska konnte nach einer Infektion mit dem Papillomavirus nach einer langen Latenzzeit einen bösartigen Hauttumor beobachten, die Epidermodysplasia verruciformis. [519]

Als zur Hausen Frau Jabłońska bat, ihre Gewebsproben zu schicken, um nach einem Papillomavirus suchen zu können, wurde dies abgelehnt. Orth wollte offensichtlich seinem Konkurrenten nicht entgegenkommen.

In den 1970er Jahren wurden dann viele unterschiedliche Papillomviren charakterisiert.

In Erlangen war es schließlich möglich, durch gute Zusammenarbeit mit der dermatologischen Klinik an Hautwarzen unterschiedlicher Lokalisation Papillomaviren nachzuweisen. Es zeigten sich jedoch erhebliche Unterschiede beim Virusnachweis bei Warzen unterschiedlicher Lokalisation. Genitalwarzen und Gebärmutterhalstumoren zeigten zunächst keine Hinweise für die Virus-DNA. Es wurde daraus geschlossen, dass es sich um unterschiedliche Virustypen handeln müsse. Elektronenmikroskopisch ließen sich Papillomaviruspartikel nachweisen. Es müsse sich also um Viren handeln, die genetisch unterschiedlich seien.

Da Gebärmutterhalstumoren in Deutschland sehr früh diagnostiziert und operiert werden, hatte zur Hausen nur wenig Material. Er machte deshalb 1976 zusammen mit Volker Diehl, der schon einmal während seiner Zeit im Labor von Henle wegen des Epstein-Barr-Virus in Kenia gewesen war, eine Reise nach Nairobi, wo sie über die Dauer von 3 Monaten größere Mengen an genitalen Hautwarzen und Biopsien aus Gebärmutterhalskrebs erhielten.

Durch Verfeinerung der molekularbiologischen Methoden, insbesondere unter Verwendung von Restriktionsenzymen und Hybridisierungstechniken, gelang es, immer differenziertere Einblicke in die Natur der Papillomviren zu erhalten. Und so gelang es dem Team um zur Hausen, in den Jahren zwischen 1970 und 1980 verschiedene Papillomviren zu entdecken, insbesondere die Papillomviren 6, 11, 16 und 18. Diese wurden von seinem Mitarbeiter Lutz Gissmann beschrieben. Der Mitarbeiter Herbert Pfister entdeckte die Papillomavirustypen 4, 8 und 13 sowie den Rinder-Papillomavirustyp 3. Durch Analysen von verschiedenen Fußwarzenviren gelang es, die Subtypen 1–4 darzustellen. Die Arbeitsgruppe zur Hausen stand damit in einem engen Konkurrenzverhältnis zur Pariser Arbeitsgruppe um Orth. Zu dieser Zeit standen immer noch die unterschiedlichen Theorien im Raum, die Papillomviren wurden jedoch praktisch, wie zur Hausen berichtete, in den USA nicht zur Kenntnis genommen. [1125, 1126 S. 158]

1977 wechselte zur Hausen von Erlangen nach Freiburg, wo er Leiter des Hygieneinstitutes wurde. Seine virologischen Arbeiten setzte er kontinuierlich fort.

Mit der Erkenntnis, dass es eine große Zahl von Papillomviren gibt, setzte sich auch durch, dass nicht ein einziges Warzenvirus alle möglichen Arten von Warzen verursachen kann.

Mithilfe eines ausgezeichneten Teams und unter Verwendung neuester molekularbiologischer Methoden wie der Hybridisierung, der Klonierung und Vermehrung von Viren mithilfe von Vektoren, der Verwendung von Restriktionsenzymen gelang es schließlich in der Freiburger Zeit, einen Durchbruch zu erzielen. Das Team von zur Hausen arbeitete Hunderte von Warzen auf und suchte Viren für die weiteren Analysen. Diese Arbeit ist mühselig, erfordert hohe Konzentration und viel Geduld. Der Doktorand und spätere Assistent in zur Hausens Arbeitsgruppe, Herbert Pfister, berichtet, dass es bei den Experimenten nicht „den klassischen Heureka-Effekt gab, einen einzigen Moment, in dem uns die absolute Lösung plötzlich klar wurde–dazu waren zu viele Zwischenschritte nötig, um zum entscheidenden Ergebnis zu kommen. Jeder dieser Zwischenschritte gab uns jedoch einen weiteren Hinweis, der uns der Lösung näherbrachte". [1126 S. 154]

Aber selbst in den 1970er Jahren wurde zur Hausen von vielen Mikrobiologen nicht ernst genommen. Ein großes Problem war, eine Virus-DNA in den Genitalwarzenzellen von der zelleigenen DNA abzugrenzen, zumal, wie die Forscher feststellen mussten, sich nur vergleichsweise wenig der entsprechenden DNA in den Zellen befand. Ein Beispiel für die Lösung dieser Frage berichtet zur Hausens Mitarbeiter Lutz Gissmann. Nach seiner Schätzung musste die Virus-DNA bei Genitalwarzen mindestens um den Faktor 10 geringer sein als bei entsprechenden Hautwarzen. Auf Empfehlung seines Teammitarbeiters Georg Bornkamp konnte er schließlich durch einen Caesiumchlorid-Ethidiumbromid-Gradienten die Virus-DNA von der RNA trennen.

Das Prinzip dieser Methode besteht darin, dass Caesiumchlorid-Ethidiumbromid in die Struktur der DNA eingelagert wird. Hierdurch verringert sich die Dichte des genetischen Materials. Der entscheidende Punkt ist, so berichtet Gissmann, dass das genetische Material von gesunden Zellen dehnbarer ist als das von Viren, sodass sich mehr Moleküle in die DNA der Zelle einlagern als in die Virus-DNA. So konnten durch Zentrifugation diese unterschiedlichen DNA-Typen getrennt werden. Auf diese Weise gelang es Gissmann, den Papillomavirus Typ 6 darzustellen. [1126 S. 174]

Weitere Fortschritte brachte die Methode der DNA-Klonierung, mit der sich DNA-Stücke vermehren ließen. Während durch diese Methoden die Virus-DNA in Warzen nachgewiesen werden konnte, war jedoch trotz aller Mühen noch kein Zusammenhang zwischen der Virus-DNA und den Genitaltumoren hergestellt. Ein wichtiger Schritt kam schließlich von zur Hausen und seinem Doktoranden Matthias Dürst, der den Auftrag erhielt, die Gebärmutterhalstumoren zu untersuchen. Im Rahmen seiner molekularen Analyse fand er ein völlig neues Virus und konnte diese Beobachtungen an 11 von 18 Gebärmutterhalstumoren bestätigen. Damit war ein Durchbruch geschafft. In Indien und Kenia sei dieses Virus in 25 % der untersuchten Tumoren nachzuweisen. In Tumoren aus Europa war das Virus in 60 % der Fälle nachweisbar. Dies bestätigte wieder die bereits geäußerte Aussage, dass die unterschiedlichen Papillomavirustypen auch unterschiedliche Krankheitsbilder hervorrufen.

Auf einem Kongress in Orenas in Schweden wurde Dürst in heftigen Diskussionen kritisiert, seine Versuche wurden infrage gestellt. [243, 1126 S. 182]

Zur Hausen selbst spricht von dem ganz großen Wurf von Matthias Dürst, da er den ersten eindeutig positiven Zusammenhang von Papillomviren und Genitaltumoren gezeigt habe.

Damit war die Arbeitsgruppe deutlich stimuliert, sodass die Frage, warum andere Tumorbiopsien nicht mit diesem Virus befallen waren, weitere Arbeiten induzierte. Michael Boshart hat in der Arbeitsgruppe von zur Hausen ein weiteres Papillomavirus in Gewebe von einem Gebärmutterhalstumor aus Kenia entdeckt, das später Typ 18 genannt wurde. [90]

Mit diesen Befunden wurde es als sehr wahrscheinlich angenommen, dass die Virustypen 16 und 18 für gut 70 % dieser Tumoren verantwortlich sind. [1123, 1124, 1126 S. 185]

Diese Entdeckungen hatten enorme Konsequenzen für die Medizin. Obwohl die Ergebnisse überzeugend waren, berichtet zur Hausen, sei er erst 1996, 13 Jahre nach dem ersten DNA-Nachweis eines onkogenen Papillomavirus, zu einem deutschen Gynäkologenkongress eingeladen worden, um über Viren als Ursache für Gebärmutterhalskrebs zu sprechen. [1126 S. 195]

Obwohl zur Hausen in Freiburg den Durchbruch seiner jahrelangen Arbeit erreichen konnte, war er mit seiner Situation innerhalb der Fakultät nicht zufrieden. In seinem Buch berichtet er ohne besondere Verbitterung von den Unannehmlichkeiten, die ihm neben seiner Tätigkeit als Forscher bereitet wurden. So war es für ihn eine neue Chance, 1983 die Leitung des Deutschen Krebsforschungszentrums in Heidelberg zu übernehmen, wo er bis 2003 sowohl als Forscher als auch als Wissenschaftsmanager nochmals große Erfolge erzielen konnte. Er übernahm dieses Institut zu einer Zeit, als es nicht den besten Ruf hatte. Es gelang ihm mit viel geduldiger Arbeit, dieses Institut wieder in die erste Reihe der Forschungseinrichtungen zu bringen.

Im Jahr 2008 wurden seine immensen Leistungen durch die Verleihung des Nobelpreises adäquat gewürdigt.

Mit dem Nachweis der Virusgenese, deren Mechanismen in vielen Laboren weltweit bearbeitet wurden, stellte sich dann natürlich auch die Frage nach einem Impfstoff gegen den Gebärmutterhalskrebs. Zu dieser Zeit bestand schon die Möglichkeit einer Impfung gegen das Hepatitis-B-Virus, das Leberkrebs verursacht.

Die Entwicklung von Impfstoffen überschreitet zumeist die Möglichkeiten von universitären Forschungsinstituten. Mit Nachweis der Papillomviren 16 und 18 erschien für zur Hausen die Entwicklung eines Impfstoffs unproblematisch. Kontakte mit der Industrie verliefen aber nicht sehr positiv. Lediglich die Behring-Werke in Marburg unterstützten die Entwicklung, wurden jedoch bald blockiert, da eine Marktanalyse zu dem Schluss kam, dass für den Impfstoff kein Markt und kein Absatzgebiet existiere. Zur Hausen beschreibt auch, dass die damals neu entstandene Polymerase-Kettenreaktion, mit der es möglich war, DNA beliebig zu vermehren, auch auf die Papillomviren angewandt wurde. Diese Methode war jedoch nicht immer in den richtigen Händen, sodass widersprüchliche und uneinheitliche Aussagen publiziert wurden. [1126 S. 243]

Hinzu kamen weitere Fehlinformationen, sodass sich die Entwicklung eines Impfstoffes um 5 Jahre verzögerte. Ein weiteres Problem bestand darin, dass für die Papillomviren kein Lebendimpfstoff hergestellt werden konnte, da sich diese nicht in Zellkulturen vermehren ließen. Es musste zu gentechnischen Verfahren gegriffen werden, mit deren Hilfe Virusproteine, insbesondere Mantelproteine, produziert werden konnten. Tierversuche von vielen Forschergruppen erbrachten günstige Ergebnisse. Die Weitergabe der Papillomaviren 16 und 18 an andere Labore, insbesondere an das Labor von Schiller und Lowy, führte dann zur Herstellung eines effizienten Impfstoffs. Die ganze Entwicklung war überschattet von verwickelten Patentierungsproblemen, die zur Hausen ausführlich darstellt. [343, 915, 1120, 1126 S. 239]

Die Erkenntnis der Arbeitsgruppe von zur Hausen, dass die Viren nicht in den Tumorzellen nachweisbar sind, sondern dass die Virus-DNA im Genom der Tumorzellen nachgewiesen werden muss, führte zur Entdeckung weiterer onkogener Viren. Chang und Moore analysierten das Genom von Kaposi-Tumorzellen und von gesunden Zellen desselben Patienten. Ein Vergleich dieser Sequenzen durch „Subtraktion" (repräsentative Differenzanalyse) führte zu der Erkenntnis, dass das so nachgewiesene humane Herpes-Virus 8 die Ursache des Kaposi-Sarkoms bei HIV-Patienten darstellt. [163, 165, 724]

Die Arbeitsgruppe von Chang und Moore beschrieb ein weiteres onkogenes Virus, das Merkelzell-Polyomavirus. Der Merkelzelltumor ist ein seltener bösartiger Tumor der Haut. Der Nachweis dieses Virus erfolgte durch die Charakterisierung der messenger-RNA von Merkelzelltumorzellen und von gesunden Zellen desselben Patienten. [298]

Diese Forschungsaktivitäten, die den Rahmen der vorliegenden Studie sprengen, haben inzwischen zur Anerkennung der Tumorvirologie geführt als zumindest einer möglichen Ursache bei der Entstehung von Tumoren. Die einzelnen Schritte seien hier tabellarisch aufgeführt.

Tab. 2 Tumorinduzierende Viren – Historie ihrer Entdeckung

1908	Entdeckung des Hühnerleukämievirus durch Ellermann und Bang [262a]
1911	Entdeckung der Sarkominduzierung durch Viren beim Huhn [873]
1935	Induktion von Karzinomen in Kaninchen durch das Cottontail-Rabbit-Papillomavirus, dem ersten DNA-Virus. [874]
1951	Entdeckung des Mäuseleukämievirus durch Gross [414, 415]
1953	Entdeckung des Mäuse-Polyomavirus durch Gross [415]
1953/1954	Entdeckung des menschlichen Adenovirus [484, 878]
1962	Entdeckung der Tumorinduktion durch SV40-Viren beim Hamster [249, 250, 380]
1962	Entdeckung, dass menschliche Adenoviren bei Hamstern Tumoren hervorrufen können, und damit des ersten menschlichen Virus, das onkogene Eigenschaften hat [1033]
1964	Das feline Leukämievirus [255, 523]
1965	Nachweis des ersten menschlichen Tumorvirus, des Epstein-Barr-Virus und seine Beziehung zum Burkitt-Lymphom [286, 291]
1967/1968	Entdeckung des Hepatitis-B-Virus [73, 76, 198]
1970	Entdeckung der reversen Transkriptase [40, 1011]
1974/1975/1983	Nachweis, dass das humane Papillomavirus der Auslöser des Zervixkarzinoms ist [243, 1123, 1124, 1125]
1978	Herstellung des Zusammenhangs zwischen Hepatitis B und dem hepatozellulären Karzinom [76]
1989	Nachweis des Zusammenhangs zwischen Hepatitis-C-Virus und dem hepatozellulären Karzinom [171, 180]
1994	Nachweis des Zusammenhangs zwischen Kaposi-Sarkom und HIV [163, 165, 724]
2008	Entdeckung des Merkelzell-Polyomavirus, das einen bösartigen Hauttumor hervorruft [298]

45 Die Elektronenmikroskopie

Von Anfang an war es das Bestreben der Virologen, die Viren sichtbar zu machen. Die Beobachtungen von Buist und Keber erbrachten lediglich kleine Körnchen, die keinen weiteren Aufschluss über die Eigenschaften der Partikel gaben. Die Elementarkörperchen, wie sie zuerst von Paschen, Bollinger und anderen beschrieben wurden, zeigten sich als runde, kleine, scharf umrissene Gebilde.

Daher versuchte man, durch Dunkelfeldmikroskopie oder im Ultraviolett-Licht Bilder von Viren zu erhalten. Barnard gelang es, mithilfe der Ultraviolett-Fotografie Ektromelia-Viren bzw. Einschlusskörper der Ektromelia-Viren darzustellen. Er konnte rundliche bis oval gefärbte Körper darstellen, in denen viele kleine Körperchen aufleuchteten. Auch das Kanarien-Virus konnte Barnard im Ultraviolett-Licht nachweisen und die Größe von 70–80 mmµ abschätzen. [472]

Es war jedoch mit den konventionellen Mikroskopen nicht möglich, eine ausreichende Bildgebung zu erzielen, da die maximale Auflösung des Lichtmikroskops bei der Hälfte der Wellenlänge, also bei ca. 300 nm liegt.

Erst mit der Entwicklung von Kathodenstrahlen ist es gelungen, Mikroskope zu konstruieren, die eine Auflösung von maximal 0,2 nm erlaubte. Erste Entwicklungen stammen von dem Physiker Hans Busch, der 1922 als Professor an der Universität Jena tätig war. In dieser Position entwickelte er die Elektronenoptik und die Elektronenlinse. Mit dieser Methode konnten Elektronen in Magnetfeldern fokussiert werden. Diese Entdeckungen waren die Voraussetzung für die Entwicklung der Elektronenmikroskopie.

Hans Busch wurde 1884 in Jüchen geboren. Er studierte 1904 zunächst in Straßburg, später in Berlin, 1907 an der Universität Göttingen Physik. Er promovierte 1911. 1927 wurde er technischer Leiter eines Fernmeldekabelwerkes der AEG Berlin, 1930 ging er als Professor für Elektrotechnik an die Technische Hochschule Darmstadt. 1952 wurde Hans Busch emeritiert, er starb 1973 in Darmstadt. [420]

Aufgegriffen wurde die Vorstellung Hans Buschs von den beiden Physikern Ernst Ruska und Max Knoll, die 1929 eine magnetische Linse herstellten. Die aus einer Kathode emittierten Elektronen wurden von einer elektromagnetischen Spule gebündelt. 1931 konstruierten Knoll und Ruska ein Mikroskop, das aus zwei elektromagnetischen Linsen bestand. Es erreichte zwar lediglich eine 16-fache Vergrößerung, damit war jedoch das Prinzip etabliert.

Max Knoll (1897–1969) wurde in Schlangenbad geboren. Er studierte an der technischen Hochschule Berlin und promovierte am Institut für Hochspannungstechnik. 1927 wurde er Leiter der Arbeitsgruppe für Elektronenforschung im Hochspannungslaboratorium der Technischen Hochschule. In dieser Position gründete er eine Arbeitsgruppe, die im Wesentlichen aus Ernst Ruska und Bodo von Borries bestand.

Ab 1932 leitete Knoll eine Arbeitsgruppe bei Telefunken in Berlin zur Entwicklung der Fernsehröhre. 1948 wurde er Professor für Elektrotechnik und Elektronenoptik an der University of Princeton. 1956 wurde er Ordinarius des Instituts für technische Elektronik der TH München.

Bodo von Borries wurde 1905 in Herford geboren, studierte in Karlsruhe, Danzig und München Elektrotechnik und wurde 1930 wissenschaftlicher Assistent am Hochspannungsinstitut der Technischen Hochschule Berlin bei Professor A. Mathias. An diesem Lehrstuhl bestand die von Max Knoll geleitete Arbeitsgruppe, die sich mit der Elektronenstrahloszillographie beschäftigte. Von Borries promovierte 1932 mit einer Arbeit über Außenaufnahmen am Kathodenstrahloszillographen. Er beschäftigte sich weiter mit dem Problem der Elektronenstrahlen, schon mit der Absicht, diese für die Mikroskopie zu verwenden. Er arbeitete kontinuierlich an der Verbesserung der Elektronenmikroskopie. 1945 habilitierte er sich an der Technischen Hochschule Berlin. 1948 gründete er die Gesellschaft für Übermikroskopie e. V. in Düsseldorf, anschließend wurde er Direktor des rheinisch-westfälischen Instituts für Übermikroskopie. In dieser Position arbeitete er intensiv an der Weiterentwicklung und Optimierung des Elektronenmikroskops, das inzwischen in allen möglichen Forschungsbereichen verwendet wurde. 1953 wurde er Ordentlicher Professor für Elektronenoptik und Feinmechanik der Technischen Hochschule Aachen. Bodo von Borries starb am 17. Juli 1956 im 52. Lebensjahr nach kurzer schwerer Krankheit. [880]

Ernst Ruska wurde 1906 in Heidelberg geboren. Er begann sein Studium der Elektrotechnik an der Technischen Universität München, ab 1927 an der Technischen Hochschule Berlin. Er promovierte 1933 zu dem Thema „Über ein magnetisches Objektiv für das Elektronenmikroskop". In Zusammenarbeit mit der Firma Siemens entwickelte er gemeinsam mit seinem Schwager Bodo von Borries die Elektronenmikroskopie. 1944 habilitierte er sich an der TH Berlin. 1949 arbeitete er erneut im Labor für Elektronenoptik der Firma Siemens. Im selben Jahr übernahm er die Abteilung für Elektronenmikroskopie am Fritz-Haber-Institut der Max-Planck-Gesellschaft in Berlin und wurde zum Professor an der Freien Universität ernannt. [89, 570, 879, 881, 882, 883]

Ernst Ruska erhielt 1986 den Nobelpreis für Physik.

Der dritte entscheidende Forscher in dieser Gruppe war Ernst Ruskas Bruder Helmut Ruska, der 1908 in Heidelberg geboren wurde. Er arbeitete zunächst in verschiedenen Krankenhäusern als Arzt und promovierte 1932. 1943 wurde er Dozent an der Berliner Universität. In seiner Zeit als Arzt in der Charité konnte er das Elektronenmikroskop sofort für die Darstellung von Viren und Bakteriophagen anwenden. Aus diesem Durchbruch, dass er jetzt praktisch alle Viren optisch darstellen konnte, resultierte sein Vorschlag, die Viren unabhängig von ihrer bisherigen Einteilung nach morphologischen Kriterien zu klassifizieren. [553, 885, 886]

Eines der zentralen Ergebnisse Ruskas war die Beobachtung, dass die Viren sich nicht durch Zellteilung oder Partikelwachstum vermehren.

Ruskas Forschungen waren sehr vielseitig, er untersuchte unter anderem Aspekte der Glucagonstruktur und der Blutgerinnung. 1948 wurde Helmut Ruska Professor an der Humboldt-Universität. Parallel dazu arbeitete er an der Akademie der Wissenschaften in Berlin-Buch und später am Max-Planck-Institut in Berlin-Dahlem. Von 1952 bis 1958 arbeitete er im New York State Department of Health in Albany. 1958 erhielt er einen Ruf an das Institut für Biophysik und Elektronenmikroskopie in Düsseldorf. Helmut Ruska starb 1973. [594]

Die Vorstellung, ein Mikroskop zu haben, das um Dimensionen über die Lichtmikroskope hinausgeht, hat die Forscher und auch die Mediziner beflügelt. Man war sich sofort im Klaren, dass dieses Mikroskop insbesondere für die Virologie einen beträchtlichen Fortschritt erreichen würde.

Mithilfe der Firma Siemens wurde 1937 das Labor für Übermikroskopie etabliert, sodass bereits 1937 Prototypen entstanden.

Helmut Ruska entwickelte Präparationstechniken zur Optimierung von elektronenmikroskopischen Darstellungen, unter anderem verbesserte er die Bildqualität durch die Behandlung mit Osmium. Bis 1945 wurden in Deutschland trotz der erschwerten Kriegsverhältnisse über 40 Mikroskope konstruiert. Für die Virologie führte dies zu einer explosionsartigen Erweiterung ihrer Möglichkeiten. Inzwischen existieren von allen Viren detaillierte elektronenmikroskopische Bilder.

Die Arbeitsgruppe Helmut und Ernst Ruska sowie Bodo von Borries war nicht die Einzige, die sich mit dem Problem der Elektronenmikroskopie beschäftigte. So haben Brüche und Haagen ebenfalls an einem Elektronenmikroskop gearbeitet. [110]

Parallel dazu arbeitete Manfred von Ardenne ebenfalls an einem Elektronenmikroskop, und wie er in seiner Autobiographie berichtet, hatte er Ende 1939 ein betriebsbereites Gerät und konnte 1940 elektronenmikroskopische Bilder darstellen. [24, 25]

Manfred von Ardenne (1907–1997) wurde in Hamburg geboren und gründete 1928 in Berlin ein eigenes Institut für Elektronenphysik. Von Ardenne war Autodidakt, nachdem er ein 1925 begonnenes viersemestriges Grundstudium der Physik, Chemie und Mathematik abgebrochen hatte. Er leistete auf vielen Gebieten Pionierarbeit, insbesondere im Bereich der Elektronenoptik und der Hochfrequenztechnologie. Er

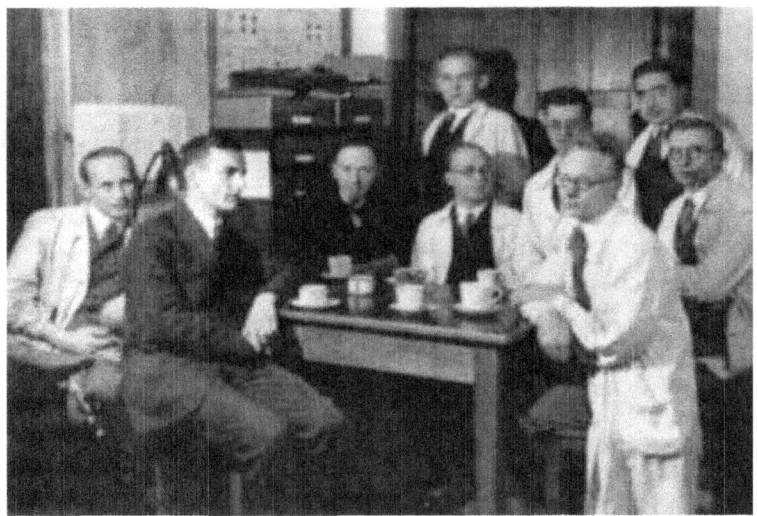

Arbeitsgruppe Knoll in der Technischen Hochschule Berlin 1932. Stehend von links nach rechts: Kurt Schaudinn, Henning Knoblauch, Martin Freundlich. Sitzend von links nach rechts: Carl Czemper, Ernst Ruska, Max Knoll, Robert Andrieux, Bodo von Borries, Gustav-Adolf Blume

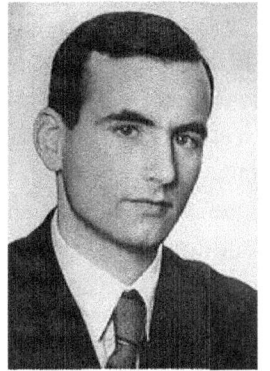
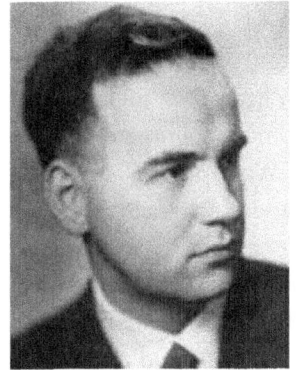

Ernst Ruska Helmut Ruska

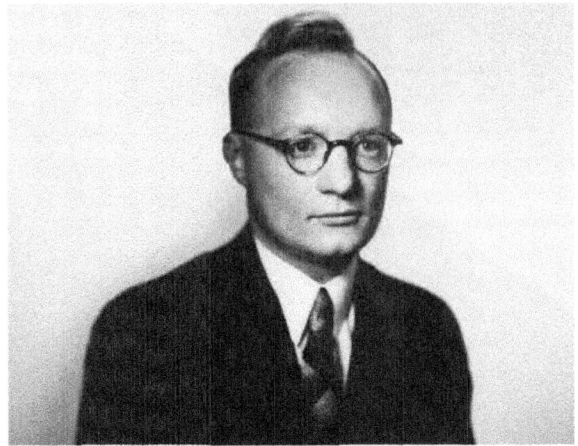

Bodo von Borries

entwickelte die dreifache Radioröhre und war ein Pionier der Fernsehtechnik, indem er 1931 die Elektronenstrahlröhre zur Bildzerlegung und -zusammensetzung für die Fernsehtechnik entwickelte. 1934 erfand er den elektronenoptischen Bildwandler, 1937 erarbeitete er das Rasterelektronenmikroskop. 1943 konstruierte er einen Bandgenerator und das Zyklotron. Sein wissenschaftliches Werk umfasst 565 Publikationen, davon 30 Bücher. Zusätzlich besaß Manfred von Ardenne ca. 600 in- und ausländische Patente. [26]

1940 gelang es Helmut Ruska, erstmals einen Bakteriophagen elektronenmikroskopisch darzustellen und den Vorgang einer Bakteriolyse photographisch zu dokumentieren. [884]

So konnte er darstellen, dass die Phagen eine komplexe Struktur aufwiesen, sie hatten einen Kopf, einen Phagenschwanz, der aus fünf verschiedenen Komponenten besteht, und sechs Schwanzdornen sowie sechs Schwanzfibern. Spätere Analysen zeigten, dass hiermit die Phagen sich an die Bakterienoberfläche anheften und die im Kopf enthaltene DNS einschleusen konnten. Die Methode der Elektronenmikroskopie wurde weltweit sofort aufgegriffen, erweitert und optimiert und insbesondere wurden zur Verbesserung der Bildqualität neue Präparationstechniken entwickelt. Anderson, der die Elektronenmikroskopie aufgriff und entscheidende Beiträge zur Weiterentwicklung lieferte, hörte 1940 zum ersten Mal von der Elektronenmikroskopie. Er schrieb: „Als ich zum ersten Male vom Elektronenmikroskop hörte, von dem man sagte, dass es in Deutschland entwickelt worden sei, schien es fast wie ein Schabernack, den die Nazis der übrigen Welt spielten." Er bewarb sich um ein Stipendium der Radio Corporation of America, das ausgeschrieben wurde, um die biologischen Anwendungsmöglichkeiten zu untersuchen. Er erhielt das Stipendium und berichtete: „Im September 1940 war ich angenehm überrascht zu finden, dass das Mikroskop ganz und gar kein Schabernack war." [17]

Mit dieser Methode konnten dann nach und nach alle Viren morphologisch charakterisiert werden. Damit wurden erstmals die Strukturen von Viren genau charakterisiert, während man bisher immer nur indirekte Informationen über die Viren bekommen konnte.

46   Die Hepatitis

Eine große Herausforderung für die Virologen ist die Hepatitis. Die Virushepatitis ist eine weltweit verbreitete Erkrankung, die in vielen Epidemien viele Menschen befallen hat, wobei nicht nur durch die Leberzirrhose, sondern auch durch das hepatozelluläre Karzinom als Folge der Hepatitis B viele Menschen starben.

Krankheiten, die mit einer Gelbverfärbung der Haut einhergehen, werden schon in der Antike von Hippokrates und auch im babylonischen Talmud erwähnt. Die vielen unterschiedlichen Möglichkeiten dieses Symptoms wurden damals noch nicht differenziert. Auch im 18. Jahrhundert hatte man noch keine klaren Vorstellungen. Im Kapitel „Leberentzündung" des Lehrbuchs von Johann Peter Frank, einem der bedeutendsten Kliniker des 18. Jahrhunderts, wird die Gelbverfärbung oder der Ikterus, nur beiläufig erwähnt. [342 S. 252–266]

Ohne die genaue Ursache zu kennen, wusste man gleichwohl, dass es sich dabei um eine Erkrankung der Leber handelt, und nannte sie Hepatitis, von Hepar, die Leber.

Im 19. Jahrhundert kam es während des Amerikanischen Bürgerkriegs zu 40.000 Hepatitiserkrankungen unter den Soldaten der Union.

In Deutschland kam es 1885 zu einer Epidemie. Damals wurden 1300 Werftarbeiter in einer Bremer Werft gegen Pocken geimpft, 191 dieser Arbeiter erlitten zwei bis acht Monate nach dieser Impfung einen Ikterus und die typischen Hepatitissymptome. Rückblickend lässt sich heute sagen, dass diese Erkrankung durch Verunreinigungen übertragen wurde. [670]

In einer Analyse von Cockayne aus dem Jahr 1912 wurden unterschiedliche Verlaufsformen der Hepatitis beschrieben und bereits differenzialdiagnostische Überlegungen angestellt. [175]

Es zeigte sich, dass eine Ursache des Ikterus die sogenannte Weilsche Erkrankung war, deren Erreger 1915 von Uhlenhuth und Fromme entdeckt wurde. Bei dem Erreger handelt es sich um das Bakterium Leptospira icterogenes. Der von Uhlenhuth anfänglich geäußerte Verdacht, dass es sich dabei um ein filtrierbares ultravisibles Virus handeln könnte, wurde durch Filtration ausgeschlossen. Der Nachweis gelang dann durch Dunkelfeld-Mikroskopie.

Im Ersten Weltkrieg war die Weilsche Erkrankung von großer Bedeutung, da viele Soldaten auf beiden Seiten der Front im Schützengraben durch die Rattenplage mit diesem Bakterium infiziert wurden. [747 S. 117–124, 1043, 1044]

Virchow hatte die Vorstellung, dass die Gelbsucht durch einen Katarrh der Gallengänge verursacht wird. Der österreichische Internist und Hepatologe Hans Eppinger vermutete, dass es sich beim Icterus catarrhalis um eine Leberparenchymerkrankung handelt. [281]

Neben der Abgrenzung der Weilschen Erkrankung als Ursache für einen Ikterus gelang es Cockayne, zwei unterschiedliche Typen der Hepatitis abzugrenzen. Diese Erkrankung wurde damals Ikterus catarrhalis genannt und er schlug vor, dieses Krankheitsbild infektiöse Hepatitis zu nennen. [175]

Eine wichtige Arbeit kam aus Schweden, wo man eine Hepatitis-Endemie beobachtete, deren Übertragung auf die Verwendung von nicht ausreichend gesäuberten Nadeln und Spritzen zurückgeführt wurde. Patienten einer Diabetesklinik, die regelmäßig Injektionen erhalten hatten, erkrankten nach einer gewissen Inkubationszeit an Hepatitis. Durch diese Beobachtungen kam man schon zu der Unterscheidung zwischen der Hepatitis durch eine orale Infektion, die wir heute Hepatitis A nennen, und der infektiösen Hepatitis, heute Hepatitis B, die durch Blut bzw. virushaltige verschmutzte Spritzen übertragen wird. Diese Erkenntnisse wurden in Schweden auf Deutsch publiziert, aber offensichtlich nicht zur Kenntnis genommen.

In ganz Europa kam es immer wieder zu kleinen Epidemien. [318]

1937 wurde in England beobachtet, dass Menschen, die gegen Gelbfieber geimpft wurden, an einer Hepatitis erkrankten. Man wußte jedoch nicht, dass die Erkrankung durch verunreinigte Impfstoffe verursacht war. [304]

Geradezu explodiert sind die Erkrankungsraten dann im Zweiten Weltkrieg unter den Soldaten. Es zeigte sich, dass Patienten, die arsenhaltige Medikamente gegen die Syphilis erhalten hatten, einen Ikterus entwickelten, ebenso wie Soldaten, denen Blut transfundiert wurde, und solche, die gegen Gelbfieber geimpft worden waren. [1003]

1942 wurden über 330.000 US-Soldaten gegen Gelbfieber geimpft und unabsichtlich mit dem Hepatitis-B-Virus infiziert, das in kontaminiertem Blutplasma von Spendern enthalten war. Das Plasma wurde verwendet, um die Vakzine zu stabilisieren. Von diesen geimpften Soldaten erkrankten 50.000 an Hepatitis, 100 bis 150 von ihnen starben. [943]

Auch auf deutscher Seite war unter den Soldaten die Hepatitis ein Problem. Seit 1940 hat sich die Krankheit, damals bereits Hepatitis epidemica genannt, innerhalb des Heeres in großen Epidemien ausgebreitet. Man diskutierte damals zunächst eine alimentär-toxische Erkrankung und bezeichnete sie als Ikterus catarrhalis bzw. Ikterus simplex.

Im Laufe des Krieges erkrankten schätzungsweise insgesamt 5–6 Millionen Soldaten, allein an der Ostfront etwa 190.000.

In manchen Einheiten waren bis zu 60 % der Soldaten wegen Hepatitis nicht einsatzfähig. [427]

Wegen der Art der Übertragung waren sich die Militärärzte schnell im Klaren darüber, dass es sich um eine Infektion und nicht um ein toxisches Geschehen handelt. Zur Abklärung des Übertragungsmodus hat der Assistent von Prof. Gutzeit, Hans Voegt, zusammen mit drei Medizinstudenten freiwillig in einem Selbstversuch die Infektiosität der Hepatitis nachgewiesen, indem sie z. B. Magensaft und Blut von Hepatitispatienten tranken.

Voegt unternahm auf Anregung von Gutzeit Versuche an 5 gesunden Freiwilligen und einer tuberkulosekranken Frau und injizierte Patientenserum intramuskulär, Plasma subkutan und ließ hämolysiertes Blut und Urin von Patienten trinken. In einigen Fällen kam es zu einer leichten Gelbverfärbung, andere litten unter Brechreiz und Magenschmerzen. [1059]

Die Arbeiten zur Hepatitis erhielten 1942 den Rang kriegswichtiger Forschungen. Der Leiter dieser Untersuchungen war Prof. Kurt Gutzeit (1893–1957), der seit 1934 Ordinarius für Innere Medizin in Breslau war. Er war seit 1934 Mitglied der SS und ein bedingungsloser fanatischer Nationalsozialist, der aber nach dem Krieg unbehelligt seine Karriere fortsetzen konnte. [644]

Dass der Erreger dieser Hepatitis ein Virus sein müsse, wurde bereits in den 1940er Jahren durch Filtrationsversuche nachgewiesen. Man hat weiterhin versucht, menschliches Hepatitis-epidemicus-Material auf Chorioallantois-Kulturen in Hühnerembryonen zu züchten. Mit diesen Experimenten konnte man über mehrere Passagen hinweg das Virus propagieren und das aus Chorioallantois-Kulturen gewonnene Material auch auf Tiere rückübertragen und damit eine Hepatitis auslösen. [240]

Von deutschen Forschern wurden viele Versuche zum Übertragungsmodus an Tieren vorgenommen, wobei die Erkrankung übertragen werden konnte, ein Virus sich allerdings nicht isolieren ließ. [64]

Bereits 1939 haben Findlay und MacCallum Lebergewebe, das durch eine Punktion gewonnen wurde, im Allantois-System gezüchtet und mit diesem Material auf Affen übertragen können. Weitere Untersuchungen ergaben, dass mit Urin von Kranken sowohl im Chorioallantois-Versuch als auch beim Kanarienvogel eine Übertragung möglich war. [304]

Bei den Chorioallantois-Kulturen zeigte sich bei diesen Übertragungsversuchen mit Material aus Patienten im frühen Stadium einer Hepatitis, dass die Hühnerembryonen nach 4–5 Tagen starben. Eine Analyse der Eihäute zeigte keine makroskopischen Veränderungen. Das Material war hochinfektiös und konnte auf andere Embryonen übertragen werden, die ebenfalls nach wenigen Passagen abstarben. Weitere Versuche von Siede und Lutz aus dem Jahr 1943 erbrachten ähnliche Ergebnisse. Damit war gesichert, dass es sich bei der Hepatitis epidemica um eine Viruserkrankung handelt. [959, 960]

In der Folge wurden vielfältige Untersuchungen gemacht, die jedoch inhomogen und schlecht reproduzierbar waren. Insbesondere das von Siede definierte Kriterium, dass das Absterben eines Embryos in der Allantois-Kultur beweisend für einen Virus sei, ließ sich nicht aufrechterhalten.

In vielen Versuchen ließ sich zeigen, dass mit infiziertem Material, z. B. Hühnerembryonen, die Hepatitis übertragen werden konnte. Eine Reindarstellung des Virus der Hepatitis epidemica gelang jedoch damals noch nicht.

Neben diesen genannten Untersuchungen hat man in Deutschland systematisch bereits 1940 Menschenversuche durchgeführt, wobei die Ergebnisse erst 1949 veröffentlicht wurden und offensichtlich keinen Anstoß erregten. [629]

Weitere Untersuchungen unternahm Meythaler 1941 auf der Insel Kreta an Soldaten, die an Hepatitis epidemica erkrankt waren. Meythaler führte Übertragungsversuche durch Blut von Mensch zu Mensch durch, wobei diese Ergebnisse jedoch nicht eindeutig waren. Bei einigen Patienten konnte man kurzzeitig einen Ikterus beobachten, die Untersuchungen von Meythaler waren jedoch methodisch nicht sehr korrekt und führten nicht zu einem greifbaren Ergebnis. Zur weiteren Klärung wurde verfügt, weitere Versuche an Insassen von Konzentrationslagern vorzunehmen. [716]

Wegen der nicht eindeutigen Ergebnisse wurden von dem Stabsarzt Dr. Dohmen Versuche an Insassen des KZ Sachsenhausen vorgenommen, wobei einige Gefangene starben. Zusammen mit Dohmen hat auch E. Haagen im KZ Natzweiler Versuche mit tödlichem Ausgang durchgeführt. [721]

Nicht nur deutsche Ärzte, sondern auch Amerikaner haben Versuche an Menschen vorgenommen. Diese Untersuchungen bestätigten die von Cockayne gemachten Beobachtungen von zwei immunologisch differenten Typen der Hepatitis. Es zeigte sich, dass die Typ-A-Hepatitis nach einer Inkubationszeit von 15–34 Tagen auftrat, während sich die B-Hepatitis nach 56–134 Tagen Inkubationszeit manifestierte. Man konnte nachweisen, dass die Typ-A-Hepatitis nach oraler und parenteraler Exposition auftrat, die Hepatitis B jedoch wurde durch Inokulation und nicht oral übertragen. [139, 455, 676, 740, 786]

Das Hepatitis-A-Virus wurde im Stuhl und im Serum in der akuten Phase nachgewiesen. In der Erholphase war es nicht mehr nachweisbar. Das Hepatitis B konnte man im Blut in der Inkubationsphase und in der Akutphase der Erkrankung nachweisen.

Bereits 1945 ließ sich die Hepatitis-A-Erkrankung durch Verabreichung von Gammaglobulin verhindern oder abschwächen. [456, 989]

Diese Aussagen zur Typisierung der Hepatitiden wurden zwischen 1962 und 1970 von Krugman und seinem Team bestätigt. Sie stellten fest, dass in der Willowbrook

States School for Mentally Handicapped Children in Long Island praktisch alle Kinder an einer Hepatitis litten bzw. eine Hepatitis durchgemacht hatten. In dieser Schule waren die sanitären Verhältnisse katastrophal und die Kinder waren permanent Fäzes, Speichel und Körperflüssigkeiten ausgesetzt.

Es zeigte sich, dass alle Kinder, die neu in die Schule aufgenommen wurden, mit Sicherheit ebenfalls an einer Hepatitis erkrankten. Die Forscher gingen soweit, dass sie Kindern, die neu in die Schule aufgenommen wurden und keine Hepatitis hatten, Serum von Patienten injizierten. Auch der oral-fäkale Weg der Übertragung wurde an den Kindern bewiesen. Diese Studie bestätigte die früher gemachten Beobachtungen, dass die Hepatitis zu dieser Zeit durch zwei unterschiedliche Viren verursacht werden konnte. Das eine Virus wurde MS-2 und später Hepatitis-B-Virus (HBV) genannt, während das andere über den oral-fäkalen Infektionsweg mit kürzerer Inkubationszeit MS-1-Virus bzw. Hepatitis-A-Virus (HAV) genannt wurde. Diese Versuche lösten eine heftige ethische Debatte aus, wurden jedoch gerechtfertigt mit dem Argument, dass die Kinder früher oder später ohnehin an Hepatitis erkrankt wären. Krugmans Studien an der Willowbrook-Schule führten im Senat des Staates New York zu einer öffentlichen Verurteilung. Eine Gesetzesvorlage sollte weitere Versuche verhindern. [596, 598, 599, 601, 642 S. 182]

Krugman war sich der Problematik dieser Versuche durchaus bewusst. In einem Rückblick aus dem Jahre 1986 gibt er zu, dass diese Versuche unethisch waren. [595]

Er fühlte sich für diese Versuche aber gerechtfertigt, da er wichtige Aussagen machen konnte:
1. Das Hepatitis-A-Virus wurde in Stuhl und Serum nachgewiesen. Im Blut zeigte sich das Virus in der Inkubationszeit und in der akuten Phase, nicht in der Erholungsphase.
2. Das Hepatitis-B-Virus ließ sich parenteral und durch Inokulation von Serum übertragen.
3. Die Hepatitis B wird auch durch Geschlechtsverkehr übertragen.
4. Es lassen sich definitiv zwei Virustypen mit unterschiedlich klinischen Verlaufsformen nachweisen.
5. Durch Immunglobulingaben ließ sich zeigen, dass sich die Intensität der Viruserkrankung reduzieren ließ bzw. dass der Ausbruch von Krankheiten verhindert werden konnte.

Krugman wies darauf hin, dass alle Eltern diesen Versuchen zugestimmt hatten. Insbesondere Soldaten, die in Epidemiegebieten eingesetzt waren, wie z. B. Korea, profitierten von diesen Untersuchungen. [600, 1065]

Die Beobachtungen, dass die Hepatitis durch verunreinigte und schlecht sterilisierte Nadeln und Spritzen übertragen werden kann, führten in den 1950er Jahren zur Einführung von Einmalnadeln und Spritzen. Plastikspritzen und Nadeln zum Einmalgebrauch setzten sich allerdings erst in den 1960er Jahren durch.

46.1 Das Australia-Antigen, Baruch Blumberg

Zur Zeit der grundlegenden Untersuchungen von Krugman und anderen konnte man die Auslöser dieser unterschiedlichen Viren-Typen der Hepatitis noch nicht identifizieren und auch nicht in Kultur züchten.

Ein völlig neuer Aspekt wurde von dem amerikanischen Forscher Baruch Blumberg in die Forschungsdiskussion gebracht. Blumberg wurde 1925 in New York City geboren. Nach seinem Highschool-Abschluss ging er 1943 zur US Navy, nach dem Krieg studierte er Physik am Union College und ging dann an die Columbia-Universität, wo er Mathematik und Medizin studierte. 1951 promovierte er zum Doktor der Medizin.

Sein Forschungsgebiet in den 1960er Jahren war die Analyse von Polymorphismen, d.h. unterschiedlichen Typen von Lipoproteinen in unterschiedlichen Ethnien. Hintergrund dieser Fragestellungen war es, durch die Analyse dieser vielgestaltigen Proteine Zusammenhänge mit Erkrankungen aufzudecken. 1960 begann er mit seinem Mitarbeiter Tony Alison Feldstudien in verschiedenen Ländern. Sie fanden eine Reihe von unterschiedlichen Serumeiweißen, die sich von Population zu Population stark unterschieden. Insbesondere fiel ihnen auf, dass Patienten, die mehrere Bluttransfusionen erhalten hatten, bestimmte typische Proteinvarianten aufwiesen. Es zeigte sich, dass diese Proteine in der Lage waren, eine Immunantwort auszulösen und zur Bildung von Antikörpern gegen diese fremden Proteine führten. Diese Antikörper konnten dann als Reagens benutzt werden, um Antigenvarianten im Blut von anderen Personen zu detektieren. Blumberg benutzte dabei die Agardiffusionsmethode nach Ouchterlony, benannt nach einem schwedischen Immunologen der Universität Göteborg. Das Prinzip der Methode besteht darin, Seren der Testpersonen in kleinen Vertiefungen des Agar zu platzieren. Die Eiweiße diffundieren dann im Agar, in dem sich Antikörper befinden. Wenn sich eine spezifische Antigen-Antikörper-Reaktion abspielt, kommt es zu einer Präzipitationslinie im Gel, die dann nach Färbung leicht nachgewiesen werden kann.

Mit diesen Untersuchungen konnte Blumberg eine Reihe von Proteinpolymorphismen beschreiben und vererbte genetische Zusammenhänge nach den Mendelschen Gesetzen herstellen. Blumberg konnte diese Eiweiße als Lipoproteine identifizieren, also Moleküle mit einem Fett- und einem Proteinanteil.

Im Rahmen dieser Untersuchungen fand Blumberg eine Präzipitinreaktion, die sich von den anderen Lipoproteinbanden unterschied. Es zeigte sich, dass der Lipid-

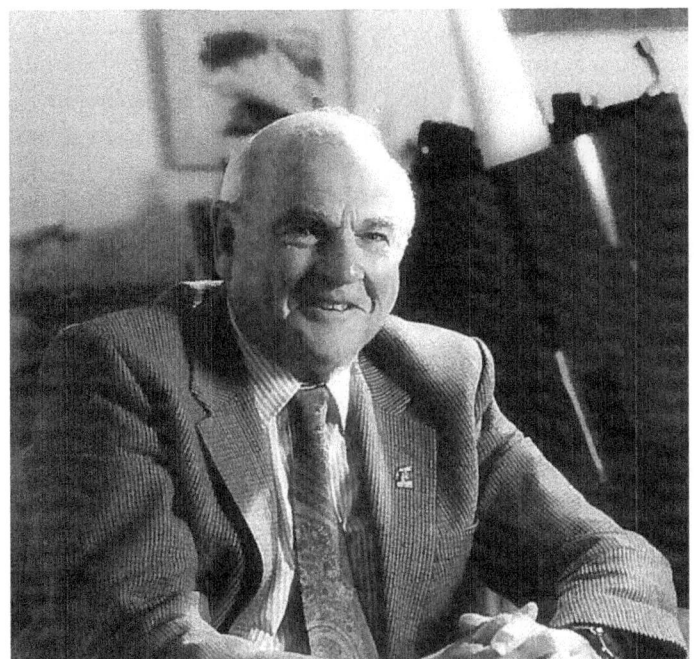

Baruch Blumberg

anteil geringer war als in den anderen Proben und der Präzipitinstreifen breiter als der der üblichen. Es erwies sich, dass dieses neu entdeckte Präzipitin sehr selten war. Da er dieses Eiweiß bei mehreren australischen Ureinwohnern, den Aborigines, fand, nannte er es Australia-Antigen. [73, 74]

Weitere Analysen ergaben, dass diese Antigene im Serum eines Patienten nachweisbar waren, der die Bluterkrankheit hatte und sehr viele Bluttransfusionen erhalten hatte. Zunächst konnte Blumberg keinen Zusammenhang zur Hepatitis B herstellen. Für ihn waren diese Analysen zunächst reine Grundlagenforschung und nicht zielgerichtet, um ein bestimmtes biologisches Problem zu lösen. [73 S. 82]

Blumberg vermutete, dass es sich bei dem Australia-Antigen um ein vererbliches Eiweiß handelt. 1964 begann er eine systematische Analyse im Hinblick auf die geographische Verteilung. Er stellte eine relative Häufung im asiatisch-pazifischen Raum, in Afrika sowie in Ost- und Südeuropa fest, relativ wenig in den USA. Zunächst konnte Blumberg diese Entdeckung nicht interpretieren. Klinische Studien führten zur Hypothese, dass das Australia-Antigen entweder das Hepatitis-Virus war oder auf ihm lokalisiert ist. Es zeichnete sich ab, dass die meisten Seren, die das Australia-Antigen trugen, von Patienten stammten, die Bluttransfusionen erhalten hatten. Damit wurde der Verdacht auf die Tatsache gelenkt, dass es sich um eine Erkrankung handelt, die über das Blut weitergegeben wird. Hilfreich war Blumberg ein Hausarzt aus Claxton, Curtis Hames, der Blumberg anbot, ihm Blutproben zu schicken. Blumberg analysierte mehrere hundert dieser Blutproben und fand, dass nur eine einzige positiv für das Australia-Antigen war. Eine Rückfrage erbrachte, dass dieser Patient tatsächlich an einer Hepatitis litt. Derartige Untersuchungen wurden an weiteren Populationen durchgeführt und wiederum zeigte sich unter den vielen Proben nur eine einzige, die positiv war, und dass der Proband dann auch an einer Hepatitis litt. Weitere Untersuchungen erbrachten einen Zusammenhang zwischen dem Australia-Antigen und Patienten, die wegen einer Niereninsuffizienz dialysiert wurden, sowie Patienten mit Thalassämie. Die höchste Prävalenz fand Blumberg bei Patienten mit Leukämie. Dies führte zur Diskussion, ob das Australia-Antigen die Leukämie verursacht hatte oder ob die Leukämie das Australia-Antigen im Blut erzeuge. Eine weitere Hypothese war, dass es sich dabei um eine genetische Vererbung handelte. Blumberg kooperierte mit der Atomic Bomb Casualty Commission, die Japaner untersuchten, die den Atombombenabwurf überlebt hatten und einer großen Strahlendosis ausgesetzt gewesen waren. Er berichtet, dass die Frequenz von Australia-Antigenträgern mit dem Ausmaß der Strahlenbelastung korrelierte. Eine weitere Gruppe waren Patienten mit ankylosierender Spondylitis, einer entzündlichen Wirbelsäulenerkrankung aus dem rheumatischen Formenkreis, die mit Röntgenstrahlen behandelt worden waren. Hier fand sich keine außergewöhnliche Prävalenz des Australia-Antigens.

Ausführliche Analysen machte Blumberg mit Kindern mit Down-Syndrom, eine genetische Veränderung, die mit einer erhöhten Leukämierate einhergeht. Es ließ sich keine erhöhte Inzidenz zeigen. [75]

Durch weitere Feldversuche konnte Blumberg schließlich ein Kollektiv mit Australia-Antigen-positiven Patienten sammeln, das signifikant mit der akuten Hepatitis assoziiert war. Später fand er auch einen Zusammenhang mit der chronischen Hepatitis. Als Blumberg diese Ergebnisse zusammenfasste und bei den Annals of Internal Medicine einreichte, wurde die Arbeit abgelehnt. Die Reviewer fanden keinen überzeugenden Beweis für Blumbergs Hypothesen. [73 S. 100]

Später gestand der Herausgeber dieses Journals Blumberg, damit einen der großen Irrtümer seiner Tätigkeit als Herausgeber begangen zu haben. Blumberg berichtet, man habe diese Arbeit als eine von vielen angesehen, in der behauptet wurde, der Erreger der Hepatitis sei gefunden.

1967 erschien schließlich in den Annals of Medicine eine Arbeit der Gruppe um Blumberg, in der definitiv der Zusammenhang zwischen dem Australia-Antigen und dem Hepatitis-Virus hergestellt wird. [75]

Wenige Monate später bestätigten andere Forscher in ihren Analysen Blumbergs Aussage.

Damit hatte man einen Laborparameter, der für die Hepatitis B diagnoseweisend war. Zudem war dieser Parameter geeignet, um die Hepatitis B von der Hepatitis A abzugrenzen. [815]

Interessant war auch ein einzelner Zufallsbefund aus Blumbergs Labor. Eine technische Assistentin entwickelte plötzlich einen Ikterus und bot alle klinischen Zeichen einer Virushepatitis. Bei ihr fand man dann das Australia-Antigen. [73]

Der Nachweis der Korrelation von Australia-Antigen und Lebererkrankungen lieferte aber noch keinen Beweis, dass es sich bei dieser Erkrankung wirklich um eine Viruserkrankung handelt. Blumberg erweiterte seine Arbeit, indem er aktiv das Hepatitis-Virus suchte. Er trennte das Serum von Patienten in der Ultrazentrifuge und konnte die Bestandteile nach ihrem Molekulargewicht trennen. Die Fraktionen, in denen er das Virus vermutete, ließ er elektronenmikroskopisch untersuchen, wobei einige Partikel mit 210 Angström-Größe nachgewiesen werden konnten. [43]

Es gelang dieser Abreitsgruppe jedoch nicht, ein eindeutiges Virus nachzuweisen. Erst 1970 hat der englische Naturwissenschaftler D. S. Dane das komplette Virusteilchen nachgewiesen, das Nukleinsäure enthielt. [198]

Die daraufhin durchgeführten Versuche, das Hepatitis-B-Virus zu kultivieren, misslangen zunächst. Von großer Bedeutung war, dass man nun die Möglichkeit hatte, Spenderblut zu testen, um die damals gefürchtete Posttransfusionshepatitis zu verhindern. Nachdem man diese Analysen durchgeführt hatte, war klar, dass das Australia-Antigen ein Protein ist, das an der Oberfläche der Virushülle liegt. Es wird

46 Die Hepatitis

deswegen auch HBsAg genannt, wobei s für Surface steht. Dieses Membranprotein ist ein Rezeptor, der das Hepatitis-B-Virus an die Wirtszelle, die von dem Virus befallen werden soll, anheftet. Eine weitere Funktion des HBsAg besteht in der Freisetzung des Hepatitis-Virus in das Zytosol der Zelle.

Weitere Analysen erbrachten ein weiteres Antigen, das dem inneren Kern angehört, es wurde HBcAg genannt. Ein weiteres lösliches Antigen wurde HBe genannt. [681]

Blumenberg erhielt 1976 den Nobelpreis für Medizin.

47 Die Impfung gegen Hepatitis B

Mit den gewonnenen Erkenntnissen, dem Nachweis des Australia-Antigens und des Hepatitis-B-Virus, stellte sich dann rasch die Frage nach einer Impfung. Angesichts der Tatsache, dass in den 1980er Jahren 200.000 Personen in den USA an Hepatitis B erkrankt waren, von denen 4000 starben, fühlten sich viele Forscher unter Druck, eine Vakzine zu entwickeln.

Der Erste, der sich mit der Hepatitis-Impfung beschäftigte, war Saul Krugman. 1970 erhitzte er das Hepatitis-MS1-Virus, heute B, und konnte feststellen, dass er bei Kindern, denen er dieses Serum spritzte, eine Antigenität, d. h. eine Antikörperreaktion, erzeugen konnte, wobei sich zeigte, dass die Kinder vor Hepatitis geschützt waren. Krugman war sich darüber im Klaren, dass die Kinder mit hoher Wahrscheinlichkeit an Hepatitis erkranken würden, wenn die Attenuierung nicht gelungen wäre.

Krugman verfolgte diese Experimente nicht weiter, sodass die Hauptarbeit schließlich von Hilleman geleistet wurde. [597, 599]

Maurice Hilleman war am besten geeignet war, dieses Problem anzugehen. Hilleman hat im Laufe seiner Forschungstätigkeit rund 40 Impfstoffe für alle möglichen Erkrankungen entwickelt, u. a. gegen Masern, Mumps, Windpocken, Röteln, Pneumonie und Meningitis.

Geboren wurde er 1919 in Miles City in Montana. Er begann seine Studien an der Montana State University, wo er den Titel eines Bachelor in Chemie und Mikrobiologie erwarb. Sein Studium setzte er an der University of Chicago fort, wo er 1944 promovierte. Anschließend ging er in die Pharmaindustrie. Seine erste Leistung war ein Antiserum gegen die japanische Enzephalitis, die für viele amerikanische Soldaten im Zweiten Weltkrieg ein großes Problem war. Im Rahmen seiner Arbeiten zur Entwicklung eines Grippeimpfstoffs entdeckte er das Phänomen von Genshift und -drift, die Mutationsvorgänge beim Grippevirus. 1957 trat er in die Firma Merck ein und wurde Leiter der Virus- und Zellbiologieforschung in Westpoint. [764]

Damals war bereits bekannt, dass eine Risikogruppe der Australia-Antigenträger Homosexuelle waren. Von diesen erhielt er Material. Da man das Hepatitis-B-Virus damals nicht züchten konnte, nahm sich Hilleman vor, das Australia-Antigen so zu reinigen, dass er es zur Impfung verwenden konnte. Er wollte sicher sein, dass keine aktiven Viren anderer Typen in dem Serum mehr nachweisbar waren. Der Nachweis des SV40-Virus im Polioimpfstoff war Hilleman noch sehr geläufig und man konnte von Glück reden, dass dieses Virus für den Menschen ungefährlich war. Derartige Kontaminationen wollte er unter allen Umständen vermeiden.

Hilleman hat dann nach komplizierten Zentrifugations- und Reinigungsvorgängen sein Material zunächst erhitzt. Durch Zugabe von Pepsin reduzierte er die Hepatitis-B-Viruspartikel um den Faktor 100.000, wobei das Pepsin das Australia-Antigen nicht zerstörte. Zusätzlich attenuierte er mit Harnstoff und in einem weiteren Schritt mit Formaldehyd. Er prüfte den Impfstoff zunächst an Affen und konnte feststellen, dass die Hepatitis damit nicht übertragen wurde. Weitere Experimente machte er an Mitarbeitern von Merck. Auch Saul Krugman und seine Frau stellten sich zur Verfügung. [1007]

Um aber eine verlässliche Aussage im Hinblick auf die Wirkung und die Nebenwirkungen des Impfstoffs zu bekommen, schätzte Hilleman, dass er mindestens 1000 Probanden benötigte. Er wandte sich deshalb an das Gay Men's Health Project in New York, denn man hatte damals festgestellt, dass 50% dieser Gruppe eine Hepatitis durchgemacht hatten, im Gegensatz zu nur 5% der Restbevölkerung. In der Risikogruppe waren auch Beschäftigte im Bereich der Medizin und Mitarbeiter an Blutspendezentren. Die Betroffenen stellten sich bereitwillig für diese Studie zur Verfügung. Bereits damals war klar, dass ein sexuell aktiver homosexueller Mann eine hundertmal höhere Wahrscheinlichkeit hatte, an Hepatitis B zu erkranken als die Männer anderer Gruppen.

Daraufhin konnte eine randomisierte Studie durchgeführt werden, die ihren Erfolg dem polnischen Arzt Wolf Szmuness zu verdanken hat.

Szmuness wurde in Warschau geboren, er wuchs in einer jüdischen Familie der Mittelschicht auf. Vor dem Einmarsch der deutschen Wehrmacht floh er nach Russland und studierte in Sibirien Medizin und war in Russland und in der Ukraine tätig. Zu der Zeit erkrankte seine Frau an einer Hepatitis, die durch eine Blutübertragung verursacht war. Szmuness wandte sich deshalb der Forschung über Hepatitis zu. 1959 kehrte er nach Polen zurück und arbeitete als Epidemiologe im öffentlichen Gesundheitswesen. Aufgrund antisemitischer Strömungen wurde Szmuness entlassen. Daraufhin wanderte er 1969 nach New York aus, wo er eine Stelle am Blood Center erhielt und die Hepatitis-Tests bei New Yorker Homosexuellen vornahm. Er erweiterte seine Arbeit durch epidemiologische Studien.

Obwohl der Impfstoff bereits einer Reihe von gesunden Menschen und auch Affen verabreicht worden war und sich gezeigt hatte, dass es keine besonderen Nebenwirkungen gab, wurde der Antrag auf eine Zulassung durch die Food and Drug Administration abgelehnt. Der Mann, der diese Entscheidung traf, war Albert Sabin, der Entwickler des Lebendimpfstoffs für die Polio und zu allem Überfluss auch noch Cousin von Saul Krugman. Auch weitere Versuche, über das National Institute of Health die Vakzine zuzulassen, wurden abgelehnt. Es gab zu viele Bedenken, einen Impfstoff zu verabreichen, der aus dem Blut von Kranken gewonnen wurde.

Als dann doch eine Erlaubnis erteilt wurde, organisierte Szmuness eine randomisierte Studie, die es nun ermöglichen sollte, eine valide Aussage zu machen. Es wurden 1000 Probanden rekrutiert, diese erhielten 3 Impfungen, die Hälfte erhielt den Impfstoff, die andere Hälfte ein Placebo. Das Ergebnis war überzeugend, nur 3 % der Geimpften entwickelten im Verlauf der Zeit eine Hepatitis, während im gleichen Zeitraum in der Placebo-behandelten Gruppe 27 % eine Hepatitis entwickelten. Damit war auch klar, dass alle Bestandteile des Serums außer dem HBs-Antigen eliminiert waren. [1006]

Hilleman hat mit der Entwicklung dieses Impfstoffs einen Aufwand betrieben, wie er ihn bei keinem seiner anderen Impfstoffe betrieben hat, er wollte absolut sicher sein, dass keine anderen Körper enthalten waren. Die Firma Merck hat allein für die Entwicklung dieses Impfstoffes 70 Mio. Dollar aufgewendet. [764 S. 132]

Während Hilleman an der Entwicklung seines Impfstoffes arbeitete, begann auch Blumberg, sich mit der Herstellung eines Impfstoffs gegen Hepatitis B zu beschäftigen. Blumberg gab zu, dass er diesbezüglich keinerlei Erfahrungen hatte und heuerte deshalb den aus den Merck-Laboratorien stammenden Forscher Irving Millman an. Er hatte die gleichen Vorstellungen wie Hilleman, denn er plante, das HBs-Antigen so weit zu reinigen, dass keine infektiösen Partikel darin enthalten waren. Millman entwickelte einen Impfstoff auf der Basis von Teilen der Proteinhülle des Virus. [73 S. 135] Blumberg meldete ein Patent an, das den Herstellungsvorgang schützte, als er selbst noch keinen brauchbaren Impfstoff entwickelt hatte. Dieses Patent war ein großes Hindernis für die Firma Merck, da diese nun den Hilleman-Impfstoff nicht vertreiben konnte. Mit der Komplexität dieser Probleme bei der Herstellung des Impfstoffes schienen Blumberg und das Institut, in dem er arbeitete, überfordert. In seiner Autobiografie berichtet Blumberg über diese Probleme. Er gab jedoch nicht zu, dass er nicht in der Lage gewesen war, die Arbeiten, wie sie Hilleman geschafft hatte, umzusetzen. Blumberg verhandelte mit britischen und französischen Pharmafirmen und beschloss doch, die Lizenz an eine amerikanische Firma zu verkaufen. Nach einigen Verhandlungen, die Hilleman führte, erwarb Merck schließlich eine Lizenz vom Fox Chase Cancer Center, wo Blumberg damals arbeitete, sodass Merck diesen Impfstoff produzieren und vertreiben konnte. In der genannten Autobiografie erwähnt Blumberg Hilleman nur einmal und lässt nicht durchblicken, dass eigentlich Hilleman das umgesetzt hat, wovon Blumberg sich lediglich das Patent gesichert hatte. [73 S. 142, 136, 137, 479]

Die perfekt durchgeführte Studie von Szmuness gilt zu Recht als Meilenstein in der Bekämpfung der Hepatitis. Wulf Szmuness starb 1982 an Lungenkrebs. Nach einem von vielen Demütigungen geprägten Leben erlebte er jedoch noch den Höhepunkt seiner Leistungen als Epidemiologe. Szmuness wurde bereits in den 1970er Jahren zunächst Lehrbeauftragter an der School of Public Health der Columbia University und dann zum Ordentlichen Professor ernannt.

Obwohl die Studien seit 1981 vorlagen und in der Aussage überzeugend waren, wurde der Impfstoff nur sehr zurückhaltend verabreicht. Man hatte immer noch zu viel Angst, menschliches Material zu verwenden, da möglicherweise doch trotz aller Attenuierungen und Reinigungsvorgänge unbekannte Agenzien nicht ausgeschlossen waren.

Hillemans Impfstoff war bis 1986 auf dem Markt, dann wurde dieser Impfstoff abgelöst, weil eine völlig neue Dimension in der Biologie eröffnet wurde.

48 Die Biotechnologie

Ausgangspunkt waren die Forschungen von Paul Berg, dem es 1971 gelang, rekombinante DNA in Bakterien einzuschleusen.

Paul Berg ist 1926 in New York geboren. Wie er in einem biographischen Rückblick schreibt, wurde er durch den Roman „Dr. Arrowsmith" von Sinclair Lewis und das Buch „Microbe Hunters" von Paul deKruif zur Naturwissenschaft gebracht. 1943 hatte er seine Highschool-Ausbildung abgeschlossen und schrieb sich am New York City College für Chemie ein. Er unterbrach sein Studium, machte eine Ausbildung zum Marineflieger und war bis zum Kriegsende auf einem U-Boot-Jäger eingesetzt. 1946 kehrte er an die Universität zurück und legte zwei Jahre später sein Examen in Biochemie ab. Seine Doktorarbeit befasste sich mit dem C1-Metabolismus. Er konnte nachweisen, dass Folsäure und Vitamin B_{12} als Kofaktoren an dem Prozess der Konversion von der Ameisensäure zu Formaldehyd und Methanol und schließlich zu Methionin beteiligt waren. Nach der Promotion arbeitete er in Kopenhagen mit Hermann Kalckar und dem Nobelpreisträger Arthur Kornberg an der Washington University in St. Louis. 1950 ging er nach Stanford, um in der Arbeitsgruppe von Kornberg mitzuarbeiten. Dort experimentierte er mit dem Polioma- und dem SV40-Tumorvirus in Säugetierzellen. Es gelang ihm, das SV40-Virus als Mittel zu benutzen, um neue Gene in Säugetierzellen einzuschleusen. Damit hat er eine Methode entwickelt, mit der er zwei DNAs in vitro miteinander verbinden konnte. So konnte er Gene des Lambda-Phagen und des Galactose-Operons von Escherichia coli mit der Säugetierzelle verbinden. In dieser Zelle wurden dann diese Gene exprimiert. [520]

Mit dieser Methode legte er die Grundlage zur rekombinanten DNA-Technologie. 1980 erhielt Paul Berg den Nobelpreis für Chemie.

Diese Entdeckung wurde von Herbert W. Boyer und Stanley Norman Cohen aufgegriffen. Boyer ist 1936 in Pittsburgh geboren, er studierte Biologie und Chemie an der Universität von Pittsburgh, wo er 1963 sein Examen ablegte. Anschließend war er 3 Jahre an der Yale-University und wurde 1966 Assistenzprofessor an der University of California. Dort entdeckte Boyer, dass das Bakterium E. coli Enzyme produziert, die DNA-spaltende Enzyme produzieren. Auf einem Kongress lernte er den Genetiker Stanley Cohen kennen, der 1935 in Perth Amboy, New Jersey, geboren wurde. Cohen studierte an der Rutgers University in New Brunswick, New Jersey, anschließend an der University of Pennsylvania, wo er 1960 zum MD promovierte. Anschließend erhielt er eine Stelle zunächst als Assistant Professor und später als Associate Professor an der medizinischen Fakultät in Stanford.

Cohen beschäftigte sich zu diesem Zeitpunkt mit dem Problem der Antibiotikaresistenz von Bakterien und fand heraus, dass Bakterien die Resistenzeigenschaften auf andere Bakterien übertragen konnten. Er entdeckte, dass die Bakterien Gene enthalten, die für die Antibiotikaresistenz verantwortlich sind und konnte nachweisen, dass sie aus kleinen Ringmolekülen aus DNA bestanden. Diese Ringmoleküle nannte er Plasmide. Er fand heraus, dass diese leicht von Bakterium auf Bakterium übertragen werden können.

Boyer und Cohen entwickelten eine Methode, mit der sie DNA-Plasmide mit bestimmten definierten genetischen Eigenschaften herstellen konnten, indem sie die von Boyer entdeckten DNA-spaltenden Enzyme nutzten, um Plasmid-DNA einzuschleusen. Es gelang ihnen, nachdem diese DNA in das Plasmid eingeschleust war, diese wieder zu einem Ringmolekül zusammenzufügen. Cohen konnte dieses neue Plasmid in ein Bakterium einschleusen und in einem ersten Experiment ein Resistenzgen induzieren. Auf der Basis dieses Experimentes konnten sie praktisch alle möglichen Gene in Bakterien einschleusen, was dann zur Produktion dieser kodierten Proteine führte. Damit hatten Boyer und Cohen die rekombinante DNA-Technologie oder das Genetic Engineering begründet. Mithilfe eines Investors namens Robert Svenson gründeten sie die Firma Genentech, die sich innerhalb kürzester Zeit durch die Produktion von Hormonen, Zytokinen und Enzymen usw. zu einem internationalen Konzern entwickelte, der Boyer und Cohen zu Multimillionären machte. Eine der ersten Leistungen von Genentech war die Produktion von Humaninsulin aus E. coli. Weitere wichtige Produkte waren Blutgerinnungsfaktoren. Damit war es nun möglich, Proteine herzustellen, die nicht aus menschlichen Zellen gewonnen wurden.

Die Einzelheiten dieser spannenden Entwicklung hat Sally Smith-Hughes 2011 beschrieben. [964]

Die Firma Merck, Hillemans Arbeitgeber, erkannte das Potenzial dieser Methode und wollte diese für die Produktion eines Hepatitis-B-Impfstoffs verwenden. Merck engagierte den Molekularbiologen William Rutter, der das Gen des HBs-Antigens in E. coli einfügte. Das E. coli produzierte zwar das Oberflächenprotein, provozierte jedoch keine Immunantwort. [445] Der Biochemiker Ben Hole von der Universität Washington schlug daraufhin vor, die Bäcker-Hefe Saccharomyces cerevisiae anstatt des E. coli zu benutzen. Hilleman griff diese Experimente auf und konnte nachweisen, dass das HBs-Antigen aus der Hefe Antikörper induzieren konnte, die eine protektive Wirkung hatten. Dieser Impfstoff wurde 1986 zugelassen und wird bis heute verwendet. [475, 480, 482, 483, 697]

Mit der rekombinanten Hepatitis-B-Vakzine aus der Hefe gelang es Hilleman, das erste Beispiel einer Vakzine zu produzieren, die aus der rekombinanten Gentechnologie entstand.

Aufgriffen wurde diese Methode von der Firma Biogen, in der Kenneth Murray 1989 einen rekombinanten Hepatitis-B-Impfstoff entwickelte.

Mit der Einführung des Hepatitis-B-Impfstoffes wurde dieser dann weltweit eingesetzt, sodass es in allen Ländern zu einem drastischen Rückgang der Hepatitis B kam. So hat z. B. in den USA die Inzidenz der Hepatitis-Infektion von Kindern einen Rückgang von 95 % erbracht.

Eine gravierende Folge der Hepatitis-B-Infektion ist die Induktion von hepatozellulären Karzinomen, einer schwer behandelbaren Krebsart. Dieses Karzinom ist einer der häufigsten Tumoren weltweit und die dritthäufigste tumorassoziierte Todesursache. Mehr als 80 % der Patienten mit hepatozellulärem Karzinom leben in Afrika südlich der Sahara und in Ostasien. Nachdem bis ins Jahr 2003 in mehr als 150 Ländern diese Vakzine verabreicht wurde, ließ sich zeigen, dass z. B. in Taiwan die Inzidenz an Leberkarzinomen um 99 % zurückgegangen ist. Damit hat dieser Impfstoff weltweit über die Verhinderung der Leberzirrhose und des hepatozellulären Karzinoms Millionen von Menschen das Leben gerettet.

49 Das Hepatitis-A-Virus

Lange Zeit konnte man das Virus, das die infektiöse Hepatitis, also die Hepatitis A, auslöste, nicht verlässlich in Kultur vermehren, obwohl große Anstrengungen zur Züchtung dieses Virus unternommen wurden. Die Übertragungsversuche an Menschen, die im Zweiten Weltkrieg durchgeführt wurden, haben zwar den Nachweis erbracht, dass die Erkrankung übertragbar ist, haben aber in ihrer Zeit noch nicht zum direkten Virusnachweis geführt. Versuche aus den 1940er Jahren mit der Chorioallantois-Methode erbrachten widersprüchliche Ergebnisse, sodass man keine eindeutigen Befunde hatte. 1941 wurde erstmals über Versuche berichtet, bei denen das Hepatitis-Virus auf der Chorioallantois-Membran des bebrüteten Hühnereies angezüchtet wurde. Ausgangspunkt war Duodenalsaft von Erkrankten im frühen ikterischen Stadium. Das Material aus der Hühnereikultur erwies sich als infektiös und konnte auf weitere Hühnerembryonen übertragen werden, wobei diese nach 3 Passagen starben. Weitere Untersuchungen zu diesem Problem in dieser Zeit blieben sehr widersprüchlich. [841]

Erst 1967 gelang es Fritz Deinhardt in Chicago, die Hepatitis A auf Marmoset-Affen zu übertragen und dabei den exakten Nachweis inklusive Leberhistologie zu erbringen. [214]

Friedrich Deinhardt (1926–1992) wurde in Gütersloh geboren, nach dem Studium der Medizin in Göttingen und Hamburg promovierte er 1952. Anschließend ging er in das Labor von Werner und Gertrud Henle am Children's Hospital in Philadelphia, um zunächst zu Mumps und anderen Viruserkrankungen zu arbeiten. 1966 wurde er Professor für Mikrobiologie an der University of Illinois. 1977 kehrte er nach Deutschland zurück und wurde Leiter des Max-von-Pettenkofer-Instituts für Hygiene und medizinische Mikrobiologie in München. [476]

1977 kam ein wichtiger Beitrag von Steven Finestone am National Institute of Health, dem es gelang, elektronenmikroskopisch aus Stuhlproben von Patienten mit akuter Hepatitis das Virus nachzuweisen. [307]

Eine Züchtung des Hepatitis-A-Virus in Zellkultur gelang erst 1979 mit der Verwendung von Lebergewebe aus den Marmoset-Affen und von Nierenzellen aus fetalen Rhesusaffen.

Es zeigte sich, dass die Gabe von Immunglobulinen die Menschen vor dem Ausbruch einer Infektion schützen oder zumindest das Ausmaß der klinischen Symptome reduzieren konnte. Mit der Möglichkeit der Viruszüchtung und der Induktion von Antikörpern in vitro bestanden die wichtigsten Voraussetzungen für die Entwicklung eines aktiven Virusimpfstoffs. Als günstiges Modell haben sich die Marmoset-Affen erwiesen, die große Mengen von Hepatitis-A-Virusantigen produzierten. Aus diesem Material wurde dann durch Erhitzung auf 60 °C über 30 Minuten und eine Attenuierung mit Formalin über die Dauer von 4 Tagen ein Impfstoff hergestellt, der bei Affen zu einer Antikörperreaktion und zu einem Schutz führte, wenn das Hepatitis-A-Virus intravenös verabreicht wurde. Mit der Vermehrung dieses Virus in Zellkulturen wurde dann die Entwicklung eines für den Menschen geeigneten Impfstoffs möglich. [817, 818, 819]

Darüber hinaus gelang aus infektiösem Material die Züchtung des Virus in einer menschlichen Hepatomzelllinie. [349]

In der Folge gelang es dann, in Zellkulturen das Virus in Serienpassagen hinweg zu züchten. [365]

Eine Schwierigkeit bei der Züchtung des Hepatitis-A-Virus bestand darin, dass das Virus sich relativ langsam vermehrt und die Virusausbeute im Vergleich zu anderen Viruskulturen gering war. Es gelang in der Folge, das Virus auf eine ganze Reihe von Tieren zu übertragen, sodass effiziente Modelle für die Testung von Impfstoffen zur Verfügung standen. [820]

Hilleman übernahm von Deinhardt Blut eines 19-jährigen Hepatitis-A-Patienten aus Costa Rica, injizierte es in Seidenaffen und konnte damit in der Leber eine Hepatitis A diagnostizieren. Da dieses Affenmodell jedoch sehr teuer und aufwendig war, suchte Hilleman ein einfaches Modell. Er benutzte die von Leonard Hayflick etablierte WI-38-Zelllinie, auf die bereits hingewiesen wurde.

Eine weitere Möglichkeit bestand darin, das Virus in menschlichen embryonalen Fibroblasten zu züchten. Sie erwiesen sich als hoch immunogen. [819]

In der Folge wurden von verschiedenen Firmen mit unterschiedlichen Virusstämmen und unterschiedlichen Zellkulturen Hepatitis A Impfstoffe produziert. Das Prinzip bestand darin, die Zellen zu lysieren, das Virus zu extrahieren und über Ultrafiltration anzureichern. In einem weiteren Schritt wird der Extrakt über Chromatographie gereinigt und über Gradientenzentrifugation isoliert. Die Inaktivierung erfolgt mit Formalinabsorption an Aluminiumhydroxid. Dieses Vorgehen erbrachte eine hoch immunogene schützende Wirkung ohne Nebenwirkungen. [206]

In großen Feldstudien wurde die Verträglichkeit und Effektivität dieses Impfstoffs bewiesen.

Ein wichtiges Problem für Hilleman war die Prüfung dieses Impfstoffes aus einem größeren Kollektiv. Hilleman traf den Arzt Alan Werzberger, der am Kiryas Joel Institute of Medicine arbeitete. Kiryas Joel ist eine Kleinstadt, die von einer Gruppe chassidischer Juden gegründet wurde, die für ihre wachsende Bevölkerung in Brooklyn eine Wohnmöglichkeit suchten. 1990 war diese Gemeinschaft auf 8000 Einwohner angestiegen. Interessant für Hilleman war die Beobachtung, dass in dieser Stadt die Kinder in hohem Maße mit Hepatitis A durchseucht waren. Werzberger schrieb, dass die hohe Geburtenrate, die großen Familien und die Ganztagesversorgung der Kinder einen permanenten engen Kontakt zwischen jüngeren und älteren Kindern zur Folge hatten. Hinzu kam: „We had difficulty maintaining constant control over what the younger children did with the hands of preemptory hand washings to surreptitous dips into communal school food." Außerdem wird berichtet, dass die Kinder alle in Gemeinschaftsbädern badeten, sodass für Provost, einen Mitarbeiter Hillemans, damit die Ursache für die hohe Durchseuchung gegeben war. Bis 1991 waren 70 % der Kinder in diesem Ort mit Hepatitis A infiziert. Werzberger konnte ungefähr 1000 Kinder rekrutieren, die keinen Kontakt mit dem Virus hatten und behandelte die eine Hälfte mit der Vakzine und die andere Hälfte mit einem Placebo. Nach 3 Monaten zeigten sich in der Placebogruppe 34 Kinder, die mittlerweile eine Hepatitis erworben hatten, wohingegen die Verumgruppe keinerlei Infektionen aufwies. Mit der Einführung des Hepatitis-A-Impfstoffes wurde in der Folge seit 1995, als das Medikament zugelassen wurde, die Inzidenz der Hepatitis A um 75 % reduziert. [764 S. 107–109, 1084]

1989 wurde der Hepatitis-C-Virus entdeckt. Damit konnte man die Ursache der Hepatitisvariante klären, die als Non-A-Non-B-Hepatitis abgegrenzt wurde. [171]

1977 wurde von Rizetto et al. das Hepatitis-D-Virus nachgewiesen. [861]

1983 wurde von Balayan das Hepatitis-E-Virus in Stuhlproben beschrieben. [38]

50 Die Retroviren

Bei der chemischen Analyse der Viren zeigte sich, dass die meisten Viren als Nukleinsäure die Desoxyribonukleinsäure besaßen. Diese war Grundlage der Vermehrung und der Proteinproduktion.

Die Analyse von Viren, die in Tieren Tumoren induzierten, wiesen jedoch nach chemischer Analyse 60–70 % Proteine auf, 20–30 % Lipide, 2 % Kohlenhydrate und 1 % Ribonukleinsäure. Die Entdeckung der Ribonukleinsäure als Bestandteil des Tabakmosaikvirus wurde bereits 1935 von Bawden und Pirie gemacht. Bawden und Pirie wiesen die RNA zunächst durch chemische Analysen nach. Ergänzt wurden die Untersuchungen durch den Kristallographen J. D. Bernal und I. Fankuchen. Sie fanden im Gegensatz zu Stanley beträchtliche Anteile an Phosphor und Schwefel. Zusammen mit dem Kohlenhydratanteil konnten sie eine Kernsäure vom Ribosetyp nachweisen. [42]

Mit diesem Befund wurde diese Virusgruppe als RNA-Viren bezeichnet. Seit den 1940er Jahren waren die Kernsäuren in ihrer Funktion als Träger der genetischen Information und der Proteinsynthese bekannt. Es galt das zentrale Dogma der Molekularbiologie, dass der Ablauf der Proteinsynthese über die DNA zur RNA und zum Protein verläuft.

Eine Erklärung, wie die RNA zur Proteinsynthese führen sollte, war nicht bekannt. Es musste also ein Weg existieren, der die RNA in eine DNA überführt. Die Lösung brachte die Entdeckung eines Enzyms, das diesen Schritt bewerkstelligte. Die Entdeckung dieses Enzyms, das reverse Transkriptase genannt wurde, war eine Sensation, da sie das klassische Dogma der Molekularbiologie widerlegte. [1049]

Die reverse Transkriptase besteht aus mehreren Untereinheiten.

Eine Untereinheit dieser reversen Transkriptase ist die Ribonuklease H, die ein Hybrid aus DNA- und RNA-Strängen herstellt. Anschließend wird in einem zweiten Schritt die RNA durch die Hybrid-Ribonuklease entfernt und es entsteht ein doppelsträngiges DNA-Molekül, das dann durch eine Integrase in die Chromosomen der Zellen eingebaut wird. Die Zellen, die so befallen werden und die aus der Virus-RNA entstandene DNA integrieren, sind meistens Somazellen, nur in Ausnahmen gelangen sie in die Keimzellen, wenn dies der Fall ist, geht das Virus auf die Nachkommen über.

Die Retroviren töten die Zelle zumeist nicht, sondern produzieren Viren in großen Mengen.

Diese entscheidenden Entdeckungen wurden 1960 von David Baltimore und Howard Temin unabhängig voneinander gemacht.

Baltimore wurde 1938 in New York geboren, er studierte zunächst Biologie am Swarthmore College, ging an das Massachusetts Institute of Technology, anschließend an die Rockefeller University. Dort promovierte er 1963. Nach seiner Promotion arbeitete er zunächst wieder am Massachusetts Institute of Technology und dem Salk-Institut in der Arbeitsgruppe von Renato Dulbecco. Von 1972 bis 1990 war er Professor am Massachusetts Institute of Technology. [753]

Howard Temin (1934–1984) wurde in Philadelphia in einer jüdischen Familie geboren, 1959 promovierte er am California Institute of Technology im Fach Biologie. Dort arbeitete er im Labor von Dulbecco und beschäftigte sich mit dem Rous-Sarkom-Virus.

1960 ging er an das McArdle Laboratory for Cancer Research an der University of Wisconsin und erhielt bald eine Stellung als Assistant Professor. [242]

Es war bekannt, dass das Rous-Sarkom-Virus ein RNA-Virus ist. Nach Infektion der Zellen mit dem Rous-Sarkom-Virus beobachtete er strukturelle Änderungen der infizierten Zellen, woraus er schloss, dass Virusgenom in das Genom der Zelle aufgenommen wurde. [1009, 1010, 1011]

Temin fand heraus, dass das genetische Material, das das Virus in die Zelle einschleuste, ein Provirus ist. Mit dem Antibiotikum Actinomycin D konnte er die Expression der DNA blockieren. Weiterhin konnte er feststellen, dass das Provirus eine DNA enthielt, die auch in der DNA der Zelle nachweisbar war. Temin schloss daraus, dass das Rous-Sarkom-Virus in der Lage ist, einen komplementären DNA-Strang herzustellen. Temins und auch Baltimores Untersuchungen wurden zunächst mit Skepsis zur Kenntnis genommen. [1011, 1012]

Baltimore benutzte zuerst das Rous-Sarkom-Virus, dann das Rauscher-Leukämievirus und konnte in beiden die reverse Transkriptase nachweisen. Die Entdeckungen erfolgten praktisch zeitgleich und beide Arbeiten erschienen in derselben Nummer der Zeitschrift „Nature". [40]

Mit dieser Entdeckung war man in der Lage, eine Reihe von Fragen zu klären. So konnte man nun Gene, die Tumoren auslösen, als RNA-Kopien in der DNA erklären. Weiterhin war es mithilfe dieses Enzyms möglich, DNA aus allen Sorten von RNA herzustellen, die dann in Vektoren eingebaut werden konnten.

Baltimore und Temin erhielten zusammen mit Renato Dulbecco 1975 den Nobelpreis für Physiologie und Medizin.

Im Weiteren befasste sich Baltimore mit immunologischen Fragestellungen und identifizierte Proteine, die Immunglobulin-Gene rearrangieren konnten. Er fand den Transkriptionsfaktor NF-KB und schuf wichtige Voraussetzungen für die Entwicklung des Tyrosinkinasehemmers Glivec für die Behandlung der chronisch-myeloischen Leukämie.

Temin beschäftigte sich nach der Verleihung des Nobelpreises mit der Herausgeberschaft von wissenschaftlichen Zeitschriften. Er wurde Berater für den Direktor des National Institute of Health, Mitglied des National Cancer Advisory Board und vieler anderer Arbeitsgruppen, zuletzt als Gründungsmitglied des World Culture Council.

Er nutzte seine internationale Reputation auch, um russisch-jüdische Wissenschaftler, die vom KGB schikaniert wurden, weil sie Ausreisevisa nach Israel beantragt hatten, durch Geldspenden zu unterstützen und erreichte Erleichterungen für die verfolgten Wissenschaftler.

Zu dieser Zeit war eine Reihe von Retroviren bekannt, die bei Tieren Tumoren auslösen konnten, so z. B. das Rous-Sarkom-Virus, das Moloney-Murine-Mouse-Leukemia-Virus, das Mouse-Mammary-Tumorvirus, das Katzenimmunodefizienz-Virus und, beim Menschen, das Foamy-Virus.

Mit den Erfahrungen, die mit den tumorinduzierenden Retroviren bei Tieren gemacht wurden, stellte sich auch bald die Frage, ob es auch entsprechende Retroviren gibt, die beim Menschen bösartige Erkrankungen hervorrufen können.

Nach der Entdeckung der reversen Transkriptase haben viele Forschergruppen versucht ein menschliches Retrovirus nachzuweisen bzw. zu isolieren. Es zeigte sich aber, dass in dieser Zeit die Forscher viele Fehlschläge hinnehmen mussten und oft fehlerhafte Ergebnisse veröffentlichten, die durch Artefakte verursacht waren. Aus diesen Gründen haben viele Forscher dieses Gebiet verlassen. [176]

Der Forscher, der sich dieses Problems annahm und sich durch die Frustrationen nicht abschrecken ließ und schließlich Erfolg hatte, war der amerikanische Virologe Robert Gallo. Wie wenig stimulierend die Stimmung bei den Forschern damals war, zeigt die Tatsache, dass von den 125 Vorträgen eines Cold Spring Harbor Symposium zum Problem der viralen Onkogene nicht ein einziger sich mit der Frage nach menschlichen Retroviren beschäftigte. [1071]

Zu dieser Zeit kannte man als humanes Retrovirus lediglich das Foamy-Virus, das eine Zoonose darstellt, die von infizierten Affen übertragen wird. [464]

50.1 Robert Gallo

Robert Gallo wurde 1937 in Waterbury, Connecticut, geboren. Er studierte Medizin an der Thomas Jefferson University in Philadelphia. Einer seiner Lehrer war Allan Erslev, der Entdecker des Erythrozytenwachstumsfaktors Erythropoetin. Er führte Gallo in die klinische Forschung und die Laboratoriumsarbeiten ein. Nach dem Examen absolvierte Gallo zunächst ein medical internship an der Universität in Chicago. 1965 ging er an das National Institute of Health in Bethesda, Maryland. Dort war er zunächst klinisch tätig und behandelte akute Leukämien bei Kindern, eine sehr belastende Arbeit, die ihn dazu brachte, sich ganz der Laborarbeit zu widmen. An diesem Institut etablierte er 1970 ein Forschungslabor, dessen Hauptforschungsgebiet die Tumorzellvirologie sein sollte. Sein Plan war, mithilfe der Molekularbiologie und der Biochemie die grundlegenden Mechanismen aufzuklären und zu verstehen, die beim Menschen für die Entstehung bestimmter Krankheiten verantwortlich sind. [356 S. 66, 357]

Er konzentrierte sich auf Leukämien und Lymphome, also bösartige Tumoren des Knochenmarks und der Lymphdrüsen. Gallo versammelte einige frisch promovierte Forscher um sich, die am Anfang ihrer Karriere standen. Wenn nötig, schickte er sie in fremde Labore, um Methoden zu erlernen. So kamen viele Forscher mit unterschiedlichen Fähigkeiten zusammen und er konnte eine hochpotente Arbeitsgruppe aufbauen.

Voraussetzung für diese Arbeit war es, Zelllinien von Tumoren zu etablieren, also bösartige Zellen, die in Kultur auf Dauer gehalten und vermehrt werden konnten und somit als wichtige Modelle für weitere grundlegende Forschung dienten. Für das Tierreich waren bereits sehr viele Viren beschrieben, z. B. von Rous und insbesondere von Ludwik Gross und anderen. [416] Das Problem war jedoch, dass diese Viren nur bei Tieren Tumoren auslösen konnten. Viele Krebsforscher und Virologen lehnten deshalb Forschungen über Retroviren und menschliche Tumoren ab. Selbst ein so bedeutender Mann wie Ludwik Gross, der eine ganze Reihe von Tumorviren beschrieben hat, wurde von Kollegen mit Spott belegt.

Gallo verglich Leukämiezellen mit gesunden Zellen und gesunden Knochenmarkszellen und infizierte sie mithilfe onkogener DNA-Viren, um biochemische Veränderungen herauszufinden. Diese Untersuchungen erbrachten nicht die Ergebnisse, die sich Gallo erhofft hatte. Er wandte sich deshalb den RNA-Viren zu. [356 S. 100]

Gallo kam mit Huebner zusammen, damals einer der bedeutendsten Virologen und Wissenschaftsmanager, der, wie bereits erwähnt, glaubte, dass endogene Proviren im Genom vorliegen und durch Einflüsse von außen zu Krebs führen. Huebners Theorie ließ sich nicht bestätigen. Die Onkogene, die wir heute kennen, haben keinen Zusammenhang mit den von Huebner postulierten endogenen Proviren. Mit diesen Vorstellungen war auch die Theorie, wonach infektiöse exogene Retroviren Tumoren auslösen können, nicht kompatibel. Gallo ließ sich von Huebners Vorstellungen jedoch nicht beeinflussen und machte sich zur Aufgabe, nach Retroviren als tumorerzeugende Viren zu suchen. Beeinflusst wurde er von dem Schotten Oswald Jarrett, der das Katzenleukämievirus entdeckt hatte. Dieser arbeitete für einige Zeit in Gallos Labor und konnte dort zeigen, dass das von ihm entdeckte Virus nicht nur eine Leukämie auslösen, sondern auch zum vorzeitigen Absterben von Zellen führen kann.

In weiteren Studien untersuchte Gallo Enzyme der Pyrimidinnukleotide und des Nukleotidmetabolismus und DNA-Polymerasen.

Im Bereich der Onkologie wandte er sich zunächst der akuten lymphatischen Leukämie zu.

Zu dieser Zeit hatten Sachs und Metcalf Knochenmarkzellkulturen angelegt und einen Wachstumsfaktor für die Granulozyten und Makrophagen isoliert. Damals hatte man die Wirkung des Phytohämagglutinin entdeckt, welches das Wachstum von Lymphozyten stimuliert.

Metcalf verwendete nicht die üblichen Flüssigkeitskulturen, sondern ein semisolides Medium aus Methylzellulose und konnte damit diskrete Zellkolonien züchten. Diese Zellen konnten jedoch nicht auf Dauer gezüchtet werden. Mit diesen Experimenten hat Metcalf einen Wachstumsfaktor für Makrophagen und Granulozyten entdeckt, der Granulocyte Makrophage Colony Stimulating Factor (GM-CSF) genannt wurde, ein Wachstumsfaktor, der spezifisch für die myeloische Zellreihe ist. [712]

Gallo verwendete Phytohämagglutinin, um Zellen von akuter lymphatischer Leukämie zu kultivieren. Gallo und seine Mitarbeiter stellten fest, dass Lymphozyten einen Wachstumsfaktor für Granulozyten und Makrophagen produzieren. [816, 845, 865, 866]

Stimuliert durch Diskussionen mit William Jarrett, dem Entdecker des feline Leukämievirus, wandte er sich dann verstärkt der Frage nach menschlichen Retroviren zu. Ein wichtiger Schritt war der Nachweis der reversen Transkriptase in den Leukämiezellen. Wichtig war es, die reverse Transkriptase normaler Zellen von onkogenen Viren zu unterscheiden, sodass nun klar war, dass zwei unterschiedliche Typen von reverser Transkriptase in den leukämischen Zellen vorlagen. Dies war ein wichtiger Hinweis, aber damit war es Gallo noch nicht gelungen, ein Virus aus diesen Proben zu isolieren. [354, 910]

In den 1970er Jahren hatten die Tumorvirologen einen schweren Stand, weil viele Arbeitsgruppen sich am Nachweis von Tumorviren versucht hatten, aber immer wieder gescheitert waren.

Gallo berichtet, dass er ein besseres Modell brauche, denn die Zellkulturen von Sachs und Metcalf lieferten zu wenige Zellen, um ausreichend Material für weitere Untersuchungen zu erhalten. Es gelang ihm, aus einer menschlichen Leukämie eine Zelllinie zu entwickeln, d.h. gleichartige Zellen, die unbegrenzt mithilfe von Nährmedien am Leben erhalten werden konnten. Diese unsterbliche, also immortalisierte Zelllinie, trägt den Namen HL-60 und war die erste Zelllinie einer myeloischen Leukämie. [179]

Die Arbeit zu diesen Problemen war gekennzeichnet von einer Reihe von Erfolgen, Fehlschlägen und wieder Erfolgen und hat die Durchhaltefähigkeit einer Arbeitsgruppe auf harte Proben gestellt. In seiner Autobiographie beschreibt Gallo diese Phase sehr eindringlich. [356 S. 121]

In einem Rückblick über seine Forschungsarbeiten stellt Gallo die Argumente Pro und Kontra gegenüber:

Zum einen ist es bisher nach umfangreicher Forschung nicht gelungen, beim Menschen ein Virus nachzuweisen, wohingegen es in Tieren leicht gelungen ist.

Es zeigten sich damals scheinbar unüberwindliche Hürden bei der Kultivierung von primären humanen Zellen.

Für eine weitere Aktivität sprach nach Gallo:
1. die Entdeckung eines Rinder-Leukämievirus, das ebenfalls extrem schwer aufzufinden war,
2. die Hoffnung auf technologische Fortschritte, insbesondere die Hoffnung, menschliche primäre T-Zellen in Liquidkulturen zu züchten, zu isolieren,
3. die Entdeckung eines Virus, das die sogenannte Gibbon-Affen-Leukämie erzeugt. Dabei gelang es, eine Transmission innerhalb von Spezies zu erzeugen, das heißt, die Leukämie wurde von dem Gibbon-Affen auf einen Neuwelt-Wollaffen übertragen. Man fand auf diesem Gibbon-Affen infektiöse exogene Retroviren. In der Folge wurden mehrere derartige Übertragungsversuche durchgeführt, die für eine virale Genese sprachen.

Der Durchbruch kam dann schließlich 1979, als es gelang, aus einer T-Zelllinie eines Patienten mit einem kutanen T-Zell-Lymphom ein Virus zu isolieren. In diesen Zellen wurde der Test auf reverse Transkriptase durchgeführt. Die Zellen, in denen sie nachgewiesen werden konnte, wurden elektronenmikroskopisch untersucht, wobei sich dann Retroviruspartikel fanden. [812, 813]

Gallo schreibt, dass er mit diesen Ergebnissen nicht zufrieden sein konnte, weil zu dieser Zeit viele Forscher derartige Befunde vorlegten, die aber bei genauerer Analyse keinen Bestand hatten und sich oft als zufällige Kontaminationen erwiesen. Er musste also zeigen, dass dieses Virus aus dem primären Gewebe isoliert werden konnte und dass das Virus neu war und nicht eines der bekannten tierischen Retroviren darstellte. Weiterhin musste er nachweisen, dass er menschliche T-Lymphomzellen in vitro damit infizieren kann. Ein wichtiges Kriterium war, dass im Serum der Patienten spezifische Antikörper vorhanden waren. Außerdem musste er nachweisen, dass Provirus-DNA in die DNA der Zelle integriert wurde, aus der das Virus isoliert worden war. Wichtig war, dass es sich dabei nicht um eine einzelne Beobachtung handelte, sondern dass sich diese spezifischen Antikörper auch in anderen Patienten nachweisen ließen. Diese Nachweise wurden in der Zeit von 1979 bis 1980 geliefert.

Das Virus wurde human T-cell Leukemia Virus I (HTLV-1) genannt.

Um dem Problem der Tumorinduktion durch Retroviren näher zu kommen, versuchte Gallo, einen Unterschied zwischen der menschlichen reversen Transkriptase und der Transkriptase aus Retroviren zu finden. Zur Klärung dieser Frage benötigte er menschliche Zellkulturen aus Blutzellen, da er sich zunächst auf die Entstehung von Leukämien konzentrieren wollte. Wichtig waren hierfür Wachstumsfaktoren.

Es gelang Gallos Mitarbeiterin Doris Morgane, einen Wachstumsfaktor aus T-Lymphozyten herzustellen, der das Wachstum von T-Lymphozyten stimulierte. [727]

Dieser Faktor wurde als T-cell Growth Factor (TCGF) bezeichnet. 1980 wurde dieser Faktor gereinigt und weiter charakterisiert. [718]

Er erhielt später die Bezeichnung Interleukin 2, oder IL-2. Dieser Faktor ist einer der Ersten aus der Familie der Zytokine. Es handelt sich dabei um Regulationsmoleküle, die die Zell-Zell-Interaktionen steuern und parakrin, also von Zelle zu Zelle, oder autokrin, also die herstellende Zelle selbst, regulieren.

Gallo betont, dass das Interleukin-2-induzierte Wachstum von T-Zellen zusammen mit sensiblen Nachweismethoden für die reverse Transkriptase der Schlüssel für die Entdeckung von menschlichen Retroviren bei T-Zell-Leukämien und AIDS ist.

Gallo und seiner Arbeitsgruppe gelang es mithilfe des IL-2, leukämische T-Zellen aus Zellen einer Sezary-Leukämie zu züchten. [357, 358]

Diese Viren konnten später auch in Zellen von anderen Patienten, die an einem Sézary-Syndrom erkrankt waren, nachgewiesen werden. Gallo schreibt, dass er Schwierigkeiten hatte, diese Publikationen im Journal of Virology unterzubringen, er war jedoch schnell getröstet, da es ihm gelang, die Originalarbeiten im Proceedings of the National Academy of Science zu veröffentlichen. [77]

Eine weitere Anregung erhielten Gallo und seine Arbeitsgruppe, nachdem er von japanischen Forschern mit einer Krankheit konfrontiert wurde, die sie als „Adult T-cell Leukaemia" bezeichneten. Die japanischen Forscher sandten Gallo Seren, in denen Antikörper gegen HTLV-1 nachweisbar waren. [1117]

Gallo organisierte daraufhin eine Konferenz, zu der die japanischen Kollegen eingeladen wurden und stellte seine Ergebnisse im Detail vor. Die Analysen erbrachten eine Verbindung von HTLV-1 zu bestimmten T-Zell-Malignomen. [355]

Weitere Analysen bestätigten, dass das von den Japanern als „Adult T-cell Leukaemia Virus" und das von Gallo als „Human T-cell Leukaemia Virus" bezeichnete Virus identisch waren. [359]

Man einigte sich darauf, dass das Virus weiterhin die Bezeichnung HTLV-1 tragen solle, während die Krankheit Adult T-cell Leukaemia/Lymphoma genannt werden sollte.

1981 gelang es der Arbeitsgruppe von Gallo, ein weiteres Leukämievirus aus einer Haarzell-Leukämie, einer besonderen Form von Leukämien, zu isolieren. Dieses Virus wurde HTLV-2 genannt. [357, 543]

Japanische Forscher beobachteten, dass es eine Reihe von T-Zell-Leukämien gab, die überwiegend auf den japanischen Südinseln Kyushu und Okinawa, auftraten und seltener auf der Nordinsel Hokkaido. Die Hauptinsel zeigte nur sporadische Fälle von

Adult T-cell Leukaemia. Derartige geographische Verteilungen legen es nahe, dass neben genetischen auch Umweltbedingungen oder infektiöse Agenzien diese Erkrankungen verursachen. Die Entdeckung dieser beiden T-Zell-Leukämieviren war das Ergebnis einer hochmotivierten Arbeitsgruppe, die mit unbeirrbarer Energie gegen den Mainstream schließlich ihre Triumphe feiern konnte.

Der nächste Schritt, den Gallo mit seiner Arbeitsgruppe unternahm, war die Erforschung der Immundefizienz Krankheit AIDS. Er stand dabei im Wettbewerb mit der französischen Arbeitsgruppe um Luc Montagnier und Françoise Barré-Sinoussi. Beide Gruppen haben fast zeitgleich das HI-Virus entdeckt, wobei Gallo vorgeworfen wurde, er habe mit Material aus dem Labor von Montagnier den Nachweis geliefert. Es kam zu heftigen Kontroversen, auch im Hinblick auf die Patentierung der Nachweismethode. Gallo wurde trotz seiner eminenten Leistungen bei der Vergabe des Nobelpreises an Montagnier und Barré-Sinoussi nicht berücksichtigt. Diese Geschichte soll nicht Gegenstand dieser Darstellung sein.

51 Bakteriophagen II

Mit der Entdeckung der Bakteriophagen wurde ein neues Kapitel in der Virologie aufgeschlagen, da man erkannte, dass Phagen Viren sind, die nur Bakterien als Wirte haben.

Neben den von D'Hérelle induzierten Untersuchungen und Forschungen zur Verwendung der Bakteriophagen als Therapeutika wurde die Physiologie der Bakteriophagen intensiv weiter analysiert.

Aus dieser Entdeckung entwickelte sich ein großes Forschungsfeld, das die Entwicklung der Molekularbiologie und die Genetik stimulierte.

Wichtige Beiträge für diese Entwicklungen kamen von Macfarlane Burnet, der feststellte, dass die Bakteriophagen in ihren physiologischen und physikalischen Eigenschaften höchst unterschiedlich sind. Er konnte zeigen, dass die Bakteriophagen verschiedene, höchst unterschiedliche Antigene aufweisen. Die Tatsache, dass nur bestimmte Phagen bestimmte Bakterien angreifen, erklärte er als stereospezifischen Prozess zwischen den Strukturen des Virus und der Zelle analog der Antigen-Antikörper-Reaktion. [123, 125]

Burnet unterstützte die Vorstellung von D'Hérelle, dass die Phagen sich zunächst innerhalb des infizierten Bakteriums vermehren und dann plötzlich durch Zelllyse freigesetzt werden. [124]

Er nahm damit das Single-burst-Experiment von Ellis und Delbrück aus dem Jahre 1941 schon 1929 vorweg.

Ein wichtiger Beitrag von Burnet besteht in der Entdeckung einer Virusmutante, die ihre Kapazität zur Lysogenie auf Dauer und vererbbar verloren hatte. [131, 132]

In seiner Autobiographie berichtete er, dass die Lektüre von D'Hérelles Buch „Le Bacteriophage" ihn zur Bakteriophagenforschung gebracht habe. In der Zeit von 1927 bis 1935 hat er achtundzwanzig Publikationen zum Problem der Bakteriophagen veröffentlicht und schreibt: „I probably had more fun from phage work than from any other phase of my professional life." Burnets Arbeiten zum Problem der Phagen war seiner Zeit voraus. Erst 1938 begann Delbrück die Phagenforschung, die schließlich zu einem der wichtigsten Kapitel der Virologie wurde. [129 S. 52 f.]

Bahnbrechende Beiträge kamen von dem 1904 in Ungarn geborenen jüdischen Forscher Max Schlesinger. Er studierte an der Universität Budapest. 1931 ging er als Forschungsassistent an das Institut von Bechhold, wo er wichtige Untersuchungen zur Charakterisierung von Viren mithilfe von Membranen durchführte. Mit Beginn der Herrschaft der Nationalsozialisten emigrierte er nach London. Dort setzte er seine Experimente mit Bakteriophagen fort und konnte zunächst durch Ultrafiltration und später mit Ultrazentrifugation im Labor von Elford wichtige Beiträge zur Dimension der Phagenpartikel liefern. Er konnte nachweisen, dass ein Viruspartikel eine Größe von 0,1 µ aufwies und eine Masse von 4×10^{-16} g besaß. [917]

Es gelang Schlesinger, die Bakteriophagen soweit anzureichern, dass sie zu einer deutlich erkennbaren, gut messbaren Tyndall-Trübung dieser Flüssigkeiten führten. Schlesinger schreibt: „Damit ist der Bakteriophage, dessen Studie bisher nur anhand seiner biologischen Wirkung möglich war, aufgrund seiner physikalischen Eigenschaft der unmittelbaren Beobachtung zugänglich geworden." [922]

Die Anreicherung gelang, indem das Filtrat mit 10 % vorfiltrierter Bouillon versetzt wurde; damit wurde die Bindung der Phagen an die Bakterien begünstigt und ihre Inaktivierung verzögert.

Weitere Arbeiten von Schlesinger befassten sich mit der Frage des Absorptionsmechanismus der Bakteriophagen. Er konnte feststellen, dass die Braunsche Molekularbewegung die Viruspartikel über einen Zufallsprozess in Kollision mit der Bakterienoberfläche bringt. Nach Anreicherung gelang es ihm, die Bakteriophagenteilchen zu quantifizieren. [918, 919]

Durch die Möglichkeit der Anreicherungen von Bakterien in wägbaren Mengen konnte Schlesinger durch die Feulgen-Reaktion, eine Färbemethode zum Nachweis der Desoxyribonukleinsäure, feststellen, dass die von ihm analysierten Phagen zur Hälfte aus Protein und zur Hälfte aus Desoxyribonukleinsäure bestanden. Die Feulgen-Reaktion ist eine histochemische Methode, mit der die DNA in Zellen nachgewiesen weden kann. Das Prinzip besteht darin, dass nach Hydrolyse durch Salzsäure Aldehyde enstehen, die mit fuchsinschwefeliger Säure eine rotviolette Färbung ergeben. [302] Durch die Anreicherung konnte Schlesinger das spezifische Gewicht von Viren und Bakterien bestimmen. [925] Die Anreicherung von Phagen war so intensiv, dass diese in mit freiem Auge sichtbarer Menge beobachtet und quantifiziert werden konnten. [920, 921] Die Entdeckung, dass die Bakteriophagen DNA enthielten, machte ihn zu einem der Pioniere der modernen molekularen Biologie. [302, 924, 926]

Max Schlesinger hat sich 1936 aus Verzweiflung über das nationalsozialistische Regime das Leben genommen. [927, 981 S. 351]

Im Laufe der Analysen der Biologie von Bakteriophagen fiel auf, dass bestimmte Bakterienstämme, die mit Bakteriophagen infiziert wurden, nicht sofort lysiert wurden, sondern erst nach mehreren Passagen die Phagen freisetzten. Entdeckt wurde dieses Phänomen 1921 von Jules Bordet und M. Ciuca sowie von E. Gildemeister. Dass sich in dieser Situation dieser Phage im Bakterium in einem „latenten Zustand" befindet, wurde von Den Dooren De Jong 1931 bewiesen. [82, 219, 372]

Diese Bakterien wurden lysogene Bakterien genannt.

Die Beobachtungen von Bordet und Ciuca sowie Gildemeister über die lysogenen Bakterien wurden von dem französischen Ehepaar Eugène und Elisabeth Wollman aufgegriffen. Sie wiesen nach, dass der Phage zwischen einer infektiösen und nicht infektiösen Phase wechseln kann. Der Phage bleibt im Gen des Bakteriums erhalten, wobei sich ein Bakterium über lange Zeit teilen kann, ohne einen Phagen freizusetzen. [83, 219, 376, 1005]

Weitere Beiträge zur Diskussion über die Natur und die unterschiedlichen Typen der Bakteriophagen kamen ebenfalls von Eugène und Elisabeth Wollman. Sie vermuteten, dass die aktiven Prinzipien der Bakteriophagen stabile Elemente zellulären Ursprungs sind und die Basis für erbliche Eigenschaften darstellen.

Eugène Wollman wurde 1883 in Minsk geboren. Er studierte zunächst Ingenieurswissenschaften, dann wechselte er zur Medizin und Biologie an der Universität von Liège, wo er von 1906 bis 1909 Assistent bei van Beneden war. 1909 promovierte er zum Doktor der Medizin. Im selben Jahr heiratete er Elisabeth Michelis, eine Jugendfreundin, mit der er für den Rest seines Lebens zusammen forschte. Er wechselte 1909 an das Laboratorium von Metchnikoff am Institut Pasteur. Während des Ersten Weltkriegs war er Militärarzt und nahm an einigen Feldzügen teil. 1927 begann er seine Forschungsarbeiten über die Bakteriophagen. Hierbei machte er die bereits erwähnten entscheidenden Entdeckungen über die Infektiosität und Erblichkeit von Bakteriophagen und dass die Fusion von Phagen und Bakterium das genetische Material der Phagen in das Bakterium integriert, ohne den Wirt zu töten. 1940 erhielt Wollman, da er Jude war, Publikationsverbot. Zur Zeit der Bedrohung durch die deutsche Wehrmacht wurde ein großer Teil des Personals aus dem Institut Pasteur evakuiert. Als der Direktor um Freiwillige bat, die das Institut kontrollieren sollten, stellte sich Wollman zur Verfügung und blieb im Institut.

1943 wurden Eugène und Elisabeth Wollman im Institut Pasteur verhaftet und in das Vernichtungslager Auschwitz deportiert, wo beide ermordet wurden. [1068 S. 99]

Die Übertragung von Eigenschaften von Bakterien durch ein externes Medium bezeichnete Wollman als Paraheredität. Er hat damit bereits postuliert, dass diese Übertragung durch Gene stattfinden kann, und somit die Natur von transformierenden Prinzipien vorausgesehen. [1102, 1103]

Die Erkenntnisse der Wollmans waren der damaligen Zeit weit voraus und wurden praktisch ignoriert. [726 S. 153 f.]

Weiterhin beschrieb das Ehepaar Wollman zwei verschiedene Phasen, das Reifen infektiöser Partikel und die latente nicht infektiöse Form. Sie postulierten weiterhin, dass zwischen dem Eindringen des Bakteriophagen und dem Auftreten von Bakteriophagen nach der Zelllyse eine inaktive Phase besteht. Sie vermuten, dass die

Phagenteilchen keine direkten Nachkommen von präexistenten Phagen sind. Lysogene Bakterien würden von Strukturen, die kein Phagenbestandteil sind, produziert. Die Bakteriophagen seien als solche nicht in lysogenen Bakterien nachweisbar, sondern diese Eigenschaften werden durch Vererbung aufrechterhalten.

Man konnte verschiedene Vermehrungswege der Phagen feststellen, die nach Infektion eines Bakteriums beobachtet wurden: Zum einen vermehren sich die Phagen durch verwendung der bakteriellen Enzyme. Wenn diese Bakteriophagen sich vermehrt haben, wird das Bakterium getötet, die Zellwand des Bakteriums enzymatisch aufgelöst und die Phagen freigesetzt. Diesen Vermehrungsweg nennt man lytischen Zyklus bzw. virulenten Zyklus.

Ein weiterer Vermehrungsweg besteht darin, dass die Bakterien die Nukleinsäuren der Phagen integrieren. Das Genom des Phagen bleibt im Genom der Bakterien und vermehrt sich mit der Vermehrung des Bakteriums. Man nennt dies den lysogenen Zyklus, bzw. die latente Phase. Die integrierte genetische Information des Phagen wird Prophage genannt (siehe unten). Diese latente Phase kann in einen lysogenen Modus übergehen. [1103, 1104, 1105] Delbrück hielt die Untersuchungen von Wollman über die Lysogenie für wertlos. [726 S. 153]

Eine weitere Variante sind die sogenannten temperenten Phagen. Diese wechseln zwischen dem lysogenen und dem lytischen Zyklus.

Die virulenten Phagen bleiben immer im lytischen Zyklus. Sie besitzen keine Integrase und können deshalb ihr Genom nicht in das Genom des Bakteriums integrieren.

Um dieses Problem weiter klären zu können, entwickelte Wollman einen Mikromanipulator, mit dessen Hilfe er einzelne Bakterien untersuchen konnte.

Weitergeführt wurden die Arbeiten von André Lwoff, der seit den 1930er Jahren mit dem Ehepaar Wollman befreundet war. Er benutzte als Material zum Studium der Bakteriolyse den Bacillus megatherium.

Lwoff knüpfte an die Beobachtungen des Ehepaars Wollman an. Er fand heraus, dass ein lysogenes Bakterium eine nicht infektiöse Einheit enthält, die zur Bildung von Bakteriophagen befähigt. Er nannte diese Einheit Prophage. Nach vielen und von Lwoff zunächst als frustran beschriebenen Versuchen stellte er fest, dass durch exogene Faktoren diese Prophagen aktiviert werden können und schließlich zur Bakteriolyse führen. Der Prophage war, nach Lwoff, eine Struktur, die das Potenzial zur Produktion von Phagen in Bakterien enthielt, wobei das Virusgenom vermehrt werden kann. Die Untersuchungen von Lwoff zur Lysogenie waren eine wichtige Voraussetzung für die weitere Entwicklung der Genetik. Lwoff definierte die Prophage als „the form, in which lysogenic bacteria perpetuate the power to produce bacteriophage".

Es gelang ihm, den Prozess der Lysogenie in allen einzelnen Schritten aufzuklären. [672, 674]

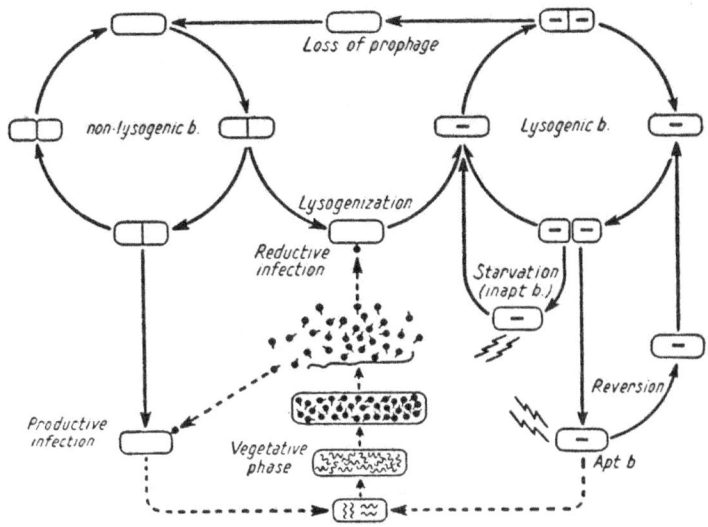

Schema des lysogenen Zyklus

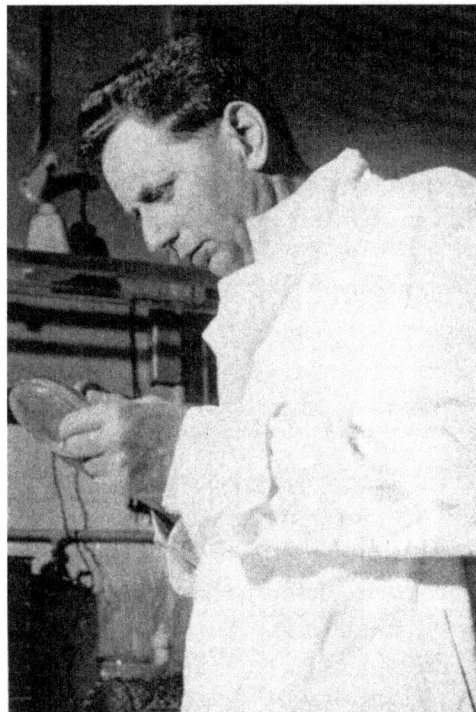

André Lwoff

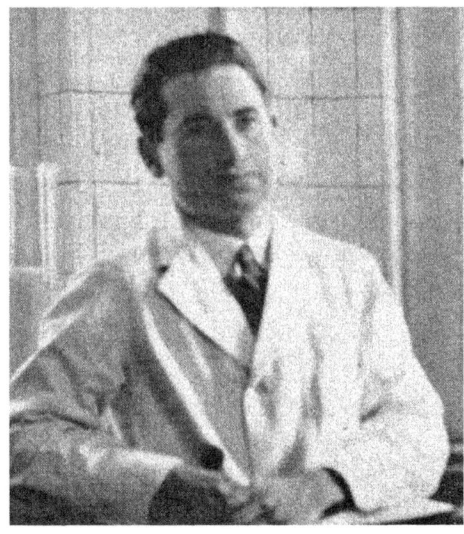

Max Schlesinger

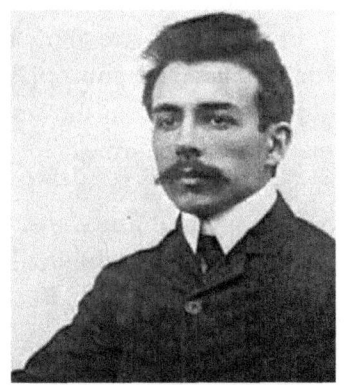

Eugène Wollman

Lwoff konnte nachweisen, dass ein Bakterium, das ein Provirus enthält, sich vielfach vermehren kann, ohne die Viren freizusetzen. Er beobachtete, dass die Phagen in einem Ausbruch freigesetzt werden und konnte damit der Vorstellung widersprechen, dass die lysogenen Bakterien kontinuierlich freigegeben werden. Auslöser für diese Freisetzung können Röntgenstrahlen, ultraviolettes Licht, bestimmte Temperaturen oder bestimmte Chemikalien sein. [982 S. 306–340]

In einem sehr spannenden und brillant formulierten persönlichen Beitrag hat Lwoff in der Festschrift für Delbrück die Hintergründe, Schwierigkeiten und Probleme der Akzeptanz seiner Entdeckungen beschrieben. Insbesondere weist er darauf hin, dass Delbrück sich für dieses Problem nicht interessiert und auch die Bedeutung dieser Untersuchungen nicht erkannt hatte. [671 S. 97–107]

Lwoffs Analysen zum Problem des Provirus und der Lysogenie in Bakterien waren eine wichtige Voraussetzung für das Verständnis der DNA-Tumorviren, der Herpes-Viren und der onkogenen Retroviren.

André Lwoff (1902–1994) wurde in Ainay-le-Château in Frankreich geboren. Sein Vater war Psychiater, die Mutter Künstlerin, beide russisch-jüdischer Herkunft. Lwoff studierte ab 1920 Medizin an der Sorbonne und betrieb zunächst Forschungen an der Meeresforschungsstation Roscoff über Ernährung und Taxonomie von Wimperntierchen. 1927 promovierte er zum Dr. med. 1932 erhielt er den Doktortitel für das Fach Biologie. 1936 arbeitete er mit einem Rockefeller-Stipendium am Kaiser-Wilhelm-Institut bei Otto Meyerhof, einem der Aufklärer der Glykolyse. 1937 arbeitete er in Cambridge. Von 1959 bis 1968 war er Professor für Mikrobiologie an der Sorbonne. 1965 erhielt er den Nobelpreis für Medizin. [753]

51.1 Max Delbrück

Max Delbrück ist einer der vielseitigsten und originellsten Wissenschaftler des 20. Jahrhunderts. Er wurde 1906 in Berlin geboren und stammt aus einer großbürgerlichen Familie. Sein Vater war Historiker, seine Mutter eine Enkelin des Chemikers Justus von Liebig und eine Schwägerin des Theologen Adolf von Harnack.

Er studierte Astronomie in Göttingen, ging dann über zur Physik, insbesondere zur Quantenmechanik. 1929 promovierte er in diesem Fach. Nach der Promotion ging er zunächst an die Universität Bristol, wo er Seminare über Quantenmechanik gab. Danach arbeitete er mit der Unterstützung eines Rockefeller-Stipendiums zunächst bei Nils Bohr in Kopenhagen, wo er den russischen Physiker Gamow kennenlernte, der ihn in die Atomphysik einführte. Anschließend verbrachte er einen Winter bei dem Atomphysiker Wolfgang Pauli in Zürich. Nach diesem Aufenthalt kehrte er nach Bristol zurück. Anschließend übernahm er eine Stelle im Labor von

Lise Meitner am Kaiser-Wilhelm-Institut in Berlin-Dahlem. Dort beschäftigte er sich mit Quantenphysik und beschrieb die Ablenkung von Licht durch ein starkes Coulomb-Feld, ein Effekt, der heute als Delbrück-Streuung bezeichnet wird.

Zu dieser Zeit diskutierte er bereits mit Botanikern über die Photosynthese bei Pflanzen. Neben seinen wissenschaftlichen Arbeiten nahm er am kulturellen Leben Berlins teil und war der Malerin Jeanne Mammen freundschaftlich verbunden. Die Verbindung von Physik und Biologie führte Delbrück zum Problem der Chromosomen, von denen damals bereits bekannt war, dass sie die Träger der Erbanlagen sind. Diese Aussagen waren 1902 von Boveri und Sutton gemacht worden. [91, 92, 997]

Delbrück beschäftigte sich mit der Frage der Genmutationen und untersuchte den Einfluss von ionisierenden Strahlen auf das Erbmaterial. Einer der Genetiker, der sich mit diesem Problem beschäftigte, war der Russe Nikolai Timofejew-Ressowski, der am Kaiser-Wilhelm-Institut in Berlin arbeitete. Delbrück hatte Timofejew-Ressowski zu Seminaren eingeladen, wo diese Themen diskutiert werden sollten. Hinzu kam der Physiker K. G. Zimmer. Aus den stundenlagen Diskussionen zwischen Delbrück, Timofejew-Ressowski und Zimmer resultierte schließlich eine Publikation, die bis heute als die Grundlage der modernen Genetik zu bezeichnen ist, da in dieser Arbeit vorgeschlagen wurde, die Gene als komplexe Atomverbände aufzufassen. Diese Arbeit wurde in den Nachrichten der gelehrten Gesellschaft in Göttingen veröffentlicht und weicht in ihrer Struktur von den üblichen Publikationen ab, da die Beiträge der jeweiligen Verfasser in in sich geschlossenen einzelnen Publikationen verfasst wurden, die zusammen abgedruckt wurden. Diese Arbeit ist bis heute unter der Bezeichnung „Three-Men-Paper" oder „Green Pamphlet" ein Begriff. Grün deshalb, weil der Umschlag des Sonderdruckes eine grüne Farbe trägt. [1024]

Delbrücks Beitrag trägt die Zwischenüberschrift „Atomphysikalisches Modell der Genmutation".

Das Three-Men-Paper war insofern innovativ, weil jedes Gen als Makromolekül angesehen wurde. Hiermit wurde, wie Delbrück schreibt, aus der ursprünglich einfachen symbolischen Repräsentanz für eine mendelnde Einheit eine räumlich lokalisierbare und in seinen Bewegungen verfolgbare Größe. Die Genetik wurde damit als quantitative Wissenschaft auf dem Boden stabiler Gene aufgebaut. Diese Arbeit wurde rasch anerkannt und unter anderem von Erwin Schrödinger aufgegriffen, der in seinen Vorlesungen vom Delbrück-Modell der Erbsubstanz sprach. Die Gedanken Delbrücks fanden Eingang in Schrödingers berühmtes Buch „What is life". Die Einführung quantenmechanischer Vorgänge als Ursache für die Änderung in komplexen atomaren Bindungen war damals revolutionär.

In dieser Zeit erlangten die Nationalsozialisten immer mehr Einfluss in den wissenschaftlichen Instituten. Delbrück bewarb sich deshalb um ein Rockefeller-Stipendium, das ihm ermöglichte, zu Forschungen in die USA auszureisen. Delbrücks Biograph Peter Fischer betont, dass hinter Delbrücks Weggang kein politisches Motiv stecke. [311, 316]

Delbrücks erster Forschungsaufenthalt fand in der Abteilung für Genetik des Cold-Spring-Harbour-Laboratoriums statt. Schwerpunkt der damaligen Forschungsaktivitäten war die genetische Analyse der Fruchtfliege Drosophila. Dieses Modell fand Delbrück ungeeignet für die Fortsetzung seiner physikalisch orientierten Ideen. Seine zweite Station war Rochester, wo er mit dem Genetiker Kurt Stern zusammentraf, den er aus Berlin kannte. Auch diese Forschungsaktivitäten schienen ihm, ähnlich wie die Forschungsaktivitäten an der Johns Hopkins Universität in Baltimore, ungeeignet, um seine Vorstellungen umzusetzen. Der Schwerpunkt dieser Forschungen war die Analyse der Genstruktur. Ihn interessierten jedoch das Wesen des Gens und die Mechanismen zur Vervielfältigung.

Auch ein Kontakt mit Wendel Stanley in Princeton, der damals noch den Standpunkt vertrat, ein lebendes Molekül kristallisiert zu haben, enttäuschte ihn; auch hier sah er keine Möglichkeit, seine Vorstellungen umzusetzen. Von Princeton aus besuchte er Louis Stadler und Barbara McClintock, die in Columbia, Missouri, arbeiteten. Auch diese Begegnungen führten Delbrück nicht dazu, sich in diesen Arbeitsgruppen zu integrieren. Er kam dann schließlich mit dem Genetiker T. H. Morgan in Kontakt, der ihm anbot, in seinem Labor an Drosophila-Chromosomen zu arbeiten. Morgan empfahl Delbrück, mit Sturtevant zusammenzuarbeiten, einem Genetiker, der den zytologischen Nachweis erbracht hatte, dass Gene auf den Chromosomen liegen und hintereinander angeordnet sind. Delbrück lehnte auch dieses Angebot ab. [97, 993]

Boveri hatte zu Beginn des 20. Jahrhunderts postuliert, dass die Chromosomen die Träger der Erbeigenschaften sind. Er konnte seine Chromosomenanalysen mit den Mendelschen Gesetzen in Übereinstimmung bringen. Zeitgleich hat Sutton ebenfalls den Nachweis geliefert, dass die Chromosomen die erblichen Eigenschaften übertragen. [92, 93, 94, 997]

Suttons und Boveris Aussagen waren bekannt, aber noch 1910 hatte der Genetiker Thomas H. Morgan Schwierigkeiten, diese Aussage zu akzeptieren. [311 S. 110 f.]

In ihrem Three-Men-Paper sprachen Timofejew-Ressowski, Zimmer und Delbrück von den Genen als „letzten Lebenseinheiten". Boveri und Sutton werden nicht erwähnt. Im Gegensatz dazu zitiert Thomas H. Morgan in seinem grundlegenden Buch „Die stoffliche Grundlage der Vererbung" von 1921 Boveri und Sutton ausführlich.

Für Delbrück war die Arbeitsgruppe in Pasadena ein Glücksfall, denn der Genetiker Bridges wurde bald sein enger Freund und in vielen Diskussionen führte dieser ihn in die Genetik ein. Damals war die Genetik von der Morgan-Schule beherrscht.

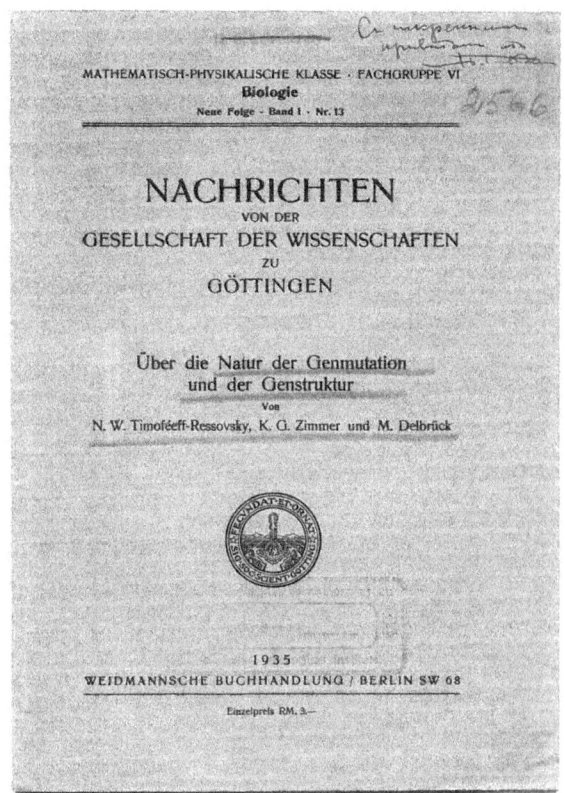

Max Delbrück

Titelblatt des Three-Man-Paper bzw. Green Pamphlet

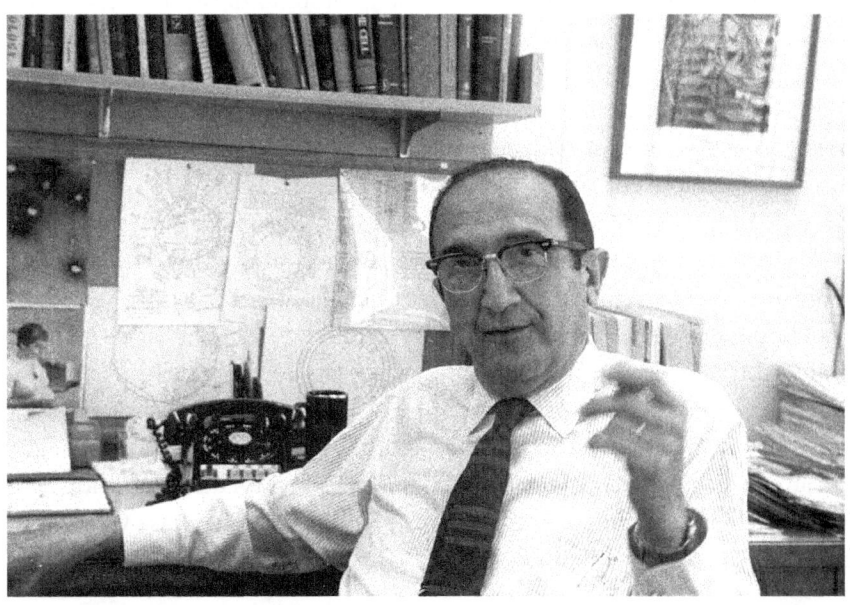

Salvador Luria

Die Arbeit dieser Gruppe bestand darin, die Chromosomen zu analysieren und auf den Genen zu kartieren. Über die Weitergabe dieser in den Chromosomen gespeicherten Informationen und damit über die molekularen Vorgänge wusste man damals noch nichts. Dies konnte nur von einer „molekularorientierten Biologie" geklärt werden. [731]

Delbrück wollte in Pasadena seine Arbeiten mit Timofejew-Ressowski und Zimmer fortsetzen und die Mechanismen der Vermehrung erforschen.

Für ihn war auch schnell klar, dass die von Morgan begründete Schule mit den Drosophila-Chromosomen für ihn keine Möglichkeit bot, diese Fragen zu bearbeiten.

In dieser Zeit lernte er den am gleichen Institut arbeitenden Emory Ellis kennen, der damals an Bakteriophagen forschte.

Emory Ellis wurde 1906 in Grayville, Illinois, geboren. Er studierte am California Institute of Technology und promovierte 1934 zum PhD im Fach Biochemie. Als Delbrück Ellis kennenlernte, erforschte dieser die Bedeutung der Viren für die Entstehung von Krebs, arbeitete zunächst an Tieren und wandte sich dann der Erforschung der Bakteriophagen zu. Delbrück war von der Präsentation der Bakteriophagen, die Ellis ihm in seinem Labor gab, begeistert und war sicher, dass er es dabei mit so etwas wie „den Atomen der Biologie" zu tun habe. [316 S. 95]

Die Bakteriophagen hatten den Vorteil, dass sie einfach zu handhaben waren und schnelle Antworten lieferten. Vor allen Dingen erwartete Delbrück, dass er quantitative Analysen vornehmen konnte. Nachdem er die Methodik gelernt hatte, beschloss er, als Zielbakterium Escherichia coli zu verwenden. Delbrück und Ellis untersuchten die Kinetik der Phagenvermehrung. Das Prinzip bestand darin, Bakterien und Phagen zu mischen. Diese Lösung wurde verdünnt und auf mehrere Reagenzgläser verteilt, bevor es zu einer Bakteriolyse kam. Wenn die Bakterien lysiert waren, wurde der Inhalt der Röhrchen auf Agar-Kulturen mit E. coli übertragen. Dann wurde auf den Kulturschalen die Anzahl der Plaques erfasst. Damit konnte man die Phagen quantitativ erfassen, die aus einem Bakterium entstanden.

Entscheidende Beobachtung war, dass es nach einer Latenzphase zu einem plötzlichen Anstieg der Zahl der Phagen kam (Anstiegsphase) und dann wieder in ein Plateau überging. Dieses Ereignis war Folge einer bakteriellen Lyse, die alle 30 Minuten stattfand und Hunderte von Bakteriophagen freisetzte. Diese Phagen hefteten sich erneut an Bakterien an und führten wiederum nach 30 Minuten zur Lyse. Die daraus entwickelten Wachstumskurven waren nicht kontinuierlich und wurden als Einstufenvermehrung charakterisiert. Aus dem Verhältnis von der Zahl der Phagen auf dem Plateau und der Zahl der infizierten Bakterien zu Beginn der Exposition lässt sich der Vermehrungsfaktor (burst size) bestimmen. In der Latenzphase vermehren sich die Phagen. [263, 264]

Damit konnte die früher von Krueger und Northrop vorgeschlagene Theorie eines autokatalytischen Modells widerlegt werden. Sie hatten postuliert, dass die Vermehrung von Phagen durch eine autokatalytische Transformation eines inaktiven Proteinvorläufers, der im Bakterium vorhanden war, in Gang gesetzt wurde und ein kontinuierlicher Prozess sei. [592]

Ellis konnte auf diesem Gebiet nicht weiter forschen, da der Geldgeber seines Stipendiums verlangte, dass er sich mehr mit Problemen der Tumorentstehung befassen müsse. Auch Delbrücks Stipendium lief aus. Mithilfe der Rockefeller-Stiftung gelang es jedoch, ihm eine Position im Physikdepartment der Vanderbilt-Universität in Nashville zu erhalten. Zu dieser Zeit hatte Delbrück seine Untersuchungen zu den Bakteriophagen weiter ausgebaut. [215, 216]

1940 lernte Delbrück bei einem Kongress den aus Italien stammenden Mikrobiologen Salvador Luria kennen. Luria wurde 1912 in Turin geboren und stammt aus einer jüdischen Familie. Er studierte Medizin in Turin, wo er 1935 sein Examen ablegte. 1937, nach seinem Militärdienst, arbeitete er im Bereich Radiologie an der Universität La Sapienza in Rom. 1938 erhielt er ein Stipendium für Forschungsaufenthalte bei Delbrück in den USA. Er konnte dieses Stipendium jedoch nicht annehmen, da die italienische Regierung jüdischen Studenten die Annahme solcher Stipendien untersagte. Es gelang Luria jedoch, 1938 nach Paris zu gehen. Von dort aus emigrierte er 1940 über Marseille in die USA. Er erhielt zunächst ein Rockefeller-Stipendium, das ihm der Physiker Enrico Fermi vermittelt hatte. Das Zusammentreffen von Delbrück und Luria war die Keimzelle einer Gruppe von Forschern, die später Phage Group genannt wurde. Doch zunächst arbeiteten nur Luria und Delbrück zusammen. Ein wichtiges Ergebnis dieser Kollaboration war die Formulierung des wechselseitigen Exklusionsprinzips, das besagt, dass ein individuelles Bakterium nur von einem ganz bestimmten Stamm von Phagen befallen werden kann.

Luria und Delbrück wollten den Mechanismus der Phagenvermehrung analysieren und haben gemischte Infektionen angelegt. Das Prinzip war, zwei Arten von Phagen mit einem Bakterienstamm gemeinsam zu inkubieren. Sie erhofften, aufgrund der unterschiedlichen Wirkungszeiten der einzelnen Phagen, die aus anderen Kulturen bekannt waren, Rückschlüsse auf intrazelluläre Vorgänge zu erhalten. Es zeigte sich jedoch, dass von den unterschiedlichen Phagen, mit denen die Bakterien inkubiert waren, nur ein Phagenstamm in der Lage war, sich zu vermehren. Diesen Vorgang nannte man wechselseitige Ausschließung oder mutual exclusion. [217, 218]

1943 veröffentlichten sie ihre Untersuchungen zum Fluktuationstest, die als Luria-Delbrück-Experiment in die Literatur eingegangen sind. Ausgangspunkt war die Frage nach der Ursache der Resistenzbildung von Bakterien gegenüber Bakteriophagen. Die Hypothesen, die diskutiert wurden, waren zum einen die Resistenzentwicklung, die reaktiv auf die Einwirkung der Phagen zurückzuführen sei. Zum anderen die Vorstellung, dass diese Resistenzentwicklung durch Mutationen spontan und unabhängig von äußeren Einflüssen entsteht. Ausgangspunkt der Fragestellung war die Beobachtung, dass die Zahl der Bakterien, die gegen Phagen resistent geworden sind, großen Schwankungen unterliegt.

Delbrück und Luria nutzten zwei verschiedene Bakterienkulturen, die sie mit bestimmten Phagen infizierten. Sie beobachteten eine Zerstörung der Bakterien, konnten aber feststellen, dass einige wenige davon unberührt waren und in ihren Kolonien weiter wuchsen. Es zeigte sich, dass diese Bakterien permanent resistent gegenüber diesen Phagen waren. Luria stellte sich die Frage, was diese resistenten Bakterien hervorbrachte. Diese Vorgänge waren bereits bei der Drosophila beobachtet worden und so vermutete Luria, dass manche Bakterien ein Gen haben müssen, das es gegenüber den verschiedenen Phagen empfindlich macht. Wenn eines dieser Gene mutierte, müsse das Bakterium resistent werden. Ein Problem, mit dem Luria konfrontiert wurde, war die damals herrschende Meinung, dass Bakterien keine Chromosomen besitzen und damit keine Gene. Luria berichtet in seiner Autobiographie, dass der britische Chemiker Sir Hinshelwood die Ansicht vertrat, dass alle erblichen Änderungen der Bakterien allein durch veränderte chemische Equilibria verursacht seien.

Die Grundlagen der Aussage von Hinshelwood waren mathematische Modelle. In seiner Autobiographie beklagte Luria, dass sich Biologen zu oft von mathematischen Modellen haben einschüchtern lassen, die ihnen von Chemikern oder Physikern vorgelegt wurden. Er betrachtet es als eine der Segnungen seiner nur kurzen Zeit unter Physikern, gegen diesen „mathematischen Humbug" gefeit zu sein. [668 S. 74]

Luria weigerte sich, Hinshelwoods Hypothese zu akzeptieren, und sah sich damals als „arroganten David gegen einen Goliath der physikalischen Chemie". Er berichtet, dass er überzeugt gewesen sei, dass ein Organismus nicht ohne Gene existieren könne. Außerdem, so berichtet Luria, habe er Sir Hinshelwoods Mathematik nicht wirklich verstanden.

Zunächst hatte er keine Vorstellungen, wie er dieses Problem angehen sollte, und eine Reihe seiner Experimente schlugen fehl.

In seiner Autobiographie berichtet Luria, wie er schließlich einen Zugang zu dem Problem gefunden hat. Er war 1943 auf einer Tanzveranstaltung der Indiana University, wo er seit Kurzem als Dozent arbeitete. Während dieser Veranstaltung beobachtete er, wie ein Teilnehmer an einem Spielautomaten viele Münzen in das Gerät warf, immer verlor und schließlich dann doch den Jackpot von 3 Dollar in Form von Dimes gewann. Über diese Situation nachdenkend, dämmerte es ihm, dass so ein Spielautomat und Bakterien und Mutationen von Bakterien einiges gemeinsam haben. Er analysierte die Eigenschaften dieses Spielautomaten und stellte fest, dass die Gewinne eine unregelmäßige Verteilung aufwiesen: Zunächst schütteten sie gar nichts aus, einige Male kleinere Beträge und ganz selten große Beträge. Diese Beobachtungen wandte er auf seine Bakterien an. Er formulierte die Hypothese: Sollten die Bakterien durch die Phagen resistent gemacht werden, müsste die Zahl der resistenten Bakterien einfach von der Zahl der Bakterien abhängig sein, die mit Phagen zusammengebracht werden. Wenn stattdessen die resistenten Bakterien spontane Mutanten seien, müssten von diesen Bakterien „Familien" innerhalb jeder Kultur nachweisbar sein, denn jede Mutante könnte sich teilen und resistente Subgruppen von verwandten Bakterien erstellen. Luria berichtet, die Idee, die ihm die Spielautomaten eröffneten, war, die Zahl der resistenten Bakterien mit den erwarteten Gewinnen von unterschiedlichen Spielautomaten zu vergleichen. Die Gewinne sind sehr unterschiedlich mit überwiegend Nullausschüttungen und einigen „Jackpots". Er fragte sich dann nach der Verteilung von ausgesäten Kolonien, die die Phagenangriffe überstanden hatten. Wie verteilten sich die überlebenden Bakterienkulturen?

Luria berichtet, dass er diese Veranstaltung so schnell wie möglich verlassen hatte und bereits am nächsten Morgen seine Experimente zu diesem Problem begann. Er legte Kulturen mit E. coli an und sobald sich eine große Zahl von Bakterien entwickelt hatte, wurden hohe Konzentrationen des Bakteriophagentyps T1 hinzugegeben. Ein bis zwei Tage nach diesem Ansatz wurde die Zahl der Kolonien von resistenten Bakterien gezählt. Luria wandte sich an Delbrück und schilderte ihm das Problem. Delbrück erkannte die Bedeutung und stellte folgende Überlegung an: Sollten diese Kulturen durch die Zugabe von Bakteriophagen resistent geworden sein, müsse die zu erwartende Verteilung einer Poisson-Verteilung mit geringer Fluktuation folgen.

Die Kulturen wurden über mehrere Passagen gezüchtet. Luria fand heraus, dass eines von 240 Millionen Bakterien sich als resistent erwies.

Wenn die Mutationen nicht von den Phagen abhängen, so müsse eine starke Fluktuation zu erwarten sein.

Sind die resistenten Bakterien durch einen Selektionsdruck entstanden sind, muss eine Poisson-Verteilung vorliegen, d.h., der Mittelwert muss gleich der Varianz sein bzw. die Streuung muss der mittleren quadratischen Abweichung entsprechen. Delbrücks mathematische Analysen erbrachten, dass bei den von Luria gelieferten Daten eine Poisson-Verteilung nicht vorliegt, also müsse es sich in dieser Versuchsanordnung um spontane Mutation handeln und nicht um eine Selektion. [669]

Für Luria war die Beobachtung eines Spielers an einem Spielautomaten ein so zündender Gedanke, dass er ihn zum Titel seiner Autobiographie machte nämlich „A slot machine, a broken test tube". [668]

Diese Publikation wurde sehr schnell akzeptiert und hatte für die damaligen Genetiker große Bedeutung. Die klassische Genetik begann 1865 mit der Arbeit von Mendel. Die Geburt der Bakteriengenetik wird mit dem Erscheinen von Lurias Arbeit definiert. [983]

Die molekularen Mechanismen, die diesen Mutationen zugrunde liegen, sind bis heute Gegenstand intensiver Analysen.

Es zeigte sich, dass die Virologie neben der Erforschung von Krankheitserregern, Perspektiven für die Analyse von molekularbiologischen und genetischen Mechanismen eröffnete. Entscheidende Beiträge lieferte ein 1940 gegründetes informelles Netzwerk von Forschern, die sogenannte Phagen-Gruppe.

Mittelpunkt dieser Gruppe war Max Delbrück. Sein Ziel war es, Wissenschaftler zusammenzubringen, die an möglichst identischen Modellen, jeder auf seine Weise, zur Aufklärung der brennenden Fragen beizutragen hatten. Delbrück verpflichtete die Wissenschaftler, nur ganz bestimmte T-Phagenstämme zu verwenden, und besonders die geradzelligen T-Phagen wie T2, T4, T6 und nur mit Bakterien des Stammes Escherichia coli zu arbeiten. Damit waren die Ergebnisse für andere nachvollziehbar, reproduzierbar und vergleichbar. Eine weitere Institution begründete Max Delbrück durch die Einrichtung von Phagenkursen in den Coldspring Harbor Laboratories und am Caltec. Delbrück begann 1945 mit Kollegen und unterrichtete junge Biologen über die Phagenbiologie und die entscheidenden Experimente. Diese Kurse haben eine große Zahl von jungen Biologen stimuliert und wurden bis 1970 abgehalten.

Die frühen Mitglieder waren u. a. Emory Ellis, der mit Delbrück die Einstufenvermehrung nachgewiesen hatte. Weiterhin Salvadore Luria, der nach der Zusammenarbeit zum Fluktuationstest Delbrück weiter eng verbunden blieb. 1943 trat Alfred Hershey hinzu, der 1952 zusammen mit seiner technischen Assistentin Martha Chase in einem Experiment nachwies, dass das genetische Material des Phagen die DNA ist und nicht das Protein, und damit die Bedeutung der DNA als genetisches Material beschrieb. [471] Ein weiteres Mitglied war Renato Dulbecco, der zunächst am Caltec bei Delbrück über tumorerzeugende Viren bei Tieren forschte, wobei er nachweisen konnte, dass die Tumorviren ihr Erbmaterial in das Wirtsgenom einschleusen.

Weitere Mitglieder waren Mathew Meselson und Franklin Stahl, die 1958 die semikonservative Replikation der DNA nachwiesen. [710, 711]

1949 stieß Simon Benzer (1921–2007) zur Phagen-Gruppe, auch er arbeitete am Caltec direkt in der Arbeitsgruppe von Delbrück, zunächst als Postdoc. Zusammen mit Jean Weigle (1901–1968) erforschten sie die Feinstruktur von Genen und die Entwicklung von Mutanten.

Ein wichtiges Mitglied der Phagen-Gruppe war Gunter Stent, der 1948 dazukam und wichtige Beiträge zur DNA-Replikation lieferte. In seinem Buch „Molecular Biology of Bacterial Viruses" gibt er eine begeisternde Zusammenfassung der Phagenforschung. [982, 1070]

Ein weiteres Mitglied war Sidney Brenner, der den genetischen Code als Grundlage der Proteinsynthese beschrieb. Zu der Gruppe gehörte auch James D. Watson, der in Lurias Labor über Einfluss von Röntgenstrahlen auf die Reaktivierung von Phagen promovierte.

Die Phagen-Gruppe brachte also die brillantesten Köpfe ihrer Zeit zusammen, man kann ohne Übertreibung sagen, dass sie die moderne molekulare Biologie begründeten. [726, 842]

Luria, Delbrück und Hershey erhielten 1969 den Nobelpreis für Medizin. Dulbecco erhielt den Nobelpreis 1975. James Watson, der zusammen mit Crick mit der Beschreibung der Struktur der DNA wohl die bedeutendste Entdeckung des 20. Jahrhunderts machte, erhielt den Nobelpreis 1962.

Die Festschrift, die von Cairns, Stent und Watson zu Max Delbrücks 60. Geburtstag herausgegeben wurde, lässt alle damaligen Forscher in sehr persönlichen Berichten zu Wort kommen und dokumentiert so die faszinierende Entwicklung der Phagenforschung und deren Bedeutung für die Molekularbiologie und für die Aufklärung des genetischen Codes.

Olby weist in seinem Buch „The Path to the Double Helix. The Discovery of DNA" darauf hin, dass viele dieser Forscher durch Stipendien der Rockefeller Foundation unterstützt wurden. Zwischen 1932 und 1959 wurden über 90 Millionen Dollar für die naturwissenschaftliche Sektion der Stiftung aufgewendet. [765 S. 440, 842]

52 Virologie in Deutschland

Mit der Entdeckung des Maul- und Klauenseuche-Virus durch Löffler und Frosch wurde bereits im 19. Jahrhundert eine Tradition der Virologie in Deutschland begründet.

Mit der Etablierung der Nachweismethoden für Viren wurden innerhalb kurzer Zeit viele Viren neu beschrieben, woran deutsche Mikrobiologen erheblichen Anteil hatten. In Europa waren Frankreich und Deutschland führend. Bald trugen englische und vor allen Dingen US-amerikanische Forscher und Immigranten in großem Maße zur Entwicklung bei. Die großen Triumphe der Entwicklung von Impfstoffen, wie sie in den USA mit immenser finanzieller Förderung betrieben wurden, wären in Deutschland wahrscheinlich wegen der mangelnden Ressourcen nicht möglich gewesen. Sowohl die staatlichen als auch die nicht staatlichen Institutionen wie die Rockefeller-Stiftung haben hier ganz schnell zu einer Führungsposition der USA im Bereich der Virologie geführt.

Es kann gar nicht genug darauf hingewiesen werden, welche katastrophalen Auswirkungen die Vertreibung jüdischer Wissenschaftler durch den Nationalsozialismus auf die deutsche Forschungslandschaft gehabt hat. Nicht nur im Bereich der Virologie, praktisch alle Bereiche der Medizin und Naturwissenschaften mussten fürchterliche Aderlässe hinnehmen.

Naturwissenschaftliche Forschung ist immer international und es soll nicht als Chauvinismus verstanden werden, wenn hier noch gesondert auf die Virologie in Deutschland hingewiesen wird. Die Keimzelle der deutschen Virologie war das von Löffler und Frosch bereits im 19. Jahrhundert gegründete Institut auf der Insel Riems, auf das bereits hingewiesen wurde.

Die Entwicklung der deutschen Virologie, einschließlich der Etablierung von virologischen Lehrstühlen an den Universitäten, wurde von dem Heidelberger Virologen Klaus Munk (1922–2004) dargestellt.

Die Forschungsanstalt Insel Riems wurde 1910 von Friedrich Löffler begründet. Löffler hatte zunächst seine Laborarbeiten im Hygieneinstitut und in Versuchstierstallungen außerhalb von Greifswald unternommen. Schwerpunkt waren seine Forschungen zur Maul- und Klauenseuche. Da es in der Umgebung dieses Institutes immer wieder zu Ausbrüchen von Maul- und Klauenseuche gekommen war, wurden Löffler im Jahr 1907 weitere Arbeiten untersagt. Doch da die Maul- und Klauenseuche weiterhin ein wichtiges Problem darstellte, konnte Löffler durchsetzen, dass die etwa 10 km von Greifswald entfernte Insel Riems Standort eines Forschungsinstitutes wurde. Die Arbeiten begannen 1910. Es wurden Laboratorien eingerichtet, die zunächst in der Scheune eines Bauernhofes untergebracht waren. Dann wurde ein Isolierstall für Rinder und Schweine gebaut. So konnten die experimentellen Arbeiten, insbesondere an einem Impfstoff und an der Entwicklung von Hyperimmunseren, um eine passive Impfung zu erreichen, erfolgen.

1913 wurde Löffler zum Direktor des Robert Koch-Institutes in Berlin ernannt, wo er 1915 starb. Die Arbeiten zur Maul- und Klauenseuche konnten erst 1919 unter der Leitung von Otto Waldmann weitergeführt werden.

Otto Waldmann wurde 1885 geboren. Er studierte von 1904 bis 1909 Veterinärmedizin in Greifswald und Stuttgart und promovierte 1913 an der Medizinischen Fakultät in Gießen. Von 1910 bis 1919, unterbrochen von einem Kriegsdienst als Oberveterinär, arbeitete er am hygienischen Institut der tierärztlichen Hochschule in Berlin. Höhepunkt der Tätigkeit von Waldmann war 1938 die Entwicklung eines Impfstoffes gegen die Maul- und Klauenseuche. Wichtige Voraussetzung für diesen Erfolg war, dass es Waldmann gelang, das Maul- und Klauenseuche-Virus auf Meerschweinchen zu übertragen. [1061] Waldmann konnte das Institut erweitern, ermöglicht wurde dies unter anderem durch die Einnahmen aus dem Verkauf von Impfstoffen. Eine weitere wichtige Entdeckung gelang Waldmann durch den Nachweis eines Typs C des Maul- und Klauenseuche-Virus. Dadurch konnten die Impfstoffe, die gegen die Typen A, wie Allemagne, und O von Oase, in ihrer Wirksamkeit gesteigert werden. Die Impfstoffe von Waldmann wurden dann sehr schnell bei den Maul- und Klauenseuche-Epidemien mit Erfolg eingesetzt.

Im Jahr 1944 befürchtete das deutsche Militär, dass durch das Rinderpestvirus die Rinderbestände vernichtet werden. Die Forschungsinstitution Riems erhielt deshalb den Auftrag, einen Impfstoff gegen dieses Rinderpestvirus zu entwickeln.

Mit der Besetzung der Insel Riems durch die russischen Truppen wurde das Institut de facto zerschlagen, die Mitarbeiter wurden interniert und die Ausstattung demontiert. Nach seiner Entlassung emigrierte Waldmann nach Argentinien, wo er Leiter eines virologischen Institutes wurde. 1953 kehrte er zurück und arbeitete in der Maul- und Klauenseuche-Abteilung der Firma Bayer in Köln. 1946 wurde die Produktion des Maul- und Klauenseuche-Impfstoffs wieder aufgenommen. Unter der Leitung von Heinz Röhre kam es zu einem Aufschwung des Institutes auf Riems, wobei die Forschungsaktivitäten sich dann nicht mehr auf die Maul- und Klauenseuche beschränkten, sondern auch Schweinepest, infektiöse Anämie der Pferde, Tollwut, Geflügelpest, Ferkelgrippe, Schweinelähme, Bonner Krankheit, Staupe und Rindertuberkulose erforscht wurden. [713, 737 S.13, 1082]

Zurzeit sind auf der Insel Riems an dem inzwischen Friedrich-Löffler-Institut genannten Forschungsinstitut 11 Institute tätig. Schwerpunkte sind die Produktion und Entwicklung von Impfstoffen, aber auch Grundlagenforschungen. Das Friedrich-Löffler-Institut umfasst über 70 nationale Referenzlaboratorien und ist Collaborating Center for Zoonosis in Europe der Weltorganisation für Tiergesundheit.

Eigene selbständige virologische Abteilungen wurden erst nach dem Zweiten Weltkrieg in größerem Maße gegründet. [737]

Ein wichtiges Institut, das sich mit der Analyse von Viruserkrankungen beschäftigte, war das Robert Koch-Institut in Berlin, das von Robert Koch gegründet wurde. Er ist der Vater der modernen Bakteriologie und hat durch seine Untersuchungen in einer Landarztpraxis als Kreisphysikus in Wollstein in Posen grundlegende Forschungen zur Bakteriologie, insbesondere zum Anthrax-Bakterium, vorgenommen. Seine überragenden Leistungen für die Bakteriologie wurden anerkannt. 1885 wurde er ordentlicher Professor und Direktor des Hygieneinstituts der Friedrich-Wilhelm-Universität in Berlin. Hier begründete er mit einer Reihe von hervorragenden Bakteriologen die moderne Bakteriologie. Einer seiner Schüler, Friedrich Löffler, der zusammen mit Paul Frosch das Maul- und Klauenseuche-Virus isoliert hat, begründete damit in Deutschland die Virologie. Löffler und Frosch arbeiteten zunächst in Greifswald, dann auf der Insel Riems, Löffler kehrte dann als Nachfolger von Robert Koch nach Berlin zurück. Bereits Ende des 19. Jahrhunderts hat sich dieses Institut mit der Herstellung von Tollwutimpfstoffen befasst, da es in den östlichen Provinzen Preußens vermehrt zu Tollwutinfektionen gekommen war. In gleicher Weise wurden auch Pockenimpfstoffe hergestellt. Somit wurde an diesem Institut bereits parallel zur Bakteriologie intensiv virologisch geforscht. Viele Beiträge im Handbuch für Virologie, herausgegeben von Gildemeister, Haagen und Waldmann, stammen aus dem Institut und belegen eine vielfältige, auf internationalem Niveau stehende, virologische Forschung.

Auch wenn vor dem Krieg noch keine selbständigen universitären virologischen Institute bestanden, so wurde jedoch bereits intensiv virologisch geforscht und neben der Grundlagenforschung auch kontinuierlich an den Universitäten in den Instituten für Mikrobiologie Grundlagenforschung zur Virologie und an der Entwicklung von Impfstoffen gearbeitet. [375, 643]

Eugen Gildemeister wurde 1878 in Bromberg geboren, promovierte 1902 zum Dr. med. und war dann an den Hygieneinstituten Breslau und Posen tätig. 1915 übernahm der die Leitung der bakteriologischen Abteilung am Reichsgesundheitsamt und 1935 wurde er Vizepräsident des Robert Koch-Institutes. Er entdeckte ein Enzephalitis-Virus, zeitgleich mit Bordet und Ciuca lieferte er wichtige Beiträge zur Analyse von lysogenen Bakterien.

Gildemeister war Mitglied der NSDAP und hatte viele Funktionen in Organisationen der Partei. Überschattet sind seine Leistungen durch Experimente an Häftlingen aus Konzentrationslagern zur Gewinnung eines Impfstoffes gegen das

Fleckfieber. Zusammen mit Haagen nahm er 1942 an Impfversuchen an Häftlingen teil, von denen viele starben. Eugen Gildemeister beging 1945 Suizid in Berlin. [562 S. 261 f.]

Eugen Haagen, der Mitherausgeber des Handbuchs, wurde 1898 geboren. Er studierte Medizin in Berlin und war ab 1926 Mitarbeiter am Reichsgesundheitsamt, wo er sich bereits mit Virus- und Tumorforschung beschäftigte. Von 1928 bis 1929 forschte Haagen am Rockefeller Institute in New York. Ab 1933 arbeitete er am Robert Koch-Institut und wurde Leiter der Abteilung für experimentelle Zell- und Virusforschung.

Er entwickelte 1936 einen Impfstoff gegen Typhus, der zu einem Vorschlag für den Nobelpreis führte. In dieser Zeit arbeitete Eugen Haagen an dem Kaninchen-Myxom-Virus und versuchte bereits, Gewebekulturen mit der Ein-Tropfen-Technik vorzunehmen. Haagen gelang es 1939 erstmals, einen Influenza-Virusstamm zu isolieren. Haagen war Mitglied der NSDAP und anderer nationalsozialistischer Organisationen.

1941 erhielt er einen Lehrstuhl für Hygiene und Bakteriologie der Universität Straßburg.

Wie Gildemeister nahm er an Fleckfieberversuchen an 28 polnischen Gefangenen im Lager Schirmeck-Vorbruck teil. Weiterhin war er an Impfversuchen im KZ Natzweiler-Struthof beteiligt. Von 89 der Probanden starben 50. Trotzdem setzte Haagen seine Fleckfieberimpfversuche bis Ende 1944 fort.

Nach Kriegsende begründete er mithilfe der sowjetischen Militäradministration ein Institut für Hirnforschung in Berlin-Buch. 1946 wurde er jedoch verhaftet und wegen seiner Menschenversuche vor das Nürnberger Ärztetribunal gestellt. Nach Auslieferung an die Franzosen wurde er zu lebenslanger Zwangsarbeit verurteilt, 1954 wurde dieses Urteil in 20 Jahre Zwangsarbeit abgemildert, 1955 wurde Haagen amnestiert. Anschließend war er von 1956 bis 1965 in der Bundesforschungsanstalt für Viruskrankheiten der Tiere in Tübingen tätig. Haagen starb 1972 in Berlin. [562, 563, 721]

1964 und 1972 erschien ein zweibändiges, jeweils über tausend Seiten starkes Werk mit dem Titel „Viruserkrankungen des Menschen unter besonderer Berücksichtigung der experimentellen Forschungsergebnisse", das von Haagen allein geschrieben worden war. [435]

Eine weitere eindrucksvolle Präsentation der aktuellen Forschung bietet das Handbuch der Virusforschung von Doerr und Hallauer, welches 1938 herausgegeben wurde. Hier werden die international erarbeiteten Ergebnisse zusammengefasst, wobei auch Forscher aus dem Ausland Beiträge geliefert haben, so z. B. Burnet aus Melbourne, Elford aus London, Findlay aus London und Stanley aus Princeton. [234]

Doerr, in Österreich geboren, war Inhaber eines Lehrstuhls in Basel. Er war berühmt als Entdecker des Pappataci-Fiebers, hat aber auch ein sehr breit angelegtes, eindrucksvolles Werk hinterlassen. Sein Mitherausgeber Hallauer war Lehrstuhlinhaber in Bern.

Ein bedeutendes Institut für Virologie ist das Institut für Veterinärhygiene der Justus-Liebig-Universität in Gießen. Direktor war Wilhelm Zwick, der sich zunächst mit bakteriologischen Problemen beschäftigte. 1913 wurde er Professor für Pathologie, Therapie und Seuchenlehre an der Tierärztlichen Hochschule in Wien. In dieser Position beschäftigte er sich mit der Rinderpest. 1919 erhielt er einen Ruf auf den Lehrstuhl in Gießen. Dort hat er sich vor allen Dingen mit der Borna'schen Krankheit beschäftigt, einer Enzephalomyelitis der Pferde und Schafe. Bei diesen Erkrankungen konnte Zwick nachweisen, dass es sich um einen Virus handelt. Gegen diese Erkrankung entwickelte er einen Lebendimpfstoff. Zwick hatte enge Kontakte zum Rockefeller Institute und zu Richard Shope. Weiterhin beschäftigte er sich intensiv mit unterschiedlichen Viruserkrankungen der Tiere. Das Institut hat sich unter den nachfolgenden Direktoren Karl Beller und Elmar Roots für die Veterinärmedizin internationale Anerkennung erworben. Ein eigener Lehrstuhl für Virologie in der Veterinärmedizin wurde 1964 gegründet und von Rudolf Rott, der vorher am Max-Planck-Institut für Virusforschung in Tübingen gearbeitet hatte, besetzt. Mit der Übernahme des Lehrstuhls in Gießen setzte Rott seine in Tübingen vorgenommenen Forschungen über die klassische Geflügelpest, das atypische Newcastle-Disease-Virus und vieles andere fort. [737 S. 20 f.]

An diesem Institut wurden bedeutende Erkenntnisse über Biochemie und Genregulation an Viren gewonnen.

Ein wichtiges, außerhalb der Universität aktives Institut für die Erforschung der Viren war das Kaiser-Wilhelm-Institut in Berlin-Dahlem. Dieses Institut wurde 1911 auf Anregung des Theologen Adolf Harnack gegründet. Ziel war es, wissenschaftliche Arbeiten ohne die universitären Lehrbelastungen zu ermöglichen. Das erste Institut wurde 1911 in Berlin-Dahlem etabliert, wobei zunächst ein chemisches, ein physikalisches Institut und dann anschließend ein Institut für Biologie und Biochemie gegründet wurden.

Die Anregung zur Gründung eines eigenen Institutes für Virologie kam von Adolf Butenandt. Butenandt (1903–1995) wurde in Lehe geboren. Er studierte Biologie und Chemie in Marburg und Göttingen, wo er 1927 bei Adolf Windaus promovierte. 1931 habilitierte er sich mit einer Arbeit über Untersuchungen über das weibliche Sexualhormon und übernahm die Leitung des chemischen Laboratoriums der Universität Göttingen. 1933 erhielt er einen Ruf als ordentlicher Professor an die Hochschule Danzig. 1935 erhielt er eine Einladung der Rockefeller-Stiftung für einen Aufenthalt in den USA, da ihm bereits für seine Hormonforschungen große Anerkennung zuteil geworden war. Nach Aufenthalten in Philadelphia, Baltimore und Washington kam es zu intensiven Kontakten und einem Ruf an die Harvard-Universität, den Butenandt jedoch ablehnte.

In Danzig führte er seine Untersuchungen über die Steroidhormone fort. Es gelang ihm, das Corpus-luteum-Hormon zu isolieren, weitere Arbeiten befassten sich mit Strukturaufklärung des Androsterons und der Synthese von Androstan und Androsteron aus Sterinen und Gallensäuren. Im Weiteren beschäftigte er sich mit der Biogenese von Steroidhormonen und klärte die Beziehung der Keimdrüsenhormone zum Cholesterin auf. Für diese und weitere Arbeiten zum Problem der Hormone und Hormonsynthese erhielt Butenandt 1939 den Nobelpreis für Chemie. Da Hitler deutschen Wissenschaftlern verboten hatte, den Nobelpreis anzunehmen, hat Butenandt erst 1949 die Medaille und die Urkunde entgegennehmen können. In den 1940er Jahren beschäftigte sich Butenandt mit der Identifizierung von Insektenpheromonen. [545]

1936 erhielt Butenandt einen Ruf als Direktor des Kaiser-Wilhelm-Instituts für Biochemie in Berlin-Dahlem und führte dort seine Steroidhormonforschungen fort. [213 S. 148–152, 914]

In diesem Jahr nahm Butenandt an einem Treffen der Gesellschaft Deutscher Naturforscher und Ärzte in Dresden teil und hörte Referate von Otto Waldmann, der zu dieser Zeit auf der Insel Riems am Friedrich-Löffler-Institut tätig war, und von Kurt Herzberg aus Greifswald, die über die neusten Fortschritte der Virusforschung referierten. Sie beschrieben die Arbeiten von Stanley und seine Isolation und Kristallisation des Tabakmosaik-Virus. Damals wurde das von Stanley isolierte Virus als Makromolekül angesehen. Butenandt erkannte sofort die Bedeutung dieser Entdeckung und entwickelte damals schon die Vorstellung, dass über die Virologie Erkenntnisse über Replikationsvorgänge gewonnen werden können. Unterstützung dieser Gedanken erhielt er vom Direktor des Kaiser-Wilhelm-Instituts für Biologie, Fritz von Wettstein und von Alfred Kühn. Nach finanzieller Förderung der IG Farbenindustrie wurde 1938 die Arbeitsgemeinschaft für Virusforschung der Kaiser-Wilhelm-Institute für Biochemie und Biologie begründet. Abteilungsleiter wurden Gerhard Schramm für Biochemie und Georg Melchers für Biologie. Weitere Mitarbeiter waren Gernot Bergold, dessen Schwerpunkt Insektenviren waren, sowie Rolf Darneel als Zoologe. Ein weiterer Mitarbeiter war der Biologie Hans Friedrich-Freksa vom Kaiser-Wilhelm-Institut für Biochemie. [737, 843]

Ein herausragendes Mitglied der Arbeitsgruppe war Gerhard Schramm (1910–1969). Er wurde in Yokohama als Sohn eines Kaufmanns geboren, studierte 1933 Chemie in Göttingen bei Adolf Windaus und anschließend in München bei Heinrich Otto Wieland. 1936 promovierte Schramm mit einer Arbeit über „Die Synthese des 1-Keto-7-Oxy-1, 2, 3, 4-Tetrahydrophenanthrens". 1936 ging er nach Danzig, wo Butenandt einen Lehrstuhl an der technischen Universität für Chemie innehatte.

Als Butenandt zum Leiter des Kaiser-Wilhelm-Instituts in Berlin berufen wurde, wechselt er auch nach Berlin-Dahlem, wo er 1941 Abteilungsleiter der chemischen Abteilung der Arbeitsstätte für Virusforschung wurde.

Nach dem Wechsel ging Schramm zunächst für einige Monate nach Schweden, um im Labor von Theodor Svedberg die Technik der Ultrazentrifugation kennenzulernen, und zu Arne Tselius, dem Erfinder der Elektrophorese, um auch diese Techniken zu beherrschen.

Damals waren die Ultrazentrifugen noch nicht käuflich zu erwerben. Schramm baute dann mithilfe von Technikern des Dahlemer Instituts eine eigene Ultrazentrifuge, die zum wichtigsten Instrument für seine Forschung wurde.

Adolf Butenandt, der nach den Vorträgen von Waldmann und Herzberg die Abteilung gründete, sah das Tabakmosaik-Virus als grundlegendes Modell für die Erforschung von genetischen Prozessen.

Das Tabakmosaik-Virus erhielt Georg Melchers aus dem Labor von Stanley.

Der Ansatz von Schramm bei seinen Arbeiten war chemisch orientiert. In einer seiner ersten Arbeiten aus dem Jahr 1940 befasste er sich mit der Konfiguration von Aminosäuren im Tabakmosaik-Virus. [931, 935]

1943 gelang es ihm, das Tabakmosaik-Virus in niedermolekulare Proteine aufzuspalten. Er trennte in einer alkalischen Lösung eine Fraktion von Nukleoproteinen und eine andere mit Proteinen, die keine Nukleinsäure enthielten, ab. Damit trug Schramm wesentliche Erkenntnisse zur Struktur des Tabakmosaik-Virus bei. [930, 931, 932, 933, 936]

Die Rückbildung gelang durch eine Veränderung des pH-Wertes. Über die Rolle der Nukleinsäure hatte er damals noch keine klare Vorstellung. Mithilfe der Ultrazentrifuge konnte er molekulargewichtete Bruchstücke und das Virus selbst bestimmen. [935, 936, 937]

Schramm stellte fest, dass die reaggregierten Proteine keine Nukleinsäuren enthielten und auch nicht infektiös waren. Schramm bestimmte aus Hefe das Molekulargewicht der RNA und stellte fest, dass die Nukleinsäuren aus aneinandergereihten Mononukleotideinheiten bestehen, wobei diese untereinander gleichartig verknüpft sind. Er konnte die von Phoebus Levene vertretene Ansicht, dass die Kernsäuren aus Tetranukleotiden bestehen, widerlegen. [640] Die RNA entspreche hochpolymeren Naturstoffen wie Zellulose und Stärke. [213 S. 150]

Wegen der zunehmenden schweren Luftangriffe auf Berlin beschloss die nationalsozialistische Führung, viele Institute in den Westen zu verlagern. Für das KWI und insbesondere für die Abteilung für Virusforschung wurde diese Verlegung 1943 beschlossen. Die Verlegung erfolgte nach Tübingen, wo zunächst das Institut in verschiedenen improvisierten Orten untergebracht wurde. 1950 wurde ein eigener Neubau fertigstellt. Die Mitarbeiter konnten dort ihre Arbeiten kontinuierlich weiter

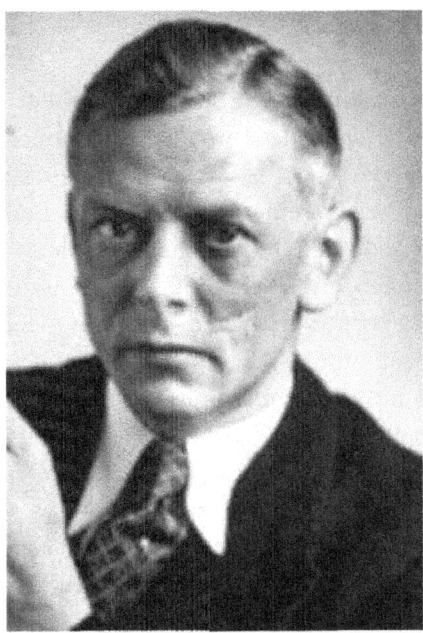

Adolf Friedrich Johann Butenandt

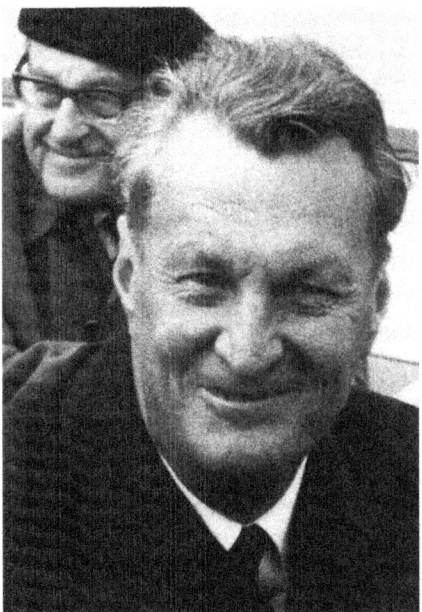

Gerhard Schramm

verfolgen. Eine wichtige Arbeit gelang Schramm zusammen mit seinem Mitarbeiter Alfred Gierer. Die Frage war damals, welche Bestandteile der Viren die Infektionen auslösen.

Mit der von Schramm entwickelten Methode zur Trennung von Protein und Nukleinsäure durch eine alkalische Lösung wurde durch Phenolbehandlung die Ribonukleinsäure isoliert und die einzelnen Fraktionen, also Protein und Nukleinsäure, auf ihre Infektiosität untersucht. [933, 934] Es zeigte sich, dass das Protein nicht infektiös wirkte, wohingegen 10 μg der Nukleinsäuren die Tabakmosaik-Krankheit auslösten. Damit war nachgewiesen, dass lediglich die Nukleinsäuren für die Erzeugung der Viruskrankheit verantwortlich sind. [369, 370]

Die Beiträge von Schramm zur Virologie sind so bedeutend, dass er zu den Begründern der damals im Entstehen begriffenen „molekularen Biologie" gezählt werden kann. Über seine chemischen Arbeiten hinaus beschäftigte sich Schramm auch mit philosophischen Fragen, die er in vielen Essays niederlegte, so z.B. „Idee und Materie in der modernen Biologie", „Belebte Materie", „Das Phänomen des Geistes aus der Sicht der molekularen Biologie", „Die weitere Entwicklung des Menschen in der Sicht der biologischen Forschung" und viele andere mehr. [929]

Schramms Mitarbeiter Alfred Gierer wurde in Berlin geboren, er studierte in Göttingen und promovierte 1953 über Wasserstoffbrückenbindungen. Nach dem Zweiten Weltkrieg kam er mit einem Fulbright-Stipendium an das MIT, wo er sich mit Enzymkinetik beschäftigte. 1954 ging er an das Max-Planck-Institut in Tübingen in die Abteilung von Friedrich-Freksa und Gerhard Schramm. In seinen Untersuchungen konnte Gierer mit Mundry durch chemische Behandlung Mutationen der RNA des Tabakmosaik-Virus induzieren. Sie konnten feststellen, dass ein einziger Bruch in der Sequenz der Nukleotidkette zum Verlust der Infektiosität führte. [736]

Ähnliche Versuche wurden von Schuster und Schramm durchgeführt, die nachweisen konnten, dass die Desaminierung eines Nukleotids das gesamte Molekül inaktiviert. Sie stellten fest, dass von den 6000 bestimmten Nukleotiden mehr als die Hälfte nötig sind, um eine Infektiosität hervorzurufen. Sie vermuteten, dass die Veränderung einiger Nukleotiden häufiger zu Mutationen führt als zur Inaktivierung. [393]

Die Ergebnisse von Gierer und Schramm über die Infektiosität der Kernsäure wurden fast gleichzeitig in den USA von dem Biochemiker Heinz Fraenkel-Conrat bestätigt. Fraenkel-Conrat (1910–1999) wurde in Breslau geboren. Er studierte Medizin in Breslau und legte sein Examen 1933 ab. Er emigrierte 1933 nach Schottland, wo er an der Universität von Edinburgh zum PhD promovierte. 1936 ging er in die Vereinigten Staaten, wo er an unterschiedlichen Instituten arbeitete, zunächst am Rockefeller Institute und am Institut für experimentelle Biologie in Berkeley. 1942 erhielt er eine Position als Eiweißchemiker im Western Regional Research Center des

US-Departments of Agriculture in Albany, Kalifornien. In dieser Position fühlte sich Fraenkel-Conrat sehr eingeengt, sodass er dann später mithilfe von Stanley, mit dem er eng zusammenarbeitete, eine Position in der Universität von Berkeley im Viruslabor erhielt. [183 S. 265]

Dort beschäftigte sich Fraenkel-Conrat, ähnlich wie Schramm, mit der Zerlegung des Tabakmosaik-Virus in Proteine und Nukleinsäuren und konnte praktisch zeitgleich mit Gierer und Schramm die Infektiosität der Nukleinsäuren nachweisen. [329, 331] Fraenkel-Conrat und Singer kamen zu der Schlussfolgerung, ähnlich wie Gierer und Schramm, dass die Nukleinsäure die genetische Determinante im Tabakmosaik-Virus darstellt. 1960 konnte Fraenkel-Conrat das Hüllprotein des Tabakmosaik-Virus komplett sequenzieren; damals war es das größte Protein, dessen Sequenz analysiert wurde. [330]

Wichtige Beiträge aus der Tübinger Arbeitsgruppe lieferte Alfred Gierer zur Struktur und Größe infektiöser isolierter Ribonukleinsäure des Tabakmosaik-Virus. Er konnte durch Sedimentations- und Viskositätsmessungen eine Komponente der RNA mit einem Molekulargewicht von 2×10^6 bestimmen. Er wies nach, dass diese aus einem einzigen Molekül besteht. [367]

Gierer wurde 1960 wissenschaftliches Mitglied der Max-Planck-Gesellschaft und Leiter der damals neu gegründeten molekularbiologischen Abteilung. In dieser Position beschäftigte sich Gierer nicht mehr mit Virologie, sondern erforschte die biologische Strukturbildung am Beispiel von Süßwasserpolypen und analysierte, welche Faktoren die Gestaltbildung der Organismen prägen. 1984 wurde das Max-Planck-Institut für Virusforschung in das Institut für Entwicklungsbiologie umgeformt.

Seine philosophischen Reflexionen publizierte er in dem Buch „Die Physik, das Leben und die Seele". Hier entfaltete er seine Gedanken über Physik als Grundlage der objektiven Naturwissenschaften, Grundbuch des Lebens, biologische Strukturbildung, Verhalten und Gehirnprozesse, Physik, Bewusstsein und das Leib-Seele-Problem und vieles andere. [368]

Stanley hatte lange Zeit hartnäckig die Auffassung vertreten, dass das Entscheidende am Tabakmosaik-Virus der Proteinanteil sei und der Nukleinsäureanteil zu vernachlässigen wäre. Mit den Untersuchungen von Gierer, Schramm und Fraenkel-Conrat war diese Diskussion dann definitiv geklärt. Ähnliche Aussagen machte auch Caspersson vom Karolinska-Institut Stockholm, der ebenfalls die Rolle der Nukleinsäure für die genetischen Eigenschaften erkannte. Er lehnte die damals noch stark vertretene Vorstellung, dass die Proteine die Träger der Gene seien, ab, und postulierte, dass die Nukleinsäuren die Grundlage der Selbstreproduktion seien. [159, 160]

Ein weiteres Mitglied der Dahlemer und später Tübinger Arbeitsgruppe war der Biochemiker Hans Friedrich-Freksa, der 1906 in München geboren wurde. Er studierte Zoologie, Physik und physiologische Chemie, zunächst in Königsberg, dann in Tübingen, wo er 1931 promovierte. Er kam 1937 an das Kaiser-Wilhelm-Institut und beschäftigte sich mit der Frage nach der Selbstreproduktion der lebenden Materie und stellte 1940 seine „Matrizentheorie" auf. Er entwickelte dabei die Vorstellung einer identischen Verdopplung von Nukleoproteinen und komplementären Abdruckprozessen und vermutete, dass positive und negative Ladungen spiegelbildlich Formwiederholungen hervorbringen können. Spezifische Strukturen von Proteinen ergeben sich aus ihrem Ladungsmuster. Für ihn war die Nukleinsäure wichtig für die Vermehrung der Viren, er hielt aber immer noch den Proteinanteil des Virus für bedeutsam. [344, 345]

Diese Vorstellung von der Druckmatrize bzw. Matrizentheorie gab damals Forschern wichtige Impulse.

Neben seinen Arbeiten zur Virologie beschäftigte sich Friedrich-Freska im Wesentlichen mit Fragen der Molekulargenetik. Hans Friedrich-Freska starb 1973 in Tübingen noch vor seiner Emeritierung. [737]

Die Arbeitsgruppe in Dahlem und später in Tübingen erwies sich als hoch effektiv und stimulierend. Viele Versuche beschäftigten sich mit der Induktion und Analyse von Mutationen. Die Untersuchungen dieser Arbeitsgruppe wurden im Ausland, insbesondere in den USA, zunächst zögernd zur Kenntnis genommen. James D. Watson, der zusammen mit Crick die DNA-Struktur aufklärte, schreibt in seinem autobiographischen Buch „Die Doppelhelix", dass er mit Crick zusammen der Überzeugung gewesen sei, dass die genetische Information in der RNA der Viren stecken müsse. Er hielt die Hypothese für plausibel, wonach ein zentraler RNA-Kern von einer großen Anzahl kleinerer identischer Proteinuntereinheiten umgeben sein musste. Dazu schrieb er:

„Tatsächlich existierten bereits biochemische Beweise für solche Proteinbausteine. Die 1944 erstmals beschriebenen Experimente des Deutschen Gerhard Schramm zeigten, dass TMV-Teilchen in milden Laugen in freie RNS und eine große Zahl von ähnlichen, vielleicht sogar identischen Proteinmolekülen zerfielen. Aber außerhalb Deutschlands hielt praktisch niemand die Schramm'schen Ergebnisse für richtig. Daran war der Krieg schuld: für die meisten Leute war es unfassbar, dass die deutschen Bestien in den letzten Jahren des Krieges, dessen für sie so jämmerliches Ende sich damals schon abzeichnete, die ordnungsgemäße Durchführung der umfangreichen Experimente zugelassen haben sollten, die Schramms Behauptungen zugrunde lagen. Viel leichter konnte man sich vorstellen, dass die Nazis diese Arbeit direkt unterstützt hatten und dass die Analyse der Experimente nicht korrekt war. Sich die Zeit zu nehmen und Schramm zu widerlegen, dazu hatten die meisten Biochemiker keine Lust." [1069]

Ein weiteres wichtiges Mitglied der Dahlemer Gruppe war Wolfram Weidel (1916–1963). Er hatte in Marburg, Rostock und Göttingen Medizin studiert und ging 1938 an das Kaiser-Wilhelm-Institut für Biochemie in die Arbeitsgruppe von Butenandt. Er promovierte mit einer Arbeit über „Chemische Untersuchungen über die zur Augenpigmentierung führende Reaktionskette bei Insekten". Vorgelegt wurde die Arbeit 1940 in Berlin. Publiziert wurde die Arbeit dann von Butenandt als Erstautor. [133]

Diese Arbeit von Weidel war von Bedeutung, weil hier mit enzymbiochemischen Methoden die von Beadle und Tatum formulierte Ein-Gen-ein-Enzym-Theorie postuliert wurde.

1949 ging Weidel auf Vorschlag von Melchers an das Institut von Max Delbrück. Delbrück hatte sich bei seinem ersten Aufenthalt in Deutschland nach dem Krieg erkundigt, welchem Wissenschaftler man ein Stipendium geben könne, der nicht durch nationalsozialistische Aktivitäten diskreditiert war.

In der Arbeitsgruppe von Delbrück freundete Weidel sich mit Gunther Stent an, der mit seiner Familie wegen der Judenverfolgung in die USA emigriert war. Von den anderen Mitgliedern der Delbrück-Gruppe wurde er eher distanziert betrachtet. Man hatte zunächst gar nicht zur Kenntnis genommen, dass Weidel bereits mit einer Arbeit zusammen mit Butenandt den ersten konkreten Beweis für Beadles Ein-Gen-ein-Enzym-Theorie geliefert hatte. [981 S. 351]

Nach seiner Rückkehr 1950 ging Weidel in Tübingen an das Institut von Melchers. 1956 wurde er Direktor am Max-Planck-Institut für Biologie in Tübingen. 1957 wurde er zum Professor an der Universität Tübingen ernannt.

Weidel erwies sich als äußerst innovativer und kreativer Forscher. Seine Arbeiten in Tübingen befassten sich mit dem Mechanismus der Phagen. Insbesondere klärte er auf, wie die Phagen ihre Erbsubstanz in das Innere der Zelle bringen, und konnte nachweisen, dass dieser Vorgang mithilfe eines Lysozyms erfolgte. Er fand heraus, dass die Wirkung des Penicillins zur Störung der Synthese der Zellwand im Bakterium führt. Er verfasste ein viel beachtetes Buch mit dem Titel „Virus, die Geschichte vom geborgten Leben", das für ein größeres Publikum das Problem der Viren darstellte. [96 S. 139 f., 1074, 1075, 1076]

Ein weiterer wichtiger Mitarbeiter des Tübinger Institutes war Werner Schäfer (1912–2000). Er studierte Veterinärmedizin in Gießen und promovierte 1938. Als Assistent am Institut für Veterinärhygiene und Tierseuche befasste er sich mit Viruserkrankungen der Tiere. Während einer Forschungsreise in Ostafrika wurde er interniert, über einen Gefangenenaustausch kam er nach Deutschland zurück und war zunächst als Veterinär an der Ostfront und später auf der Insel Riems tätig. Nach 1948 wurde er von Butenandt zum Abteilungsleiter für Virologie an das Max-Planck-Institut in Tübingen berufen. In dieser Position beschäftigte sich Schäfer mit den Erregern von Influenza, Masern und Mumps. Weiterhin beschäftigte er sich mit dem Geflügelvirus und dem Newcastle-Disease-Virus. Er konnte feststellen, dass das Virus der Geflügelpest mit dem Influenza-A-Virus des Menschen hohe

Übereinstimmungen zeigte. Er konnte so die Hypothese formulieren, dass die Viren den Wirt wechseln und somit Grippeepidemien auslösen können. Es gelang ihm, die Viruspartikel zu reinigen und durch Sedimentations- und Diffusionsversuche biophysikalisch zu charakterisieren. Durch Analyse von Virusstrukturen konnte er die infektiösen von nicht infektiösen Teilen der Viruspartikel trennen und identifizieren. Diese Analysen hatten wichtige Konsequenzen für die Entwicklung von Impfstoffen. Neben seinen Untersuchungen zur Geflügelpest beschäftigte er sich auch mit dem Mäuse-Enzephalitis-Virus. Er konnte dieses reinigen und kristallisieren. Die Untersuchungen in Tübingen verschafften Schäfer und damit der deutschen Virologie eine hohe Reputation und Anerkennung auch im Ausland. Seine weiteren Forschungen in den 1960er Jahren beschäftigten sich mit RNA-Viren bei Tieren, inbesondere gelang es ihm, ein Retrovirus des Schweins zu isolieren, diese Viruspartikel zu reinigen und Antikörper gegen diese Viren herzustellen. [737]

Einer seiner Schüler war Rudolf Rott (1926–2003), der, wie bereits erwähnt, zusammen mit Schäfer nachwies, dass der Erreger der Hühnerpest eine Variante des Influenza-A-Virus ist. Rott wies nach, dass die RNA der Grippeviren aus acht Segmenten besteht, die frei ausgetauscht werden können. Diese Beobachtung erklärt die hohe Variabilität der Grippeviren.

Viele seiner Schüler erhielten Lehrstühle, die nach dem Krieg in ganz Deutschland eingerichtet wurden, und trugen dazu bei, die Virologie an den Universitäten zu vertreten. Damit konnte die Virologie in Deutschland bald wieder international Anerkennung finden. [737 S. 39 f.]

Adolf Butenandt beteiligte sich nicht weiter an der Virusforschung. Er setzte seine Untersuchungen zu Insektenpheromonen fort. Von 1944–1956 war er in Tübingen, wo er das physiologisch-chemische Institut wieder aufbaute und Vorlesungen hielt. 1945 wurde er zum Ordentlichen Professor für Physiologische Chemie ernannt. In dieser Position gelang es ihm, das Metamorphosehormon der Insekten, das Ecdyson, zu isolieren und zu kristallisieren. [545 S. 188]

Weitere Ergebnisse waren u. a. die Analyse der Sexuallockstoffe. 1956 nahm Butenandt einen Ruf an die Universität München an, wo er die in Tübingen begonnenen Arbeiten fortsetzte.

Von 1960–1972 war Butenandt Präsident der Max-Planck-Gesellschaft. Butenandt erwies sich nicht nur als überragender Forscher, sondern auch als einflussreicher Wissenschaftsorganisator, der die Stellung der Max-Planck-Institute festigte. Durch enge Zusammenarbeit mit Politikern gelang es ihm, viele Neugründungen von Max-Planck-Instituten für Natur- und Geisteswissenschaften einzuleiten. [545 S. 257]

An den Universitäten wurden erst in den 1960er und 1970er Jahren eigene Institute mit Ordinarien für das Fach Virologie eingerichtet. Damit ist die deutsche Forschungslandschaft auch mit der Virologie auf internationalem Niveau. [737 S. 50–123]

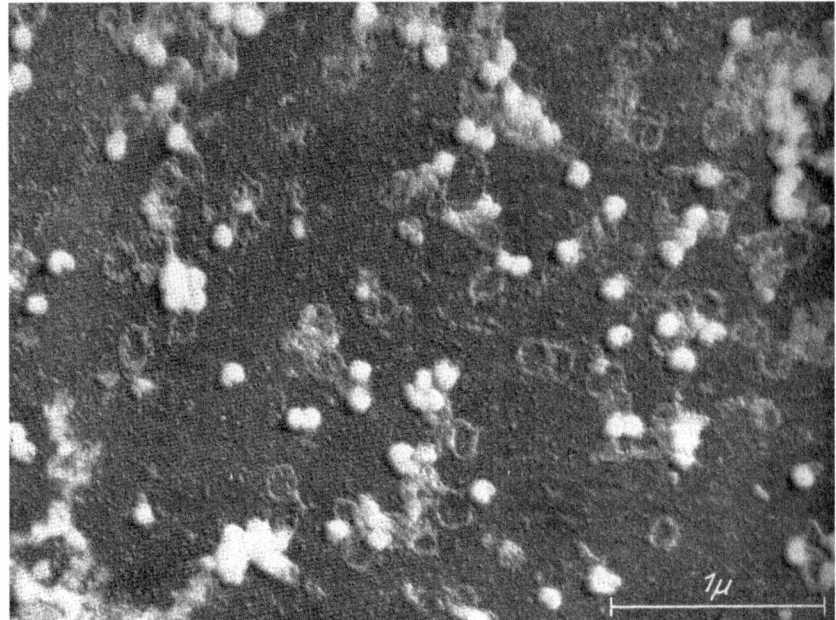

Geflügelpestvirus alkalisch behandelt. Proteine und Nukleinsäuren sind getrennt.

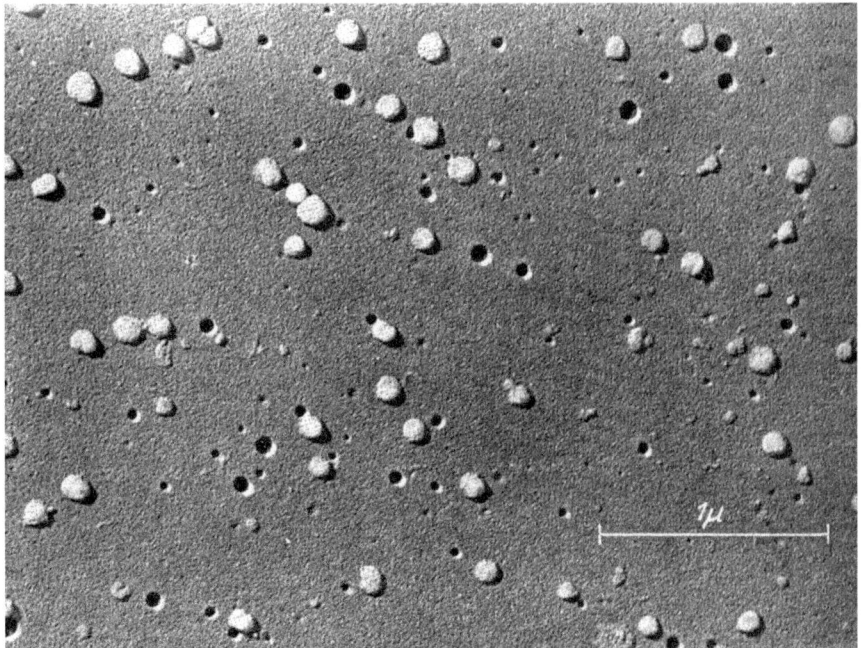

Geflügelpestvirus unbehandelt

52 Virologie in Deutschland

Ein bedeutendes virologisches Institut außerhalb der Universitäten ist z. B. das Institut für Virologie und Epidemiologie des Zentralinstituts für Hygiene, Mikrobiologie und Epidemiologie gewesen, an dem unter anderem auch Graffi bedeutende Forschungen für die Tumorvirologie geleistet hatte. Weitere virologische Institute außerhalb der Universitäten sind z. B. das Institut für Veterinärmedizin des Robert-von-Ostertag-Institutes des Bundesgesundheitsamtes in Berlin, das Paul-Ehrlich-Institut in Frankfurt am Main, die Abteilung für Virologie und Immunologie des Deutschen Primatenzentrums in Göttingen, das Bernhard-Nocht-Institut für Tropenmedizin in Hamburg, die Abteilung für Virologie im Ernst-Rodewald-Institut des zentralen Instituts des Sanitätsdienstes der Bundeswehr in Koblenz, die Abteilung für Virusforschung am Max-Planck-Institut für Biochemie in Martinsried bei München, die Abteilung für Viroidforschung am Max-Planck-Institut für Biochemie in Martinsried sowie das Institut für molekulare Virologie des GSF-Forschungszentrums für Umwelt und Gesundheit in Neuherberg und die Bundesforschungsanstalt für Viruskrankheiten für Tiere in Tübingen. (737)

Neben den klassischen Gebieten der Virologie zeichnet sich ein weiteres spannendes Forschungsgebiet für Viren ab, nämlich die Versuche zum Einsatz von Viren in der Tumortherapie. Es konnte z. B. gezeigt werden, dass Parvoviren Nerven-, Glia- und Hirntumorzellen befallen, sich aber nur in den Tumorzellen vermehren und diese dann töten.

Darüber hinaus sind z. B. über die Bakteriophagen neue Therapieoptionen zu erwarten.

Wir dürfen gespannt sein.

Schlusswort

Mit der vorliegenden Studie ist die Geschichte der Virologie keineswegs erschöpfend dargestellt. Ziel war es, typische Kapitel und wichtige Meilensteine in der Entstehung der Virologie zu beschreiben. Es ist die Geschichte von vielen hervorragenden Forschern mit kühnen Ideen, die mit immensem Fleiß und unbeirrbarer Stetigkeit unser heutiges Wissen über die Virologie erarbeitet haben. Es ist eine Geschichte von wunderbarer kollegialer Zusammenarbeit, aber auch von heftigen Rivalitäten und Polemiken. Es ist eine Geschichte von epochemachenden Höhepunkten und bittern Fehlschlägen, aber auch von Blockaden der Entwicklung durch falsch verstandene Autoritäten.

In seinem Buch „Die Entstehung und Entwicklung einer wissenschaftlichen Tatsache" postuliert der polnische Mikrobiologe und Wissenschaftstheoretiker Ludwik Fleck, dass die Entdeckungen der Wissenschaftler und deren Definition von Fakten durch ein Denkkollektiv geformt werden. Der Denkstil dieses Kollektivs determiniere die Formulierung eines jeden Konzepts. In der Tat haben viele Forschergruppen, die die Virologie erarbeitet haben, durch Austausch und Zusammenarbeit viele Erkenntnisse hervorgebracht. Andererseits war es jedoch zu Beginn einer jeden Entwicklung ein Individuum, das erst die Tür zur neuen Erkenntnis geöffnet hat. Es ist faszinierend zu sehen, wie solche neuen Aussagen und Erkenntnisse in kürzester Zeit aufgegriffen wurden, zum Teil hinterfragt, zum Teil bestätigt wurden und Hunderte von Publikationen induziert haben, die diese Erkenntnisse validiert, genauer definiert und in ihrer Tiefe analysiert haben. Dabei lief diese Entwicklung nicht geradlinig im Sinne einer Via triumphalis. Der hindernde Einfluss von Flexner z. B., der die Polioforschung über ein Jahrzehnt blockiert hat, oder die Infragestellung der Entdeckung von Rous über die Tumorviren, haben gezeigt, wie schwer es war, manche Erkenntnisse gegen einen Mainstream durchzusetzen. Auch die Arbeit von zur Hausen zur Tumorentstehung durch Viren ist hierfür ein klassisches Beispiel.

Kaum ein Zweig der Medizin und der Biologie hat in vergleichsweise kurzer Zeit eine solche dramatische Entwicklung genommen und dabei nicht nur Erkenntnisse im Sinne der Grundlagenforschung geliefert, sondern durch die Entwicklung von Impfstoffen Millionen von Menschen schwere Krankheiten erspart und Millionen von Menschen das Leben gerettet.

Schlusswort

Diese Entwicklung ist nicht abgeschlossen, sie geht mit ungehinderter Dynamik weiter. Die Leistungen der Forscher, die die Virologie bis zum heutigen Stand aufgeklärt haben, verdienen unseren Dank und unsere Bewunderung.

Literatur

1. Abedon, S. T./Thomas-Abedon C./Thomas, A./Mazure, H. Bacteriophage prehistory: Is or is not Hankin, 1896, a phage reference? Bacteriophage 1 (3), 174–178, 2011
2. Abedon, S. T./Kuhl, S. J./Blasdel, B. G./Kutter, E. M. Phage treatment of human infections. Bacteriophage 1, 66–85, 2011
3. Ackerknecht, E. H. A short history of medicine. Johns Hopkins University Press, Baltimore, S. 129, 1982
4. Acuña, L. E. Finlay, Carlos Juan. In: Eckart W. U. Gradmann, C. (Hrsg.). Ärztelexikon. Von der Antike bis zum 20. Jahrhundert. G. H. Beck, München, 1995
5. Agramonte, A. Report of bacterological investigations upon yellow fever. Medical News 76, 203–212, 249–256, 1900
6. Agramonte, A. The inside history of great medical discovery. The scientific monthly 1, 209–237, 1915, Nachdruck 2016
7. Allard, H. A. Some properties of the vires of the mosaic disease of tobacco. J. Agric. Res. 6, 649–674, 1916
8. Allard, H. A. Further studies of the mosaic disease of tobacco. J. Agric Res. 10, 615–631, 1917
9. Altmann, L. K. The myth of Walter Reed. In: Who goes first? The story of selfexperimention in medicine. University of California Press, Berkely Los Angeles, London, 1986, 124–158
10. Anderson, J. (Hrsg.). Manual of the diagnosis of Rinderpest. Food and agriculture. 2. Auflage, 1996
11. Anderson, J. F. Measles virus. Historical review, isolation and behaviour in various systems. American Journal Dis. Child 103, 282–287, 1962
12. Anderson, J. F./Goldberger, J. Experimental measles in the monkey, a preliminary note. Public Health Report, 26, 847–848, 1911
13. Anderson, J. F./Goldberger, J. Experimental measles in the monkey, a supplemental note. Public Health Report, 62, 3–11, 1911
14. Anderson, J. F./Goldberger, J. The infectivity of the secretions and desquamating scales of measles. Jama 57, 1612–1613, 1911
15. Anderson, J. F./Goldberger, J. The period of infectivity of the blood in measles. JAMA Band 57, 113–114, 1911
16. Anderson, J. F./Goldberger, J. Recent advances in our knowledge of measles. American Journal of disease child. 4, 20–26, 1912
17. Anderson, T. F. Elektronenmikroskopie von Phagen. In: Cairns/Stent/Watson (Hrsg.). Phagen und die Entwicklung der Molekularbiologie. Deutsche Ausgabe herausgegeben von E. Geissler. Akademie-Verlag Berlin, 1972, 72–87

18 Andrewes, C. H. Virus III in tissue cultures I – the appearance of intranuclear inclusions in vitro. Brit. J. of Exp. Pathol. 10, 188–190, 1929
19 Andrewes, C. H. The occurrence of virus III in rabbits in the lesions of infectious fibroma and of a transplantable sarcoma. J. of Pathol. 50, 227–234, 1940
20 Andrewes, C. H. William Joseph Elford 1900–1952. Obituary notices of fellows of the Royal Society, 8, 149–158, 1952
21 Andrewes, C. H. The natural history of viruses. Weidenfeld and Nicolson, London, 1967
22 Andriewsky, P. L'ultrafiltration et les microbes invisibles. Part 1. Communication: La peste des poules. Centralblatt für Bakteriologie und Parasitenkunden 75, 90–93, 1914
23 Anonym. A form of hog cholera not caused by the hog cholera bacillus. US Bureau of Animal Industry Circular Nr. 41
24 Ardenne, M. von. Ergebnisse einer neuen Elektronen-Übermikroskop-Anlage. Naturwissenschaften 28, 113–127, 1940
25 Ardenne, M. von. Elektronen-Übermikroskopie lebender Substanzen. Naturwissenschaften 29, 521–523, 1941
26 Ardenne, M. von. Ein glückliches Leben für Technik und Forschung. Verlag der Nation, Berlin, 6. Auflage, 1982, 120–124
27 Armstrong, C. Successful transfer of the Lansing strain of poliomyeliltis virus from the cotton rat to the white mouse. Public Health Report 54, 2302–2305, 1939
28 Armstrong, C. The experimental transmission of poliomyelitis to the eastern cotton rat. Public Health Report 54, 1719–1723, 1939
29 Armstrong, C./Dickens, P. F. Benign lymphocytic choriomeningitis (acute aseptic meningitis). A new disease entity. Public Health Report Washington 50, 831–842, 1935
30 Armstrong, C./Lillie, R. D. Experimental lymphocytic choriomeningitis of monkeys and mice produced by a virus encountered in studies of the 1933 St. Louis encephalitis epidemic. Public Health Report Washington 49, 1019–1027, 1934
31 Armstrong, C./Wooley, J. G. Benign lymphocytic choriomeningitis. Laboratory studies with the virus and their possible bearing on the infection in man. J. Am. Med. Ass. 109, 410–412, 1937
32 Arnsberg, P. Geschichte der Frankfurter Juden. Band 3, Darmstadt, Roether, 1983, 43–44
33 Ashburn, P. M./Craig, C. F. Experimental investigations regarding the etiology of Dengue Fever. Journal of infectious diseases 4, 440–475, 1907
34 Aspöck, H. Stechmücken als Virusüberträger in Mitteleuropa. Nova Acta Leopoldina Neue Folge 71, 37–55, 1996
35 Aspöck, H. Klimawandel und die Ausbreitung von Krankheiten: durch Arthropoden übertragene Infektion in Mitteleuropa. Entomol. Rom. 12, 343–362, 2008
36 Atzel, I./Helms, R. A short history of the common cold. In: Eccles, R., Weber, O. (Hrsg.). Common Cold. Birkhäuser Verlag, Basel, 2009, 1–22
37 Bahmanyar, M. Successful Protection of Humans Exposed to Rabies Infection. J. Am. Med. Ass. 236, 2751–2754, 1976
38 Balayan M. S./Andjaparidze A. G./Savinskaya S. S. Evidence for a virus in non-A, non-B hepatitis transmitted via the fecal-oral route. Intervirology, 20, 23–31, 1983
39 Balo, J. Die unsichtbaren Krankheitserreger. Filtrierbare Vira. Verlag von S. Karger, Berlin, 1935

40 Baltimore, D. RNA-dependent DNA-Polymerase in virions of RNA-Tumorvirus. Nature 226, 1209–1211, 1970
41 Bartlett, Z. Leonard Hayflick (1928–). Embryo Project Encyclopedia (2014-07-20). ISSN: 1940-5030 http://embryo.asu.edu/handle/10776/8042; Aufruf 06.12.2017
42 Bawden, F. C./Pirie, N. W./Bernal, J. D./Fankuchen, I. Liquid crystalline substances from virus infected plants. Nature 138, 1051–1052, 1936
43 Bayer, M. E./Blumberg, B. S./Werner, B. Particles associated with Australia Antigen in the sera of patients with leukaemia, down's syndrom and hepatitis. Nature 218, 1057–1059, 1968
44 Beall, O. T. jr./Shryock, R. H. Cotton mather: first significant figure in American Medicine. Publication of the Institute for the History of Medicine, First Series: Monographs, Volume V, 127–234, 1954
45 Bear, G. M. (ed.) The natural history of rabies. 2nd edition. Florida CRC Press, 1991
46 Bechhold, H. Kolloidstudien mit der Filtrationsmethode. Zeitschrift für physikalische Chemie, Band 60, 257–318, 1907
47 Bechhold, H. Durchlässigkeit von Ultrafiltern. Zeitschrift für physikalische Chemie, Band 64, 328–342, 1908
48 Bechhold, H. Die Kolloide in Biologie und Medizin. Dresden und Leipzig, Verlag von Theodor Steinkopf, 5. Auflage, 1929
49 Bechhold, H. Die Größenbestimmung von subvisiblem Virus durch Zentrifugieren. Die Größe der Pockenvaccine und Hühnerpesterregers. Biochem. Zeitschrift 236, 387–414, 1931
50 Bechhold, H./Schlesinger, M. Zentrifuge und Filter zur Bestimmung der absoluten Größe von subvisiblen Erregern (Pockenvaccine und Hühnerpest). Zeitschrift für Hygiene, Infektionskrankheiten, medizinische Mikrobiologie, Immunologie und Virologie 112, 668–679, 1931
51 Bechhold, H./Schlesinger, M. Die Größe des Pockenvaccine- und Hühnerpesterregers. Zeitschrift Hyg. 112, 668–679, 1931
52 Bechhold, H./Schlesinger, M. Die Größenbestimmung von Herpesvirus durch Zentrifugierversuche. Zeitschrift für Hygiene und Infektionskrankheiten 115, 342–353, 1933
53 Bechhold, H./Schlesinger, M. Die Teilchengröße des Erregers der Kickuth-Golubschen Kanarienvogelkrankheit. Zeitschrift für Hygiene und Infektionskrankheiten 115, 354–357, 1933
54 Beijerinck, M. W. Über ein Contagium vivum fluidum als Ursache der Fleckenkrankheit der Tabaksblätter. Verhandlungen der Königlichen Akademie der Wissenschaften, 6, 3–21, 1898
55 Beijerinck, M. W. Über ein Contagium vivum fluidum als Ursache der Fleckenkrankheit der Tabakblätter. Centralblatt Bakteriologie, Parasitenkunde, Abt. I 5, 27–33, 1899
56 Beijerinck, M. W. Bemerkung zu dem Aufsatz von Iwanowsky über die Mosaikkrankheit der Tabakpflanze. Centralblatt für Bakteriologie und Parasitenkunde, 2. Abteilung V., 310–311, 1899
57 Beltrán, G./Baez, A./Correa, P. Burkitt's lymphoma in Columbia. American Journal of Medicine 40, 211–216, 1966
58 Benison, S. Tom Rivers: Reflections on a life in medicine and science. Cambridge Massachusetts MIT Press, 1967

59 Bentivoglio, M. Filippo Pacini: a determined observer. Brain Research Bulletin 38, 161–165, 1995
60 Berkovich, S/Pickering, J./Kibrick, S. Paralytic poliomyelitis in Massachusetts, 1959: the study of the disease in a well vaccinated population. New England Journal of Medicine 264, 1323–1327, 1961
61 Bernal, J. D./Fankuchen, J. X-ray and crystallographic studies of plant virus preparations. J. Gen. Physiol. 25, part I, 111–165, part 2, 120–146, part 3, 147–165, 1941
62 Beswick, T. S. L. The origin and the use of the word herpes. Medical history Band 6, 214–232 (1962)
63 Bianchine, P. J./Russo, T. A. The role of epidemic infectious diseases in the discovery of America. Allergy Proc. 13, 225–232, 1992
64 Bieling, R./Heinlein, H. Viruskrankheiten des Menschen. Naturforschung und Medizin in Deutschland 1939–1946. Dietrich'sche Verlagsbuchhandlung, Wiesbaden, 1947
65 Bielka, H. Geschichte der medizinisch-biologischen Institute Berlin Buch. Springer, Berlin und Heidelberg, 2002, 2. Auflage
66 Bigelow, S.L./Gemberling, A. Collodion Membrane. Journal of American the Chemical society, 29, 1576–1589, 1907
67 Biggs, P. M. Walter Plowright, 20 July 1923–20 February 2010. Biographical memoirs of Fellows of the Royal Society 56, 341, 2010
68 Bisceglie, V. Eugene Centanni (obit). Pathologica 34, 345–347, 1942
69 Bittner, J. J. Some possible effects of nursing on the mammary-tumor incidence in mice. Science 84, 162–169, 1936
70 Bittner, J. J. The milk influence of breast tumor in mice. Science 95, 462–463, 1942
71 Blancon, J. Dog distemper: imported into Europe from South America? Historia medicina veterinariae 29, 35–41, 2004
72 Bleker, J. Erdmann, Rhoda in: Eckart/Gradmann Ärztelexikon von der Antike bis zum 20. Jahrhundert. Beck-Verlag, München, 1995, 123–124
73 Blumberg, B. S. Hepatitis B: The hunt for a killer virus. Princeton University Press, Princeton and Oxford, 2002
74 Blumberg, B. S./Alter, H. J./Visnich, A. A „new" antigen in leukemia sera. JAMA 191, 541–546, 1965
75 Blumberg, B. S./Gerstley, B. J. S./Hungerford, D. A./London, W. T./Sutnick, A. I. Serum Antigen (Australia Antigen) in down's syndrom, leukemia and hepatitis. Annals of Internal Medicine, 66, 924–931, 1967
76 Blumberg, B. S./Larouzé, B./London, W. T./Werner, B./Hesser, J. E./Millman, I./Saimot, G./Payet, M. The relation of infection with the hepatitis B agent to primary hepatic carcinoma. Am. J. of Pathol. 81, 669–682, 1975
77 Bobrow, S. M./Smith, R. G./Reitz, M. S./Gallo, R. C. Stimulated normal human lymphocytes contain a ribonuclease-sensitive DNA polymerase distinct from viral RNA-directed DNA polymerase. Proc. Nat. Acad. Sci. USA 69, 3228–3232, 1972
78 Bodian, D. Differentiation of types of poliomyelitis viruses I. Reinfection experiments in monkeys (second attacks). Am. J. Hyg. 49, 200–224, 1949
79 Bodian, D./Morgan, E./Howe, A. Differentiation of types of poliomyelitis viruses III. The grouping of fourteen strains into three basic immunological types. Am. J. Hyg. 49, 234–240, 1949
80 Böhm, W. Mayer, A., Neue Deutsche Biographie. Band 16, Berlin, 1990, 533

81 Bollinger, O. Über epithelioma contagiosum beim Haushuhn und die sogenannten Pocken des Geflügels. Virchows Archiv für pathologische Anatomie, 58, 349–361, 1863

82 Bordet, J. Le problème de l'autolyse microbienne transmissible ou du bactériophage. Ann. Inst. Pasteur 39, 711–763, 1925

83 Bordet, J./Ciuca, M. Exsudats leucocytaires et autolyse microbienne transmissible. Compt. Rend. Soc. Biol. 83, 1293–1296, 1920

84 Bordet, J./Ciuca, M. Le bactériophagie de d'Hérelle, sa production et interprétation. Compt. Rend. Soc. Biol. 83, 1296–1298, 1920

85 Bordet, J./Ciuca, M. Remarques sur l'historique des recherches concernant la lyse microbienne transmissible Compt. Rend. Soc. Biol. 84, 745–747, 1921

86 Borrel, A. Epitheliolysis infectiosis et epitheliomas. Ann. Scien. Inst. Pasteur, Paris, 17, 81–118, 1903

87 Borrel, A. Sur les inclusions de l'epithelioma contagieux des oiseaux. Compt. Rend. Soc. Biol. 57, 642–643, 1904

88 Borrel, A. Le problème étiologique des cancer. Zeitschrift für Krebsforschung 7, 265–275, 1909

89 Borries, B. von/Ruska, E./Ruska, H. Bakterien und Virus in übermikroskopischer Aufnahme. Klin. Wochenschr. 17, 921–925, 1938

90 Boshart, M./Gissmann, L./Ikenberg, H./Kleinheinz, A./Scheurlen, W./zur Hausen, H. A new type of papillomavirus DNA, its presence in genital cancer biopsies and in cells derived from cervical cancer. EMBO J 3, 1151–1157, 1984

91 Boveri, T. Über mehrpolige Mitosen als Mittels zur Analyse des Zellkerns. Verhandlungen der physikalisch-medizinischen Gesellschaft zu Würzburg, neue Folge 35, 67–90, 1902

92 Boveri, T. Über die Konstitution der chromatischen Kernsubstanz. Verhandlungen der zoologischen Gesellschaft, 13. Versammlung zu Würzburg, 10–33, 1903

93 Boveri, T. Ergebnisse über die Konstitution der chromatischen Substanz des Zellkerns. Jena, 1904

94 Boveri, T. Zellstudien VI. Disperme Seeigeleier. Ein Beitrag zur Befruchtungslehre und zur Theorie des Kerns. Jena, Zeitschrift für Naturwissenschaften 43, 1–292, 1907

95 Boveri T. Zur Frage der Entstehung maligner Tumoren. Jena, Verlag von Gustav Fischer, 1914

96 Brandt, C. Metapher und Experiment, Von der Virusforschung zum genetischen Code. Wallstein Verlag, Göttingen, 2004

97 Bridges, C. B. Non-disjunction as proof of the chromosome theory of heredity. Genetics 1, 1–52, 1916

98 Brodie, M. Active immunisation against poliomyelitis. Journal of Exp. Med. 56, 493–505, 1932

99 Brodie, M. Active immunisation in monkeys against poliomyelitis with germicidally inactivated virus. Science 79, 594–595, 1934

100 Brodie, M. Active immunisation of children against poliomyelitis with formalin inactivated virus suspension. Proc. Soc. Exp. Biol. Med. 32, 300–302, 1934

101 Brodie, M./Allrich, A. The portal of entry and the transmission of the virus of poliomyelitis. Science 79, 235–237, 1934

102 Brodie, M./Goldberg, S.A./Stanley, P. Transmission of the virus of poliomyelitis to mice. Science 81, 319–320, 1935

103 Brodie, M./Park, W. H. Active immunisation against poliomyelitis. Journal of American Association 105, 1089–1093, 1935
104 Brodie, M./Park, W. H. Active immunisation against poliomyelitis. New York State Journal of Med. 35, 815–818, 1935
105 Brodie, M./Park, W. H. Active immunisation against poliomyelitis. American Journal of Public Health 26, 119–125, 1936
106 Brody, J. A./Sever, J. L./Schiff, G. M. Prevention of rubella by gamma globulin during an epidemic in Barrow, Alaska, 1964. New England Journal of Medicine 272, 127–129, 1965
107 Bröer, R. Albert Bruce Sabin. In: Eckart U, Gradmann C (Hrsg.). Ärztelexikon. Von der Antike bis zur Gegenwart. 2. Auflage. Beck, München, 2001
108 Brown, J. H. Theobald Smith, 1859–1934. Bakteriologie 30, 1–3, 1935
109 Bruce, D. Preliminary report on the tsetse fly disease or nagana in Zululand. Durbin, Benett and Davis, 1895
110 Brüche, E./Haagen, E. Ein neues, einfaches Übermikroskop und seine Anwendung in der Bakteriologie. Naturwissenschaften 28, 113–127, 1940
111 Brugger, K./Rubel, F. Simulation of climate-change scenarios to explain Usutu virus dynamics in Austria. Prev. Vet. Med. 88, 24–31, 2009
112 Brunell, P. A./Brickman, R./Steinberg, S. Evaluation of a live attenuated mumps vaccine (Jeryl Lynn). With observations on the optimal time for testing serologic response. Am. J. Dis. Child. 118, 435–440, 1969
113 Buckley, S. M./Casals, J. Lassa fever, a new virus disease from of man from West Africa 3. Isolation and characterization of the virus. Am. J. Trop. Med. Hyg. 19, 680–691, 1970
114 Buist, J. B. The life-history of the micro-organisms associated with variola and vaccinia. An abstract of results obtained from a study of smallpox and vaccination in the surgical laboratory of the University of Edinburgh. Proc. Royal. Soc. Edinburgh 13, 603–620, 1886
115 Burkitt, D. A sarcoma involving the jaws in African children. British Journal of Surgery 46, 218–223, 1958
116 Burkitt, D. A lymphoma syndrome in African children. Annals. Royal College Surgery England 30, 211–219, 1962
117 Burkitt, D. A tumor syndrome effect in children in tropical Africa. Post. Grad. Med. Journal 38, 71–79, 1962
118 Burkitt, D. Determining the climatic limitations of a children's cancer common in Africa. British Medical Journal 2, 1019–1023, 1962
119 Burkitt, D./Davies, J. N. P. Lymphoma syndrome in Uganda and tropical Africa. Med. Press 245, 367–369, 1961
120 Burkitt, D./O'Conor, G. M. Malignant lymphoma in African children I, a clinical syndrome. Cancer 14, 258–269, 1961
121 Burkitt, D. A Children's cancer dependent on climatic factors. Nature 1994, 232–234, 1962
122 Burnet, F./McNamara, J. Immunological differences between strains of poliomyelitic virus. Br. J. Exp. Pathol. 12, 57–61, 1931
123 Burnet, F. M. „Smooth rough" variation in bacteria in its relation to bacteriophage. Journal of Path. Bakt. 32, 15–42, 1929
124 Burnet, F. M. A method for the study of bacteriophage multiplication in broth. British Journal of Exp. Path. 10, 109–115, 1929
125 Burnet, F. M. The Bacteriophages. Biol. Rev. Cambridge, Phil. Soc. 9, 332–350, 1934

126 Burnet, F. M. Influenza Virus on the Developing Egg: I. Changes Associated with the Development of an Egg-passage Strain of Virus. British Journal of experimental pathology 17, 282–293, 1936

127 Burnet, F. M. The use of developping egg in virus research. Special report series 220, 3–53, 1936

128 Burnet, F. M. The growth of viruses on the chorioallantois of the chick embryo. In: Doerr R., Hallauer, C. (Hrsg.). Handbuch der Virusforschung. Erste Hälfte, S. 419–446, Wien, Julius Springer Verlag, 1938

129 Burnet, F. M. Changing patterns. An atypical autobiography. William Heinemann, Melbourne, London, 1968

130 Burnet, F. M./Ferry, J. D. The differentiation of fowl plague and Newcastle disease: experiments using the technique of chorioallantoismembran inoculation of the developing egg. British Journal of experimental pathology 15, 56–64, 1934

131 Burnet, F. M./Lush, D. Induced lysogenicity and mutation of bacteriophage within lysogenic bacteria. Australian Journal of Exp. Biol. Med. Sci. 14, 27, 1936

132 Burnet, F. M./McKie, M. Observations on a permanently lysogenic strain of B. enteritidis gaertner. Austr. J. Exp. Biol. Med. Sci. 6, 277–284, 1929

133 Butenandt, A./Weidel, W./Becker, E. a-Oxytryptophan als „Prokynurenin" in der zur Augenpigmentierung führenden Reaktionskette bei Insekten. Naturwissenschaften 28, 447–448, 1940

134 Buynak, E. B./Hilleman, M. R. Live attenuated mumps virus vaccine I. Vaccine development. Proc. Soc. Exp. Biol. Med. 123, 768–775, 1966

135 Buynak, E. B./Hilleman, M. R./Leagus, M. B./Whitman, J. E. jr./Weibel, R. E./Stokes, J. jr. Jeryl Lynn strain live attenuated mumps virus vaccine. Influence of age virus dose, lot, and gamma globulin administration on response. JAMA 203, 9–13, 1968

136 Buynak, E. B./Roehm, R. R./Tytell, A. A./Bertland, A. U./Lampson, G. P./Hilleman, M. R. Development and chimpanzee testing of a vaccine against human hepatitis B. Proc. Soc. Exp. Biol. and Med. 151, 694–700, 1976

137 Buynak, E. B./Roehm, R. R./Tytell, A. A./Bertland, A. U./Lampson, G. P./Hilleman, M. R. Vaccine against human hepatitis B. Journal of the American Med. Ass. 235, 2832–2834, 1976

138 Calisher, C. H. Lifting the impenetrable veil: From yellow fever to Ebola Hemorrhagic fever and SARS. Rockpile Press, Fort Collins Colorado, Revised edition, 2014

139 Cameron, J. D. S. Infective Hepatitis. Quarter Journal Med. 12, 139, 1943

140 Cannon, P. R. Ludvig Hektoen, Pathologist. 1863–1951. A biographical Memoir. Washington DC, Nath. Acad. Sci. Biographical Memoirs Vol. XXVIII, 1954

141 Carlton, R. M. Phage therapy: past, history and future prospects. Archivum Immunologiae et Therapiae Experimentalis, 47, 267–274, 1999

142 Carré, H. J. Sur la maladie des jeunes chiens. In: Comptes rendus de l'Académie des Sciences 1905. Band 140, S. 689–690; 1489–1491

143 Carrel, A. Die Kultur der Gewebe außerhalb des Organismus. Berl. Klin. Wochenschr. 48, 1354–1357, 1912

144 Carrel, A. Rejuvenation of cultures of tissues. Journal of the American Medical Association Band 57, 1611, 1911

145 Carrel, A. On the permanent life of tissues outside of the organism. Journal of experimental Medicine, Band 15, 516–528, 1912

146 Carrel, A. A method for the physiological study of tissues in vitro. Journal of experimental Medicine Band 38, 407–418, 1923
147 Carrel, A. Der Mensch das unbekannte Wesen. 1950
148 Carrel, A./Burrows, M. Cultivation of adult tissues and organs outside of the body. Journal of the American Medical Association 55, 1379–1381, 1910
149 Carrel, A./Burrows, M. T. Cultivation of tissues in vitro and its technique. J. Exp. Med. 13, 387–396, 1911
150 Carrel, A./Lindbergh, C. The culture of whole organs. Science 81, 621–623, 1935
151 Carroll, J. Transmission of yellow fever. In: Carroll, J., McCaw, W. D. (eds.). Yellow fever. The compilation of various publications. Results of the work of Major Walter Reed, Medical Corps, S. 175–185.
152 Carroll, J./McCaw, W. D. (eds.). Yellow fever: A compilation of various publications. Results of the work of Major Walter Reed, Medical Corps, United States Army, and the yellow fever commission. Washington Government Printing Office 1911, Nachdruck 2017
153 Carter, H. R. A note on the interval between infecting and secondary cases of yellow fever from the records of yellow fever at Orwood and Taylor, Mississippi in 1898. New Orleans Medical Surg. Journal, 52, 617–636, 1900
154 Carter, H. R. A note on the spread of yellow fever in houses. Extrinsic incubation. Medical record 59, 937, 1901
155 Carter, H. R. Yellow fever: an epidemiological und historical study of its place of origin. Baltimore, 1931
156 Casagrandi, O. Virus filtrabili ed ultrafiltrabili–Tecnica e ricerche personali. In: Atti d. Soc. med. chir. di Padova IV 521–581, 1926
157 Casagrandi, O. L'eziologia del variolo humano. Annali D'igiene sperimentale 20, 1–89, 1910
158 Casagrandi, O. Dizionario biografico degli italiani. Band 21, Roma, Istituto della Enciclopedia Italiana, 1978
159 Caspersson, T. Studien über den Eiweißumsatz der Zelle. Naturwissenschaften 29, 33–43, 1941
160 Caspersson, T./Schultz, J. Nucleic acid metabolism of the chromosomes in relation to gene reproduction. Nature 142, 294–295, 1938
161 Caverly, C. S. Preliminary report of an epidemic of paralytic disease, occurring in Vermont, in the summer of 1894. Yale Med. J. 1, 1–20, 1894
162 Centanni, E. Die Vogelpest, Beitrag zu dem durch Kerzen filtrierbaren Virus I und II. Centralblatt für Bakteriologie und Parasitenkunde, Abteilung I, 31, 145–152, 182–201; 1902
163 Cesarman, E./Chang, Y./Moore, P. S./Said, J. W./Knowles, D. M. Kaposi's sarcoma-associated herpesvirus-like DNA sequences in AIDS-related body-cavity-based lymphomas New England J. of Med. 332, 1186–1189, 1995
164 Chamberland, C. Sur un filtre donnant de l'eau physiologiquement pur. Compt. Rend. hebd. des séances Acad. Sci. Paris 99, 247–248, 1884
165 Chang, Y./Cesarman, E./Pessin, M. S. Identification of herpesvirus-like DNA-sequences in AIDS-associated Kaposi-sarcoma. Science 266, 1865–1869, 1994
166 Chaniskvili, N. Phage therapy – history from Twort and d'Hérelle through soviet experience to current approaches. Adv. Virus Res. 83, 3–40, 2012

167 Chapman, D. S./Jenkins, T. The Burkitt lymphoma in Natal. A significant medical tale. Med. Proc. Johannisburg 9, 320–331, 1963

168 Chauveau, A. Nature du virus vaccine. Détermination expérimentale des éléments qui constituent le principe actife de la sérosité vaccinale virulente. Comptes rendus hebd. des séances Acad. Sci Paris 66, 289–293, 1868

169 Chaves-Carballo, E. Carlos Finlay and yellow fever: Triumph over adversity. Military Medicine, 170, 881–885, 2005

170 Chaves-Carballo, E. Clara Maass, yellow fever and human experimentation. Military Medicine, 178, 557–562, 2013

171 Choo, Q. L./Kuo, G./Weiner, A. J./Overby, L. R./Bradley, D. W./Houghton, M. Isolation of a cDNA clone derived from a blood-borne non-A, non-B viral hepatitis genome. Science 244, 359–362, 1989

172 Chumakov, K. Current status and future of polio vaccines and vaccination. Novel Technologies for vaccine development. In: Lukashevich, I./Shirwan, N. (eds.). Novel Technologies for vaccine development. Springer, Wien, 87–112, 2014

173 Chumakov, M./Saimanova, E./Bychkova, M./Al, E. Identification of Kemerovo tick-borne-fever virus and its antigenic independence. Fed. Proc. Trans. Suppl. 23, 852–854, 1964

174 Chumakov, M. P/Voroshilova, M. K./Vasileva, K. A. Preliminary report on mass oral immunization of population against poliomyelitis with live virus vaccine from Sabins attenuated live strains. First. Int. Conference on live virus polio vaccine Washington DC, 517–621, 1959

175 Cockayne, E. A. Catharrhal jaundice, sporadic and epidemic, and its relation to acute yellow atrophy of the liver. QJM 6, 1–29, 1912

176 Coffin, J. M. The discovery of HTLV-1, the first pathogenic human retrovirus. Proc. Nat. Acad. Sci. 112, 15525–15529, 2015

177 Cole, C. G./Henley, R. R./Dale, C. N./Mood, L. O./Torrey, J. P./Zinober, M. R. History of hog cholera research in the US Department of Agriculture, 1884–1960. Agriculture information Bull. 241, Washington DC

178 Collins, R. D. Ernest William Goodpasture, Scientist, Scholar, Gentleman. Hillsboro Press, Franklin Tennessee, 2002

179 Collins, S. J./Gallo, R. C./Gallagher, R. E. Continuous growth and differentiation of human myeloid leukaemic cells in suspension culture. Nature 270, 347–349, 1977

180 Colombo, M./Kuo, G./Choo, Q. L Relevance of antibodies to hepatitis C virus in Italian patients with hepatocellular carcinoma. Lancet 2, 1006–1008, 1989

181 Cooper, L. Z. The history and medical consequences of rubella. Rev. Infect. Dis. Suppl. 1, 2–10, 1985

182 Copeman, S. M. Vaccination: Its natural history and pathology. Milroy lectures 1898, London, McMillan, 1899

183 Creager, A. N. H. The life of a virus. Tobacco mosaic virus as an experimental model, 1930–1965. The University of Chicago Press, Chicago & London, 2002

184 Cullen, W. Encyclopaedia Britannica. 11. Auflage, London, Band 7, S. 616

185 Cullen, W. Lexikon der Naturwissenschaften. Spektrum Akademischer Verlag, Heidelberg, Berlin, Oxford 1996, S. 99

186 D'Hérelle, F. Sur un microbe invisible antagoniste des bacilles dysenteriques. Compt. Rend. Acad. Sci. Paris, 165, 373–375, 1917

187 D'Hérelle, F. Sur le rôle du microbe filtrant bactériophage dans la dysentrie bacillaire. Compt. Rend. Acad. Sci. Paris 167, 970–972, 1918

188 D'Hérelle, F. Intoxication gastrointestinale suraigue expérimentale. Compt. Rend. Soc. Biol. Paris, 81, 717–719, 1918

189 D'Hérelle, F. Technique de la recherche du microbe filtrant bactériophage (Bacteriophagum intestinale), Compt. Rend. Soc. Biol. Paris 81, 1160–1162, 1918

190 D'Hérelle, F. Du rôle du microbe filtrant bactériophage dans la fièvre typhoïde. Compt. Rend. Acad. Sci Paris, 168, 631–634, 1919

191 D'Hérelle, F. Sur l'historique du bactériophage Compt. Rend. Soc Biol. Paris, 84, 863–864, 1921

192 D'Hérelle, F. Autolysis and bacteriophagis. J. State Med. 31, 461–466, 1923

192a D'Hérelle, F. Le bactériophage: son rôle dans l'immunité. Paris, Masson et Cie, 1921

193 D'Hérelle, F. The Bacteriophage and Its Behaviour. Williams and Wilkons Company, Baltimore, 1923, 540–578

194 D'Hérelle, F. Essay de traitement de la peste bubonique par le bactériophage. La Presse med. 33, 1393–1394, 1925

195 D'Hérelle, F. Studies upon Asiatic cholera. Yale J. Biol. Med. 1, 195–219, 1929

196 D'Hérelle, F. L'etude d'une maladie: le cholera, maladie à paradoxes. Lousanne, Rouge, 1946

197 Da Rocha-Lima, H. Zur Demonstration über Chlamydozooen. Verhandlung der Deutschen Pathologischen Gesellschaft 16, 198–210, 1913

198 Dane, D. S./Cameron, C. A./Briggs, M. Virus-like particles in the serum of patients with Australia antigen associated hepatitis. Lancet 1, 695–698, 1970

199 Daubney, R./Hudson, J. R. Rift Valley fever. Lancet I, 611–612, 1932

200 Daubney, R./Hudson, J. R./Garnham, P. C. Enzootic hepatitis of Rift Valley fever. An undescribed virus disease of sheep cattle and man from East Africa. Journal pathol. Bact. 34, 545–579, 1931

201 Daubney, W. J./Woodruff, C. W. Alfred Fabian Hess – a biographical sketch (1875–1933). J. Nat. 71, 3–9, 1960

202 Davaine, C. Novelle Recherche Sur Le Nature De La Maladie Charboneuse Connue Sur Le Nome De „Sang De Rat". Comptes Rend. hebd. des séances Acad. Sci. Paris, Band 59, 393–396, 1864

203 Davaine, C. Experience relative à la durée de l'incubation de Maladie Charboneuse et à la quantité de virus nécessaire à la transmission de la maladie. Bulletin de L'Académie Imperiale de Médecine, 33, 816–821, 1868

204 Davaine, C. Sur La Nature De La Maladie Charboneuse. Archives générales de médecine, Band 11, 144–148, 1868

205 Davidson, B. Probing the secret of life. Collier'sWeekly, 14. Mai 1954

206 Davidson, M./Krugman, S./Sandman, L. A. Inactivated hepatitis A vaccine: safety and immunogenicity study in health professionals. Vaccine 10 (Suppl. 1) 119–120, 1992

207 Davies, F. G. Observations on the epidemiology of Rift Valley Fever in Kenya. J. Hyg. Camb. 75, 219–230, 1975

208 De Schweinitz, E. A./Dorset, M. A form of hog cholera not caused by the hog-cholera bacillus. US Bureau of Animal Industry circular Nr. 41, Hrsg. D. E. Salmon, Chief of Bureau Washington, 1903

209 De Schweinitz, E. A./Dorset, M./Schroeder, E. C. The serum treatment of swine plague and hog cholera. Washington Gouvernement Printing Office 1899, US Department of Agriculture-Bureau of Animal Industry
210 Degkwitz, R. Die Masernprophylaxe und ihre Technik zum Gebrauch für Krankenhäuser, Fürsorge, Schule und praktische Ärzte gemeinsam mit dem Autor bearbeitet von Dr. Bernhard Ruder. Springer Verlag, Berlin, Heidelberg, 1923
211 Degkwitz, R. Über den Masernerreger. Klin. Wochenschr. 6, 2364–2367, 1927
212 Degkwitz, R. The etiology of measles. J. Inf. Dis. 41, 304–316, 1927
213 Deichmann, U. Biologen unter Hitler. Portrait einer Wissenschaft im NS-Staat. Fischer Taschenbuch Verlag, Frankfurt, 1995
214 Deinhardt, F./Holmes, A. W./Capps, R. B./Popper, H. Studies on the transmission of human viral hepatitis to marmoset monkeys. Transmission of disease, serial passages, and description of liver lesions. Journal of Exp. Med. 125, 673–688, 1967
215 Delbrück, M. Statistical fluctuation in autocatalytic reactions. Journal of Chem. Physiol. 22, 365–384, 1940
216 Delbrück, M. The growth of bacteriophage and lysis of the host. Journal of Gen. Physiol. 23, 643–660, 1940
217 Delbrück, M. Interference between bacterial viruses III. The mutual exclusion effect and the depressor effect. J. of Bact. 50, 151–170, 1945
218 Delbrück, M./Luria, S. E. Interference between bacterial viruses. I. Interference between two bacterial viruses acting upon the same host, and the mechanism of virus growth. Archiv of Biochemistry 1, 111–141, 1942
219 Den Dooren De Jong, L. E. Studien über Bakteriophagie I. Über Bacterium megaterium und darin anwesenden Bakteriophagen. Zentralblatt für Bakteriologie I, 120, 1–15, 1931
220 Diamond, L. Charlotte Friend, 1921–1987. A biographical memoir. Vol. 63, National Academy of Science, published 1994 by National Academic Press Washington DC, 4–20
221 Dickson, C. W. Smallpox. London, Churchill, 1962
222 Dietzschold, B./Wang, H. H./Rupprecht, C. E./Celis, E./Tollis, M./Ertl, H./Heber-Katz, E./Koprowski, H. Induction of protective immunity against rabies by immunisation with rabies virus ribonucleoprotein. Proc. Nat. Acad. Sci. 84, 9165, 1987
223 Dinter, Z. Eine Variante des Virus der Geflügelpest. Bayrische Tierärztliche Umschau 4, 185–186, 1949
224 Diosi, P. Das Enträtseln der Zelleinschlüsse. Ein Beitrag zur Geschichte der Virologie. Gesnerus 55, 249–269, 1998
225 Dobler, G./Aspöck, H. Durch Stechmücken übertragene Arboviren als Erreger von Infektionen des Menschen. In: Aspöck, H. (Hrsg.). Krank durch Arthropoden. Denisia 30, 501–553, 2010
226 Dochez, A./Mills, K. C./Kneeland, Y. Study of the virus of the common cold and its multiplication in tissue culture. Proc. Soc. Exp. Biol. and Med. 29, 64–66, 1931
227 Dochez, A./Mills, K. C./Kneeland, Y. Study of the virus of the common cold and its cultivation in tissue medium. Proc. Soc. Exp. Biol. and Med. 28, 513–516, 1931
228 Dochez A. R./Mills, K. C./Kneeland, Y. jr. A Study of the etiology of influenza. Proc. Soc. Exp. Biol. and Med. 32, 406–408, 1934
229 Dochez A. R./Mills, K. C./Kneeland, Y. jr. Studies on the etiology of influenza. Proc. Soc. Exp. Biol. and Med. 30, 1017–1022, 1934

230 Dochez, A. R./Shibley, G. S./Mills, K. C. Studies in the common cold IV experimental transmission of the common cold to anthropoid apes and human beings by means of filterable agent. J. of Exp. Med. 52, 701–716, 1930

231 Doege, T. C./Kim, K. S. Studies of rubella and its prevention with immune globulin. JAMA 200, 104–110, 1967

232 Doerr, R. Die Entwicklung der Virusforschung und ihre Problematik. In: Doerr, R/Hallauer, C. (Hrsg.). Handbuch der Virusforschung. Julius Springer Verlag, Wien, S. 3, 1938

233 Doerr, R./Franz, K./Taussig, S. Das Pappataci-Fieber. Leipzig/Wien, Franz Deuticke Verlag 1909

234 Doerr, R./Hallauer, C. Handbuch der Virusforschung. 2 Bände, Wien, Verlag Julius Springer, 1938

235 Doerr, R./Russ, V. K. Weitere Untersuchungen über das Pappataci-Fieber. Archiv für Schiffs- und Tropenhygiene 13, 693–706, 1909

236 Doerr, R./Voechting, K. Etudes sur le virus de l'herpes febrile. Rev. gen. Ophtal. 34, 409–421, 1920

237 Dorset, M. Emil Alexander De Schweinitz, Born 1864, Died 1904. Public Health Pup. Rep. 30, 290–291, 1905

238 Dorset, M./McBryde, C. N./Niles, W. P. Remarks on „hog flu" J. Am. Vet. MEd. Assoc. 62, 162–171, 1922

239 Doyle, T. M. A hitherto unrecorded disease of fowls due to a filter-passing virus. Journal of comp. pathol. and therapeutics 40, 144–169, 1927

240 Dresel, E. G./Weineck, E. Über das Virus der Hepatitis epidemica. Zeitschrift für Immunitätsforschung und experimentelle Therapie 107, 232–256, 1949

241 Duckworth, D. H. Who discovered bacteriophage? Bact. Rev. 40, 793–802, 1976

242 Dulbecco, R. Howard M. Temin. Biographical memoires of Fellows of the Royal Society 41, 472–476, 1995

243 Dürst, M./Gissmann, L./Ikenberg, H./zur Hausen, H. A papillomavirus-DNA from a cervical carcinoma and its prevalence in cancer biopsy samples from different geographic regions. Proc. Natl. Acad. Sci. USA, 80, 3812–3815, 1983

244 Eaves, G./Flewett, T. H. The structure of fowl pox inclusions (Bollinger bodies). J. of hygiene 53, 102–105, 1955

245 Eccles, R./Weber, O. Common cold. Basel, Birkhäuser Verlag, 2009

246 Eckart, W. U./Gradmann, C. Finlay, Carlos Juan. In: Ärztelexikon. Von der Antike bis zum 20. Jahrhundert. Beck Verlag München, 132, 1995

247 Eckart, W. U./Gradmann, C. Paschen, E. F. M. In: Ärztelexikon. Von der Antike bis zum 20. Jahrhundert. Beck Verlag, München, 277, 1995

248 Eddy, B. The polyoma virus. Adv. virus Res. 7, 91–102, 1960

249 Eddy, B. E./Borman, G. S./Berkely W. H./Young R. D. Tumors induced in hamsters by injection of rhesus monkey cell extracts. Proc. Soc. Exp. Biol. Med. 107, 191–197, 1961

250 Eddy, B. E./Borman, G. S./Grubbs, G. E./Young, R. D. Identification of the oncogenic substance in rhesus monkey kidney cell culture as simian virus 40. Virology 17, 65–75, 1962

251 Eddy, B. E./Stewart S. E. Characteristics of the SE Polyoma Virus. Amercian Journal of Public Health Nations Health 49, 1486–1492, 1959

252 Edmonds, M. M. Schweinitz, Emil Alexander de. In: Paul, W. S. (Hrsg.). Dictionary of North Carolina Biography. 1979

253 Edward, D. F./Freundt, E. A. The classification and nomenclature of organisms of the pleuropneumonia group. J. Gen. Microbiol. 14, 197–207, 1956
254 Eggers, H. J. Milestones in early poliomyelitis research (1840–1949). Journal of Virology, 73, 4533–4535, 1999
255 Egner, D. Erdmann, Anna-Maria Rhoda. In: Neue Deutsche Biographie. Band 4, Dunker und Humblot Berlin, 573, 1959
256 Elford, J. W. Ultrafiltration J. R. micros. Soc. 48, 36–45, 1928
257 Elford, J. W. Ultrafiltration methods and their application in bacteriological and biological studies. Brit. J. of Exp. Path. 10, 126–144, 1929
258 Elford, J. W. The principles of ultrafiltration as applied in biological studies. Proc. R. Soc. London Series B, 112, 384–406, 1933
259 Elford, J. W. Die Viruselemente. The size of viruses and bacteriophages and methods for their determination. In: Doerr R. Hallauer, C. (Hrsg.). Handbuch für Virusforschung. Bd. 1, Wien, Julius Springer, 126–231, 1938
260 Elford, J. W./Andrewes, C. H. Filtration of vaccinia virus through gradocol membrane. Brit. J. of Exp. Path. 13, 36–42, 1932
261 Elford, J. W./Andrewes, C. H. Estimation of the size of a fowl tumor virus by infiltration through graded membrane. Brit. J. of Exp. Path. 16, 61–66, 1935
262 Elford, J. W./Ferry, J. D. The ultrafiltration of proteins through graded colloidon membrane I. The serum proteins. Biochem. J. 28, 650–662, 1934
262a Ellermann, V./Bang, O. Experimentelle Leukämie bei Hühnern. Zentralblatt f. Bakt. u. Parasitenkunde 46, 595–600, 1908
263 Ellis, E. Bakteriophage: One step growth. In: J. Cairns GS Stent, J. D. Watson (eds.). Phage and the origins of molecular biology. Cold Spring Harbour laboratory, Cold Spring Harbour, New York, 1966, S. 56 ff
264 Ellis, E. L./Delbrück, M. The growth of bacteriophage. Journal of genetic physiol. 22, 365–384, 1939
265 Emmerich R./Löw, O. Bakteriolytische Enzyme als Ursache der erworbenen Immunität und die Heilung von Infektionskrankheiten durch dieselben. Zeitschrift für Hygiene und Infektionserkrankung, 31, 1–65, 1899
266 Enders, J. F. Techniques of laboratory diagnosis, tests for susceptibility, and experiments on specific prophylaxis. Journal of Pediatrics 29, 129–142, 1946
267 Enders, J. F. Observations on certain viruses causing exanthematous diseases in men. American Journal Med. Sciences, 231, 622–637, 1956
268 Enders J. F. Vaccination against measles: Francis Home Redivivus. Yale Journal of Medicine 34, 239–260, 1962
269 Enders, J. F. Measles virus. American Journal Dis. Child 103, 282–287, 1962
270 Enders J. F. Francis Home and his experimental approach to medicine. Bul. Hist. Med. 38, 101–112, 1964
271 Enders, J. F./Katz, S. L./Holloway, A. Studies on an attenuated measles virus vaccine. II. Clinical virologic and immunologic effects of vaccine in institution allied children. New England J. Med. 263, 159–161, 1960
272 Enders, J. F./Katz, S. L./Holloway, A. Development of attenuated measles-virus vaccines. A summary of recent investigation. Am. J. Dis. Child. 103, 335–340, 1962
273 Enders, J. F./Katz, S. L./Krogan, E. Markers for Edmondston Virus. American Journal Dis. Child. 103, 473–474, 1962

274 Enders, J. F./Katz, S. L./Milovanovic, M. V./Holloway, A. Studies on an attenuated measles virus vaccine. I. Development and preparation of the vaccine, technics for assay of effects of vaccination. New England J. Med. 263, 153–159, 1960
275 Enders, J. F./Peebles T. C. Propagation in tissue cultures of cytopathogenic agent from patients with measles. Proc. Soc. Exp. Biol. 86, 277–286, 1954
276 Enders, J. F./Peebles T. C./McCarthy, K./Milovanovic, M./Mitus, A./Holloway, A. Measles virus: a summary of experiments concerned with isolation properties and behaviour. American Journal Public Health 47, 275–282, 1957
277 Enders, J. F./Ruckle, G. Untersuchungen zum Mechanismus der Masernimmunität. Zentralblatt für Bakteriologie 191, 217–236, 1965
278 Enders, J. F./Ruckle, G. Methods of determinating immunity, duration and character of immunity resulting from measles. Arch. Ges Virus Forsch. 16, 182–207, 1965
279 Enders, J. F./Weller, T. H./Robins, F. C. Cultivation of Lansing strain of poliomyelitis virus in cultures of various human embryonic tissue. Science 109, 85–87, 1949
280 Enders, M./Biber, M./Exler, S. Masern, Mumps und Röteln in der Schwangerschaft. Mögliche Auswirkungen auf Mutter, Schwangerschaft und Fetus. Bundesgesundheitsblatt Gesundheitsforschung und Gesundheitsschutz, 1393–1398, 2007
281 Eppinger, H. Die Leberkrankheiten. Springer Verlag, Berlin, Wien, 1937
282 Eppinger, S./Schmidt, J./Scholz, A./Meurer, M. Zur Erinnerung an die in der Zeit des Nationalsozialismus ermordeten und durch Suizid aus dem Leben geschiedenen jüdischen Dermatologen. Frankfurt am Main, 2001
283 Epstein, M. A. Intracellular identification of the Rous virus. Nature 178, 45–46, 1956
284 Epstein, M. A. Composition of the Rous virus nucleoid. Nature 181, 1808–1809, 1958
285 Epstein, M. A. Burkitt lymphoma and the discovery of Epstein-Barr-Virus. British Journal of Haematology 156, 777–779, 2012
286 Epstein, M. A./Achong, B. G./Barr, Y. M. Virus particles in cultured lymphoblasts from Burkitt's lymphoma. Lancet I, 702–703, 1964
287 Epstein, M. A./Achong, B. G./Barr, Y. M./Zajac, B./Henle, G./Henle, W. Morphological and virological investigations of cultured Burkitt tumor lymphoblasts (strain Raji). Journal of National Cancer Institute 37, 547–559, 1966
288 Epstein, M. A./Achong, B. G. Immunological relationship of the herpes-like EB virus of cultured Burkitt lymphoblast. Cancer Research 27, 2489–2493, 1967
289 Epstein, M. A./Barr, Y. M. Cultivation in vitro of human lymphoblast from Burkitt's malignant lymphoma. Lancet 1, 252–235, 1964
290 Epstein, M. A./Barr, Y. M./Achong, B. G. A second virus carrying tissue culture strain (EB2) of lymphoblasts from Burkitt's lymphoma. Path. Biol. 12, 1233–1234, 1964
291 Epstein, M. A./Henle, G./Achong, B. G./Barr, Y. M. Morphological and biological studies on a virus in cultured lymphoblasts from Burkitt's lymphoma. Journal of Exp. Med. 121, 761–770, 1965
292 Epstein, M. A./Thomson, A. D./Woodal, J. P. Experiments with Burkitt's lymphoma: attempted transmission to monkeys in relation to virologic findings in: Some recent developments in comparative medicine. Symp. of the Zoological Society of London 17, Academic Press London und New York, 1966
293 Erdmann, R. Some observations concerning chicken bone marrow in living cultures. Proc. Soc. Biol. Med. 14, 109–112, 1917

294 Erdmann, R. Über die Bedeutung der Gewebezüchtung für die Zoologie. Springer-Verlag, Berlin, 1922

295 Erdmann, R. Praktikum der Gewebspflege oder Explantation besonders der Gewebezüchtung. Springer-Verlag, Berlin, 1922

296 Eyer, H. Mumps (parotitis epidemica). In: Handbuch der Viruskrankheiten. Herausgegeben von E. Gildemeister, E. Haagen, O. Waldmann, Gustav Fischer, Jena 1939, 2. Band, 447–451, 1939

297 Farrell, C. Marion Dorset, American Biochemist. Murray County Historical Society 2002

298 Feng, H./Skunda, M./Chang, Y./Moore, P. S. Clonal integration of a Polyomavirus in human Merkel Cell Carcinoma. Science 319, 1096–1100, 2008

299 Fenner, F. The pox viruses. In: Fenner F./Gibbs, A. (eds.). Portraits of viruses – a history of virology. Karger, Basel, 1988, 1–23

300 Fenner, F./Gibbs, H. (eds.). Portraits of viruses – a history of virology. Karger, Basel, 1988

301 Ferry, N. S. Bacillus bronchisepticus (bronchicans); the cause of distemper in dogs and similar diseases in other animals. Vet. J. 68, 376–391, 1912

302 Feulgen, R./Rossenbeck, H. Mikroskopisch-chemischer Nachweis einer Nukleinsäure vom Typus der Thymonucleinsäure und die darauf beruhende elektive Färbung von Zellkernen in mikroskopischen Präparaten. Z. Physiol. Chem. 135, 203–248, 1924

303 Ficker, M. Einleitung des Herausgebers in: Klassiker der Medizin, Robert Koch die Ätiologie der Milzbrandkrankheit begründet auf die Entwicklungsgeschichte des Bazillus Anthracis. Verlag von Johann Ambrosius Barth, Leipzig, 1910

304 Findlay, G. C. M./MacCallum, F. O. Note on acute hepatitis and yellow fever immunisation. Trans. Roy. Soc. Trop. Med. Hyg. 31, 297–308, 1937

305 Findlay, G. M. Rift valley fever or enzootic hepatitis. Trans. Roy. Soc. Trop. Med. and Hyg. 25, 229–265, 1931

306 Findlay, G. M./Daubney, R. J. The virus of rift valley fever or enzootic hepatitis. Lancet 218, 1350–1351, 1931

307 Finestone, S. M./Kapikian, A. Z./Purceli, R. H. Hepatitis A: detection by immune electron microscopy of a virus like antigen associated with acute illness. Science 200, 365–373, 1973

308 Finlay, C. J. Two different ways yellow fever may be transmitted. Journal of the American Med. Association 23, 1387–1389, 1901

309 Finlay, C. J. Method of stamping out yellow fever sugested since 1899. Medicine, 175–178, 1903

310 Finlay, C. J. The mosquito hypothetically considered as the agent of transmission of yellow fever. Medical Classics 2, 569–612, 1938

311 Fischer, E. P./Lipson, C. Thinking about science. Max Delbrück and the origin of molecular biology. W. W. Norton & Company, New York, London, 1988

312 Fischer, G. A. Tissue culture of mouse leukemia cells. Proc. of the American Association for Cancer Research 2, 201, 1957

313 Fischer, G. A. Fischer, G. A. Studies on the culture of leukemic cells in vitro. Annals of the New York Academy of Science 76, 673–680, 1958

314 Fischer, I. (Hrsg.). Percy Moreau Ashburn. In: Biographisches Lexikon der hervorragenden Ärzte der letzten 50 Jahre. Band 2. Urban und Schwarzenberg, Berlin, S. 45, 1962

315 Fischer, I. (Hrsg.). Ivar Wickmann. In: Biographisches Lexikon der hervorragenden Ärzte der letzten 50 Jahre. Band 2., Urban und Schwarzenberg, Berlin, S. 1679–1680, 1962
316 Fischer, P. Licht und Leben, ein Bericht über Max Delbrück, den Wegbereiter der Molekularbiologie. Universitätsverlag Konstanz, 1985
317 Fishbein, M. Ludwig Hektoen. Proc. Inst. Med. of Chicago, 19, 3–11, 1952
318 Flaum, A./Malmros, H./Persson, E. Eine nosokomiale Ikterus-Epidemie. Acta Med. Scan. Suppl. 16, 544–553, 1926
319 Flexner, S. Concerning active immunisation in poliomyelitis. Science 82, 420–421, 1935
320 Flexner, S./Lewis, P. The transmission of polymyelitis to monkeys. JAMA 53, 1639, 1909
321 Flexner, S./Lewis, P. The nature of the virus of epidemic poliomyelitis. JAMA 53, 592–594, 1909
322 Flexner, S./Lewis, P. Experimental epidemic poliomyelitis in monkeys. The Journal of Exp. Med. 12, 227–232, 1910
323 Flexner, S./Lewis, P. Experimental Poliomyelitis in monkeys: Seventh and eighth notes. J. of American Med. Soc. 54, 1789–1795, 1910
324 Flexner, S./Noguchi, H. Experiments on the cultivation of the microorganism causing epidemic poliomyelitis. Journal of Exp. Med. 27, 461–485, 1913
325 Forbes, J. A. Rubella: historical aspects. Am. J. Dis. Child. 118, 5–11, 1969
326 Foster, G. P. jr. The etiology of common colds, the probable role of a filterable virus as the causative factor: a preliminary note. Journal of the American Medical Association, 66, 1180–1183, 1916
327 Foster, G. P. jr. The etiology of common colds. The probable role of a filterable virus as the causative factor: with experiments on the cultivation of minute micro-organism from the nasal sectretion filtrates. J. Inf. Dis. 21, 451–474, 1917
328 Fowke, F. On the first discovery of the comma bacillus of cholera. British Medical Journal 1, 589–592, 1885
329 Fraenkel-Conrat, H. Rebuilding a virus. Scientific American, 194, 42–47, 1956
330 Fraenkel-Conrat, H. The Role of the nucleic acid in the reconstitution of active tobacco mosaic virus. Journal of the American Chemical Soc. 78, 882–883, 1956
331 Fraenkel-Conrat, H./Singer, B. A. Virus reconstitution. II. Combination of protein and nucleic acid from different strains. Biochim Biophys. Acta 24, 540–548, 1957
332 Francis, T. Epidemiological studies in influenza. American Journal of Public Health and Nations Health, 27, 211–225, 1937
333 Francis, T. A new type of virus from epidemic influenca. Science 92, 405–408, 1940
334 Francis, T./Magill, T. P. Direct transmission of human influenza virus to mice. Exp. Biol. and Med. 36, 132–133, 1936
335 Francis, T./Magill, T. P. Direct isolation of human influenza virus in tissue culture medium and on egg membrane. Exp. Biol. and Med. 36, 134–135, 1937
336 Francis, T./Magill, T. P. The antibody response of human subjects vaccinated with a virus of human influenza. Journal of Exp. Med. 65, 251–259, 1937
337 Francis, T./Magill, T. P./Rickard, E. R./Beck, M. D. Etiological and serological studies in epidemic influenza. American Journal of Public Health and Nation Health 27, 1141–1160, 1937
338 Francis, T./Salk, J. E./Quilligan, J. J. Experience with vaccination against influenza in the spring of 1947, a preliminary report. American Journal of Public Health and Nation Health 37, 1013–1016, 1947

339 Francis, T. jr. Transmission of influenza by a filterable virus. Science 80, 457–459, 1934
340 Francis, T. jr. A new type of virus from epidemic influenza. Science 92, 405–408, 1940
341 Francis, T. jr./Quilligan, J. J. jr./Minuse, E. Identification of another epidemic respiratory disease. Science 112, 495–497, 1950
342 Frank, J. P. Grundsätze über die Behandlung der Krankheiten des Menschen, zu akademischen Vorlesungen bestimmt. 2. Teil, Von den Entzündungen. Mannheim, Schwan und Götz, 1794, 252–266
343 Frazer, I. H./Lowy, D. R./Schiller, J. T. Prevention of cancer through immunisation: prospects and challenges for the 21st century. European Journal of Immunology 37, Suppl. 1, 148–155, 2007
344 Friedrich-Freksa, H. Bei der Chromosomenkonjugation wirksame Kräfte und ihre Bedeutung für die identische Verdopplung von Nukleoproteinen. Naturwissenschaften 28, 376–379, 1940
345 Friedrich-Freksa, H. Eine Modellvorstellung des Vorgangs der Selbstvermehrung. Angewandte Chemie 60, 23–24, 1948
346 Friend, C. The isolation of a virus causing a malignant disease of the hematopoietic system in adult Swiss mice. Proc. American Association Cancer Research 2, 106, 1956
347 Friend, C. Cell-free transmission in adult Swiss mice of a disease having the character of a leukemia. Journal of Exp. Med. 105, 307–318, 1957
348 Friend, C. Presidential address: the coming of age of tumor virology. Cancer Research, 37, 1255–1263, 1977
349 Frösner, G. G./Deinhardt, F./Scheid, R./Gaus-Müller, V. Propagation of human hepatitis A virus in hepatoma cell line. Infection 7, 303–304, 1979
350 Fujinami, A./Inamoto, K. Über Geschwülste bei japanischen Haushühnern, insbesondere über einen transplantablen Tumor. Zeitsch. f. Krebsforschung 14, 94–119, 1914
351 Furth, J./Buffett, R. F./Banasiewicz-Rodriguez, M./Upton, A. C. Character of agent inducing leukemia in newborn mice. Proc. Soc. Exp. Biol. and Med. 93, 165–172, 1956
352 Gabard, J./Jault, P. Phage therapy, back to the future! AMR Control, 106–109, 2015
353 Gabel, W. Eine akute Infektions- und Akklimatisationskrankheit, Wiener Medizinische Wochenschrift, 50, 164, 1900
354 Gallagher, R. E./Salahuddin, S. Z./Hall, W. T./McCredie, K. B./Gallo, R. C. Growth and differentiation in culture of leukemic leukocytes from a patient with acute myelogenous leukemia and re-identification of type-C virus. Proc. Nat. Acad. Sci. 72, 4137–4141, 1975
355 Gallo, R. C. Kyoto Workshop on some specific recent advances in human tumor virology. Cancer Research 41, 4738–4739, 1981
356 Gallo, R. C. Jagd nach dem Virus, AIDS, Krebs und das menschliche Retrovirus. Die Geschichte einer Entdeckung. S. Fischer Verl., Frankfurt, 1991
357 Gallo, R C. History of the discoveries of the first human retrovirus: HTLV-1 and HTLV-2. Onkogene 24, 5926–5930, 2005
358 Gallo, R. C. The discovery of the first human retrovirus: HTLV-1 and HTLV-2. Retrovirology 2, 17–25, 2005
359 Gallo, R. C./Blattner, W. A./Reitz, M. S. jr./Ito, Y. HTLV: the virus of adult T-cell leukaemia in Japan and elsewhere. Lancet 1, 683, 1982
360 Galtier, V. Etudes sur la rage. Ann. Med. Vet. 28, 627–639, 1879
361 Galtier, V. Etudes sur la rage. Comptes rendus hebdomadaires des séances de l'Académie des Sciences, Paris 89, 444–446, 1879

362 Galtier, V. Les injections de virus rabique dans le torrent circulatoire ne provoquent pas l'éclosion de la rage et semblent conférer l'immunité. La rage pent etre transmise par l'ingestion de la matiere rabique. Comptes rendus hebdomadaires des séances de l'Académie des Sciences, Paris 93, 284–285, 1881

363 Gamaleya, N. Bakteriolysine – bakterienzerstörende Fermente. Zentralblatt für Bakteriologie I, 26,661–663, 1899

364 Gatti, A. Réfléxions sur les prejugés qui s'opposent aux progrès et à la perfection de l'inoculation. Mousier Fils, Brüssel, 1767

365 Gaus-Müller, V./Frösner, G. G./Deinhardt, F. Propagation of hepatitis A virus in human embryo fibroblasts. Journal of Medical Virology 7, 233–239, 1981

366 Gentsch, G. Roulett des Lebens. Die ungewöhnlichen Wege der Lady Mary Montagu. Ulrike Helmer Verlag, Königstein, 2008

367 Gierer, A. Größe und Struktur der Ribonukleinsäure des Tabakmosaik-Virus. Zeitschrift für Naturforschung 13, 477–484, 1958

368 Gierer, A. Die Physik, das Leben und die Seele. Pieper, München, Zürich, 2. Auflage, 1985

369 Gierer, A./Schramm, G. Die Infektiosität der Nukleinsäuren aus Tabakmosaik-Virus. Zeitschrift für Naturforschung 11, 138–142, 1956

370 Gierer, A./Schramm, G. Infectivity of ribonucleic acid from tobacco mosaic virus. Nature 177, 702–703, 1956

371 Gilbert, N. Cattle disease faces total wipe out. Nature 462, 1476–1487, 2009

372 Gildemeister, E. Über das d'Hérelle'sche Phänomen. Berl. Klin. Wochenschr. 5, 1355, 1921

373 Gildemeister, E. Vesikuläre Erkrankungen. 1. Herpes. In: Gildemeister, E./Haagen, E./Waldmann, O. Handbuch der Viruskrankheiten. Verlag Gustav Fischer, Jena, 1. Band, 363–384, 1939

374 Gildemeister, E. Herpes. In: Handbuch der Viruskrankheiten mit besonderer Berücksichtigung ihrer experimentellen Erforschung. Verlag Gustav Fischer, Jena, Band 1, 362–384, 1939

375 Gildemeister, E./Haagen, E./Waldmann, O. Handbuch der Viruskrankheiten mit besonderer Berücksichtigung ihrer experimentellen Erforschung. Verlag Gustav Fischer, Jena, 2 Bände, 1939

376 Gildemeister, E./Herzberg, K. Zur Theorie der Bakteriophagen (d'Hérelle Lysine). Sechste Mitteilung über das d'Hérelle'sche Phänomen. Centralblatt f. Bakt. Parasitenkunde und Infekt. Krankheiten I, 93, 402–420, 1924

377 Gildemeister, E./Herzberg, K. Theorie der Bakteriophagen (d'Hérelle Lysine). Centralblatt f. Bakt. Parasitenkunde und Infekt. Krankheiten I, 99, 402–420, 1925

378 Gimmy, J./Fey, F./Graffi, A. Hämatologische und histologische Untersuchungen an Rattenleukosen, die durch zellfreie Infiltrate von Mäuseleukämien erzeugt wurden. Archiv für Geschwulstforschung, 16, 118–128, 1960

379 Gimmy, J./Krischke, W./Graffi, A. Über die leukämieerzeugende Wirkung zellfreier Tumorinfiltrate nach Injektion in erwachsene Mäuse. Naturwissenschaften 43, 305, 1956

380 Girardi, A. J./Sweet, P. H./Slotnick, V. L./Hilleman, M. R. Development of tumors in hamsters inoculated in the neonatal period with vacuolating virus, SV-40. Proc. Soc. Exp. Biol. Med. 109, 649–660, 1962

381 Glück, R./Hoskins, J. M./Wegmann, A./Just, M./Germanier, R. Rubini, A new live attenuated mumps vaccine virus strain for human diploid cells. Dev. Biol. Stand. 65, 29–35, 86

382 Gluckman, J. Multifocal lymphoma in South Africa. Its first observation in South Africa and in white children. South African Cancer Bulletin 7, 7–12, 1963

383 Gold, E. J. Jakob von Heine. In: Allgemeine deutsche Biographie. Band 11, Dunker und Humblodt Leipzig, 1880, S. 351–354

384 Goldberger, J./Anderson, J. F. An experimental demonstration of the presence of the virus of measles in the mixed bucal and nasal secretions. Jama 57, 476–478, 1911

385 Goldberger, J./Anderson, J. F. The nature of the virus of measles. Jama 57, 971–972, 1911

386 Goodpasture, E. W. Virusinfection of the mamillian fetus. Science 95, 391–396, 1942

387 Goodpasture, E. W./Buddingh, G. J. The preparation of antismallpox vaccine by culture of the virus in the chorioallantoic membrane of chick embryos and its use in human immunisation. Am. J. Hyg. 21, 319–360, 1935

388 Goodpasture, E. W./Woodruff, A. M. The nature of fowl-pox virus as indicated by its reaction to treatment with potassium hydroxyd and other chemicals. Am. J. Pathol. 6, 699–712, 1930

389 Goodpasture, E. W./Woodruff, A. M./Buddingh, G. J. The cultivation of vaccine and other viruses in the chorioallantoic membrane of chick embryo. Science 74, 371–372, 1931

390 Goodpasture, E. W./Woodruff, A. M./Buddingh, G. J. Vaccinal infection of the chorioallantoic membrane of the chick embryo. Am. J. Pathol. 8, 271–281, 1932

391 Goodpasture, E. W./Woodruff, C. E. A comparison of the inclusion bodies of fowl pox and muluscum contagiosum. Am. J. Pathol. 7, 1–8, 1931

392 Gordon, M. H. Virusbodies: John Buist and the elementary bodies of vacciniae. Edinburgh, Medical Journal 44, 65–71, 1937

393 Gorgas, M. D./Hendrick, B. J. William Crawford Gorgas: His life and work. Double Day and Page and Company, New York, 1924

394 Gorgas, W. C. Sanitation of the tropics with special reference to malaria and yellow fever. J. Am. Med. Ass. 52, 1075–1077, 1909

395 Gorgas, W. C. Sanitation in Panama. New York, Appleton, 1915

396 Gorgas, W. C. A few general directions with regard to destroying mosquitoes, particularly the yellow fever mosquito. In: Yellow fever, a compilation of various publications. Results of the work of Maj. Walter Reed, Medical Corps, United States Army, and the Yellow fever commission. Washington Government Printing Office 1911 Part V, 239–250, 1911, Reprint 2017

397 Graefe, A. A history of experimental virology. Springer Verlag, Berlin, 183, 1992

398 Graffi, A. Chloris leukemia of mice. Annals. New York Academy of Science 68, 540–558, 1957

399 Graffi, A. Zur Virusätiologie verschiedener Mäuseleukämien. Acta Haematologica 20, 49–62, 1958

400 Graffi, A. Über einige Eigenschaften des virusartigen Agens der myeloischen Leukämie der Maus. Acta Unio Intern Against Cancer, 15, 737–747, 1959

401 Graffi, A. Neuere Untersuchungen über das Virus der myeloischen Leukämie der Maus in: Progress in experimental tumor research. Karger, Basel und Lippincott, Philadelphia, 112–161, 1960

402 Graffi, A./Bielka, H./Fey, F./Scharsach, F./Weiss, R. Gehäuftes Auftreten von Leukämien nach Infektion von Sarkom-Filtraten. Die Naturwissenschaften 41, 503–504, 1954

403 Graffi, A./Gimmy, J. Erzeugen von Leukosen bei der Ratte durch ein leukämogenes Agens der Maus. Naturwissenschaften 44, 518, 1957

404 Graffi, A./Gimmy, J. Rattenleukosen durch zellfreie Filtrate aus homologem leukämischen Gewebe. Zeitschrift für Naturforschung 14b, 747–748, 1959

405 Graffi, A./Krischke, W. Über Infektiosität und Übertragungsweise der virusbedingten myeloischen Leukämie der Maus. Biol. Zentralblatt 81, 277–289, 1962

406 Grassi, G. B. Ricerce sui flebotomi. Rom 1907, zit. nach Hukic

407 Gratia, A. Concerning the theories of the so called bacteriophage. British Medical Journal Band 2, 296–297, 1922

408 Gratia, A. Antagonisme microbia et bacteriophage. Annals of the Institut Pasteur, 48, 413–437, 1932

409 Gratia, A./Bordet, J. De l'adaptation hereditaire du colibacille á l'autolyse microbienne transmissible. Comptes rend. des séances de la societé et de ses filiales. 83, 750–751, 1921

410 Gratia, A./Jaumain, D. Identité du phénomène de Twort et du phénomène de d'Hérelle. CR Soc. Biol. 85, 880–881, 1921

411 Gratia, A./Plotz, H. De l'ultracentrifugation du virus de la vaccine cultivé in vitro. Compt. Rend. Soc. Biol. 127, 123, 1938

412 Gregg, N. M. Congenital cataract following German measles in the mother. Transactions of Ophth. Society Australia 3, 35–46, 1941

413 Gross, L. Pathogenic properties and „vertical" transmission of the mouse leukemia agent. Proc. Soc. Exp. Biol. 78, 342–348, 1951

414 Gross, L. Spontaneous leukemia developing in C3H Mice following inoculation in infancy with AK-leukemic extracts or AK embryos. Proc. Soc. Exp. Biology Med. 76, 27–32, 1951

415 Gross, L. A filterable agent recovered of AK leukemic extract causing salivary gland carcinomas in C3H mice. Proc. Soc. Exp. Biol. Med. 83, 414–421, 1953

416 Gross, L. Oncogenic viruses. Sec. ed. Pergamon Press, Oxford, 1970

417 Groupe, V./Oskay, J./Rake, G. Electron micrographs of the elementary bodies of fowl pox and canary pox. Proc. Soc. Exp. Biol. and Med. 63, 477, 1946

418 Grundy, I. Lady Mary Wortley Montagu: Comet of the enlightenment. Oxford University Press, 1999

419 Grüter, W. Das Herpesvirus, seine ätiologische und klinische Bedeutung. Münchener Med. Wochenschrift, 1058–1060, 1924

420 Grüttner, M. Biographisches Lexikon zur nationalsozialistischen Wissenschaftspolitik. Synchron Wissenschaftsverlag der Autoren, Heidelberg, 33, 2004

421 Grzybowski, A./Jablonska, S. Fritz Juliusberg (1872–1939): His life and achievements in dermatology. Clinics and Dermatology 28, 467–471, 2010

422 Guarnieri, G. Recherche sur la pathogenesis et etiologia dell'infezione vaccina e variolosa. Arch. Sciencia Med. 16, 403–424, 1893

423 Gubler, D. J. Dengue/dengue hemorrhagic fever: its history and researchers as a global public health problem. In: Gubler, D. J./Kuno, G. (eds.) Dengue and Dengue hemorrhagic fever. New York, CAB International 1–22, 1997

424 Gubler, D. J. Epidemic dengue/dengue hemorrhagic fever as a public health, social and economic problem in the 21st century. Trans. Mikrobiol. 10, 100–103, 2002

425 Gubler, D. J. Commentary: Ashburn, P. M./Craig, C. F. Experimental investigations regarding the etiology of dengue. J. Inf. Dis. 1907; 4: 440–475, in: J. Inf. Dis. 189, 1744–1783, 2004

426 Guiteras, J. Experimental yellow fever and the inoculation station of the sanitary department of Havana with the view of producing immunization. American Med. 2, 809–817, 1901

427 Gutzeit, K. Die Hepatitis epidemica. Münchner Med. Wochenschrift 92, 1162–1166; 1296–1302, 1950

428 Gye, F. P./Thompson, R. Attempts to cultivate vaccine virus in the growing chick embryo. Proc. Soc. Exp. Biol. Med. 26, 556, 1929

429 Gye, W. E. The etiology of malignant new growths. Lancet II, 109–117, 1925

430 Haagen, E. Züchtung der Viren. In: Gildemeister, E./Haagen, E./Waldmann, O. (Hrsg.). Handbuch der Viruskrankheiten. Jena, Gustav Fischer, Band 1, 138–186, 1939

431 Haagen, E. Über das Verhalten des Variola-Vacciniae-Virus in der Gewebekultur. Zentralblatt für Bakteriologie I, 109, 31–44, 1928

432 Haagen, E. Die Bedeutung der Gewebezüchtung für die experimentelle Virusforschung. Archiv für Experimentellforschung 8, 499, 1929

433 Haagen, E. Die Züchtung des Variola-Vaccine Virus, Ergebnisse der Hygiene, Bakteriologie und Immunitätsforschung und experimentellen Therapie. In: Weichard, W. (Hrsg.). Ergebnisse der Hygiene, Bakteriologie und Immunitätsforschung und experimentellen Therapie. Springer, Berlin, Heidelberg, 193–250, 1936

434 Haagen, E. Viruskrankheiten des Menschen unter besonderer Berücksichtigung der experimentellen Forschungsergebnisse. Band 2, Springer-Verlag, Berlin, Heidelberg, 1137–1162, 1974

435 Haagen, E./Maurer, G. Die epidemische Influenza des Menschen. In: Gildemeister, E./Haagen, E./Waldmann, O. Handbuch der Viruskrankheiten. Verlag Gustav Fischer, Jena, 2. Band, 25–61, 1939

436 Habel, K. Cultivation of mumps virus in the developing chick embryo and its application to studies of immunity to mumps in man. Public Health Report 23, 201–212, 1945

437 Habel, K. Preparations of mumps vaccine and immunisation of monkeys against experimental mumps infection. Public Health Report 61, 1655–1664, 1946

438 Habel, K. Vaccination of human being against mumps; vaccine administered at the start of an epidemic I. Incidence and severity of mumps in vaccinated and control groups. Amercian Journal of Hygiene 54, 295–311, 1951

439 Hach, J. W. Gewebekulturen als Methode zum Studium des Vaccine-Virus. Z. Bl. Bakt. I. 94, 270, 1925

440 Haeser, H. Lehrbuch der Geschichte der Medizin. 2. Auflage, Jena, 1853

441 Haeser, H. Blattern und verwandte Exantheme. Die ältesten Nachrichten über Blatternepidemien in: Haeser, H. Lehrbuch der Geschichte der Medizin und der epidemischen Krankheiten, 3. Band, 3. Auflage, Jena 1882, Nachdruck Georg Olms, Hildesheim, Zürich, New York, 1996

442 Halsband, R. The life of Lady Mary Wortley Montagu. Oxford, Clarendon Press, 1956

443 Hammarsten, J. F./Tatersall, W. Hammarsten, J. E. Who discovered smallpox vaccination? Edward Jenner or Benjamin Jesty. Transactions of the American Clinical and Climatological Association 90, 44–55, 1979

444 Hammon, W./Coriell, L. L./Wehrle, P./Stokes, J. Evaluation of red cross gamma globulin as a prophylactic agent for Poliomyelitis IV. Final report and results based on clinical diagnosis. JAMA 151, 1272–1285, 1953
445 Hanahan, D. Studies and transformation of escherichia coli with plasmids. Journal of molecular biology 166, 557–580, 1983
446 Hankin, E. H. L'action bactéricide des eaux de la Jumna et du Gange sur le microbe de cholera. Ann. Inst. Pasteur, 10, 511–523, 1896
447 Hankin, E. H. Les microbes des rivières de l'Inde. Ann. Inst. Pasteur 10, 175–176, 1896
448 Hanson, R. P. Origin of hog cholera. J. Am. Vet. Med. Assoc. 131, 211–218, 1957
449 Harrison, R. G. Observations on the living developing nerve fiber. Annal. Rec. 1, 116–118, 1907
450 Harrison, R. G. The outgrow of the nerve fiber as a model of protoplasmic movement. J. Exp. Zool. 9, 787–846, 1910
451 Harrison, R. G. The cultivation of tissues in extraneous media as a method of morphogenetic study. Annal. Rec. 6, 181–193, 1912
452 Hart, F. D. Benjamin Jesty farmer vaccinator. British Journal of Clinical Pract. 42, 33–34, 1988
453 Hartwigk, H. Frosch, Paul. Neue deutsche Biographie. Band 5, Berlin, Duncker und Humblot, 1961
454 Harvey, J. Chamberland, Charles Edouard. In: Encyclopedia of Life Sciences. 2001
455 Havens, W. P. Experimental production of hepatitis by feeding icterogenic materials. Proc. Soc. Exp. Biol. Med. 57, 206, 1944
456 Havens, W. P. jun/Paul, J. R. Prevention of infectious hepatitis with gamma globulin. Journal of American Med. Ass. 129, 270–272, 1945
457 Hayflick, L./Moorhead, P.S. The serial cultivation of human diploid cell strains. Experimental Cell Research, 25, 585–621, 1961
458 Hayflick, L. The limited in vitro lifetime of human diploid cell strains. Experimental Cell Research, 37, 614–636, 1965
459 Heine, J. Beobachtungen über Lähmungszustände der unteren Extremitäten und deren Behandlung. Franz Heinrich Köhler Verlag, Stuttgart, 1840
460 Hektoen, L. Experimental measles. J. infect. Dis. 2, 238–255, 1905
461 Hektoen, L. Experimental measles. A Review. JAMA, 72, 177–180, 1919
462 Hempel, S. The strange case of the broad street pump: John Snow and the misery of cholera. University of California Press, Berkeley, 2003
463 Henderson, W. Notice of the molluscum contagiosum. Edinburgh Med. Ser. Journal 56, 213–218, 1841
464 Heneine, W./Schweizer, M./Sandstrom, P./Folks, T. Human infection with foamy viruses. Curr. Top. Mikrobiol. Immunol. 277. 181–196, 2003
465 Henig, E. M./Krafft, F. Pockenimpfstoffe in Deutschland. Pharmazeutische Ausgabe 38, 1–12, 1999
466 Henke, F./Schwarz, P. Übertragung von Mäusecarcinomen durch filtriertes Ausgangsmaterial. Dt. Med. Wochenschr. 40, 267–268, 1914
467 Henle, G./Henle, W. Immunofluorescence in cells derived in Burkitt's lymphoma. Journal of Bacteriology, 91, 1248–1256, 1966

468 Henle, G./Henle, W./Diehl, V. Relation of Burkitt's tumor-associated herpes-type virus to infectious mononucleosis. Proc. of the National Academy of Science of the USA, 59, 94–101, 1968

469 Henle, J. Von den Miasmen und Kontagien und von den miasmatisch-kontagiösen Krankheiten. Nachdruck Klassiker der Medizin, herausgegeben von K. Sudhoff, Verlag Johann Ambrosius Barth, Leipzig, 1910

470 Herriot, R. M. Moses Kunitz 1887–1978. National Acadamy of Sciences biographical memoires 58, 1989

471 Hershey, A. D./Chase, M. Independent functions of viral protein and nucleic acid its growth of bacteriophage. Journal of Gen. Physiol. 36, 39–56, 1952

472 Herzberg, K. Einteilung, Morphologie und Größenbestimmung der Virusarten. In: Gildemeister, E., Haagen, E., Waldmann, O. (Hrsg.). Handbuch der Viruskrankheiten, Band 1, Verlag von Gustav Fischer in Jena, 17–66, 1939

473 Hess, A. F. German measles: an experimental study. Arch. of Int. Med. 13, 913–916, 1914

474 Hicks, D. J./Fooks, A. R./Johnson, N. Developments in rabies vaccine. Clinical & Experimental Immunology, 169, 199–204, 2012

475 Hilleman, M. R. Recombinant yeast hepatitis B vaccine. Development of biological standards 63, 57–62, 1986

476 Hilleman, M. R. A tribute to Professor Friedrich W. Deinhardt, Scientist and Statesman, 1926–1992. J. of Med. Virol. 39, 89, 1993

477 Hilleman, M. R./Buynak, E. B./Weibel, R. E./Stokes, J. jr. Live attenuated mumps virus vaccine. New England Journal of medicine 278, 227–232, 1968

478 Hilleman, M. R./Buynak, E. B./Whitman, J. E. jr./Weibel, R. W./Stokes, J. jr. Live attenuated rubella virus vaccines: experiences with duck embryo cell preparations. American Journal of Disease Child, L 118, 166–171, 1969

479 Hilleman, M. R./Buynak, E. B./Roehm, R. R. Purified and inactivated human hepatitis B vaccine. American Journal of Sciences 270, 401–404, 1975

480 Hilleman, M. R./Ellis, R. Vaccine made from recombinant yeast cells. Vaccine, 4, 75–76, 1986

481 Hilleman, M. R./Weibel, R. E./Buynak, E. B./Stokes, J. jr./Whitman, J. E. jr. Live attenuated mumps virus vaccine IV. Protective efficacy as measured in a field evaluation. New England Journal of Med. 276, 252–258, 1967

482 Hilleman, M. R./Weibel, R. E./Scolnick, E. M. Recombinant yeast human hepatitis B vaccine. Journal of the Hong Kong Med. Assoc. 37, 75–85, 1985

483 Hilleman, M. R./Weibel, R. E./Scolnick, E. M. Research on hepatitis B vaccine continues unabated. Med. Prog. 49–51, 1985

484 Hilleman, M. R./Werner, J. H. Recovery of a new agent from patients with acute respiratory illness. Proc. Soc. Exp. Biol. Med. 85, 183–188, 1954

485 Hiro, Y./Tasaka, S. Die Röteln sind eine Viruskrankheit. Monatsschr. Kinderheilkunde 74, 328–332, 1938

486 Hirst, G. K. The agglutination of red cells by allantoic fluid of chick embryos infected with influenza virus. Science 94, 22–23, 1941

487 Hirst, G. K. Haemagglutination as applied to the study of virus infection. In: Delbrück M. (eds.). Viruses 1950. California Int. of Technology, 44–51, 1950

488 Hochmuth, U./Meyer, G. Streiflichter aus dem Hamburger Widerstand, 1933–1945. Frankfurt, 1980

489 Hochstein-Mintzel, V. Pockenimpfstoff einst und jetzt. Fortschritte der Medizin 95, 79–84, 1977
490 Hofmeister, F. Zur Lehre von der Wirkung der Salze. Archiv für experimentelle Pathologie und Pharmakologie 24, 247–260, 1888
491 Holden, C. Hayflick case settled. Science 215, 271, 1982
492 Hollinshead, B. A. C./Alford, T. C./Orozlan, S./Turner, H. C./Huebner, R. J. Separation and description of adenovirus 12 induced cellular antigens which react with hamster tumor antisera. Proc. Nat. Acad. Science USA 59, 385–392, 1968
493 Home, W. E. Francis Home (1719–1813), First professor of Materia medica in Edinburgh. Proceedings of the Royal Society of Medicine Vol. 21, 1013, 1928
494 Hooper, E. The River. Little Brown and Company, 1999
495 Horstmann, D. Report on a visit to the USSR, Poland and Czechoslovakia to view work on live poliovirus vaccine, August–October 1959. Zitiert nach Williams, S. 243
496 Horstmann, D. The Sabin live poliovirus vaccination trials in the USSR 1959. Yale Journal of Biol. and Med. 64, 499–512, 1991
497 Horstmann, D.H./Melnick, J. L. Poliomyelitis in chimpanzees. Studies in homologous and heterologous immunity following inapparent infection. Journal of Exp. Med. 91, 573–597, 1950
498 Horstmann, D. M. Poliomyelitis virus in blood of orally infected monkeys and chimpanzees. Proc. Soc. Exp. Biol. Med. 79, 417–419, 1952
499 Horstmann, D. M. Rubella: the challenge of its control. J. Infect. Dis. 123, 640–654, 1971
500 Horstmann, D. M./McCollum, R. W./Mascola, A. D. Viremia in human poliomyelitis. J. Exp. Med. 99, 355–369, 1954
501 Horstmann, D. M./Melnick, J. L./Wenner H. A. The isolation of poliomyelitis virus from human extraneural sources; I, comparison of virus content of pharyngeal swabs, oropharyngeal washings, and stools of patients. J Clin Invest. 25, 270–274, 1946
502 Horstmann, D. M./Melnick, J. L./Ward, R./Sá Fleitas, M. J. The susceptibility of infant rhesus monkeys to poliomyelitis virus administered by mouth: a study of distribution of virus in the tissues of orally infected animals. J. Exp. Med. 86, 309–323, 1947
503 Horstmann, D. M./Paul, J. R. The incubation period in human poliomyelitis and its implications. J. Am. Med. Assoc. 135, 11–14, 1947
504 Horstmann, D. M./Ward, R./Melnick, J. L. The isolation of poliomyelitis virus from human extraneural sources; III. persistence of virus in stools after acute infection. Journal of Clin. Investigation, 25, 278–283, 1946
505 Hückel, A. Die Vaccinekörperchen. Nach Untersuchungen an der geimpften Hirnhaut des Kaninchens. Ein experimenteller und kritischer Beitrag zur Frage nach dem Contagium der Vaccine. Beiträge zur pathologischen Anatomie und allgemeinen Pathologie, Suppl. 2, 1–130, 1898
506 Huebner, R. J./Casey, M. J./Chanock, R. M./Shell, K. Tumors induced in hamsters by a strain of adenovirus type 3: sharing of tumor antigens and „neoantigens" with those produced by adenovirus type 7 tumors. Proc. Nat. Acad. Science USA 54, 381–388, 1965
507 Huebner, R. J./Chanock, R. M./Rubin, B. A./Casey, M. J. Induction by adenovirus type 7 of tumors in hamsters having the antigenic characteristics of SV40 virus. Proc. Nat. Acad. Science 52, 1333–1340, 1964
508 Huebner, R. J./Jellison, W. L./Pomerantz, C. Isolation of Rickettsia akari aetiologic agent of rickettsialpox. Publ. Health Rep. 61, 1677–1682, 1946

509 Huebner, R. J./Rowe, W. P./Lane, W. T. Oncogenic effects in hamsters of human adenovirus types 12 and 18, Proc. Nat. Acad. Science USA 48, 2051–2058, 1962
510 Huges, S. S. The virus. A history of the concept. Heinemann educational books London. Science history publications, New York, 1977
511 Hukic, M./Salimovic-Besic, I. Sandfly-Pappatachi Fever in Bosnia und Herzegovina: The new old disease. Bosn. Journal Basic Med. Science 9, 39–43, 2009
512 Hunger, F. W. T. Neue Theorie zur Ätiologie der Mosaikkrankheit des Tabaks. Ber. dt. bot. Gesellschaft, 23, 415–418, 1905
513 Internet Leibniz-Institut DSMZ
514 Iwanowsky, D. Über die Mosaikkrankheit der Tabakspflanze. Bull. de l'Acad. Imp. Soc. de St. Petersburg, Nouv. ser. 3, Band 35, 67–70, 1892
515 Iwanowsky, D. Über die Mosaikkrankheit der Tabakpflanze. Zentralblatt für Bakteriologie, Parasitenkunde und Infektionskrankheiten, Abt. II 5, 250–254, 1899
516 Iwanowsky, D. Über die Mosaikkrankheit der Tabakpflanze. Zentralblatt für Bakteriologie und Parasitenkunde, Band 748, 1901
517 Iwanowsky, D. Die Mosaik- und die Pockenkrankheit der Tabakpflanze. Zeitschrift für Pflanzenkrankheiten 12, 202–203, 1902
518 Iwanowsky, D. Über die Mosaikkrankheit der Tabakpflanze. Zeitschrift für Pflanzenkrankheiten 13, 1–41, 1903
519 Jabłońska, S./Dabrowski, J./Jakubowicz, K. Epidermodysplasia verruciformis as a model in studies of the role of papova-virus in oncogenesis. Cancer Research, 32, 583–589, 1972
520 Jackson, D. A./Symons, R. H./Berg, P. Biochemical method for inserting new genetic information into DNA of simian virus 40: circular SV40 DNA molculse containing lambda phage genes and the galactose operon of escherichia coli. Proc. Nat. Acad. Sci. USA 69, 2904–2909, 1972
521 Jacobs, J. P./Jones, C. M./Baille, J. P. Characteristics of human diploid cell designated MRC-5. Nature 227, 168–170, 1970
522 Jarrett, W. F./Campo, M. S./O'Neil, B. W./Laird, H. M./Coggins, L. W. A novel bovine papillomavirus (BPV-6) causing true epithelial papillomas of the mammary gland skin: a member of a proposed new BPV subgroup. Virology 136, 256–264, 1984
523 Jarrett, W. F./Crawford, E. M./Martin, W. B./Davie, F. A virus-like particle associated with leukemia (lymphosarcoma). Nature 202, 567–569, 1964
524 Jarrett, W. F./Jennings, F. W./McIntyre, W. I./Mulligan, W./Urquhart, G. M. Immunlogical studies on dictyocaulus viviparus infection; active immunization with whole worm vaccine. Immunology 3, 135–145, 1960
525 Jarrett, W. F./Martin, W. B./Crighton, G. W./Dalton, R. E./Stewart, M. F. Transmission experiments with leukemia (lymphosarcoma). Nature 202, 566–567, 1964
526 Jarrett, W. F./McNeil, P.E./Grimshaw, W. T./Selman, I.E./McIntyre W. I. High incidence area of cattle cancer with a possible interaction between an environmental carcinogen and a papilloma virus. Nature 274, 215–217, 1978
527 Jarrett, W. F./O'Neil, B. W./Gaukroger, J. M./Smith, K. T./Laird, H. M./Campo, M. S. Studies on vaccination against papillomaviruses: the immunity after infection and vaccination with bovine papillomaviruses of different types. Vet. Rec. 126, 483–485, 1990

528 Javier, R. W./Butel, J. S. The history of tumorvirology. Cancer Research 68, 7693–7706, 2008
529 Jenner, E. An Inquiry into the Causes and Effects of the Variolae Vaccinae: A Disease Discovered in Some of the Western Counties of England, Particularly Gloucestershire, and Known by the Name of the Cow Pox. London, 1798. V. Fossel (Hrsg.). Klassiker der Medizin. Leipzig, 1911
530 Jenner, E. Edward Jenners Untersuchung über die Ursachen und Wirkungen der Kuhpocken. (1798) In: Klassiker der Medizin. Herausgegeben von K. Sudhoff, Verlag Johann Ambrosius Barth, Leipzig, 1911, übersetzt und eingeleitet von Prof. Dr. Viktor Fossel
531 Jenner, E. Further observations on the variolae vaccinae or cowpox. London, 1799
532 Jenner, E. Observations on the distemper in dogs. Med.-Chir. Transact. 1, 265–270, 1809
533 Johnson, C. D./Goodpasture, E. W. An investigation of the etiology of mumps. Journal of Exp. Med. 59, 1–19, 1934
534 Johnson, C. D./Goodpasture, E. W. The etiology of mumps. American Journal of Hygiene 21, 46–57, 1935
535 Johnson, C. D./Goodpasture, E. W. Experimental immunity to the virus of mumps in monkeys. American Journal of Hygiene 23, 329–339, 1936
536 Johnson, C. D./Goodpasture, E. W. The histopathology of experimental mumps in the monkey macacus rhesus. American Journal of Pathol. 12, 495–510, 1936
537 Jöst, H./Bialonski, A./Storch, V./Günther, S/Becker, N./Schmidt-Chanasit, J. Isolation and phylogenetic analysis of sindbis viruses from mosquitoes in Germany. J. Clin. Microbiol. 48, 1900–1903, 2010
538 Juliusberg, M. Zur Kenntnis des Virus des Molluscum contagiosum. Deutsche Medizinische Wochenschrift 31, 1598–1599, 1905
539 Kabeshima, T. Recherche expérimentale sur la vaccination préventive contre le bacille disentérique de Shiga. Compt. Rend. Acad. Sci. Paris 169, 1061–1064, 1919
540 Kabeshima, T. Sur un ferment d'immunité bacteriolysant, du mécanisme d'immunité infec-tieuse intestinale, de la nature du dit „microbe filtrant bactériophage" d'Hérelle. CR Soc. Biol. 83, 219–221, 1920
541 Kaiserliches Gesundheitsamt. Blattern und Schutzpockenimpfung. Denkschrift zur Beurteilung des Nutzens des Impfgesetzes vom 8. April 1874 und zur Würdigung der dagegen gerichteten Angriffe. Bearbeitet im Kaiserlichen Gesundheitsamte, 2. Auflage Berlin, Verlag Julius Springer, 1896
542 Kalantzis, G./Skidas, P./Lascaratos, J. Constantin Levaditi: a pioneer in imunology and virology. Journal of Med. Biography 14, 1–5, 2006
543 Kalyanaraman, V. S./Sarngadharan, M. G./Robert-Guroff, M./Miyoshi, I./Golde, D./Gallo, R. C. A new subtype of human T-cell leukaemia virus (HTLV-II) associated with a T-cell variant of hairy cell leukaemia. Science 218, 571–573, 1982
544 Kampmann, N. Berkefeld, Wilhelm. In: Neue Deutsche Biographie. Band 2, Berlin, 1955
545 Karlson, P. Adolf Butenandt. Biochemiker, Hormonforscher, Wissenschaftspolitiker. Wissenschaftliche Verlagsgesellschaft mbH, Stuttgart, 1990
546 Katz, S. L. From culture to vaccine – Salk and Sabin. New England Journal of Medicine 351, 1485–1487, 2004
547 Katz, S. L./Enders J. F. Immunisation of children with a live attenuated measles virus. Am. J. Dis. Child. 98, 605–607, 1959

548 Katz, S. L./Enders J. F. Measles virus vaccinia – a reminiscence. Current top. Mikrobiol. Immunol. 329, 3–11, 2009
549 Katz, S. L./Enders J. F./Holloway, A. Studies on an attenuated measles-virus vaccine. II. Clinical, virologic and immunologic effects of vaccine in institutionalized children. New England J. Med. 263, 159–161, 1960
550 Katz, S. L./Enders J. F./Holloway, A. The development and evaluation of an attenuated measles virus vaccine. Am. J. Public Health Nations Health 52 (Suppl. 2), 5–10, 1962
551 Katz, S. L./Kempl, H. C./Black, F. L./Lepow, M. L./Krugmann, S./Haggerty, R. J./Enders, J. F. Studies on an attenuated measles virus vaccine. VIII. General summary and evaluation of the results of vaccination. New England J. Med. 263, 180–184, 1960
552 Katz, S. L/Milovanovic, M. V./Enders J. F. Propagation of measles virus in cultures of chick embryocells. Proc. Soc. Exp. Biol. Med., 97, 23–29, 1958
553 Kausche, G./Pfankuch, E./Ruska, H. Die Sichtbarmachung von pflanzlichen Viren im Übermikroskop. Naturwissenschaften 27, 292–299, 1939
554 Kay, L. E. Who wrote the book of life? A history of the genetic code. Stanford University Press, Stanford, California, 2000
555 Keber, F. Über die mikroskopischen Bestandteile der Pocken-Lymphe. Virchows Archiv, Pathologische Anatomie. Physol. 42, 112–128, 1868
556 Keber, F. Über den Eintritt der Samenzellen in das Ei. Ein Beitrag zur Physiologie der Zeugung in Kommission bei den Gebrüdern Bornträger. Königsberg, 1853
557 Keysser, F. Beiträge zur experimentellen Krebsforschung. Wiener Klin. Wochenschr. 26, 1664–1667, 1913
558 Khan, A. G. The multifocal lymphoma syndrome in African children in Kenya. Journal of Laryng 78, 480–498, 1964
559 Kissling, R. E. Growth of rabies virus in non-nervous tissue culture. Proc. Soc. Exp. Biol. Med. 98, 223–225, 1958
560 Klebs, E. Beiträge zur pathologischen Anatomie der Schusswunden. F C W Vogel, Leipzig, 1872
561 Klebs, E./Tiegel, E. Die Ursache des Milzbrandes. Corr. Bl. Schweiz. Ärzte 1, 241–246, 1871
562 Klee, E. Auschwitz. Die NS-Medizin und ihre Opfer. S. Fischer, Frankfurt, 261f., 1997
563 Klee, E. Das Personenlexikon zum Dritten Reich: Wer war was vor und nach 1945. Frankfurt, 2007
564 Kling, C./Levaditi, C. Etudes sur la poliomyélite aigue épidemique. Paris, 1913
565 Kling, C./Levaditi, C./Lepins, P. La pénétration du virus poliomyélitique a travers la mycose de type digestive chez le singe et sa conservation dans l'eau. Bul. de l'Académie Nationale de Médecine 102, 158–165, 1929
566 Kling, C./Wernstedt, W./Pettersson, A. Recherche sur le mode de propagation de la paralyse infantile epidemique (maladie de Heine-Medin), premiere memoire. Zeitschrift für Immunitätsforschung 12, 316–323, 1912
567 Kling, C./Wernstedt, W./Pettersson, A. Recherche sur le mode de propagation de la paralyse infantile epidemic (maladie de Heine-Medin), deuxième memoire. Zeitschrift für Immunitätsforschung 12, 657–670, 1912
568 Kneeland, Y./Mills, A./Dochez, R. Cultivation of the virus of the common cold in the chorioallantoic membrane of the chick embryo. Proc. Soc. Exp. Biol. Med. 35, 213–215, 1936

569 Kniosta, R./Erideson J. O./Armen D. M./Dolch, M. E./Ward, J. P. Electron microscope study of mouse mammary carcinoma tissue. Exp. Cell. Res. 4, 353–361, 1953

570 Knoll, M./Ruska, E. Das Elektronenmikroskop. Zeitschrift für Physik 78, 318–339, 1932

571 Koch, R. Die Ätiologie der Milzbrandkrankheit, begründet auf der Entwicklungsgeschichte des Bazillus Anthracis. Neudruck Sudhoff, K. (Hrsg.). Klassiker der Medizin. Verlag Johann Ambrosisus Barth, Leipzig, 1910
Originalarbeit Koch, R. Die Ätiologie der Milzbrandkrankheiten begründet auf der Entwicklungsgeschichte des Bazillus Anthracis. Beiträge Biol. Pflanzen. 2, 277–310, 1876

572 Koch, R. Über die bakteriologische Forschung. Verhandlungen des 10. Internationalen Medizinischen Kongresses, Berlin 1890, Band 1

573 Koen, J. S. A practical method for field diagnosis of swine diseases. American Journal of Veterinary Medicine 14, 468–470, 1919

574 Kohlmann, P. M. Influenza virus neuraminidase: structure, antibodies and inhibitors. Prot. Science 3, 1687–1690, 1994

575 Kolata, G. Flu: The Story of the Great Influenza Pandemic of 1918 and the Search for the Virus that Caused It. Farrar, Straus and Giroux, New York, 1999

576 Kolmer, J. Susceptibility and immunity in relation to vaccination in acute anterior poliomyelitis. Journal of American Med. Ass. 105, 1956–1962, 1935

577 Kolmer, J. Vaccination against acute anterior poliomyelitis. American Journal of Public Health, 26, 126–135, 1936

578 Koprowski, H. Biological modification of rabies virus as a result of its adaptation to chicks and developing chick embryos. Bull. WHO 10, 709–724, 1954

579 Koprowski, H. AIDS and the polio vaccine. Science Band 257, 1024, 1992

580 Koprowski, H./Cox, H. R. Colorado Tick Fever. Studies on chick embryo adapted virus. J. Immun. 57, 255–262, 1947

581 Koprowski, H./Jervis, G. A./Norton, T. W. Immune responses in human volunteers upon oral administration of a rodent adapted strain of poliomyelitis virus. American Journal of Hygiene 55, 108–126, 1952

582 Koprowski, H./Norton, T. W./Hummeler, K. Immunisation of infants with living attenuated poliomyelitis virus. JAMA 162, 1281–1288, 1956

583 Koprowski, H./Norton, T. W./McDermott, W. Isolation of poliomyelitis virus from human serum by direct inoculation into a laboratory mouse. Pub. Health Rep. Washington 62, 1467–1476, 1947

584 Kossel, A. Zur Chemie des Zellkerns. Hoppe-Seilers Zeitschrift für physiologische Chemie 7, 7–22, 1886, 10, 248–264, 1886

585 Kossel, A. Über die Nukleinsäure. Archiv Anat. Physiol. Physiol. Abteilung 157–164, 1893

586 Kossel, A. Über die Eiweißstoffe. Deutsche Medizinische Wochenschrift 24, 581–582, 1898

587 Köster-Lösche, K. Die Blattern der Melkdeerns, Peter Plett und die Pocken. In: Becker, F., Rutschis, J. (Hrsg.). Die 13. Stunde. Aufbauverlag, Berlin, 2010

588 Kranevelt, F. C. A poultry disease in the Dutch East Indies. Nederlands-Indische Bladen voor Diergeneeskunde 38, 448–450, 1926

589 Kraut, A. M. Goldberger's war; the life and work of a public health crusader. New York, Hill and One, 2003

590 Krempl, C./Schneider-Schaulies, S. Paramyxoviren. In: Medizinische Virologie. Herausgegeben von Hans W. Dörr, Wolfram H. Gerlich, 2. Auflage, Thieme Verlag, Stuttgart, S. 531–541, 2009
591 Krischke, W./Graffi, A. The transmission of the virus of myeloid leukemia of the mice by the milk. Acta Unio Intern Against Cancer, 19, 360–361, 1963
592 Krueger, A. P. The mechanism of bacteriophage production. Science 86, 379–380, 1937
593 Krüger, A. Aedes-Arten als Überträger von Arboviren. In: Lozán, J. L./Graßl, H./Karbe, L./Jendritzky, G. (Hrsg.). Warnsignal Klima, Gefahren für Pflanzen, Tiere und Menschen. 2. Auflage, Hamburg, 2014
594 Krüger, D.H./Schneck, P./Gelderblom, H. R. Helmut Ruska und die Sichtbarmachung der Viren. The Lancet 355, 1713–1717, 2000
595 Krugman, S. The Willowbrook Hepatitis studies revisited: ethical aspects. Reviews of infectious diseases 8, 157–162, 1986
596 Krugman, S./Gilles, J. P./Hammond, J. Infectious hepatitis. Evidence for two distinctive clinical, epidemiological and immunological types of infection. Journal of American Med. Ass. 200, 365–373, 1967
597 Krugman, S./Gilles, J. P./Hammond, J. Hepatitis virus: effect of heat on the infectivity and antigenicity of the MS-1 and MS-2 strains. Journal of Infect. Diseases 122, 432–436, 1970
598 Krugman, S./Gilles, J. P./Hammond, J. Viral hepatitis, type B (MS-2 strain): studies on active immunization. Journal of the American Med. Ass. 217, 41–45, 1971
599 Krugman, S./Ward, R. Clinical and experimental studies of infectious hepatitis. Pediatrics 22, 1016–1022, 1958
600 Krugman, S./Ward, R. Infectious hepatitis: current status of prevention with gamma globulin. Yale Journal of Biol. Med. 34, 329–339, 1961
601 Krugman, S./Ward, R./Gilles, J. P. The natural history of infectious hepatitis. American Journal of Medicine 32, 717–728, 1962
602 Kruse, W. Die Erreger von Husten und Schnupfen. Münchener Med. Wochenschrift, 56, 1547–1552, 1914
603 Kuchment, A. The forgotten cure, the past and future of phage therapy. Springer Science & Business Media, Copernicus Books, New York, 2012
604 Kußmaul, A. Zwanzig Briefe über Menschenpocken und Kuhpockenimpfung. Gemeinverständliche Darstellung der Impffrage. Freiburg i. Br., Fr. Wagner'sche Buchhandlung, 1870
605 Kutter, E./Sulakvelidze, A. Bacteriophages: Biology and Applications. CRC Press London, New York, Washington DC, 2004
606 Kutter, E./Gvasalia, G./Alavidze, Z./Brewster, E. Phage therapy. In: Grassberger, M./Sherman, R. A./Gileva, O. S./Kim, C. M. H./Mumcuoglu, K. Y. (eds.) Biotherapy – History, principles and practice. Springer, Netherlands, 191–231, 2013
607 Laidlaw, P. P. D. Prevention of canine distemper. British Med. J. 2, 1100–1101, 1928
608 Laidlaw, P. P. D. Studies in dog distemper V, the immunisation of dogs. J. Comp. Pathol. 41, 209–227, 1928
609 Laidlaw, P. P. D. Virus diseases and viruses. Cambridge University Press 1938, The Rede Lecture, 1938
610 Lakhani, S. Early clinical pathologist: Edward Jenner (1743–1823). J. Clin. Pathol. 45, 756–758, 1992

611 Lancaster, P. A. L. Norman McAlister Gregg. In: Australian Dictionary of Biography. Hrsg. D. Pike, Melbourne University Press, Carlton, Victoria, 1960
612 Lancaster, P. A. L. Gregg, Sir Norman McAlister 1892–1966. In: Australian Dictionary of Biography. 325–327, 1996
613 Landecker, H. Building „A new type of body in which to grow a cell": Tissues culture at the Rockefeller Institute, 1910–1914. In: D. H. Stapelton (ed.). Creating a tradition of biomedical research. Contribution to the history of Rockefeller University. The Rockefeller University Press, New York, Chapter 7, 151–174, 2004
614 Landsteiner, K. Beobachtungen über das Virus der Hühnerpest. Zentralblatt für Bakteriologie, Parasitenkunde und Infektionskrankheiten 38, 540–542, 1906
615 Landsteiner, K./Berliner, M. Über die Kultivierung des Virus der Hühnerpest. Zentralblatt für Bakteriologie und Parasitenkunde Abt. I, 67, 165–168, 1912
616 Landsteiner, K./Levaditi, C. La transmission de la paralysie infantile aux singes. Compt. Rend. Soc. Biol. 67, 592–594, 1909
617 Landsteiner, K./Levaditi, C. La paralysie infantile experimentale (deuxième note). Compt. Rend. Soc. Biol. 67, 787–789, 1909
618 Landsteiner, K./Levaditi, C. Étude expérimentale de la poliomyélite aigue (maladie de Heine-Medin). Ann. Inst. Pasteur 24, 833–876, 1910
619 Landsteiner, K./Popper, E. Übertragung der Poliomyelitis acuta auf Affen. Zeitschrift für Immunitätsforschung 2, 377–390, 1909
620 Landsteiner, K./Prasek, E. Übertragung der Poliomyelitis acuta auf Affen. II. Mitteilung. Zeitschrift für Immunitätsforschung 4, 584–589, 1909/1910
621 Landsteiner, K./Raubitschek, H. Demonstriert mikroskopische Präparate von einem menschlichen und zwei Affenrückenmarken (Poliomyelitis). Wiener Wochenschrift 21, 1830, 1908
622 Lava, G. Influenza virus surface glycoproteins, hemagglutinin and neuraminidase, a personal account. In: Potter, C. W. (Hrsg.). Influenza. Elsevier, 2002
623 Laveran, A. Un nouveau parasite trouvé dans le sang des malades atteints de fièvre paluste. Bull. et. Rem. de Societé des Hopitany de Paris, 17, 158–164, 1880
624 Leake, J. P. Poliomyelitis following vaccination against this disease. Journal of American Med. Soc. 105, 2152, 1935
625 Ledinko, N./Riordan, J. T./Melnick, J. L. Multiplication of poliomyelitis viruses in tissue cultures of monkey testes I. Growth curves of type 1 (Brunhilde) and type 2 (Lansing) strains and description of a quantitative neutralization test. Am. J. Hyg. 55, 323, 1952
626 Lee, B. A tribute to Carlos J. Finlay for his distinguished services to science and humanity in the discovery of the mode of propagation of yellow fever. Publ. health papers and reports, 12, 8–14, 1905
627 Lehmann, W. Pocken des Menschen. In: Gildemeister, E./Haagen, E./Waldmann, O (Hrsg.). Handbuch der Viruskrankheiten. 1. Band, Fischer Verlag, Jena, 259–296, 1939
628 Lehmann-Grube, F. Arenaviruses. In: Fenner, F. Gibbs, A. (eds.). Portraits of viruses. A history of virology. Karger Verlag, Basel, 205–229, 1988
629 Leiner, F. Zur Frage der Infektiosität des Ikterus. Wiener Klinische Wochenschrift 61, 601–604, 1949
630 Leiva, R. A brief history of human diploid cell strains. The National Catholic Bioethics Quaterly 6, 443–451, 2006

631 Lennette, E. H./Koprowski, H. Interference between viruses in tissue culture. Journal of Exp. Med. 83, 195–219, 1946
632 Leonhard, J. Carlos Finlay's life and the death of yellow jack. Bull. Pan Am. Health Organ, 23, 438–452, 1989
633 Lepow, M. L. Advances in virology – Weller and Robbins. New England Journal of Medicine, Band 351, 1483–1485, 2004
634 Leschke, E. Untersuchungen zur Aetiologie der Grippe. Berliner Klinische Wochenschrift, 56, 11,–12, 1919
635 Levaditi, C. Virus de la poliomyélite et culture des cellules in vitro. Compt. Rend. Soc. Biol. 75, 505, 1913
636 Levaditi, C./Landsteiner, K. La transmission de la paralysie infantile aux chimpanzés. Compt. Rend. Acad. Sci. 149, 1014–1016, 1909
637 Levaditi, C./Landsteiner, K. La paralysie infantile expérimentale. Compt. Rend. Acad. Sci. 150, 55–57, 1910
638 Levaditi, C./Landsteiner, K. Recherche sur la paralysie infantile expérimentale. Compt. Rend. Acad. Sci. 150, 131–132, 1910
639 Leven, K. H. Die Geschichte der Infektionskrankheiten von der Antike bis ins 20. Jahrhundert. Ecco Med. Verlag, S. 71f., 1997
640 Levene, P. A. T. Darstellung und Analyse einiger Nukleinsäuren. Hoppe Seylers Zeitschrift für physiologische Chemie 39, 4–8, 133–135, 479–483, 1903
641 Levens, J. H./Enders, J. F. The hemoagglutinative properties of amniotic fluid from embryonated eggs infected with mumps virus. Science, 102, 117–120, 1945
642 Levine, A. J. Viruses. Scientific American Library, 1992, S. 182
643 Levis, J. From virus research to molecular biology: tobacco mosaic virus in Germany 1936–1956. Journal of the history of biology 37, 259–301, 2004
644 Leyendecker, B./Klapp, B. F. Deutsche Hepatitisforschung im zweiten Weltkrieg. In: Aly, G (Hrsg.). Der Wert des Menschen, Medizin in Deutschland 1918–1945. Edition Hendrich, 261–293, 1989
645 Li, C./Schaeffer, M. Adaption of type I poliomyelitis virus to mice. Proc. Soc. Exp. Biol. Med. 82, 477–452, 1953
646 Lieben, F. Geschichte der physiologischen Chemie. Franz Deuticke Verlag, Wien, 1935. Nachdruck Georg Olms Verlag Hildesheim, New York, 1970
647 Lignières, J. Sur la maladie des jeunes chiens et le virus filtrans de Carré. Bulletin Société med. vet. 60, 622–630, 1906
648 Loc-Carrillo, C./Abedon, S. T. Pros and cons of phage therapy. Bacteriphage 2, 111–114, 2011
649 Lode, A. Notizen zur Biologie des Erregers der Kyanolophobie der Hühner. Centralblatt Bakt. Parasitenkunde, Abt. I, 31, 447–451, 1902
650 Lode, A. Zur Biologie des Erregers der Hühnerpest (Kyanolophobia galinarum). Centralblatt für Bakteriologie und Parasitenkunde Infektionskrankheiten, Abt. I, 43, 355–359, 1907
651 Lode, A./Gruber, J. Bakteriologische Studien über die Ätiologie einer epidemischen Erkrankung der Hühner in Tirol. Centralblatt für Bakteriologie und Parasitenkunde Infektionskrankheiten 30, 593–604, 1901

652 Löffler, F. IV Bericht der Commission mit zur Erforschung der Maul- und Klauenseuche bei dem Institut für Infektionskrankheiten Berlin. Deutsche Med. Wochenschrift 24, 562–564, 1898

653 Löffler, F. Bericht über die Untersuchungen der königlich Preussischen Commission zur Erforschung der Maul- und Klauenseuche in den Etatsjahren 1901 und 1902. Deutsche Med. Wochenschrift 29, 670–672, 685–687, 1903

654 Löffler, F. Die Schutzimpfung gegen die Maul- und Klauenseuche. Deutsche Med. Wochenschrift 31, 1913–1918, 1905

655 Löffler, F. Die Serotherapie, die Seroprophylaxe und die Impfung bei Maul- und Klauenseuche und deren Wert für die Veterinärpolizei. Deutsche Med. Wochenschrift 35, 2097–2101, 1909

656 Löffler, F./Frosch, P. Summarischer Bericht über die Ergebnisse der Untersuchungen der Kommission der Erforschung der Maul- und Klauenseuche bei dem Institut für Infektionskrankheiten in Berlin. Centralblatt für Bakteriologie, Parasitenkunde Abt. I, 22, 257–259, 1897

657 Löffler, F./Frosch, P. Berichte der Kommission zur Erforschung der Maul- und Klauenseuche bei dem Institut für Infektionskrankheiten in Berlin. Centralblatt für Bakteriologie, Parasitenkunde und Infektionskrankheit, Abt. I, 23, 371–391,1898

658 Löffler, F./Frosch, P. Berichte der Kommission zur Erforschung der Maul- und Klauenseuche bei dem Institut für Infektionskrankheiten Berlin (I–III). Deutsche Med. Wochenschrift 24, 80–83, 90–100, 1898

659 Löffler, F. R./Uhlenhuth, P. Über die Schutzimpfung gegen die Maul- und Klauenseuche, im Besonderen über die praktische Anwendung eines Schutzserums zur Bekämpfung der Seuche bei Schweinen und Schafen. Berliner Tierärztliche Wochenschrift 52, 613–623, 1900

660 Löffler, F./Uhlenhuth, P. Bericht der königlich-preußischen Commission zur Erforschung der Maul- und Klauenseuche, erstattet an den Minister der geistlichen Unterrichts- und Medizinalangelegenheiten. Über das Baccelli'sche Heilverfahren. Deutsche Medizinische Wochenschrift 14, 245–249, 1902

661 Löffler, F./Uhlenhuth, P. Über die Schutzimpfung gegen die Maul- und Klauenseuche, im Besonderen über die praktische Anwendung eines Schutzserums zur Bekämpfung der Seuche bei Schweinen und Schafen. Deutsche tierärztliche Wochenschrift 36, 19–25, 1901

662 Löffler, F./Uhlenhuth, P. Über die Schutzimpfung gegen die Maul- und Klauenseuche, im Besonderen über die praktische Anwendung eines Schutzserums zur Bekämpfung der Seuche bei Schweinen und Schafen. Deutsche Medizinische Wochenschrift 27, 7–9, 1901

663 Lovett, R. W. The occurrence of infantile paralysis in Massachusetts in 1907. Boston Med. Surg. J. 159, 131–139, 1908

664 Löwenstein, A. Ätiologische Untersuchungen über den fieberhaften Herpes. Münchener Med. Wochenschrift, 769–770, 1919

665 Lucké, B. A neoplastic disease of the kidney of the frog rana pipiens. American Journal of Cancer 20, 352–379, 1934

666 Lucké, B. Carcinoma in the leopard frog. Its probable causation by a virus. Journal of Exp. Med. 68, 457–468, 1938

667 Luger A./Lauda, E. Ein Beitrag zur Frage der Übertragbarkeit des Herpes zoster auf das Kaninchen. Zeitschrift für Hygiene und Infektionskrankheiten 94, 206–213, 1921

668 Luria, S. E. A slot machine, a broken test tube. An Autobiography. Harper Colophon Books, Harper & Row Publishers, New York, Cambridge Philadelphia, San Francisco, London, Mexiko, Sao Paulo, Singapur, Sydney, 1984

669 Luria, S. E./Delbrück, M. Mutation of bacteria from virus sensitivity to virus resistance. Genetics 28, 491–511, 1943

670 Lürmann, A. Eine Icterusepidemie. Berliner Klinische Wochenschrift 22, 20–23, 1885

671 Lwoff, A. Der Prophage und ich. In: Cairns, Stent, Watson (Hrsg.). Phagen und die Entwicklung der Molekularbiologie. Herausgeber der deutschen Ausgabe Erhard Geisler, Akademie-Verlag, Berlin, 97–107, 1972

672 Lwoff, A. Lysogeny. Bakt. Rev. 17, 269–337, 1953

673 Lwoff, A. The concept of virus. J. of General Microbiol. 17, 239–253, 1957

674 Lwoff, A./Gutmann, A. Recherche sur un Bacillus megatherium lysogène. Annal. Inst. Past. 78, 711–739, 1950

675 M'Gowan, J. P. Some observations on a laboratory epidemic, principally among dogs and cats in which the animals affected presented the symptoms of the disease called „distemper". J. Pathol. Bact. 15, 372–426, 1911

676 MacCallum, F. O./Bradley, W. H. Transmission of infective hepatitis to human volunteers. Lancet 2, 228, 1944

677 Magendi, F. Experience sur la rage. Journal Physiol. Exp. 1, 40–46, 1821

678 Magill, T. P. A virus from cases of influenca-like upper respiratory infection. Proc. Soc. Exp. Biol. Med. 45, 73–164, 1940

679 Magill, T. P./Francis, T. Studies with human influenza virus cultivated in artificial medium. Journal of Exp. Med. 31, 803–811, 1936

680 Magill, T. P./Francis, T. The action of immune serum on human influenza virus in vitro. Journal of Exp. Med. 31, 861–872, 1937

681 Magnius, L./Espmark, J. New specifities in Australia antigen positive sera distinct from the „le bouvier" determinants. Journal of Immunology 109, 1017–1021, 1972

682 Magnus, H. von/Melnick, J. L. Antibody response in monkeys following oral administration of poliomyelitis virus. J. Immunol. 60, 583–596, 1948

683 Maitland, H. B./Laing, A. W. Experiments on the cultivation of vaccinia virus. British Journal of Exp. Pathology 11, 119, 1930

684 Maitland, H. B./Maitland, M. C. Cultivation of food and mouth disease virus. J. Comp. Pathol. Ther. 44, 106–113, 1931

685 Maitland, H. B./Maitland, M. C. Cultivation of vaccine virus without tissue culture. Lancet 212, 596–597, 1928

686 Major, R. H. Mumps, Hippokrates. In: Classic descriptions of disease. Charles Thomas Publisher, Springfield, Illinois, 3. Auflage, S. 201, 1978

687 Malfitano, G. La bacteriolyse de la bactericidé charboneuse. Compt. Rend. Acad. Sci. 131, 295, 1900

688 Manson, P. Metamorphosis of filaria sanguinis hominis in the mosquito. Trans. Lin. Soc. London 2, 367–388, 1884

689 Manson, P. On the nature and significance of the crescent and flagellated bodies in malarial blood. Brit. Med. J. 2, 1306–1308, 1894

690 Manson, P. Experimental proof of the mosquito-malaria theory. Brit. Med. J. 2, 949–951, 1900

691 Manteuffel. Demonstration eines neuen Seitz Filters für Laboratoriumszwecke. Centr. Bakt. Abt. I, XCIII Beiheft 259, 1924

692 Mantovani, A./Zanetti, R. Giovani Maria Lancisi: De bouvilla peste and stemping out. Historia Medicine Veterinariae, 18, 97–110, 1993

693 Markwart, M. Heine, Jakob von. In: Neue Deutsche Biographie. Band 8, Duncker und Humblot, Berlin, 1969, S. 282

694 Martin du Pan, R/Koechli, B./Douath, A. Protection of nonimmune volunteers against rubella by intravenous administration of normal human gamma globulin. J. of Infect. Dis. 126, 341–344, 1972

695 Martin, B. The politics of a scientific meeting: the origin of AIDS debate at the Royal Society. In: Politics Life Sci, 119–130, 2001

696 Mayer, A. Über die Mosaikkrankheit des Tabaks. Die landwirtschaftlichen Versuchsstationen 32, 451–467, 1886

697 McAleer, W. J./Buynak, E. B./Maigetter, R. Z./Wampler, D. E./Miller, W. J./Hilleman, M. R. Human hepatitis B vaccine from recombinant yeast. Nature 307, 178–180, 1984

698 McBryde, C. N. Some observations on "hog flu" and its seasonal prevalence in Iowa. J. Am. Vet. Med. Assoc. 71, 368–377, 1927

699 McBryde, C. N./Cole, C. G. Chrystal violet vaccine for the prevention of hog cholera. JAMA 89, 652–663, 1936

700 McCaw, W. D. Walter Reed, a memoir. Washington DC, published by the Walter Reed Memorial Association 1904, Nachdruck 2017

701 McDonald, J. C./Peckham, C.S. McDonald, J. C./Peckham, C.S. Gammaglobulin in prevention of rubella and congenital defects: a study of 30000 pregnancies. British Med. Journal 3, 633–637, 1967

702 McDowell, E. C./Richter, M. N. Mouse leukemia IX, the role of heredity and spontaneous cases. Archive of pathology 20, 709–724, 1935

703 McKellar, S. Innovation in modern surgery: Alexis Carrel and blood vessel repair. In: Stapleton, D. H. (ed.). Creating tradition in biomedical research. Contribution to the history of Rockefeller University, Rockefeller University Press, 135–150, 2004

704 Medin, K. O. Über eine Epidemie von spinaler Kinderlähmung. Verhandlung des zehnten internationalen medizinischen Kongresses, 2, Abt. 6, 37–47, 1891

705 Melicoglu, B. R. Tamay Basagac Gül, R./Özkul, T. Paul Ambroise Remlinger: A pasteurien in Turkey and his studies on rabies. Revue de Med. et Vet. 160, 374–377, 2009

706 Melnick, J. L. Poliomyelitis virus in urban sewage in epidemic and non epidemic times. American Journal of Hygiene 45, 240–253, 1947

707 Melnick, J. L./Horstmann, D. M. Active immunity to poliomyelitis in chimanzees following subclinical infection. J. Exp. Med. 80, 287–303, 1947

708 Melnick, J. L./Horstmann, D. M./Ward, R. The isolation of poliomyelitis virus from human extraneural sources; II. comparison of virus content of blood, oropharyngeal washings, and stools of contacts. Journal of clin. Investigation, 25, 275, 1946

709 Merril, C. R./Biswas, B./Carlton, R./Jensen, N. C./Creed, G. J./Zullo, S./Adhya, S. Long-circulating bacteriophage as antibacteriel agents. Proc. Nat. Acad. Sci. 93, 3188–3192, 1996

710 Meselson, M./Stahl, F. W. The replication of DNA in Escherichia coli. Proc. Nat. Acad. Sci. 44, 671–682, 1958
711 Meselson, M./Stahl, F. W. Nachweis des semikonservativen Charakters der DNS-Verdopplung. In: Cairns, Stent, Watson. Phagen und die Entwicklung der Molekularbiologie. Akademie-Verlag Berlin, Herausgeber der deutschen Ausgabe Erhard Geisler, S. 238–242, 1972
712 Metcalf, D. Clonal analysis of the action of GR-CSF on the proliferation and differentiation of myelomonocytic leucemic cells. Int. J. Cancer 24, 616–623, 1979
713 Mettenleiter, T. C. Vom Virus zum Prion: Das Forschungsinstitut auf der Insel Riems. Ein Stück Wissenschaftsgeschichte, Gegenwart und Zukunft in Mecklenburg-Vorpommern. Umwelt Med. Forschungspraxis 8, 7–13, 2003
714 Mettenleiter, T. C. Herpesviren. In: Doerr H. W./Gerlich, W. H. Medizinische Virologie. 2. Auflage, Thieme Verlag, Stuttgart, New York, 2010, 653ff
715 Meyer, H. M./Parkman, P. D./Hobbins, T. E./Larson, H. E. Attenuated rubella viruses. Laboratory and clinical characteristics. Am. J. Dis. Child 118, 155–165, 1969
716 Meythaler, F. Zur Pathophysiologie des Ikterus. Klin. Wochenschrift 21, 681–685, 701–706, 1942
717 Międzybrodzki, R./Borysowski, J./Górski, A. Phage Therapy: current research and applications. Caister Academic Press, Norfolk, UK, 2014
718 Mier, J. W./Gallo, R. C. The purification and properties of human T cell growth factor. J. Immunol. 128, 1122–1127, 1982
719 Miescher, F. Über die chemische Zusammensetzung der Eiterzellen. Med. Chem. Untersuchungen Band 4, 441–460, 1871
720 Milovanovic, M. V./Enders, J. F./Mitus, A. Cultivation of measles virus in human amnion cells and developing chicken embryo. Proc. Soc. Ex. Biol. Med. 95, 120–127, 1957
721 Mitscherlich, A./Mielke, F. Das Diktat der Menschenverachtung. Heidelberg, 1947, S. 69
722 Moloney, J. B. Preliminary studies on a mouse lymphoid leukemia virus extracted from sarcoma 37 (abstract) Proc. of the American Association of Cancer Research, 3, 44, 1959
723 Moloney, J. B. Biological studies on a lymphoid-leukemia virus extracted from sarcoma 37.I Origin and introductory investigations Journal of the National Cancer Institute 24, 933–951, 1960
724 Moore, P. S./Chang, Y. Detection of herpesvirus-like DNA sequences in Kaposi's sarcoma in patients with and without HIV infection. New England J. of Med. 332, 1181–1185, 1995
725 Moorhead, R. William Budd and typhoid fever. J. Royal Soc. Med. 95, 561–564, 2002
726 Morange, M. A history of molecular biology. Harvard University Press Cambridge, London, 2002
727 Morgan, D. A./Ruscetti, F. W./Gallo, R. C. Selective in vitro growth of T-lymphocytes from normal human bone marrows. Science 193, 1007–1008, 1976
728 Morgan, G. J. Ludwik Gross, Sarah Stewart, and the 1950s discoveries of Gross murine leukemia virus and polyoma virus. Stud. Hist. Philos. Biol. Biomed. Sci. 48, 200–209, 2014
729 Morgan, I. M. Immunisation of monkeys with formalin inactivated poliomyelitis viruses. American Journal of Epidemiology 48, 394–406, 1948
730 Morgan, I. M. Differentiation of types of poliomyelitis viruses. II. By reciprocal vaccination-immunity experiments. Am. J. Hyg. 49, 225–233, 1949

731 Morgan, T. H. Die stoffliche Grundlage der Vererbung. Verlag Gebrüder Borntraeger, Berlin, 1921
732 Moses, A. Untersuchungen über das Virus myxomatosis der Kaninchen. Mem. Inst. Oswaldo Cruz 3, 46, 1911, zit. n. Balo S. 268
Zit. n. Haagen, E./Mauer, G. Kaninchenmyxom. In: Gildemeister E./Haagen, E./Waldmann, O. Handbuch der Viruskrankheiten. Verlag G. Fischer, Jena 1939, S. 502–507
733 Mrovka, F. Das Virus der Hühnerpest ein Globulin. Centralblatt Bakteriologie, Parasitenkunde und Infektionskrankheiten, erste Abteilung, 67, 249–268, 1913
734 Mudd, S. Filters and filtration. In: Rivers T. M. (Hrsg.). Filterable viruses. Baltimore, Wiliams and Wilkins Company, 1928, S. 55–94
735 Mulvania, M. Studies of the nature of virus of tobacco mosaic. Phytopathology 16, 853–871, 1926
736 Mundry, K. W./Gierer, A. Die Erzeugung von Mutationen des Tabakmosaik-Virus durch chemische Behandlung seiner Nukleinsäure in vitro. Zeitschrift für Färbungslehre 89, 614–630, 1958
737 Munk, K. Virologie in Deutschland. Die Entwicklung eines Fachgebietes, Karger Verlag, Basel, 1995
738 Nauck, E./Paschen, E. Über die Züchtung von Vaccine-Viren in der Gewebekultur. Dermat. Wochenschrift 94, 236, 1932
739 Nauck, E. G./Paschen, E. Der morphologische Nachweis des Pockenerregers in der Gewebekultur. Zentralblatt f. Bakt. I, 124, 91, 1933
740 Neefe, J. R./Gellis, S. S./Stokes, J. jr. Homologous serum hepatitis and infectious (epidemic) hepatitis: studies in volunteers bearing on immunological and other characteristics of the etiological agents. American Journal of Medicine 1, 3–22, 1946
741 Negri, A. Beitrag zum Studium der Aetiologie der Tollwut. Zeitschrift für Hygiene, Infektionskrankheiten, 43, 507–528, 1903
742 Negri, A. Sulla filtratione de virus vaccinio. Lo Sperimentale 59, 679–680, 1905
743 Negri, A. Über die Morphologie und den Entwicklungszyklus des Parasiten der Tollwut (neurocytes hydrophobiae calcins). Zeitschrift für Hygiene, Infektionskrankheiten 63, 421–440, 1909
744 Negri, A. Über Filtration des Vaccine-Virus. Zeitschrift für Hygiene und Infektionskrankheiten 54, 327–346, 1906
745 Netter, A. La serotherapie de poliomyelite; nos resultats chez 30 malades; indications, techniques; incidents possibles. Gazet Med. Paris 86, 88, 1915 (zitiert nach Paul)
746 Netter, A./Levaditi, C. Action microbicide exercée sur la virus de la poliomyélite aigue par le sérum des sujets antérieurement atteints de paralysie infantile; Sa constatation dans le sérum d'un sujet qui a présenté une forme abortive. Comp. Soc. Biol. 68, 855, 1910
747 Neumann, H. A. Paul Uhlenhuth, ein Leben für die Forschung. ABW Wissenschaftsverlag, Berlin, 2004, 42–45, 117–124
748 Nicolle, M./Adil Bey. Etudes sur la pest bouvine (Première mémoire) Ann. Inst. Pasteur 13, 319–336, 1899
749 Nicolle, M./Adil Bey. Etudes sur la pest bouvine (Deuxième mémoire) Ann. Inst. Pasteur 15, 715–733, 1901
750 Nicolle, M./Adil Bey. Etudes sur la pest bouvine (Troisième mémoire) Ann. Inst. Pasteur 16, 56–64, 1902

751 Nicolle, M./Adil Bey. Sur la nature du virus vaccinal. Compt. Rend. Acad. Sci. 143, 1196, 1906

752 Nobelprize Comitee Nomination database, Internet

753 Nobelprice.org Biographical. Aufruf 15.12.2017 https://www.nobelprize.org/nobel_prizes/

754 Nocard, E./Roux, E./Borrel, A./Salimbeni A./Dujardin-Baumetz, L. Le microbe de la péripneumonie. Ann. Inst. Pasteur, Paris, 12, 240–262, 1898

755 Noguchi, H. Contributions to the cultivation of the parasite of rabies. J. Exp. Med. 18, 314–316, 1912

756 Nordtmeyer Patent in Deutschland Nr. 60, 157, vom 21. September 1891 über eine Filterpumpe

757 Nordtmeyer, H. Über Wasserfiltration durch Filter aus gebrannter Infusorienerde. Zeitschrift für Hygiene und Infektionskrankheiten 10, 145–154, 1891

758 Normile, D. Rinderpest, deadly for cattle, joins smallpox as a vanquished disease. Science 330, 435, 2010

759 Northrop, J. H. Crystalline pepsin Part 1. Isolation and tests of purity. Journal of general physiology 13, 730–766, 1930

760 Northrop, J. H. Isolation and properties of pepsin and trypsin. The Harvey Lectures Serie 30, 229–270, 1936

761 Northrop, J. H./Kunitz, M. Crystalline trypsin. Part 1. Isolation and tests of purity. Journal of general physiology 16, 267–294

762 Nuttal, G. H. F. Theobald Smith, 1859–1934. Obituary notices of Fellows of the Royal Society, 1, 514, 1935

763 Offit, P. A. The Cutter Incident 50 years later. New England Journal of Medicine 352, 1411–1412, 2005

764 Offit, P. A. Vaccinated. One man's Quest to defeat the world's deadliest diseases. Smithsonian Books 2007

765 Olby, R. The path to the double Helix. The discovery of DNA. Doves Publications INC, New York, 1994

766 Olshansky, S. J./Hayflick, L. The role of the WI-38 cell strain in saving lives and reducing morbidity. AIMS Public Health, 4,127–138, 2017

767 Oshinsky, D. M. Polio. An American Story. Oxford University Press, 2005

768 Ostertag, B. von. Deutsches Koloniallexikon Band 3, S. 52, 256; 1920

769 Özkul, T./Tamay Basagac Gül, R. The collaboration of Maurice Nicolle et Adil Mustafa. The discovery of Rinderpest agent. Revue de Med. et Vet. 159, 234–246, 2008

770 Pagel, J. Biographisches Lexikon hervorragender Ärzte des 19. Jahrhunderts. Urban und Schwarzenberg Berlin, Wien, 1901, Pick Alois, Spalte 1292–1293

771 Panamerican Health Organisation Scientific Publication Nr. 50, Washington DC, 1960. Zit. n. Williams G., S. 290

772 Panum, P. L. Observation made during the epidemic of measles on the Faroe Islands in the year 1846. Medical Classics 3, 1939

773 Parker, F./Nye, R. N. Studies on filterable viruses I, cultivation of vaccinavirus. American Journal of Pathology I, 325–335, 1925

774 Parker, F./Nye, R. N. Studies on filterable viruses II, cultivaton of herpesvirus. American Journal of Pathology I, 337–340, 1925

775 Parker, R. F./Rivers, T. M. Immunological and chemical investigation of the vaccine virus. I. Preparation of elementary bodies of vaccinia. J. Exp. Med. 62, 65–72, 1935

776 Parkman, P. D./Buescher, E. L./Artenstein, M. S. Recovery of rubella virus from army recruits. Proc. Soc. Exp. Biol. Med. 111, 225–230, 1962

777 Parlay, S. L. Obituary Prof. David Bodian MD PhD 15. May 1910–18. September 1992. J. Anatom. 185, 673–676, 1994

778 Paschen, E. Was wissen wir über den Vacciniae-Erreger? Münchener Medizinische Wochenschrift 53, 2391–2393, 1906

779 Paschen, E. Züchtung des Ektromelievirus auf der Chorion-Allantois-Membran von Hühnerembryonen. Zentralblatt für Bakteriologie I, 135, 445, 1936

780 Pasteur, L. Vaccination in relation to chicken cholera and splenic fever. Lancet II, 271–272, 1881

781 Pasteur, L. Méthode pour prévenir la rage après morsure. Compt. Rend. Acad. Sci Paris, 101, 765–774, 1885; 102, 459–469, 1886; 103, 775–785

782 Pasteur, L./Chamberland, C./Roux, E. Nouvelle comunication sur la rage. Bulletin Acad. Med. 13, 337–344, 1884

783 Pasteur, L./Chamberland, C./Roux, E. Sur la rage. Bulletin Acad. Med. 13, 661–664, 1884

784 Pasteur, L./Chamberland, C./Roux, E. Le vaccine du charbon. Compt. Rend. hept. séances Acad. Sci Paris, 92, 666–668, 1891

785 Paul, J. R. A history of poliomyelitis. New Heaven and London, Yale University Press, 1971

786 Paul, J. R./Havens, W. P./Sabin, A. B./Philip, C. Transmission experiments in serum jaundice and infectious hepatitis. Journal American Med. Ass. 128, 911, 1945

787 Peck, F. B./Powell, H. M./Culbertson, C. G. A new anti rabies vaccine for human use. J. of Lab. and clin. Med. 45, 679–683, 1955

788 Peebles, T. C./McCarthy, K./Enders, J. F./Holloway, A. Behaviour of monkeys after inoculation of virus derived from patients with measles and propagated in tissue culture. J. Immunol. 78, 63–74, 1957

789 Peller, S. Walter Reed, C. Finlay and their predecessors around 1900, Bull. of the History of Medicine 33, 195–201, 1959

790 Pepin, M./Bouloy, M./Bird, B. H./Kemp, A./Paweska, J. Rift Valley fever virus (Bunyaviridae: Phlebovirus): an update on pathogenesis, molecular epidemiology, vectors, diagnostic and prevention. Vet. Res. 41, 61–82, 2010

791 Petterson, R. Cases and observation on the molluscum contagiosum of Bateman with an account on the minutes structure of the tumors. Edinburgh Med. Surg. Journal 148, 279–288, 1891

792 Pfeffer, N./Dobler, G. Emergence of zoonotic arboviruses by animal trade and migration. Parasites & Vectors 3, 35–62, 2010

793 Pfeiffer, R. Die Ätiologie der Influenza. Zeitschrift für Hygiene, Infektionskrankheiten, Med. Mikrobiologie, Immunologie und Virologie, 13, 357–386, 1893

794 Pick, A. Zur Pathologie und Therapie einer eigentümlichen endemischen Krankheitsform. Wiener Med. Wochenschrift 33, 1141–1145, 1886

795 Pierce, J. R./Writer, J. Yellow Jack, how yellow fever ravaged America and Walter Reed discovered its deadly secrets. John Wiley and Sons, Hoboken New Jersey, 2005

796 Piet, P. J. Benjamin Jesty: New light in the dawn of the vaccination, The Lancet 362, S. 2104–2109, 2003
797 Pirie, N. W. Obituary Frederic C. Bawden 1908–1972. J. of General Microbiol. 72, 1–7, 1972
798 Plett, P.C. Peter Plett und die übrigen Entdecker der Kuhpockenimpfung vor Edward Jenner. Sudhoffs Archiv, Zeitschrift für Wissenschaftsgeschichte 90, 219–232, 2006
799 Plotkin, S. A. (ed.). History of vaccine development. Springer Verlag, New York, Dordrecht, Heidelberg, London, 2011
800 Plotkin, S. A./Buser, F. History of RA27/3 rubella vaccine. Rev. of Inf. Dis. 7, S77–S78, 1985
801 Plotkin, S. A./Cornfeld, D./Ingalls, T. H. Studies of immunization with living rubella virus: Trials in children with a strain cultured from an aborted fetus. Am. J. Dis. Child 110, 381–389, 1965
802 Plotkin, S. A./Farquhar, J. D./Katz, M./Buser, F. Attenuation of RA27/3 rubella virus in WI-38 human diploid cells. Am. J. Dis. Child. 118, 178–185, 1969
803 Plotkin, S. A./Farquhar, J. D./Orga, P. L. Immunologic properties of RA27-3 rubella virus vaccine. A comparison with strains presently licensed in the United States. YAMA 225, 585–590, 1973
804 Plotkin, S. A./Farquhar, J./Katz, M./Ingalls, T. H. A new attenuated rubella virus grown in human fibroblasts: evidence for reduced nasopharyngeal excretion. Am. J. of Epidemiol. 86, 468–477, 1977
805 Plotkin, S. A./Koprowski, H. No evidence to link polio vaccine with HIV. Nature 407, 941 (letter), 2000
806 Plotkin, S. A./Lebrun, A./Courtois, G/Koprowski, H. Vaccination with the CHAT Strain of type I attenuated poliomyelitis virus in Leopoldville, Kongo 3. Safety and efficacy during the first 21 month of study. Bulletin of the World Health Organisation 24, 785–792, 1961
807 Plotkin, S. A./Mortimer, E. A. (eds.). Vaccines, Sec. ed. WB Saunders Company Philadelphia, 1994
808 Plotkin, S. A./Wiktor, T. J./Koprowski, H, Rosanoff, E. J./Tint, H. Immunisation schedules for the new human diploid cell vaccine against rabies. Am. J. Epidemiology, 103, 75–80, 1976
809 Plotz, M. H. Culture de la peste aviaire aux présence de cellule embryonnaire vivand. Compt. Rend. Soc. Biol. 110, 163, 1932
810 Plotz, M. H. Culture du virus de la peste aviaire en présence de cellule embryonnaire de canard. Comp. Rend. Soc. Biol. 113, 1495, 1933
811 Plowright, W. The duration of immunity in cattle following inoculation of rinderpest cell culture vaccine. J. Hyg. 92, 285–296, 1984
812 Poiesz, B. J./Ruscetti, F. W./Gazdar, A. F./Bunn, P. A./Minna, J. D./Gallo, R. C. Detection and isolation of type C retrovirus particles from fresh and cultured lymphocytes of a patient with cutaneous T-cell lymphoma. Proc. Nat. Acad. of Sci. USA 77, 7415–7419, 1980
813 Poiesz, B. J./Ruscetti, F. W./Reitz, M. S./Kalyanaraman, V. S./Gallo, R. C. Isolation of a new type C retrovirus (HTLV) in primary uncultured cells of a patient with Sézary T-cell leukaemia. Nature 294, 268–271, 1981

814 Pötsch, W. R./Fischer, A./Müller, W. Lexikon bedeutender Chemiker. Harry Deutsch Verlag, 210, 1989

815 Prince, A. M. An antigen detected in blood during the incubation period of serum hepatitis. Proc. Natl. Acad. Sci. USA, 60, 814–821, 1968

816 Prival, J. T./Paran, M./Gallo, R. C./Wu, A. M. Colony stimulating factors in cultures of human peripheral blood cells. Journal of Nat. Cancer Inst. 53, 1583–1588, 1974

817 Provost, P. J./Bishop, R. P./Hilleman, M. R./McAleer, W. J. New findings in live, attenuated hepatitis A vaccine development. Journal of Medical Virology 20, 165–175, 1986

818 Provost, P. J./Hilleman, M. R. Propagation of human hepatitis A virus in cell culture in vitro. Proc. Soc. Exp. Biol. Med. 160, 213–221, 1979

819 Provost, P. J./Hughes, J. V./Miller, W. J./Giesa, P. A. An inactivated hepatitis A viral vaccine of cell culture origin. Journal of med. Virol. 19, 23–31, 1986

820 Provost, P. J./Villarejos, V. M./Hilleman, M. R. Suitability of a rufiventer marmoset as a host animal for human hepatitis A virus. Proc. Soc. Exp. Biol. Med. 155, 283–286, 1977

821 Prowazek, S. von. Die Chlamydozoen als intrazelluläre „symbiotische" Krankheitserreger, Ergebnisse der wissenschaftlichen Medizin 1, 136–145, 1910

822 Prowazek, S. J. M. von. Vacciniae. In: Stanislaus von Prowazek (Hrsg.). Handbuch der pathogenen Protozoen. Johann Ambrosius Barth Verlag, Band 1, 122–138, Leipzig, 1912

823 Pulvertaft, R. J. V. Cytology of Burkitt tumor (African lymphoma). Lancet 1, 238–240, 1964

824 Rauscher, F. J. A virus-induced disease of mice characterized by erythrocytopoiesis and lymphoid leukemia. Journal of the National Cancer Institute, 29, 515–543, 1962

825 Rayer, P. Inoculation du sang de rate. Compt. Rend. Sci. des Mémoires Soc. Biol. 2, 141–144, 1850

826 Reed, W. Bacillus icteroides and bacillus cholera suis – a preliminary note. Medical News 74, 513–514, 1899

827 Reed, W. The specific cause of yellow fever. A reply to Dr. G. Sanarelli. Medical News 75, 321–329, 1899

828 Reed, W. Experimental yellow fever. American Medicine 2, 15–23, 1901

829 Reed, W. The etiology of yellow fever – a supplemental note. American Medicine, 3, 301–305, 1902

830 Reed, W./Caroll, J. C. A comparative study of the biological characters and pathogenesis of bacillus X (Sternberg), bacillus icteroides (Sanarellli) and the hog cholera bacillus (Salmon and Smith). Journal of Exp. Med. 215–271, 1900

831 Reed, W./Caroll, J. C./Agramonte, A./Lazear, J. The etiology of yellow fever: a preliminary note, Philadelphia Medical Journal 6, 790–796, 1900

832 Reed, W./Caroll, J. C./Agramonte, A. The etiology of yellow fever, an additional note. Journal of the American Association 36, 431–440, 1901

833 Reggiani, A. H. God's eugenicist, Alexis Carrel and the sociobiology of decline. Berghahn Books, New York, Oxford, 2007

834 Remak, R. Gelungene Impfung des Favus. Medizinische Zeitung 11, S. 137, 1842 (zitiert nach H. P. Schmiedebach)

835 Remak, R. Diagnostische und pathogenetische Untersuchung in der Klinik des Geheimrats Dr. Schönlein, auf dessen Veranlassung angestellt und Mitbenutzung andersweitiger Beobachtungen. Veröffentlicht Berlin, 1845 (zitiert nach H. P. Schmiedebach)

836 Remlinger, P. Le passage du virus rabique à travers les filtres. Ann. Inst. Pasteur, 17, 834–849, 1903
837 Remlinger, P. Action de la centrifugation sur le virus rabique. Compt. Science Soc. Biol. 58, 27–28, 1905
838 Remlinger, P. Les microbes filtrants. Bull. Inst. Pasteur 3, 337–345, 385–392, 1906
839 Remlinger, P. Contribution l'étude de la nature de virus rabique. Bul. Acad. Med. 3e ser 79, 137–139, 1918
840 Renaut, J. Nouvelles recherches anatomiques sur la préapostulation et la postulation variolice. Annal Derm. Band 2, 1, 1881
841 Reuter, R. Untersuchungen über den Nachweis des Virus der Hepatitis epidemica. Med. Diss. Münster, 1962
842 Rheinberger, H.-J. Kurze Geschichte der Molekularbiologie. Max-Planck-Institut für Wissenschaftsgeschichte, Preprint 24, 1995
843 Rheinberger, H.-J. Virusforschung an den Kaiser-Wilhelm-Instituten für Biochemie und für Biologie, 1937–1945. In: Rheinberger, H.-J. Epistemologie des Konkreten. Suhrkamp Wissenschaft, Frankfurt, 185–218, 2006
844 Rheinberger, H.-J. Historische Epistemologie zur Einführung. Junius Verlag, Hamburg, 2. Auflage, 2008
845 Rho, H. M./Poiesz, B./Ruscetti, F. W./Gallo, R. C. Characterisation of the reverse transcriptase from a new retrovirus (HTLV) produced by a human cutaneous T-cell lymphoma cell line. Virology 112, 355–360, 1981
846 Rhoads, C. Immunity following the injection of monkeys with mixtures of poliomyelitis virus and convalescent human serum. German Exp. Med. 53, 115–121, 1931
847 Richardson, B. W./Frost, W. H. (eds.). Snow on cholera: Being a reprint of two papers by John Snow together with a biographical memoir by B. W. Richardson and an introduction by Wade Hampton Frost. Commonwealth o. O. 1936, reprint New York, 1965
848 Richter, E. D. Henry, R. Carter – an overlooked sceptical epidemiologist. Journal of Medicine 277, 734–738, 1967
849 Richter, J. Graffi, Arnold. In: Wer war wer in der DDR. Band 1, Berlin, 2010
850 Richter, M. N./McDowell, E. C. The experimental transmission of leukemia in mice. Proc. Soc. Exp. Biol. and Med. 26, 362–364, 1929
851 Richter, M. N./McDowell, E. C. Studies on leukemia in mice I, the experimental transmission of leukemia. Journal of Exp. Med. 51, 659–673, 1930
852 Richter, M. N./McDowell, E. C. Experiments with mammalian leukemia. Physiology Reviews 15, 509–524, 1935
853 Riordan, J. T./Ledinko, N./Melnick, J. L. Multiplication of poliomyelitis viruses in tissue cultures of monkey testes II. Direct isolation and typing of strains from human stools and spinal cords in roller-tubes. Am. J. Hyg. 55, 339, 1952
854 Rippberger, A. Die Influenza: ihre Geschichte, Epidemiologie, Aetiologie, Symptomatologie und Therapie sowie ihre Complikationen und Nachkrankheiten. J. F. Lehmann, München, 1892, Nachdruck 2017
855 Rivers, T. M. Some general aspects of filterable viruses. In: Rivers, T. M. (ed.). Filterable viruses. Baltimore, Williams and Wilkins Comp., S. 3–52, 1928
856 Rivers, T. M. Cultivation of vaccine virus for jennerian prophylaxis in man. J. Exp. Med. 54, 453–461, 1931

857 Rivers, T. M./Haagen, E./Muckenfuß, R. S. Observations concering the persistence of living cells in Maitland-Medium for the cultivation of vaccine virus. Journal of Exp. Med. 50, 181, 1929

858 Rivers, T. M./Scott, T. F. M. Meningitis in man caused by filterable virus. Science 81, 439–440, 1935

859 Rivers, T. M./Scott, T. F. M. Meningitis in man caused by a filterable virus II. Identification of the etiological agent. J. Exp. Med. 63, 415–432, 1936

860 Rivers, T. M./Ward, S. M. Observations on the cultivation of vaccine virus in lifeless media. Journal of Exp. Med. 57, 51, 1933

861 Rizzetto, M./Canese, M. G./Aricò, S./Crivelli, O./Trepo, C./Bonino, F./Verme, G. Immunofluorescence detection of new antigen-antibody system (delta/anti-delta) associated to hepatitis B virus in liver and in serum of HBsAg carriers. Gut 18, 997–1003, 1977

862 Robbins, F. C./Enders, J. F./Weller, T. H. Cytopathogenic effect of poliomyelitis viruses in vitro on human embryonic tissue. Proc. Soc. Exp. Biol. Med. 75, 370–374, 1950

863 Robbins, F. C./Enders, J. F./Weller, T. H./Florentino, G. L. Studies on the cultivation of poliomyelitis viruses in tissue culture. V. The direct isolation and serologic identification of virus strains in tissue culture from patients with nonparalytic and paralytic poliomyelitis. Am. J. Hyg. 54, 286–293, 1951

864 Robbins, F. C./Weller, T. H./Enders, J. F. Studies on the cultivation of poliomyelitis viruses in tissue culture. II. The propagation of poliomyelitis viruses in roller-tube cultures of various human tissues. J. Immunol. 69, 673–694, 1952

865 Robert, M. S./Smith, R. G./Gallo, R. C./Sarin, P. S./Abrell, J. W. Viral and cellular DNA polymerase: comparison of activities with synthetic and natural RNA templates. Science 176, 798–800, 1972

866 Robert-Guroff, M./Gallo, R. C. Serological analysis of cellular and viral DNA polymerases by an antiserum to DNA polymerase gamma of human lymphoblasts. Biochem. 16, 2874–2880, 1977

867 Rosen, F. S. Conquering polio. Isolation of poliovirus–John Enders and the Nobel prize. New England Journal of Medicine 351, 1481–1483, 2004

868 Rösler, J. Zur Kenntnis der Veränderungen des Nervensystems bei Poliomyelitis anterior acuta, Nord. Med. Arc. 29, 1–63, 1888

869 Ross, R. On some pigmented cells found in two mosquitos fed on malarial blood. Brit. med. J. 2, 1786–1788, 1897

870 Ross, R. The role of the mosquito in the evolution of the malarial parasite, Lance 2, 488–489, 1898

871 Roth, A. Immunization with live attenuated mumps virus vaccine in Honolulu, a field trial. Am. J. Dis. Child. 115, 459–460, 1968

872 Rott, R./Schäfer, W. Physikalische, chemische und biologische Eigenschaften des Virus N und seine Beziehungen zur Influenza A Untergruppe der Myxoviren. Zentralblatt Vet. Med. B7, 237–248, 1960

873 Rous, P. A sarcoma of the fowl transmissible by an agent separable from the tumor cells. Journal of Exp. Med. 13, 397–411, 1911

874 Rous, P./Beard, J. W. The progression to carcinoma of virus-induced rabbit papillomas (Shope). Journal of Exp. Med. 62, 523–548, 1935

875 Rous, P./Murphy, J. B. Tumor implantation in the developing embryo. Journal of American Chemical Association, 56, 741–42, 1911

876 Roux, E. Sur les microbes dits „invisibles". Bull. Inst. Pasteur, Paris. I, 7–12, 49–56, 1903
877 Roux, E./Yersin, A. Contribution à l'étude de la diphtherie. Ann. Inst. Pasteur, Paris 2, 629–661, 1888
878 Rowe, W. P./Hübner, R. J./Gilmore, L. K./Parrott, R. H./Ward, T. G. Isolation of a cytopathogenic agent from human adenoids undergoing spontaneous degeneration in tissue culture. Proc. Soc. Exp. Biol. Med. 84, 570–573, 1953
879 Ruska, E. The electron microscope as ultramicroscope. Research and Progress Band 1, 18–19, 1935
880 Ruska, E. Bodo von Borries. Zeitschrift für wissenschaftliche Mikroskopie 3/63, 129–132, 1956
881 Ruska, E. Das Entstehen des Elektronenmikroskops und der Elektronenmikroskopie. Nobelvortrag 1987
882 Ruska, E./Knoll, M. Die magnetische Sammelspule für schnelle Elektronenstrahlen. Zeitschrift für technische Physik 12, 389–400, 1931
883 Ruska, H. Übermikroskopische Darstellung organischer Struktur (vom Größenbereich der Zelle bis zum Ultravirus). Arch. Exp. Zellforschung 22, 673–680, 1939
884 Ruska, H. Visualisation of bacteriophage lysis in the hypermicroscope. Naturwissenschaften 28, 45–46, 1940
885 Ruska, H. Versuch zu einer Ordnung der Virusarten. Archiv Gesundheitsforschung 2, 480–498, 1943
886 Ruska, H. Virus. Eine kurze Zusammenfassung der Kenntnisse über das Virusproblem. Akademische Verlagsgesellschaft Athenaion, Potsdam, 1950
887 Sabin, A. B. A research on dengue during World War II. Am. J. Trop. Med. Hyg. 1, 30–50, 1952
888 Sabin, A. B. Noncytopathogenetic variants of poliomyelitis viruses and resistance to superinfections in tissue culture. Science 120, 357, 1954
889 Sabin, A. B. Characteristics and genetic potencialities of experimentally produced and naturally occurring variants of poliomyelitis virus. Annals of the New York Academy of Sciences 61, 924–938, 1955
890 Sabin, A. B. Immunization of chimpanzees and human beings with avirulent strains of poliomyelitis virus. Annals of the New York Academy of Sciences 61, 1050–1056, 1955
891 Sabin, A. B. Behavior of chimpanzee avirulent poliomyelitis viruses in experimentally infected human volunteers. Am. J. Med. Sci. 230, 1–8, 1955
892 Sabin, A. B. Properties and behaviour of orally administered attenuated poliovirus vaccine. J. Am. Med. Ass. 164, 1216–1223, 1957
893 Sabin, A. B. Present position of immunisation against polyomyelitis with live virus vaccine. Brit. J. Med. 1, 663–680, 1959
894 Sabin, A. B. Status of field trials with an orally administered, live attenuated poliovirus vaccine. J. Am. Med. Assoc. 171, 863–868, 1959
895 Sabin, A. B. Recent studies and field tests with live attenuated poliovirus vaccine. First Int. Conference on live virus polio vaccine Washington DC 59, 14–38, 1960
896 Sabin, A. B. Role of my cooperation with Soviet scientists in the elimination of polio: possible lessons for relation between the USA and the USSR. Persp. Biol. Med. 31, 57–64, 1987
897 Sabin, A. B./Hennessen, W. A./Winsser, J. Studies of variants of poliomyelitis virus. I. experimental segregation and properties of avirulent variants of three immunologic types. J. Exp. Med. 99, 551–576, 1954

898 Sabin, A. B./Olitzki, P. K. Cultivation of poliomyelitis virus in vitro in human embryonic nervous tissue. Proc. Soc. Exp. Biol. 34, 357–359, 1936

899 Sabin, A. B./Philip, C. B./Paul, J. D. Phlebotomus (pappataci or sandfly) fever: a disease of military importance; summary of existing knowledge and preliminary report of original investigations. JAMA, 125, 603–606, 1944

900 Sabin, A. B./Ward, R. The natural history of human poliomyelitis I. distribution of virus in nervous and non-nervous tissues. J. Exp. Med. 73, 771–793, 1941

901 Sakula, A. Louis Daniel Beauperthuy: Pioneer in yellow fever and leprosy research. J. R. Coll. Physicians, London, 20, 146–150, 1986

902 Salk, J. E./Krech, U./Youngner, J. Formaldehyde treatment and safety testing of experimental poliomyelitis vaccines. Am. J. Publ. Health 44, 563–570, 1954

903 Salk, J. E./Youngner, J. Use of color change of phenol red as the indicator in titrating poliomyelitis virus or its antibody in a tissue-culture system. Am. J. Hyg. 60, 214–221, 1954

904 Salmon, P. Recherche sur l'infection dans la vaccine et la variole. Ann. Inst. Pasteur 11/4, 289–307, 1897

905 Sanarelli, G. A lecture on yellow fever with a description of bacillus icteroides. British Medical Journal 3, 7–11, 1897

906 Sanarelli, G. Etiologie et pathogénie de la fièvre jaune. Ann. Inst. Pasteur, 11, 433–522, 1897

907 Sanarelli, G. Das myxomatogene Virus. Beitrag zum Studium der Krankheitserreger außerhalb des Sichtbaren. Centralblatt für Bakteriologie und Parasitenkunde Abteilung I, 23, 865–873, 1898

908 Sanfelice, F. Untersuchungen über das Epithelioma Contagiosum der Tauben. Hgg. Infekt. Krankh., 76, 257–258, 1914

909 Sanfelice, F. Recherche sur la génèse de corpuscule du molluscum contagiosum. Ann. Inst. Pasteur 32, 363–373, 1918

910 Sarngadharan, M. G./Sarin, P. S./Reitz, M. S./Gallo, R. C. Reverse transcriptase activity of human acute leukaemic cells: purification of the enzyme, response to AMV 70S RNA, and characterization of the DNA product. Nature New Biol. 240, 67–72, 1972

911 Schäfer, W. Vergleichende seroimmunologische Untersuchungen über die Viren der Influenza und klassischen Geflügelpest. Z. Naturf. 10b, 81–91, 1955

912 Schäfer, W./Schirm, G. Über die Isolierung und Charakterisierung des Virus der klassischen Geflügelpest. Zeitschrift für Naturforschung 5b, 91–102, 1950

913 Schellner, H. Pferdesterbe. In: Handbuch der Viruskrankheiten. Herausgegeben von Gildemeister, E./Haagen, E./Waldmann, O. Fischer Verlag, Jena, 1939, erster Band, S. 607–617

914 Schieder, W./Trunk, A. (Hrsg.). Adolf Butenandt und die Kaiser-Wilhlem-Gesellschaft. Wissenschaft, Industrie und Politik im „Dritten Reich". Wallstein Verlag, 2004

915 Schiller, J. T./Lowy, D. R. Prospects for cervical cancer prevention by human papillomavirus vaccination. Cancer Research 66, 10229–10232, 2006

916 Schlegel, H. G. Geschichte der Mikrobiologie. Acta Historica Leopoldina Nr. 28, 2. Auflage, Halle, 2004

917 Schlesinger, M. Die Bestimmung der Teilchengröße und des spezifischen Gewichts des Bakteriophagen durch Zentrifugierversuche. Zeitschrift für Hygiene, Infektionskrankheiten 114, 161–176, 1932

918 Schlesinger, M. Über die Bindung des Bakteriophagen an homologe Bakterien. I. Die Unterscheidung von Gruppen von verschiedenen Bindungsaffinitäten innerhalb der Bakterien desselben Lysates. Die Frage der Reversibilität oder Irreversibilität der Bindung. Zeitschrift für Hygiene, Infektionskrankheiten 114, 136–148, 1932

919 Schlesinger, M. Über die Bindung des Bakteriophagen an homologe Bakterien. II. Quantitative Untersuchungen über die Bindungsgeschwindigkeit und die Sättigung. Berechnung der Teilchengröße des Bakteriophagen aus deren Ergebnissen. Zeitschrift für Hygiene, Infektionskrankheiten 114, 149–160, 1932

920 Schlesinger, M. Beobachtungen und Zählung von Bakteriophagenteilchen im Dunkelfeld. Die Form der Teilchen. Zeitschrift für Hygiene, Infektionskrankheiten 115, 774–780, 1933

921 Schlesinger, M. Reindarstellung eines Bakteriophagen in mit freiem Auge sichtbaren Mengen. Biochemische Zeitschrift 264, 6–12, 1933

922 Schlesinger, M. Die direkte nephelometrische Erfassung hoher Bakteriophagenkonzentrationen in einem Medium mit geringer Lichtstreuung. Zeitschr. f. Hyg. u. Infektionskr. 114, 746–753, 1933

923 Schlesinger, M. Die Verwendung einfacher Becherzentrifugen zur Bestimmung der Teilchengröße in kolloidalen Lösungen. Kolloid-Zeitschrift 67, 135–142, 1934

924 Schlesinger, M. Zur Frage der chemischen Zusammensetzung des Bakteriophagen. Biochemische Zeitschrift 273, 306–311, 1934

925 Schlesinger, M. Über das spezifische Gewicht von Virus und Bakteriophagenelementen und seine Bedeutung für die Erforschung ihrer Natur. Biodynamika Nr. 4, 1, 1935

926 Schlesinger, M. The Feulgen reaction of the bacteriophage substance. Nature 138, 508–509, 1936

927 Schlesinger, M. Obituary. Lancet I, 232, 1937

928 Schmiedebach, H. P. Robert Remak, 1815–1865, ein jüdischer Arzt im Spannungsfeld von Wissenschaft und Politik. Gustav Fischer Verlag, Stuttgart, Jena, New York, 1995

929 Schramm, G. Baupläne des Lebens. Probleme und Ergebnisse der Biochemie. Vorwort von Adolf Butenandt, Piper und Co Verlag, München, 1971

930 Schramm, G. Über die Spaltung des Tabakmosaik-Virus in niedermolekulare Proteine und die Rückbildung hochmolekularen Proteins aus den Spaltstücken. Naturwissenschaften 31, 94–96, 1943

931 Schramm, G. Über die Konstitution des Tabakmosaik-Virus. Angewandte Chemie 57, 109–113, 1944

932 Schramm, G. Über die Spaltung des Tabakmosaik-Virus und die Wiedervereinigung der Spaltstücke zu höhermolekularen Proteinen I. Die Spaltungsreaktion. Z. Naturf. 2, 112–121, 1947

933 Schramm, G. Über die Spaltung des Tabakmosaik-Virus und die Wiedervereinigung der Spaltstücke zu höhermolekularen Proteinen II. Z. Naturf. 2, 249–266, 1947

934 Schramm, G. Chemie der Viren. Verhandlungen der Gesellschaft Deutscher Naturforscher und Ärzte 97, Versammlung 1952, Springer Verl. Berlin, 61–68, 1953

935 Schramm, G./Müller, H. Über die Konfiguration der im Tabakmosaik-Virus enthaltenen Aminosäuren. Naturwissenschaften 28, 223–224, 1940

936 Schramm, G./Schumacher, C./Zillig, W. Über die Struktur des Tabakmosaik-Virus III. Der Zerfall in alkalischer Lösung. Z. Naturf. 10 b, 481–492, 1955

937 Schramm, G./Zillig, W. Über die Struktur des Tabakmosaik-Virus IV. Die Reaggregation des nucleinsäurefreien Proteins. Z. Naturf. 10 b, 493–499, 1955
938 Schultz, M. G. Henry Rose Carter. Emerg. Infect. Dis. 15, 1682–1684, 2009
939 Schuster, H./Schramm, G. Bestimmung der biologisch wirksamen Einheit der Ribonukleinsäure des Tabakmosaik-Virus auf chemischem Wege. Zeitschrift für Naturforschung 13, 697–704, 1958
940 Schwentker, F. L./Rivers, T. M. Rift valley fever in man. Report of a fatal laboratory infection complicated by thrombophlebitis. Journal of Exp. Med. 28, 305–313, 1934
941 Scobey, R. R. Food poisoning as the etiological factor in poliomyelitis. Arch. Ped. 63, 322–354, 1946
942 Scott, G. R. The murrain now known as rinderpest. Newsletter of the tropical Agriculture Ass. 20, 14–17, 2000
943 Seeff, L. B./Beebe, G. W./Hoofnagle, J. H./Norman, J. E./Buskel-Bales, Z./Waggoner, J. G./Kaplowitz, N./Koff, R. S./Petrini, J. L. jr./Schiff, E. R. A serologic follow-up of the 1942 epidemic of post-vaccination hepatitis in the United States Army. New England Journal of Medicine 316, 965–970, 1987
944 Selter, H. Zur Aetiologie der Influenza. Deutsche Medizinische Wochenschrift, 87, 932–933, 1918
945 Sexton, C. The seeds of time. The Life of Sir Macfarlane Burnet. Oxford University Press, 1991
946 Shaw, R. D. Credits to Plowright for Rinderpest eradication. Science 330, 1477, 2010
947 Shope, R. E. Swine influenza: III. Filtration, experiments and etiology. J. Exp. Med. 54, 373–385, 1931
948 Shope, R. E. Swine influenza: I. Experimental transmission and pathology. J. Exp. Med. 54, 349–359, 1931
949 Shope, R. E. A filterable virus causing a tumor like condition in rabbits and its relationship to virus myxomatosum. Journal of Exp. Med. 56, 803–822, 1932
950 Shope, R. E. Infectious papillomatosis of rabbits. Journal of Exp. Med. 58, 607–624, 1933
951 Shope, R. E. The incidence of neutralising antibodies for Swine Influenza virus in the sera of human being of different ages. Journal of Exp. Med., 63, 669–684, 1936
952 Shope, R. E. Swine pox. Archiv der Virusforschung I, 457–467, 1940
953 Shope, R. E. The swine lungworm as a reservoir and intermediate host for swine influenza virus: II. The transmission of swine influenza virus by the swine lungworm. J. Exp. Med. 74, 41–47, 1941
954 Shope, R. E. Old, intermediate, and contemporary contributions to our knowledge of pandemic influenza. Medicine 23, 415–455, 1944
955 Shope, R. E. Influenza. History, epidemiology and speculation. R. E. Dyer Lecture, Public health report, 73, 165–178, 1958
956 Shope, R. E. Thomas Milton Rivers, 1888–1962 (Nachruf). J. Bact. 84, 385–388, 1962
957 Shope, R. E. The epidemiology of the origin and perpetuation of a new disease. Perspectives in Biology and Med. 7, 263–378, 1964
958 Sieber, T./Nevels, M./Dobner, T. Adenoviren. Kapitel 60. In: Doerr, H. W./Gerlich, W. H. (Hrsg.). Medizinische Virologie, S. 639–652, Georg Thieme Verlag Stuttgart, New York, 2. Auflage, 2009
959 Siede, W./Lutz, K. Zur Ätiologie der Hepatitis epidemica. Klin. Wochenschrift 4, 71–74, 1943

960 Siede, W./Meding, G. Zur Ätiologie der Hepatitis epidemica. Klin. Wochenschrift 20, 1065–1067, 1941

961 Sikes, R. K./Cleary, W. F./Koprowski, H./Wiktor, T./Kaplan M. M. Effective protection of monkeys against death by street virus by exposure administration of tissue culture rabies vaccine. Bull. WHO 45, 1–11, 1971

962 Slye, M. The relation of heredity to the occurrence of spontaneous leukemia, pseudoleukemia, lymphosarcoma and allied diseases in mice. Preliminary report, American Journal of Cancer 15, 1361–1368, 1931

963 Smith Hughes, S. The virus. A history of the context. Heinemann Educational Books London, Science History Publications, New York, 1977

964 Smith Hughes, S. Genentech: The Beginnings of Biotech (Synthesis). University of Chicago Press, Illinois, 2011

965 Smith, J. S. Patenting the sun. Polio and the Salk vaccine. The dramatic story behind one of the greatest achievments of modern science. William Morrow and Company, NY, 1990

966 Smith, W./Andrewes, C. H./Laidlaw, P. P. A virus obtained from influenza patients. The Lancet II, 66–68, 1933

967 Smorodintsev, A. A./Luzyanina, T. Y./Mikutskaya, B. A. Data and the efficiency of life mumps vaccine from chicken embryo cell cultures. Acta Virol. 9, 240–247, 1965

968 Snow, S. J. Death by water. John Snow and the cholera in the 19th century. Liverpool Medical History Society, 1999

969 Speiser, B./Smekal, F. G. Karl Landsteiner, Entdecker der Blutgruppe und Pionier der Immunologie. Biographie eines Nobelpreisträgers aus der Wiener Medizinischen Schule. Verlag Brüder Hallinek, Wien, 2. Auflage, 1975

970 Stanley, W. M. Chemical studies on the virus of tobacco mosaic. Part 1. Some effects of trypsin. Phytopathology 24, 1055–1085, 1934

971 Stanley, W. M. Chemical studies on the virus of tobacco mosaic. Part 2. The proteolytic action of pepsin. Phytopathology 24, 1269–1289, 1934

972 Stanley, W. M. Chemical studies on the virus of tobacco mosaic. Part 3. Rates of inactivation at different hydrogenion concentrations. Phytopathology 25, 475–492, 1935

973 Stanley, W. M. Isolation of a crystalline protein possessing the properties of tobacco mosaic virus. Science 81, 644–645, 1935

974 Stanley, W. M. The isolation and properties of tobacco ring spot virus. Journal of biol. Chem. 129, 405–428, 1939

975 Stanley, W. M. Purification of tomato-bushy-stunt virus by differential centrifugation. Journal of Biol. Chem. 135, 437–454, 1940

976 Stanley, W. M. The isolation and properties of crystalline tobacco mosaic virus. Nobel Lecture 12. December 1946

977 Stanley, W. M./Anderson, T. F. Study of purified viruses with the electron microscope. Journal of Biol. Chem. 139, 325–328, 1941

978 Stanley, W. M./Loring, H. S. The isolation of crystalline tobacco-mosaic virus protein from diseased tomato plants. Science 83, 85, 1936

979 Steinhardt, E./Israeli, C./Lambert, R. A. Studies on the cultivation of the virus of vaccinia. J. Inf. Dis. 13, 294–300, 1913

980 Steinhardt, E./Lambert, R. A. Studies on the cultivation of the virus of vaccinia II. J. Inf. Dis. 14, 87–92, 1914

981 Stent, G. Nazis, women and molecular biology. Memoirs of a lucky self-hater. Briones Books Kensington Kalifornien, 1988, S. 351
982 Stent, G. S. Molecular biology of bacterial viruses. Freeman and Company 1963
983 Stent, G. S./Calendar, R. Molecular genetics: An introductory narrative. W. H. Freeman, San Francisco, 1978
984 Sternberg, G. M. Dr. Finlay's mosquito inoculation. Am. J. Med. Science 52, 627–630, 1891
985 Sternberg, G. M. The bacillus icteroides as cause of yellow fever. A replay to Sanarelli. Med. News 75, 225–228, 767–768, 1899
986 Sternberg, G. M. The transmission of yellow fever by mosquitoes. Popular Science Monthly 59, 225–241, 1901
987 Sternberg, G. M. Infection and immunity, with special reference to the prevention of infectious diseases. New York, GP Putnams Sons, 1903
988 Sternberg, M. L. George Miller Sternberg: a biography. Chicago, Am. Med. Ass., 1920
989 Stokes, J. jr./Neefe, J. R. Prevention and attenuation of infectious hepatitis by gamma globulin: preliminary note. Journal of American Med. Ass. 127, 144, 1945
990 Stokes, J. jr./Weibel, R. E./Buynak, E. B./Hilleman, M. R. Live attenuated mumps virus vaccine II. Early clinical studies. Pediatrics 39, 363–371, 1967
991 Strehler, B. L. Hayflick-NIH settlement. Science 215, 240–242, 1982
992 Strümpell, A. Über die akute Encephalitis der Kinder (Polioencephalitis acuta, cerebrale Kinderlähmung). Jahrbuch Kinderheilkunde 22, 173–178, 1885
993 Sturtevant, A. H. The linear arrangement of sex-linked factors in drosophila, as shown by their mode of association. Journal of Exp. Zool. 14, 43–59, 1913
994 Sulakvelidze, A./Alavidzez, Glenn Morris J. jr. Bakteriophage therapy. Antimicrob agents Chemotherapie 45, 649–659, 2001
995 Summers, W. C. Felix D'Hérelle and the origins of molecular biology. Yale University Press, New Haven and London, 1999
996 Sumner, J. B. The isolation and cristallization of the enzyme urease. Journal of Biol. Chem. 69, 435–441, 1926
997 Sutton, W. S. The chromosomes in heredity. Biol. Bull. 4, 231–251, 1903
998 Svedberg, T. Determination of size and distribution of particles by centrifugal methods. J. Am. Chem. Soc. 45, 2910–2917, 1923
999 Svedberg, T. Die Molekulargewichtsanalyse im Zentrifugalfeld. Kolloid-Zeitschrift 67, 2–16, 1934
1000 Svedberg, T. Sedimentationsmessungen mit der Ultrazentrifuge. Naturwissenschaften 22, 225–231, 1934
1001 Svedberg, T. The ultracentrifuge and the study of high molecular compounds. Nature 139, 1051–1062, 1937
1002 Swart, R. L. Measles studies in the makake model. Topics in microbacteriology and immunology, 330, 55–72, 2009
1003 Swayer, W. A./Meyer, K. F./Eaton, M. D./Bauer, J. H./Putnam, P./Schwentker, F. F. Jaundice in Army personnel in the western region on the United States and its relation to vaccination against yellow fever. American Journal of Hygiene 39, 337–430, 1944
1004 Swayne, J. C./Budd, W. An account of certain organic cells in the peculiar evacuations of cholera. Lancet 54, 398–399, 1849

1005 Sweet, B. H./Hilleman, M. R. The vacuolating virus, SV40. Proc. Soc. Exp. Biol. Med. 105, 420–427, 1960
1006 Szmuness, W./Stevens, C. E./Harley, E. J./Zang, E. A./Oleszko, W. R./William, C. D./Sadovsky, R./Morrison, J. M./Kellner, A. Hepatitis B vaccine: demonstration of efficacy in a controlled clinical trial in a high-risk population in the United States. New England Journal of Med. 303, 833–841, 1980
1007 Tabor, E./Buynak, E. B./Smallwood, L. A./Snoy, P./Hilleman, M. R./Gerety, R. Inactivation of hepatitis B virus in 3 methods: treatment with pepsin, urea or formalin. Journal of Med. Virol. 11, 1–9, 1983
1008 Taussig, S. Die Hundskrankheit, endemischer Magenkatarrh in der Herzegowina. Wiener Klin. Wochenschrift, 18, 126–136, 163–169, 1905
1009 Temin, H. M. The effects of actinomycin D on growth of Rous sarcoma virus in vitro. Virology 20, 577–582, 1963
1010 Temin, H. M. Homology between RNA from Rous Sarcoma Virus and DNA from Rous Sarcoma Virus-infected cells. Proc. Nat. Acad. Sci. 52, 323–329, 1964
1011 Temin, H. M. RNA-directed DNA synthesis. Sci. America 226, 27, 1972
1012 Temin, H. M./Mitzutani, S. RNA-dependent DNA-Polymerase in virions of Rous Sarcoma Virus. Nature 226, 1211–1213, 1970
1013 Ten Seldam, R. E. J./Cooke, R./Atkinson, L. Childhood lymphoma in the territories of Papua and Neuguinea. Cancer 19, 437–466, 1966
1014 Theiler, M. Susceptibility of white mice to the virus of yellow fever. Science 71, 367, 1930
1015 Theiler, M. Studies on the action of yellow fever virus in mice. Am. Trop. Med. Paras. 24, 249–272, 1930
1016 Theiler, M. Yellow fever protection test in mice by intracerebral injection. Am. Trop. Med. Paras. 25, 57–77, 1933
1017 Theiler, M. Die Entwicklung von Impfstoffen gegen das Gelbfieber. Nobelvortrag gehalten am 11. Dezember 1951 in Nobelpreis für Medizin IV 1946–1957, Korun-Verlag, Zürich
1018 Theiler, M./Haagen, E. Studies of yellow fever virus in tissue culture. Proc. Soc. Exp. Biol. Med. 29, 435–436, 1932
1019 Theiler, M./Smith, H. The use of yellow fever virus modifed by in vitro cultivation for human immunisation. Journal of Exp. Med. 65, 787–800, 1937
1020 Theiler, M./Smith, H. H. The effect of prolonged cultivation in vitro upon the pathogenicity of yellow fever virus. J. Exp. Med. 65, 767–786, 1937
1021 Theiler, M./Whitman, L. Quantitative studies of the virus and immune serum used in vaccination against yellow fever. Am. Trop. Med. 15, 347–356, 1935
1022 Theodorides, J. Casimir Davaine 1812–1882, a precusor of Pasteur. Medical history, 10, 155–165, 1966
1023 The NJH Almanach John F. Anderson (2015)
1024 Timofejew-Ressowski, N. W./Zimmer, K. G./Delbrück, M. Über die Natur der Genmutation und der Genstruktur. Nachrichten von der Gesellschaft der Wissenschaften zu Göttingen, mathematisch-physikalische Klasse Fachgruppe VI Biologie, neue Folge Band 1, Nr. 13, 190–245, Weidmannsche Buchhandlung, Berlin, SW 68, 1935
1025 Tomcsik, J. Nachruf auf Prof. Dr. Robert Doerr. Bull. der Schweizerischen Medizinischen Wissenschaften 8, 320–321, 1952

1026 Toomey, J. A./Takacs, B./Tischer, M. D. Attempt to recover poliomyelitis virus from fruit, well water chicken cords and dog stools. J. Ped. 23, 168–171, 1943

1027 Torrey, J. C./Rahe, A. H. Studies in canine distemper. The J. of Med. Res. 27, 291–364, 1913

1028 Trask, J. D./Paul, J. R. Observations on fecal examinations in poliomyelitis. American Journal of Public Health, 31, 239–244, 1941

1029 Trask, J. D./Vignec, A. J./Paul, J. R. Isolation of poliomyelitis virus from human stools. Proc. Soc. Exp. Biol. Med. 38, 147–149, 1938

1030 Trask, J. D./Vignec, A. J./Paul, J. R. Poliomyelitis virus in human stools. J. Am. Med. Ass. 111, 6–11, 1938

1031 Traub, E. A filterable virus recovered from white mice. Science 81, 298–299, 1935

1032 Traub, E. Persistence of lymphocytic choriomeningitis virus in immune animals and its relation to immunity. J. Exp. Med. 63, 847–861, 1936

1033 Trentin, J. J./Yabe, Y./Taylor, G. The quest for human cancer viruses. Science 137, 835–841, 1962

1034 Twort, A. In focus, out of step. A biography of Frederick William Twort FRS, Allan Sutton Publisher, 1993

1035 Twort, F. W. An investigation on the nature of ultramicroscopic viruses, Lancet, II, 1241–1243, 1915

1036 Twort, F. W. The Bacteriophage: the breaking down of bacteria by associated filter-passing lysins. British Medical Journal 2, 293–296, 1922

1037 Twort, F. W. Filter-passing transmissible bacteriolytic agents (bacteriophage), The Lancet 216, 1064–1067, 1930

1038 Twort, F. W. The discovery of the bacteriophage. Science News 14, 33–34, 1949

1039 Uhlenhuth, P. Über den heutigen Stand und den weiteren Ausbau der Maul- und Klauenseuche-Forschung. Tierärztliche Wochenschrift, 28, 1–4, 1920

1040 Uhlenhuth, P. Mitteilungen über eine neue Filtriereinrichtung. Centr. Bakt. Beiheft I 1922, LXXXIX

1041 Uhlenhuth, P. Das Lebenswerk und Charakterbild von Friedrich Löffler, Gedenkworte zu seinem 80. Geburtstag. Zentralblatt für Bakteriologie, 125, I–XX, 1932

1042 Uhlenhuth, P. Friedrich Löffler als Forscher und Mensch. Gedenkworte und persönliche Erinnerungen anlässlich der 100. Wiederkehr seines Geburtstages (geb. 24.06.1852). Zeitschrift für Immunitätsforschung und experimentelle Therapie, Band 109, S. 289–301, 1952

1043 Uhlenhuth, P./Fromme, W. Experimentelle Untersuchungen über die sogenannte Weil'sche Krankheit (ansteckende Gelbsucht). Medizinische Klinik 11, 1202–1203, 1915

1044 Uhlenhuth, P./Fromme, W. Weitere experimentelle Untersuchungen über die sogenannte Weil'sche Krankheit (ansteckende Gelbsucht). Zweite Mitteilung. Medizinische Klinik 11, 1264–1266, 1915

1045 Uhlenhuth, P./Haendel, Schweinepest und Schweineseuche. Handbuch der pathologischen Mikroorganismen 6, 325–334, 1913

1046 Uhlenhuth, P./Mießner, H./Geiger, W. Virusschweinepest. Handbuch der pathologischen Mikroogranismen, 3. Auflage 9, 281–358, 1928

1047 Uhlenhuth, P./Mießner, H./Geiger, W. Die Immuntherapie bei der Schweinepest. Zeitschrift für Immunitätsforschung 99, 1/2 53–66, 1940

1048 Underwood, M. A treatise on the disease of children with general directions for the management of infants from the birth. London. Mathews, 1789 (zit. nach Williams G. Paralysed with fear, S. 343)

1049 Vahlne, A. A historical reflection on the discovery of human retroviruses. Retrovirology 6, 40–54, 2009

1050 Van den Bussche, H. Medizinische Wissenschaft im „Dritten Reich". Kontinuität, Anpassung und Opposition an der Hamburger Medizinischen Fakultät. Hendrik van den Bussche (Hrsg.), Berlin, Hamburg, 1989

1051 Van Helvoort, T. The start of a cancer research tradition: Peyton Rous, James Ewing and viruses as a cause of cancer. In: Stapelton, D. H. (ed.). Creating a tradition of biomedical research. Contributions of the history of the Rockefeller University, The Rockefeller University Press New York, 2004, Kapitel 9, S. 192

1052 Van Iterson, G. jr./Den Dooren De Jong, L. E./Kluyver, A. J. Martinus Willem Beijerinck, his life and his work. Science Tec. INC Madison, WI, 1983

1053 Van Rooyen, C. E./Rhodes, A. J. Virus diseases of man. Nelson, 1948

1054 Van Zwanenberg, D. The Suttons and the business of inoculation. Med. Hist. 22, 71–82, 1978

1055 Vaughn, R. Listen to the music: The life of Hilary Koprowski. Springer Verlag, 2000

1056 Veale, H. R. History of an epidemic of rötheln, with observations on its pathology. Edinb. med. J. 12, 404–414, 1866

1057 Vinson, C. G. Precipitation of the virus of tobacco mosaic. Science 66, 357–358, 1927

1058 Virchow R. Die Cellularpathologie in ihrer Begründung auf physiologische und pathologische Gewebelehre. Berlin,Verlag August Hirschwald 4. Auflage,1871

1059 Voegt, H. Zur Ätiologie der Hepatitis epidemica. Münchener Med. Wochenschrift 89, 76–79, 1942

1060 Wade, N. Hayflick's tragedy: the rise and fall of a human cell line. Science 192, 125–127, 1976

1061 Waldmann, O./Pape, J. Die künstliche Übertragung der Maul und Klauenseuche auf das Meerschweinchen. Berl. Tierärztl. Wschr. 36, 519–520, 1920

1062 Ward, R. Viruses of poliomyelitis. Am. J. Med. 6, 551–555, 1949

1063 Ward, R./Horstmann, D. M./Melnick, J. L. Poliomyelitis virus in fly-contaminated food, collected at an epidemic. Science 101, 491–493, 1945

1064 Ward, R./Horstmann, D. M./Melnick, J. L. The isolation of poliomyelitis virus from human extraneural sources. IV. Search for virus in the blood of patients. Journal of Clin. Investigation 25, 284–286, 1946

1065 Ward, R./Krugman, S./Giles, J. P./Jacobs, A. M./Bodansky, O. Infectious hepatitis – Studies on its natural history and prevention. New England Journal of Medicine 258, 407–417, 1958

1066 Warrel, D. A. (Hrsg.). Infektionskrankheiten. Edition Medizin VCH, Weinheim, 1990

1067 Wasielewski, T. von. Beiträge zur Kenntnis des Vaccineerregers. Zeitschrift für Hygiene und Infektionskrankheiten 38, 212–318, 1901

1068 Waterson, A. P./Wilkinson, L. An introduction to the history of the virology. Cambridge University Press, Cambridge, London, New York, Melbourne, 1978

1069 Watson, J. D. Die Doppelhelix. Übersetzt von Vilma Fritsch, Hamburg, 1969

1070 Watson, J. D. Jugendjahre in der Phagen-Gruppe. In: Cairns, S., Stent, G., Watson J. D. (Hrsg.). Phagen und die Entwicklung der Molekularbiologie. Akademie-Verlag Berlin 1972, Herausgeber der deutschen Ausgabe: Erhard Geisler, S. 231–237

1071 Watson, J. D. (ed.). Viral oncogenes. Cold Spring Harbor Symposia on quantitative biology (Cold Spring Harbor Laboratory Press, Cold Spring Harbor, New York) Vol. XLIV

1072 Weibel, R. E./Stokes, J. jr./Buynak, E. B./Whitman, J. E. jr/Hilleman, M. R. Live attenuated mumps-virus vaccine. III. Clinical and serologic aspects in a field evaluation. New England Journal of Med. 276, 245–251, 1967

1073 Weibel, R. E./Stokes, J. jr./Buynak, E. B./Hilleman, M. R. Live rubella vaccines in adults and children. Am. J. Disease Child. 118, 226–229, 1969

1074 Weidel, W. Phage receptor systems of E. coli B. In: Cold Spring Harbor Symposia on quantitative biology 18, 155–157, 1953

1075 Weidel, W. Virus, die Geschichte vom geborgten Leben. Springer Verlag, Göttingen, Heidelberg, 1957

1076 Weidel, W. Virus- und Molekularbiologie, eine elementare Einführung. 2. Auflage, Springer Verlag, Berlin, Göttingen, Heidelberg, 1964

1077 Weigert, C. Anatomische Beiträge zur Lehre den Pocken II, über pockenähnliche Gebilde in parenchymatösen Organen und deren Beziehung zu Bakterienkolonien. Max Krone und Carl Weigert Verlag, Breslau, 41, 1874

1078 Weller, T. H. Growing pathogens in tissue cultures: Fifty years in academic tropical medicine, pediatrics, and virology. Canton Massachusetts, Science history publisher, 2004

1079 Weller, T. H./Enders, J. F./Robbins, F. C./Stoddard, M. B. Studies on the cultivation of poliomyelitis viruses in tissue culture. I. The propagation of poliomyelitis viruses in suspended cell cultures of various human tissues. J. Immun. 69, 645–671, 1952

1080 Weller, T. H./Neva F. A. Propagation in tissue cultured of cytopathic agents from patients with rubella-like illness. Proc. Soc. Exp. Biol. Med. 111, 215–225, 1962

1081 Weller, T. H./Robbins, F. C./Enders, J. F. Cultivation of poliomyelitis virus in cultures of human foreskin and embryonic tissues. Soc. Exp. Biol. Med. 72, 153–155, 1949

1082 Welling, M. 90 Jahre Virusforschung auf der Insel Riems. Senat der Bundesforschungsanstalten im Geschäftsbereich der Bundesforschungsanstalt für Viruskrankheiten der Tiere

1083 Werner Die Schutzpockenimpfung in der preußischen Armee. Deutsche Med. Wochenschrift 22, 311–314, 1896

1084 Werzberger, A./Mensch, B./Kuter, B. et al. Prospective efficacy of a single dose of a formalin inactivated alumminhydroxid adjuvanted hepatitis A vaccine in healthy children. New England Journal of Medicine 327, 453–457, 1992

1085 Westaway, E. G./Blok, J. Taxonomy and evolutionary relationships of flaviviruses. In: Gubler, D. J./Kuno, G. (eds.) Dengue and Dengue hemorrhagic fever. New York, CAB International, 147–173, 1997

1086 Wickmann, I. Studien über Poliomyelitis acuta. Zugleich ein Beitrag zur Kenntnis der Myelitis acuta. Karger-Verlag, Berlin, 1905

1087 Wickmann, I. Beiträge zur Kenntnis der Heine-Medin'schen Krankheit (Poliomyelitis acuta und verwandte Erkrankungen). S. Karger, Berlin, 1907

1088 Wickmann, I. Die akute Poliomyelitis bzw. Heine-Medin'sche Krankheit. Julius Springer, Berlin, 1911

1089 Wiedemann, H. R. Alfred Fabian Hess 1875–1933. Europ. J. Paed. 152, 461–461, 1993
1090 Wiktor, T. J./Fernandes, M. V./Koprowski, H. Cultivation of rabies virus in human diploid cells Strain WI-38. J. Immunol. 93, 354–355, 1964
1091 Wiktor, T. J./Koprowski, H. Successful immunization of primates with rabies vaccine prepeared in human diploid cell strain WI-38. Proc. Sox. Exp. Biol. Med. 118, 1065–1073, 1965
1092 Wiktor, T. J./Sokol, F./Kuwert, E./Koprowski, H. Immunogenicity of concentrated and purified rabies vaccine of tissue culture origin. Proc. Soc. Exp. Biol. Med. 131, 799–805, 1969
1093 Wiktor, T. J./Plotkin, S. A./Greller, D. W. Human cell culture rabies vaccine. JAMA 224, 1170–1171, 1973
1094 Wilkinson, L. The development of the virus concept as reflected in corpora of studies and individual pathogens. IV. Rabies–two millennia of ideas and conjecture on the etiology of a virus disease. Medical History 21, 15–31, 1977
1095 Wilkinson, L. The development of the virus concept as reflected in corpora of studies and individual pathogens. 5. Small pox and the evolution of ideas on acute (viral) infections. Medical History 23, 1–28, 1979
1096 Wilkinson, L. Rinderpest and mainstream infectious disease concepts in the 18th century. Med. History 28, 129–150, 1984
1097 Williams, G. Paralysed with fear, the story of polio. Palgrave Macmillan, 2013
1098 Wilson, G. S. Measles as a universal disease. Am. J. Dis. Child. 103, 219–223, 1962
1099 Wilson, J. R. Margin of safety. The story of polio vaccine. Collins, St. James Place, London, 1963
1100 Wittebole, X./De Roock, S./Opal, S. M. A historical overview of bacteriophage therapy as an alternative to antibiotics for the treatment of bacterial pathogens. Virulence, 5, 226–235, 2014
1101 Wolbach, S. B. The filterable viruses, a summary. The Journal of Med. Research Vol. XXVII, Nr. 1, 1–25, 1912
1102 Wollman, E. Bacteriophagie et processus similaires, hérédité ou infection? Bull. Inst. Pasteur 26, 1–14, 1928
1103 Wollman, E. Recherches sur la bactériophagie (phénomène de Twort-D'Hérelle). Ann. Inst. Pasteur Paris 39, 789–832, 1935
1104 Wollman, E./Wollman, E. Régénération des bactériophage chez le B. megatherium lysogène. Compt. Rend. Soc. Biol. 122, 190–192, 1936
1105 Wollman, E./Wollman, E. Les phases des bactériophages (facteurs lysogène). Compt. Rend. Soc. Biol. 124, 931–934, 1937
1106 Wollstein, M. An experimental study of parotitis. Journal of Exp. Med. 23, 353, 1916
1107 Wollstein, M. A further study of experimental parotitis. Journal of Exp. Med. 28, 377–385, 1918
1108 Wollstein, M. Experimental mumps meningitis. Journal of Exp. Med. 34, 537–540, 1921
1109 Woodruff, A. M./Goodpasture, E. W. The susceptibility of the chorioallantoic membrane of chick embryos to infection with the fowl pox virus. Am. J. of Pathol. 7, 209–222, 1931
1110 Woodruff, C. E./Goodpasture, E. W. The infectivity of isolated inclusion bodies of fowl pox. Am. J. Pathol. 5, 1–10, 1929

1111 Woodruff, C. E./Goodpasture, E. W. The relation of fowl-pox to the specific cellular inclusions of the disease. Am. J. Pathol. 6, 713–720, 1930

1112 Woods, A. F. The destruction of chlorophyll by oxidizing enzymes. Centralblatt für Bakteriologie und Parasitenkunde Abt. II 5, 745–754, 1899

1113 Wortley Montagu, M Briefe aus dem Orient. Herausgegeben von Irmila Körner, Promedia, Wien, 2006

1114 Wright, D. J. M. Borrel's accidental legacy. Clinical Microbiology and Infection 15, 397–399, 2009

1115 Wunderlich, V./Kunze, P. Peyton Rous: A Centennial Tribute to the Founding Father of Cancer Virology. In: Robertson, E. S. Cancer Associated Viruses. Springer, Berlin, 2012

1116 Xianfu, W./Smith, T. G./Rupprecht, C. E. From brain passage to cell adaption: The road of human rabies vaccine. J. Exp. Rev. of Vaccines, 10, 1597–1608, 2011

1117 Yoshida, M./Miyoshi, I./Hinuma, Y. Isolation and characterization of retrovirus from cell lines of human adult T-cell leukemia and its implication in the disease. Proc. Nat. Acad. Sci. USA 79, 2031–2035, 1982

1118 Youngner, J. Monolayer tissue cultures. I. Preparation and standardization of suspensions of trypsin-dispersed monkey kidney cells. Proc. Soc. Exp. Biol. Med. 85, 202–205, 1954

1119 Zeichhardt, H./Grunert, H. P. Humane Rhinoviren. In: Doerr, H. W./Gerlich W. H.(Hrsg.). Medizinische Virologie. 2. Auflage, Thieme Verlag, 2010, S. 482–483

1120 Zhou, J./Sun, X. Y./Stenzel, D. J./Frazer, I. H. Expression of vaccinia recombinant HPV 16 L1 and L2 ORF proteins in epithelial cells is sufficient for assembly HPV virion-like particles. Virology 185, 251–257, 1991

1121 Zinke, G. G. Neue Ansichten der Hundswuth, ihre Ursachen und Folgen nebst einer sicheren Behandlungsart der von tollen Tieren gebissenen Menschen. Jena, 1804

1122 Zotter, S./Kemmer, C./Müller, M. Mammary Tumor virus. Investigation in mouse and man. Exp. Pathol. Supplement 6, VEB Gustav Fischer Verlag, Jena, Elsevier North Holland, Scientific Publishers Ltd., 1981

1123 zur Hausen, H. Condylomata acuminata and human genital cancer. Cancer Research 36, 794, 1976

1124 zur Hausen, H. Papillomaviruses and cancer: from basic studies to clinical application. Nat. Rev. Cancer, 2, 342–350, 2002

1125 zur Hausen, H./Meinhoff, W./Scheibe, W./Bornkamp, G. W. Attempts to detect virus-specific DNA in human tumors I. Nucleic acid hybridizations with complementary RNA of human wart virus. International Journal of Cancer 13, 650–656, 1974

1126 zur Hausen, H./Reuter, K. Gegen den Krebs. Die Geschichte einer provokativen Idee. Rowohlt Verlag, Reinbeck bei Hamburg, 2010

1127 zur Hausen, H./Schulte-Holthausen, H./Klein, G./Henle, W./Henle, G./Clifford, P./Santesson, L. EBV-DNA in biopsies of Burkitt tumors and anaplastic carcinomas of the nasopharynx. Nature 228, 1056–1058, 1970

Danksagung

Bei der Abfassung dieses Buches habe ich durch viele Diskussionen und Anmerkungen zahlreiche Anregungen bekommen. Mein Dank geht an Herrn Dr. Rudolf Tschirbs, der mir wichtige Ratschläge und Anregungen gegeben hat. Für begeisternde und stimulierende Diskussionen bedanke ich mich bei Jeremy Duquesne. Bei meinem Freund, Diplom-Physiker Dr. Günter Glomski, bedanke ich mich für die Einführung in die Probleme der Poisson-Verteilung.

Herrn Prof. Dr. Sebastian Jobs danke ich für die interessanten Diskussionen über die Methoden der Geschichtsschreibung.

Ganz entscheidend zum Gelingen dieses Buches beigetragen hat Jürgen Hüholdt.

Nicht zuletzt geht mein Dank an meine Sekretärin Frau Susanne Soer für die unermüdliche Hilfe bei der Erstellung des Manuskriptes sowie auch an den ABW Wissenschaftsverlag für die sorgfältige und geduldige Betreuung.

Stichwortverzeichnis

A
Achorion schoenleinii 3
Adenin 198
Adenoviren 217, 226, 227
Aedes aegypti 45, 86
Agar-Agar-Nährboden 26
AIDS 265
Allantois 142
　–, -Kulturen 174, 242
Antigendrift 142
Anthrax 18, 34
　–, -bakterien 3, 4
Arenaviren 147
Asbestfilter 37
Azotobacter chroococcum 28
Attenuierung 20
Auschwitz 269
Australia-Antigen 244, 246

B
Bacillus icteroides 46, 50
Bacillus subtilis 181
Bacillus typhimurium 30
Bacillus X 48
Bakteriophagen 179, 188, 189, 267
Basel-III-Stamm 145
Baumwollratte 101
Bellevue Hospital Medical Centre 49, 122
Berkefeld-Filter 32, 36, 37, 62, 72, 74, 77, 89, 118, 123, 132, 136, 146, 148, 161, 163, 179, 201, 202, 205
Bible Belt 116

Biotechnologie 253
Bittner Milk Factor 207
Bordetella bronchiseptica 81
Brunhilde-Stamm 103
Bundesgefängnis Chillicothe 112
Bunyaviren 90, 91
Burkitt-Lymphom 219, 224, 225

C
Caesiumchlorid-Ethidiumbromid-Gradient 230
Celit-Filter 196
Chamberland-Filter 24, 26, 37, 71, 72, 74, 80, 118, 131, 136, 144, 146, 161, 179, 180, 181, 204
Chikungunya-Fieber 91, 163
Children's Medical Center Boston 104
Chitral-Fieber 89
Chlamydozoen 160
Cholerabazillus 2
Choleraepidemie 2
Chorioallantois 139, 143, 144, 241
　–, -Membran 174, 175
Chorion-Beutel 41
Chloroleukämie der Maus 211, 212
Coccobazillus 182
Collodionfilter 164
Collodiongel 164
Collodionmembran 184
Colorado-Zeckenfieber 102
Common Cold 129
Contagium animatum 1

Contagium fixum 27, 38
Contagium vivum fluidum 26, 29, 38, 71, 180
Corpus Hippocraticus 129
Cotton-Ratte 102
Coxsackie-Viren 106
Culex fatigans 86
Cutter Laboratories 109
Cutter-Zwischenfall 109
Cytosin 198

D
Dalmatien-Fieber 89
Darmimmunität 115
Dengue-Fieber 83, 84, 90, 111
Dengue Haemorrhagic Fever 87
Dengvaxia 87
Desoxyribonukleinsäure 198, 259, 268
Deutsches Krebsforschungszentrum 231
d'Hérelle'sches Phänomen 185
Diatomeen 36
Diphtherie 24
 –, -bazillus 30
 –, -Toxin 24
Donath-Landsteiner-Reaktion 94

E
Echoviren 106
Ecole Normale Supérieure 34
Edmonston-Stamm 126, 127
Einschlusskörperchen 76, 160
Eiserne Lunge 92
Ekzema herpeticatum 79
Elavia-Institut 189
Elektronenmikroskopie 234
Elementarkörperchen 14
Eli Lilly 109

Endogene Virusentstehung 40
Enteneier 178
Epidermodysplasia verruciformis 229
Epitheliom 64
Epstein-Barr-Virus 223, 224, 227
Extrinsic incubation 54

F
Färöer Inseln 120
Favuspilz 3
Feulgen-Reaktion 268
Filiariasis 45
Filter 34
 –, -kerze 36
Flaviviren 90
Fluktuationstest 277
Frettchen 138
Foamy-Virus 261
Fondation française pour l'étude des problèmes humains 172
Food and Agriculture Organisation 68
Fort William McKinley 83, 84, 86
Friend-Leukemia-Virus 215

G
Gay Men's Health Project 250
Gelbfieber 7, 44, 45, 46, 240
 –, -epidemien 43
 –, -impfstoff 60, 178
 –, -virus 42
Gewebekultur 171, 172
Gipsfilter 34
Gradokol-Membran 138, 164
Granulocyte Macrophage Colony Stimulating Factor 263
Green Pamphlet 273
Guanin 198

H
Hämagglutination 141
—, -Hemmtest 140, 141
Henle'sche Kriterien 6
Hepatitis 77, 239
—, A 242, 243, 256, 257
—, B 231, 242, 243, 246, 248
—, -C-Virus 258
—, -D-Virus 258
—, epidemica 242
—, -impfung 249, 254, 255
—, -Virus 247
Herpes 145
Hirszfeld-Institut 189
HL-60-Zellen 263
Hühnereier 174
Hühnerpest 61
Hühnerpocken 70
Hühnersarkom 168
Human T-cell Leucemia Virus 164
Hundestaupe 81
Hog Cholera 72

I
Icterus catarrhalis 240
Impfpflicht 12
Impfgesetz 12
Imvanex 78
Influenza 7, 135
—, -A-Virus 63, 294
—, -B-Virus 107
—, -Neuraminidase 141
Institut für experimentelle Medizin Leningrad 114
Institut für Polioforschung Moskau 115
Institut Pasteur 81, 184
Interferon 101
Interleukin 2 265

J
Japanische Enzephalitis 91, 101, 111
Jeryl Lynn Strain 134
Johane Marange Apostolic Church 116
Johns Hopkins University 50
Jumna-Fluss 181

K
Kaiserliches Gesundheitsamt Berlin 4, 12
Kaiserliches Institut Istanbul 66
Kaiser-Wilhelm-Institut Berlin-Dahlem 286, 288, 292, 293
Kaposi-Tumor 232
Karimabad-Fieber 89
Katzenleukämie 262
Kieselgur 36
Kiryas Joel 257
Kitasato-Filter 32
Keuchhusten 7
Koch'sche Postulate 3, 39
Kolloidchemie 71
Kolloidfilter 162
Konzentrationslager 242
Krieg 1870/1871 78
Kuhpocken 11, 12, 32

L
Landwirtschaftliche Hochschule Wageningen 21, 26
Lansing-Virusstamm 102, 103, 105
Lederle-Laboratorien 101
Leon-Virusstamm 103
Leukämievirus 215
Literary Digest 99
London School of Tropical Medicine 60
Lymphozytäre Choriomeningitis 147
Lysogene Bakterien 269
Lytischer Zyklus 270, 284

M

Mäuseleukämien 209, 212
Maidland-Medium 130
Maine-Kriegsschiff 49
Malaria 45
Mammakarzinom der Maus 207
Mandler-Filter 37, 163
March of Dimes 107
Masern 32, 120
 –, -impfstoff 126
 –, -Enzephalitis 120
Maul- und Klauenseuche 30, 38, 164, 282, 283
Maus-Polyomavirus 210
Max-Planck-Institut 236, 294
Maya-Manuskripte 46
Mayaro-Fieber 91
Merck, Sharp and Dohme 151
Merkelzelltumor 232
Miasmen 1, 3
Mikrophyle 17
Milzbrand 3, 4, 6
Mixed-Virus-Stamm 99, 104
Molluscum contagiosum 79
Moloney-Murine-Mouse-Leukemia-Virus 261
Mononukleose 224
Moskito 45
Mouse Mammary Tumor 208
MRC5-Zellen 154
Mumps 132, 133, 134
 –, -Viren 104
Murray-Valley-Enzephalitis 91
Mutual exclusion 277
MVA-Impfstoff 78
Mycoplasmen 41
Myxomatose 118, 205

N

Nagana-Krankheit 45
National Catholic Bioethics Center 154
National Foundation for Infantile Paralysis 107
National Institute of Health 157
National Research Council Ann Arbor 107
Neuraminidase 141
Neutralisationstest 58
Newcastle disease 90, 144
New York City Board of Health 98
NIH 110
Nukleinsäuren 197, 198
Nürnberger Prozess 109

O

Onkoviren 228
O'nyong Fieber 91
Oxidierende Enzyme 39

P

Panama-Kanal 42
Papilloma-Viren 205, 227, 228
Papillome 204
Papovaviren 210
Pappataci-Fieber 88
Pariser Linie 16
Passivimpfstoff 33
Pasteur-Institut 64, 96
Pfeiffer'scher Influenza-Bazillus 135, 137
Pferdesterbe 58
Phagengruppe 280
Phagentherapie 189
Phlebotomus-Fieber 89
Pick-Fieber 89
Pitman-Moore 109
Pityriasis lichenoides chronica 79
Plasmide 254

Pneumokokken 48
Pocken 8, 10
    –, -impfung 10, 11, 77, 78
    –, -lymphe 17
Polioimmunglobulinimpfung 97
Poliomyelitis 92, 94
Poliovirus 95, 101, 105
Polyomavirus 209
Porzellanfilter 36
Prophage 270
Provirus 272

R
RA27/3-Zelllinie 152
Raji-Stamm 222
Raji-Zellen 228
Raptoviren 90
Red-water-Krankheit 44
Rekonvaleszentenserum 124
Reoviren 90
Retroviren 259
Retrovakzine 77
Reverse Transkriptase 259
Ribonukleinsäure 197, 200, 259, 288, 290
Riems 283
Rift-Valley-Fieber 90, 131
Rinderpest 7, 32
    –, -impfstoff 68
Rinderpleuropneumonie 41
Rockefeller Center 100, 132
Rockefeller Foundation 101, 286
Rockefeller Institute 285, 286
Rockefeller-Stiftung 277
Rockefeller University 193, 194, 196
Rost 21
Röteln 148
    –, -embryopathie 149
    –, -impfung 150
    –, -virus 148

Rotlauf 30
Rotz 30
Rous-Sarkom-Virus 260
Royal Society 1, 12
Royal Veterinary College 68

S
Sabin-Impfstoff 114, 115, 117
Salk-Impfstoff 110, 114, 116, 117
Sambesi-Fluss 66
Sandfly Fever 111
Schafspocken 64
Schweinecholera 48
Schweineinfluenza 139
Schweinepest 72, 75
Schweineseuche 30
Seitz-Filter 37, 148
Serumimpfung 75
Shiga-Kruse-Bazillus 129, 184
Sindbis-Fieber 91
Single-burst-Experiment 267
Slot machine 279
Spanisch-amerikanischer Krieg 48, 49
Spanische Grippe 135
Spinale Kinderlähmung 92
Spirochaeta hyos 72
Stegomyia fasciata 45
St.-Louis-Enzephalitis 91, 101, 147
SV40-Virus 110, 154, 211, 226
Syphilis 72

T
Tabakmosaik-Krankheit 21, 22, 24, 26, 38
Tabakmosaik-Virus 158, 193, 194, 196, 197, 287, 291
Texasfieber 44, 45
Thymin 198

Tollwut 18, 20
 –, -impfung 7
 –, -impfstoff 155, 178
 –, -virus 21
Toskana-Fieber 89
Toxin 32
Trachom 7
Trypanosomiasis 45
Tsetsefliege 45
Tumorviren 201
Twort'sches Phänomen 185
Tyrode-Lösung 169, 175
T-Zell-Lymphom der Katze 216

U
Universität Alfort 81
University of Cape Town 6
Universität St. Petersburg 24
Ultrafiltration 163
Ultrazentrifuge 158
Urzeugung 18
US-Army-Gelbfieberkommission 55
US Public Health Service 100

V
Val de Grace, Militärhospital 70
Varicella-Virus 104, 106
Variola-Lymphe 15

Variola minor 8
Virchows Archiv 17
Virus III 172
Viruszüchtung 167
Vomito negro 42

W
Weil'sche Erkrankung 239
Weltgesundheitsorganisation 14
West-Nil-Virus 90, 101
Windpocken 8
WI-38-Zelllinie 152, 154, 156, 157
Wistar-Institut 102, 151, 156
Wuchereria bancrofti 45
„Wutvirus" 7

Y
Yale Polio Unit 113
Yale University 114, 170, 176

Z
Zecken 44, 45
Zellularpathologie 29
Zentrifugation 158
Zytopathischer Effekt 112

Personenverzeichnis

A
Abdul Hamid II. (Sultan) 66
Abedon, S. T. 181, 186
Achmed III. (Sultan) 8
Achong, B. G. 222, 223, 224
Adil Bey 66, 68
Agramonte, A. 48, 50, 51, 52, 57, 84
Allard, H. A. 39
Alison, T. 244
Anderson, J. F. 122, 123, 148
Anderson, T. F. 238
Andrewes, C. H. 77, 137, 138, 140, 172
Andriewsky, P. 193
Ardenne, M. von 236, 238
Aristoteles 18
Armstrong, C. 102, 147
Ashburn, P. M. 83, 84, 85
Asibi 60

B
Babes, V. 161
Baille, J. P. 152
Balayan, M. S. 258
Baltimore, D. 260
Bamberger, E. 94
Bang, O. 202
Barnard 234
Barr, Y. M. 222, 223
Barré-Sinoussi, F. 266
Bassi, A. 2
Bawden, F. C. 197, 259
Beadle, J. W. 293

Beauperthuy, L. D. 44
Bechhold, H. 77, 146, 158, 162, 163, 164, 192, 193, 267
Behring, E. von 30, 58, 98
Beijerinck, M. W. 26, 27, 28, 32, 33, 38, 70, 180, 193, 201
Beller, K. 286
Beneden, E. van 269
Benzer, S. 280
Berg, P. 253
Bergan 148
Berger 145
Bergold, G. 287
Berkefeld, W. 36
Berliner, M. 62
Bernal, J. D. 197, 259
Best 70
Bigelow, S. L. 163, 164
Billroth, T. 94
Bittner, J. J. 207, 208
Blumberg, B. S. 244, 246, 247, 248, 251
Bodian, D. 103, 104
Bohr, N. 272
Bollinger, O. 160, 234
Bordet, J. 185, 268, 269, 284
Bornkamp, G. 230
Borrel, A. 64, 76, 204
Borries, B. von 235
Boshart, M. 231
Boveri, T. 227, 273, 274
Boyer, H. W. 253, 254
Boylston, Z. 11

Brandt 4
Brenner, S. 280
Bridges, C. B. 274
Brodie, M. 98, 99, 100, 106
Bruce, D. 45
Brüche, E 236
Budd, W. 2
Budding, H. 175
Buist, J. B. 17, 160, 234
Burkitt, D. B. P. 219, 220
Burnet, F. M. 40, 104, 144, 176, 178, 226, 267
Burrows 169, 170
Busch, H. 234
Butenandt, A. 286, 287, 288, 293, 294

C

Cairns, J. 281
Calisher, C. H. 90
Carré, H. J. 81
Carrel, A. 151, 169, 170, 171, 172
Carroll, J. 48, 50, 51, 52, 54, 57, 60
Cartaya 84
Carter, H. R. 54
Casagrandi, O. 77
Caspersson, T. 291
Cathrall, I. 43, 51
Caverly, C. S. 93
Celsus 18, 38, 132
Centanni, E. 62, 167
Chamberland, C. 34, 36
Chang, Y. 232
Chantemesse 66
Chase, M. 280
Chaveau, A. 14, 15
Chumakow, M. 115, 116
Ciuca, M. 185, 268, 269, 284
Cockayne, E. A. 239, 240, 242
Cohen, S. N. 253, 254

Cohn, F. J. 3
Cohnheim, J. 3
Copeman, S. M. 167
Cox, H. 101
Craig, C. F. 83, 84, 85
Crawford, J. 44
Crick, F. 281, 292
Cruz, O. 188
Cullen, W. 2

D

D'Hérelle, F. 182, 184, 185, 186, 187, 267
Dane, D. S. 247
Darneel, R. 287
Daubney, R. 131
Davaine, C. 4, 34
Dean, W. H. 52
Degkwitz, R. 123, 124, 125
De Haan 85
Deinhardt, F. 256, 257
De Jonge, K. 85
Delbrück, M. 267, 270, 272, 273, 274, 276, 277, 278, 280, 281, 293
Den Dooren De Jong, L. E. 268
Diehl, V. 224, 225, 227, 229
Dinter, Z. 63
Dochez, A. R. 130, 139
Doerr, R. 40, 88, 89, 145, 285, 286
Dohmen, A. 242
Dorset, M. 74, 75
Doyle, T. M. 144
Dulbecco, R. 260, 280, 281
Dürst, M. 230, 231

E

Eaves, G. 162
Eddy, B. 110, 210, 211
Edmondston, D. 126

Edward, D. F. 41
Edwards, J. 68
Ehrlich, P. 96, 164
Elavia, G. 188
Elford, J. W. 77, 138, 146, 166, 268, 285
Ellermann, V. 202
Ellis, E. L. 187, 267, 276, 277, 280
Emmerich, R. 185
Enders, J. F. 104, 105, 106, 107, 108, 126, 127, 133
Epstein, M. A. 220, 222, 223, 224
Erdmann, R. 169, 170
Ewing, J. 205, 206

F

Fankuchen, J. 197, 259
Fermi, E. 277
Fernandes, M. V. 156
Ferry, N. S. 144
Ffirth, S. 43, 44, 51
Findlay, G. M. 241, 285
Finestone, S. 256
Finlay, C. J. 45, 46, 50, 54, 118
Fischer, E. 94
Fischer, P. 274
Fleck, L. 297
Flewett, T. H. 162
Flexner, S. 95, 97, 98, 99, 102, 104, 113, 297
Flügge, K. 129
Foster, G. P. 129, 130
Fracastoro, G. 1
Fraenkel-Conrat, H. 291
Francis, T. 103, 107, 143
Frank, J. P. 239
Franz, K. 88, 89
Freisler, R. 125
Freundt, E. A. 41

Friedrich-Freksa, H. 287, 290, 291
Friend, C. 214, 215, 217
Fromme, W. 239
Frosch, P. 30, 32, 33, 38, 41, 54, 282, 284
Furth, J. 210

G

Galen 129
Gallo, Robert C. 216, 228, 261, 262, 263, 264, 265, 266
Galtier, V. 20
Gamaleya, N. 181
Gamow, G. 272
Gard, S. 151
Garnham, P. C. 131
Gatti, A. 11
Geiger, W. 72
Gemberling, A. 163, 164
Georg I. (König von England) 10
Gierer, A. 290, 291
Gildemeister, E. 146, 268, 269, 284, 285
Gissmann, L. 229, 230
Goethe, J. W. von 10
Goldberger, J. 122, 123, 126
Golgi, C. 76
Goodpasture, W. 78, 133, 143, 174, 175
Gorgas, W. C. 55, 57
Graffi, A. 211, 212, 214, 217, 296
Graham 84, 85, 86
Gratia, A. 185, 187
Gregg, N. M. 149, 150
Gross, L. 209, 210, 211, 214, 217, 262
Gruber, J. 61, 62, 63
Gruber, M. von 94
Grüter, W. 145
Guarnieri, G. 76, 160, 161
Guiteras, J. 55, 84
Gutzeit, K. 241
Gye, W. E. 205

H

Haagen, E. 169, 178, 242, 284, 285
Habel, K. 133
Hach, J. W. 168
Hallauer, C. 40, 285, 286
Hames, C. 246
Hankin, E. 181
Hansjakob, H. 14
Hantzsch, A. 94
Harnack, A. von 272, 286
Harrison, P. 169
Harven, E. de 214
Hayflick, L. 151, 156, 157, 257
Heine, J. von 92
Hektoen, L. 121, 122
Henderson, W. 160
Henke, F. 204
Henle, G. 223, 225, 226
Henle, J. 3, 39, 223
Henle, W. 223, 225, 226
Héricourt 124
Hershey, A. D. 280, 281
Hertwig, O. 17
Herxheimer, K. 79
Herzberg, K. 287, 288
Hess, A. F. 148
Hilleman, J. L. 133
Hilleman, M. 127, 133, 134, 150, 152, 157, 226, 249, 250, 251, 252, 254, 255, 257, 258
Hinshelwood, C. N. 278
Hippokrates 132
Hiro 148
Hirst, G. K. 140, 141
Hitler, A. 287
Hole, B. 254
Home, F. 121
Hooper, E. 102
Horstmann, D. 96, 103, 113, 114, 115, 116

Hudson, J. R. 131
Huebner, R. 217, 218, 262
Hunger, F. W. T. 39
Hüseyin Hüsnü 66

I

Israeli, C. 168
Iwanowsky, D. 24, 26, 27, 28, 32, 38, 70, 201

J

Jabłońska, S. 229
Jacobs, J. P. 152
Jadassohn, J. 79
Jarrett, W. 215, 216, 262, 263
Jaumain, D. 185
Jenner, E. 11, 58, 76, 81
Jesti, B. 11
Johnson, C. D. 133
Jones, C. M. 152
Juliusberg, F. 79, 80

K

Kalckar, H. 253
Kantor, E. 107
Keber, G. A. F. 15, 16, 17, 234
Keysser, F. 204
Kikuth, W. 226
Kilbourne, F. L. 44, 45
Kingston, Herzog von 8
Kircher, A. 1
Klebs, E. 34
Klein, G. 225, 228
Kling, C. 95
Kneeland, Y. jun. 130, 139
Knoll, M. 234, 235
Koch, R. 3, 6, 18, 30, 39, 284
Koen, J. S. 136
Kölliker, A. von 66

Kolmer, A. 98, 99, 100, 106
Koprowski, H. 100, 101, 102, 106, 113, 151, 155, 156, 227
Kornberg, A. 253
Kossel, A. 198
Krueger, A. P. 277
Krugmann, S. 242, 243, 249, 250,
Kruif, P. de 253
Kruse, W. 129
Kühn, A. 287
Kunitz, M. 193, 194
Kunkel, L. 193
Kußmaul, A. 14
Kutter, B. 190

L

Laidlaw, P. 81, 137, 138, 140
Lambert, R. A. 168
Lancisi, G. M. 65
Landsteiner, K. 62, 94, 96, 97, 198
Lauda, E. 145
Laveran, C. L. 45
Lazear, J. 48, 50, 51, 52, 57
Leake, J. P. 100
Leeuwenhoek, A. van 1
Lennette, E. H. 101
Leschke, E. 135
Levaditi, C. 96, 97, 146, 168
Levene, P. 198, 288
Levin, Ph. 94
Lewis, M. 97, 170
Lewis, S. 253
Li, C. 102
Liebig, J. von 272
Lignières, J. 81
Lillie, R. D. 147
Lindbergh, C. 171, 172
Lode, A. 61, 62, 63
Loeb J. 193, 194

Löffler, F. 30, 32, 38, 41, 54, 61, 282, 283, 284
Lovett, R. W. 93
Löw, O. 185
Löwenstein, A. 145
Lowy, D. R. 232
Lucké, B. 206
Luger, A. 145
Luria, S. 277, 278, 279, 280, 281
Lutz, K. 241
Lwoff, A. 40, 270, 272

M

Maass, C. 55
MacCallum, F. O. 241
Magendie, F. 18
Maitland, H. B. 169
Malfitano, G. 186
Mammen, J. 273
Mandler 37
Manson, P. 45
Manteuffel 37
Maria Theresia (Kaiserin) 10
Marinesco 168
Marx 79
Mather, C. 11
Mathias, A. 235
Maton, G. de 148
Mayer, A. 21, 22, 23, 24, 26, 38
McBain 166
McBryde, C. N. 75
McClintock, B. 274
McLaughlin 84, 85
Medin, K. O. 93
Meissner, H. 72
Meister, J. 20
Meitner, L. 273
Melchers, G. 287, 288, 293
Melnick, J. L. 96, 114

Mendel, G. 279
Meniére 168
Meselson, M. 280
Metcalf, D. 263
Metschnikov, E. 96, 269
Meyerhof, O. 272
Meythaler, F. 242
M'Gowan, J. P. 81
Miescher, F. 197, 198
Millman, I. 251
Mills, K. C. 130, 139
Moloney, J. B. 215, 217
Montagnier, L. 266
Montagu, M. W. 8, 10
Moore, P. S. 232
Morax 66
Morgan, I. 106
Morgan, T. H. 106, 193, 274
Morgane, D. 265
Moses (Schüler v. Sanarelli) 118
Mrovka, F. 62, 192, 193
Mudd, S. 163
Mulvania, M. 193
Mundry, K. W. 290
Munk, K. 282
Murphy, J. B. 167, 204
Murray, K. 255

N
Napoleon 42
Nauck, E. G. 169
Negri, A. 68, 71, 160
Neisser, A. 79, 124
Nelson, C. 219
Netter, A. 96, 97
Neuberger, T. 164
Neva, F. A. 148, 152
Nicolle, C. 184
Nicolle, M. 66; 68; 70

Niles 75
Nobel, A. 36
Nocard, E. 41, 66, 70, 71, 81
Noguchi, H. 71
Nordtmeyer, H. 36
Northrop, J. 193, 194, 198, 277
Norton, T. 101
Nott, J. C. 44
Nye, R. N. 168, 169

O
Olby, R. 281
Olitzki, P. K. 104
Orlow 148
Orth, G. 229
Osler, W. 48, 49
Osterhout, W. J. V. 193

P
Paccini, P. 2
Palade, G. 220
Panum, P. 120
Park, W. H. 98
Parker, F. 168, 169
Parkman, P. D. 148, 152
Paschen, E. 76, 169, 234
Pasteur, L. 2, 18, 20, 34, 48, 58, 76, 97, 155
Paul, J. R. 96
Pauli, W. 272
Peebles, T. 126
Petri, J. R. 6
Petterson, R. 95, 160
Pfister, H. 229, 230
Pick, A. 88
Pirie, N. W. 197, 259
Plett, P. C. 11
Plinius 18
Plotkin, S. A. 102, 152, 154, 156

Plotz, M. H. 168
Plowright, W. 68, 69
Pollender, A. 6
Polozew, V. V. 24
Pomerantz, C. 217
Popper, E. 95
Provost, P. J. 258
Prowazek, S. von 160
Putoni 82

R

Ratzinger, J. (Kardinal) 154
Rauscher, F. J. 215, 217
Rayer, P. 4
Reed, W. 48, 49, 50, 51, 52, 54, 55, 57, 58, 60
Reeves, W. 90
Remak, R. 3
Remlinger, P. 20, 70, 71, 160
Renaut, J. 161
Rhazes 120
Rheinberger, H.-J. VII
Riffat-Bey 70
Rivers, T. M. 40, 78, 100, 109, 115, 147, 169, 192
Rizetto, M. 258
Robbins, F. 104, 105, 106, 107, 112
Röhre, H. 283
Roots, E. 286
Rösler, J. 93
Ross, R. 45
Rott, R. 286, 294
Rous, F. P. 167, 168, 201, 202, 204, 205, 208, 227, 262
Roux, E. 20, 24, 29, 34, 41,
Rowe, W. 226
Ruska, E. 234, 235
Ruska, H. 235, 236, 238
Rutter, W. 254

S

Sabin, A. 102, 104, 106, 111, 112, 114, 115, 117, 250
Sachs, L. 263
Salk, J. 102, 106, 107, 108, 109, 110, 111, 114, 117, 143
Salmon, P. 161
Sanarelli, G. 46, 48, 50, 118
Sanfelice, F. 62, 161
Schaeffer, M. 102
Schäfer, W. 63, 293, 294
Schiller, J. T. 232
Schlesinger, M. 77, 146, 158, 267, 268
Schönlein, L. 3
Schramm, G. 287, 288, 290, 291, 292
Schrödinger, E. 273
Schulte-Holthausen, H. 228
Schuster, H. 290
Schwarz, P. 204
Schweinitz, A. de 72, 74
Scobey, R. R. 93
Scott, G. R. 147
Selter, H. 136
Shiga 129
Shope, R. E. 136, 137, 138, 139, 204, 205, 217, 286
Siede, W. 241
Slye, M. 209
Smith, T. 44, 45
Smith, W. 137, 138, 140
Smith-Hughes, S. 254
Smorodintsev, A. A. 90, 114, 115
Snow 2
Sokol, F. 227
Stadler, L. 274
Stahl, F. 280
Stanley, W. M. 40, 192, 193, 194, 196, 197, 198, 200, 259, 274, 285, 287, 291

Steinhardt, E. 168
Stent, G. 280, 281, 293
Stern, K. 274
Sternberg, G. M. 48, 49, 50, 51, 58
Stewart, S. 210, 211
Stitt 85
Stokes, J. jun. 134
Strümpell, A. 93
Sturtevant, A. H. 274
Sumner, J. B. 194, 198
Sutton (Vater und Sohn) 11
Sutton, W. 273, 274
Svedberg, T. 158, 159
Svenson, R. 254
Swayne, J. C. 2
Sydenham, T. 1, 120, 121
Szmuness, W. 250, 251

T
Tasaka 148
Tatum, E. L. 293
Taussig, S. 88, 89
Taylor, G. 217
Temin, H. 260, 261
Theiler, M. 58, 59, 111, 178
Tiegel, E. 34
Timofejew-Ressowski, N. W. 273, 274, 276
Todaro, G. 228
Trask, J. 96
Traub, E. 147
Trentin, J. 217, 226
Tselius, A. 288
Turner, D. 145
Twort, F. W. 179, 180, 181, 184, 185, 186, 187
Tyrode, M. P. 175

U
Uhlenhuth, P. 33, 37, 72, 74, 75, 239
Ulitzki, P. 101
Ulloa, A. D. 81
Underwood, M. 92

V
Vaughan, V. C. 48
Veale, H. 148
Vinson, C. G. 193
Virchow, R. 29, 240
Vöchting, K. 145
Voegt, H. 241
Voroshilova, M. 115

W
Waldmann, O. 283, 284, 287, 288
Warburg, O. 211
Ward, R. 114
Watson, J. D. 280, 281, 292
Wecker, E. 227, 228
Weibel, R. E. 134
Weidel, W. 292, 293
Weigert, C. 161
Weigle, J. 280
Weil, R. 227
Weisbecker 124
Welch, W. 49, 50, 54, 174
Weller, T. 104, 105, 107, 148, 152
Werzberger, A. 257, 258
Wettstein, F. von 287
Whipple, G. H. 174
Wickmann, I. 93, 94, 96
Wieland, H. O. 287
Wiener, A. S. 94
Wiktor, T. J. 156
Williams, T. 219
Windaus, A. 286, 287
Wolf, H. 228

Wollman, Elisabeth 269, 270
Wollman, Eugène 269, 270
Wollstein, M. 132, 133
Woodruff, A. M. 143, 174, 175, 176
Woodruff, E. 175
Woods, A. F. 39
Word, H. K. 104

Y

Yabe, Y. 217
Yersin, A. E. 24, 68
Youngner, J. 108

Z

Zhdanov, V. 115
Zimmer, K. G. 273, 276
Zinke, G. G. 18
Zinsler, H. 104
Zoeros, P. 66
zur Hausen, H. 225, 226, 227, 228, 229, 230, 231, 232, 297
Zwick, W. 286